物理化学性血液损伤
基础与临床

主 编 姜恩海 龚守良 邢志伟 王 雯
副主编 董丽华 王守正 刘丽波 刘 强
　　　 孙丽光 龚平生 曾碧霞 傅旭瑛

科学出版社
北京

内 容 简 介

本书共四篇13章，主要包括绪论，血液学基础、血液学实验室检查及造血系统重建，放射性血液损伤效应及损伤并发症，辐射血液损伤的远期效应及其临床，外照射骨髓型急性、亚急性和内照射放射病临床，低剂量、过量和慢性照射的血液损伤临床，化学性血液损伤与临床，物理化学性血液疾病的护理等。每章正文后列有参考文献。本书是血液病临床医务人员、职业病与卫生防护人员及有关专业人员的重要参考书，亦可作为环境医学和放射医学专业的研究生教材。

图书在版编目(CIP)数据

物理化学性血液损伤基础与临床/姜恩海等主编. —北京：科学出版社，2018.7
ISBN 978-7-03-058247-8

Ⅰ.物… Ⅱ.姜… Ⅲ.血液病—诊疗 Ⅳ.R552

中国版本图书馆 CIP 数据核字（2018）第 151393 号

责任编辑：李玉梅/责任校对：李 影
责任印制：赵 博/封面设计：吴朝洪

版权所有，违者必究。未经本社许可，数字图书馆不得使用

科学出版社 出版
北京东黄城根北街 16 号
邮政编码：100717
http://www.sciencep.com

河北鹏润印刷有限公司 印刷
科学出版社发行 各地新华书店经销
*
2018 年 8 月第 一 版　开本：787×1192 1/16
2018 年 8 月第一次印刷　印张：26 1/4 插页 2
字数：610 000
定价：178.00 元
（如有印装质量问题，我社负责调换）

主编简介

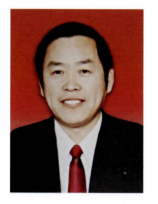

姜恩海 中国医学科学院放射医学研究所临床部主任、主任医师，北京协和医科大学教授、硕士研究生导师，天津市政府授衔专家，享受国务院政府特殊津贴。现任和曾任国家卫生健康委员会核事故医学应急中心第一临床部副主任，国家卫生健康委员会放射性疾病诊断标准专业委员会副主任委员兼副秘书长，国家卫生健康委员会突发事件卫生应急专家咨询委员会副组长，第二届、第三届中华预防医学会放射卫生专业委员会常委，中华医学会放射防护学会辐射血液学组副组长，国家质检总局口岸突发公共卫生与恐怖事件应急处置核与辐射专家组专家，国家放射性疾病诊断鉴定咨询组专家。主要从事急、慢性辐射损伤的基础和临床诊治、放射性疾病诊断标准的研究，承担和参加国家部委级科研项目20项，主持及参编国家职业卫生标准19册。

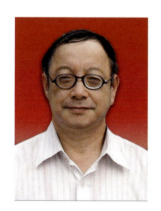

龚守良 原吉林大学卫生部放射生物学重点实验室主任，教授、博士生导师，享受国务院政府特殊津贴。现任和曾任中华预防医学会放射卫生专业委员会常委，吉林省核学会理事长和名誉理事长，吉林省科学技术协会委员，吉林省医学会放射医学与防护专业委员会常委，吉林省健康协会常务理事，国家自然科学基金委员会生命科学部评审组专家，中华医学科技奖及中华预防医学科技奖评审委员会委员。主要从事电离辐射生物效应及肿瘤基因-放射治疗等领域的研究，主持和参加国家"863"项目专题、国家自然科学基金、科技部国际合作及省部级等科研项目20余项。

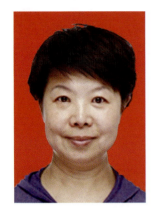

邢志伟 中国医学科学院放射医学研究所主任医师。长期从事放射损伤临床、放射性疾病诊断、放射性疾病诊断标准的研制、放射工作人员及其他职业人员的健康监护等工作。是国家职业性放射性疾病诊断与鉴定指导组第一届、第二届委员,天津职业性放射性疾病诊断与鉴定指导组成员、天津职业卫生及职业性放射性疾病诊断专家库成员;《医学参考报》放射医学与防护频道常委、《中国辐射卫生》《中华临床医师杂志》及《中华脑科疾病与康复杂志》(电子版)编委;主持和参与起草国家职业卫生(放射性疾病)标准10余项,发表第一作者文章13篇,SCI 1篇;作为编者及副主编参编专著4部,包括《中华医学百科全书》公共卫生类、《放射疾病诊断标准应用指南》《放射疾病诊断手册》等,获中华预防医学会科学技术奖二等奖1项、三等奖1项和天津市科学技术三等奖2项。

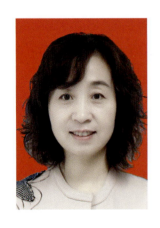

王　雯 副主任护师,中国医学科学院血液病医院淋巴瘤诊疗中心护士长,伤口护理专业组组长。现任中国抗癌协会肿瘤护理专业委员会委员,国家卫生健康委员会核与放射事故医学应急救治中心第一临床部"核与放射事故医学救治小分队"副队长,天津市护理学会肿瘤专业委员会副主任委员,天津市护理学会第七届、第八届理事会"伤口失禁专业委员会"委员。获天津市市卫生系统"引进应用新技术填补空白项目"2项,参与编写专著3部,发表论文10余篇。

编者名单

主　编　姜恩海　龚守良　邢志伟　王　雯
副主编　董丽华　王守正　刘丽波　刘　强
　　　　孙丽光　龚平生　曾碧霞　傅旭瑛
编　者（以姓氏笔画为序）

于程程	王　冰	王　雯	王天航	王守正
王志成	王珍琦	王剑锋	王晓光	方　芳
邢志伟	朴春姬	刘　扬	刘　强	刘丽波
刘威武	刘淑春	关　锋	江　波	孙世龙
孙丽光	孙宝胜	李　戈	李旭光	李战起
李素芬	宋祥福	张　萱	张天歌	张云花
张惠生	陈红红	陈露莹	赵　刚	赵红光
赵欣然	姜恩海	洪　伦	袁　娟	贾立立
贾晓晶	唐芳坤	黄　蕾	黄春桃	梅红霞
龚平生	龚守良	梁　硕	董丽华	程光惠
傅旭瑛	曾碧霞	游　池	赖　燕	

前　言

在人类赖以生存的自然环境和社会环境中，特别是在生产劳动环境中，常常接触各种有害的因素。由于自然或人为的原因，环境介质中的有害成分越发增多，并引起环境系统的结构和功能、生态平衡，以及环境质量的改变，造成了严重的环境污染。在环境污染中，除了生物和心理等因素外，一些物理因素和化学因子侵袭机体，尤其是血液系统，危害健康，损伤脏器，引发各种疾病。

对于环境的污染，很多国家政府和相关部门很早就认识到，并开展了大规模的调查和研究，制定严明的法规，采取了有效的应对措施，使人体健康的保护工作得到重大的改善。但是，由于各种原因，环境污染至今未能得到彻底地解决。特别是近年来，雾霾所致的PM2.5颗粒污染日趋严重。《科学美国人》中文版《环球科学》遴选出了2015年度十大科技热词，雾霾被入选。2015年底，在我国一些大城市又出现了严重的雾霾天气。这不仅给人们外出带来了不便，更重要的是雾霾对人体健康造成严重危害。值得注意的是，2016年初，在中央和地方的"人大"和"政协"两会上，治理雾霾成为关注的焦点，并将雾霾治理写入政府报告中，明确排放污染物的量化目标，多地对"天更蓝"做出了承诺。我们企盼这一天的早日到来。

为此，我们聘请有关专家和学者编写了《物理化学性血液损伤基础与临床》一书，从专业的角度，深刻阐述环境污染中一些相关的物理化学性血液损伤基础理论和操作实践，使人们给予足够的重视，并对有关物理因素和化学因素引起血液损伤的防治和护理知识有一定的认识和掌握，以便在实际中得到实施和应用。这也是我们编写本书的宗旨。

本书主要包括绪论，血液学基础、血液学实验室检查、造血系统的重建，物理化学性血液损伤与临床，以及物理化学性血液疾病的护理等几部分内容。每章正文后列参考文献。本书可作为血液病、职业病与卫生防护工作人员及有关医学、卫生专业工作者的参考书，亦可作为环境医学和放射医学专业的研究生教材。

参加本书编写的有吉林大学、中国医学科学院放射医学研究所、中国医学科学院血液病医院（血液学研究所）、复旦大学放射医学研究所、吉林省肿瘤医院和长春市中医院、湖南省职业病防治院、核工业四一七医院、天津市化工职工职业病防治院、天津医科大学中新生态城医院等单位的专家和学者，并得到这些单位的大力支持，在此表示衷心的感谢。

本书虽然经过各位作者的精心编写，多次审改，但由于水平有限，错误和不当之处，恳切希望读者给予批评指正，以便进行再版修订和完善。

主　编

2017年8月

目　录

第一篇　总　论

第1章　绪论 … 3
- 第一节　诱发机体损伤的理化因素 … 3
  - 一、物理因素 … 3
  - 二、化学因素 … 4
- 第二节　物理、化学性损伤效应的发展状况 … 5
  - 一、国外的发展状况 … 6
  - 二、国内的发展状况 … 6
  - 三、2014年国内的职业病病例 … 7
- 第三节　物理化学性血液损伤的新认识 … 8
  - 一、血液系统与造血器官 … 8
  - 二、物理（放射）性血液损伤 … 8
  - 三、化学性血液损伤 … 9

第二篇　血液学基础、实验室检查及造血重建

第2章　血液学基础 … 15
- 第一节　造血系统的组成与功能 … 15
  - 一、造血器官与实质细胞 … 15
  - 二、造血微环境 … 20
- 第二节　造血的调控 … 22
  - 一、细胞因子对造血的调控 … 22
  - 二、造血微环境对造血干细胞的调控 … 23
  - 三、造血的信号通路调节 … 24
- 第三节　血细胞更新系统 … 31
  - 一、中性粒细胞更新系统 … 32
  - 二、红系细胞更新系统 … 33
  - 三、血小板更新系统 … 35
  - 四、淋巴细胞更新系统 … 36
  - 五、血细胞的个体发生 … 36

第3章　血液学实验室检查 … 42
- 第一节　血细胞检测及化学染色 … 42
  - 一、红细胞检测 … 42
  - 二、白细胞检测 … 44
  - 三、血小板检测 … 46
  - 四、血细胞的化学染色 … 47
- 第二节　骨髓穿刺、活检及其细胞形态学检查 … 51
  - 一、骨髓穿刺 … 51

二、骨髓活检 …………………… 52
三、血细胞发育及形态学特征 …… 53
四、骨髓细胞学检查的内容和意义 … 57
第三节 流式细胞术的基本原理和应用
………………………………… 61
一、流式细胞仪及其原理 ………… 61
二、主要特点、应用范围和样品制备
………………………………… 62
三、在血液病诊断和治疗中的应用 … 64
四、造血细胞分化成熟的抗原表达及
白血病免疫分型 ……………… 66
第四节 染色体畸变及生物剂量计 … 68
一、染色质和染色体 ……………… 68

二、染色体畸变 …………………… 78
三、生物剂量计 …………………… 82
第五节 细胞培养技术 ……………… 93
一、造血干细胞的分离和培养 …… 93
二、骨髓间充质干细胞分离、培养及
鉴定 …………………………… 94
三、造血祖细胞培养 ……………… 96
第六节 分子生物学技术 …………… 104
一、电泳技术 ……………………… 104
二、多聚酶链式反应技术 ………… 108
三、基因突变分析技术 …………… 111
四、蛋白和核酸印迹技术 ………… 112
五、生物芯片技术 ………………… 117

第4章 造血系统的重建 ……………………………………………………………… 121

第一节 造血重建机制及造血干细胞
来源 …………………………… 121
一、造血重建机制 ………………… 121
二、造血干细胞来源 ……………… 122
第二节 造血干细胞移植 …………… 124

一、造血干细胞移植的分类和选择
………………………………… 124
二、造血干细胞移植前准备 ……… 125
三、骨髓移植的主要并发症 ……… 128
四、基因治疗 ……………………… 133

第三篇 物理化学性血液损伤与临床

第5章 放射性血液损伤效应 ………………………………………………………… 139

第一节 造血组织的辐射损伤效应 … 139
一、急性辐射的造血组织损伤效应
………………………………… 139
二、慢性辐射的造血组织损伤效应
………………………………… 142
第二节 造血和外周血细胞的辐射损伤
效应 …………………………… 144
一、造血干细胞的辐射损伤效应 … 144
二、造血祖细胞的辐射损伤效应 … 147

三、骨髓前体细胞的辐射损伤效应
………………………………… 150
四、外周血细胞的辐射损伤效应 … 153
第三节 造血微环境的辐射损伤效应
………………………………… 158
一、造血微血管系统的辐射损伤效应
………………………………… 158
二、造血基质细胞的辐射损伤效应
………………………………… 158

        三、造血细胞因子的辐射效应 ……… 161
    第四节 免疫系统的辐射损伤效应 …… 163
        一、免疫组织的放射敏感性 ………… 163
        二、免疫细胞的放射敏感性 ………… 166
        三、免疫细胞的辐射损伤效应 ……… 168

第6章 放射性血液损伤并发症 ……………………………………………………………… 171
    第一节 辐射感染并发症 ……………… 171
        一、内源性感染 ……………………… 171
        二、外源性感染 ……………………… 174
        三、感染并发症的发生机制 ………… 176
    第二节 辐射出血综合征 ……………… 177
        一、出血综合征的一般特征 ………… 177
        二、辐射出血综合征的发病机制 …… 179

第7章 外照射骨髓型急性、亚急性和内照射放射病临床 …………………………………… 189
    第一节 骨髓型急性放射病临床 ……… 189
        一、分型与发病机制 ………………… 189
        二、临床表现 ………………………… 190
        三、诊断和鉴别诊断 ………………… 195
        四、治疗原则 ………………………… 199
    第二节 亚急性放射病临床 …………… 206
        一、发病情况及临床特点 …………… 206
        二、诊断与鉴别诊断 ………………… 208
        三、治疗原则 ………………………… 209
    第三节 内照射放射病临床 …………… 209
        一、病因与发病机制 ………………… 210
        二、临床表现 ………………………… 213
        三、诊断标准与鉴别诊断 …………… 214
        四、治疗方案 ………………………… 214

第8章 低剂量、过量和慢性照射的血液损伤临床 …………………………………………… 218
    第一节 低剂量辐射对造血系统的影响
                                        …… 218
        一、低剂量辐射对造血系统的影响
                                        …… 218
        二、低剂量率连续照射对血液系统
            的影响 ……………………………… 221
        三、低剂量辐射对免疫功能的影响
                                        …… 227
    第二节 过量外照射血液损伤临床 …… 230
        一、急性过量照射血液损伤临床 …… 230
        二、慢性过量照射血液损伤临床 …… 233
    第三节 外照射慢性放射病血液损伤
            临床 ……………………………… 235
        一、职业性照射和事故性照射 ……… 235
        二、临床表现 ………………………… 236
        三、诊断和鉴别诊断 ………………… 237
        四、治疗原则 ………………………… 240

第9章 放射性血液损伤的远期效应及其临床 ………………………………………………… 243
    第一节 辐射诱发免疫功能低下 ……… 243
        一、白细胞与血小板数减少 ………… 244
        二、职业性照射的人体免疫效应 …… 244
        三、慢性照射的免疫效应 …………… 244
    第二节 放射性白血病 ………………… 248
        一、流行病学调查 …………………… 248

二、放射性白血病特征及临床表现
　　　　……………………………… 250

第10章　化学性血液损伤与临床 …… 258

第一节　化学性血液损伤概述 ……… 258
　　一、引起各种贫血的化学物质 …… 258
　　二、引起高铁血红蛋白血症和硫化血红蛋白血症的化学物质 …… 259
　　三、引起白细胞减少和粒细胞缺乏症的化学物质 ………………… 260
　　四、引起血管性紫癜的化学物质 …… 260
　　五、引起血小板功能异常和血小板减少症的化学物质 …………… 260
　　六、引起低凝血酶原血症的化学物质 …………………………… 260
　　七、引起血液系统恶性病变的化学物质 ………………………… 261

第二节　贫血 ………………………… 261
　　一、溶血性贫血 …………………… 261
　　二、巨幼细胞贫血 ………………… 267
　　三、铁粒幼细胞贫血 ……………… 271

第三节　再生障碍性贫血 …………… 273
　　一、病因与发病机制 ……………… 273
　　二、临床表现 ……………………… 274
　　三、实验室检查 …………………… 275
　　四、诊断标准与鉴别诊断 ………… 276
　　五、治疗与预后医疗随访 ………… 277

第四节　血红蛋白血症 ……………… 279
　　一、高铁血红蛋白血症 …………… 279
　　二、硫化血红蛋白血症 …………… 284

第五节　白细胞减少症和粒细胞缺乏症 ……………………………… 287

　　三、辅助检查及诊断与鉴别诊断 …… 251
　　四、治疗与预后 …………………… 253

　　一、病因与发病机制 ……………… 287
　　二、临床表现与实验室检查 ……… 287
　　三、诊断与鉴别诊断 ……………… 288
　　四、治疗 …………………………… 289

第六节　血小板、血管及凝血酶原功能异常 ……………………………… 289
　　一、血小板减少症 ………………… 289
　　二、血小板功能异常 ……………… 291
　　三、血管性紫癜 …………………… 292
　　四、低凝血酶原血症 ……………… 294

第七节　骨髓增生异常综合征 ……… 295
　　一、病因与发病机制 ……………… 295
　　二、临床表现 ……………………… 296
　　三、诊断 …………………………… 297
　　四、分型与鉴别诊断 ……………… 299
　　五、治疗 …………………………… 300

第八节　白血病 ……………………… 302
　　一、病因与发病机制 ……………… 302
　　二、白血病分类与临床表现 ……… 303
　　三、实验室检查 …………………… 303
　　四、诊断与鉴别诊断 ……………… 303
　　五、治疗 …………………………… 305

第九节　淋巴瘤 ……………………… 306
　　一、病因与发病机制 ……………… 306
　　二、临床表现 ……………………… 307
　　三、实验室检查 …………………… 309
　　四、诊断 …………………………… 309
　　五、治疗及预后 …………………… 310

第四篇 物理化学性血液疾病的护理

第11章 物理化学性血液疾病的护理常规 315

第一节 一般护理常规 315
- 一、内科一般护理常规 315
- 二、血液病一般护理常规 315
- 三、物理化学性血液疾病护理常规 316

第二节 常见症状护理 316
- 一、贫血的护理 316
- 二、出血或出血倾向的护理 318
- 三、发热的护理 320
- 四、头痛的护理 321
- 五、心悸的护理 323
- 六、感染的护理 324

第三节 护理管理制度 326
- 一、分级护理制度 326
- 二、护理查对制度 327
- 三、抢救制度 328
- 四、安全输血制度 329
- 五、入院患者护理制度 330
- 六、出院患者护理制度 330
- 七、消毒、隔离制度 330

第四节 血液病常见技术护理 331
- 一、骨髓穿刺术的护理 331
- 二、骨髓活检术的护理 332
- 三、腰椎穿刺术的护理 333
- 四、静脉输血技术与护理 335
- 五、静脉化疗技术与护理 337
- 六、保护性隔离技术与护理 340
- 七、免疫抑制药治疗的护理 341
- 八、造血干细胞移植的护理 342
- 九、全身放射治疗的护理 346
- 十、干细胞采集技术与护理 347
- 十一、造血干细胞输注技术与护理 349
- 十二、锁骨下静脉置管术与护理 352
- 十三、PICC置管技术与护理 353
- 十四、置入式静脉输液港技术与护理 357
- 十五、颈内静脉置管术与护理 359

第12章 常见物理化学性血液疾病的护理 362

第一节 白血病的护理 362
- 一、疾病概述 362
- 二、护理评估和目标 362
- 三、护理措施 363
- 四、健康指导 365

第二节 再生障碍性贫血的护理 366
- 一、疾病概述 366
- 二、护理评估和目标 367
- 三、护理措施 367
- 四、健康指导 370

第三节 骨髓增生异常综合征护理 371
- 一、疾病概述 371
- 二、护理评估和目标 372
- 三、护理措施 372
- 四、健康指导 374

第四节 淋巴瘤护理 375
- 一、疾病概述 375
- 二、护理评估和目标 375
- 三、护理措施 375
- 四、健康指导 378

第五节 血小板减少症和血小板功能异常护理 379

一、疾病概述 ……………………………… 379
　　二、护理评估和目标 ……………………… 380
　　三、护理措施 ……………………………… 380
　　四、健康指导 ……………………………… 381
　第六节　血管性紫癜护理 ……………………… 381
　　一、疾病概述 ……………………………… 381
　　二、护理评估和目标 ……………………… 381
　　三、护理措施 ……………………………… 382
　　四、健康指导 ……………………………… 382
　第七节　低凝血酶原血症护理 ………………… 383
　　一、疾病概述 ……………………………… 383
　　二、护理评估和目标 ……………………… 383
　　三、护理措施 ……………………………… 383
　　四、健康指导 ……………………………… 384
　第八节　白细胞减少症和粒细胞缺乏
　　　　　症护理 …………………………………… 384
　　一、疾病概述 ……………………………… 384
　　二、护理评估和目标 ……………………… 385
　　三、护理措施 ……………………………… 385
　　四、健康指导 ……………………………… 386
　第九节　高铁血红蛋白血症和硫化血
　　　　　红蛋白血症护理 ………………………… 386
　　一、高铁血红蛋白血症 …………………… 386
　　二、硫化血红蛋白血症 …………………… 388
　第十节　溶血性贫血护理 ……………………… 389
　　一、疾病概述 ……………………………… 389
　　二、护理评估和目标 ……………………… 389
　　三、护理措施 ……………………………… 389
　　四、健康指导 ……………………………… 390
　第十一节　巨幼细胞贫血护理 ………………… 391
　　一、疾病概述 ……………………………… 391
　　二、护理评估和目标 ……………………… 391
　　三、护理措施 ……………………………… 391
　　四、健康指导 ……………………………… 392
　第十二节　铁幼粒细胞贫血护理 ……………… 392
　　一、疾病概述 ……………………………… 392
　　二、护理评估和目标 ……………………… 392
　　三、护理措施 ……………………………… 393
　　四、健康指导 ……………………………… 393

第13章　放射性疾病的护理 …………………………………………………………………………… 396

　第一节　外照射急性放射病的护理 …………… 396
　　一、疾病概述 ……………………………… 396
　　二、护理措施 ……………………………… 396
　　三、远后效应医学随访原则 ……………… 399
　　四、预防措施 ……………………………… 400
　第二节　外照射亚急性放射病的护理
　　　　　　………………………………………… 400
　　一、疾病概述 ……………………………… 400
　　二、护理措施 ……………………………… 401
　　三、远后效应医学随访原则 ……………… 401
　　四、预防措施 ……………………………… 401
　第三节　外照射慢性放射病的护理 …… 401
　　一、疾病概述 ……………………………… 401
　　二、护理措施 ……………………………… 402
　　三、远后效应医学随访原则 ……………… 403
　　四、预防措施 ……………………………… 404
　第四节　内照射放射病的护理 ………… 404
　　一、疾病概述 ……………………………… 404
　　二、护理措施 ……………………………… 404
　　三、远后效应医学随访原则 ……………… 405
　　四、预防措施 ……………………………… 405

彩　图

第一篇
总　　论

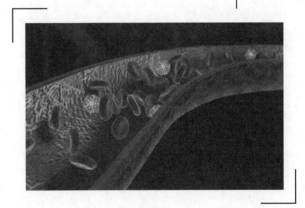

第 1 章

绪　论

第一节　诱发机体损伤的理化因素

在我国《元史·余阙传》最早提出"环境"一词,即"环境筑堡寨,选精甲外捍,而耕稼其中。"环者,环绕,回绕;境者,疆界。那时,对环境的理解,泛指某一主体周围的地域、空间和介质。当今,科技文献中对环境有如下的解释,即环境是生物体外的一切无生命物质,是人类生存活动的地球圈层,是环绕人类周围的所有社会因素、生物因素、化学因素和物理因素的总和。

然而,在人类赖以生存的自然环境(natural environment)和社会环境(social environment)中,特别是在生产劳动环境中,常常接触各种有害的因素。由于自然或人为原因,使环境介质中的有害成分越发增加,并引起环境系统的结构和功能、生态平衡,以及环境质量的改变,造成了严重的环境污染。在环境污染中,除了生物和心理等因素外,一些物理因素（physical factor）和化学因素（chemical factor）侵袭机体,尤其是血液系统,危害健康,损伤脏器,引发各种疾病。因此,应对其有足够的认识,以便进行有效的防治。

一、物 理 因 素

人类在社会活动和生产实践中,可能接触许多具有危害性的物理因素,包括以下几方面。

(一) 高温和低温

1. 高温　可引起中暑。
2. 低温　较长时间停留在低温环境中,可冻僵,引起冻伤。

(二) 高压和低压

1. 高压　当人潜入深水作业时,由于过高气压人吸入空气中的大量氮气溶解在血液和组织中,若回到水平面的速度过快,溶解在血液和组织中的氮气迅速释放出来,形成气泡阻塞血管,伤害骨骼和神经等部位,发生减压病（decompression sickness,DCS）。
2. 低压　如果在高原或高空停留一段时间,因过低气压和低氧分压,易导致机体缺氧,发生高原病（altitude disease）。

(三) 噪声和振动

1. **噪声** 长期接触噪声，听力下降，甚至造成噪声性聋。
2. **振动** 长期接触振动的物体，可发生自主神经功能紊乱和血管痉挛，出现振动诱导的白指病（vibration-induced white finger，VWF）和骨骼异常等。白指病的早期可出现肢端感觉异常和振动感觉减退，以后相继出现手麻、手痛、手胀、手凉和手掌多汗，并多在夜间发生；其次为手僵、手颤和手无力，多在工作后发生；手指遇冷即出现缺血发白，严重时血管痉挛明显；X 线片可见骨及关节改变。

(四) 电离辐射和非电离辐射

1. **电离辐射（ionizing radiation）** 这是指能引起被作用物质发生电离的射线，分为电磁辐射和粒子辐射两大类。X 射线和 γ 射线都是电磁辐射，能引起物质分子的电离，为电离辐射。电离辐射是一种特殊的重要物理因素，以其不同的辐射种类、剂量和剂量率及作用方式等，作用于整个机体、器官、组织、细胞和分子水平，产生生物学效应，导致其不同程度的变化。如果剂量较大，可能使机体的组织、器官损伤，特别是使造血组织受损，骨髓造血细胞和外周血细胞功能和数量降低，甚至引起再生障碍性贫血和白血病等疾病。

2. **非电离辐射** 无线电波、微波、红外线、可见光和紫外线也都属于电磁辐射，但不能引起物质分子的电离，只能引起分子振动、转动或电子能级状态的改变，是非电离辐射。这些非电离辐射，如紫外线对机体的损伤明显，可引起电光性眼炎、皮炎和雪盲等疾病，甚至可引起皮肤癌。

二、化 学 因 素

(一) 生产和环境生活中化学因素污染

有害的化学因素广泛存在于生产和生活环境中，如果管理不善，化学物质污染环境，使接触污染环境的人群受害，引发疾病。环境和生活中的化学因素污染，无处不在，无时不在，如生产和生活中排出的废烟、废气、废水、废渣和脏水，交通工具（所有的燃油车辆、轮船、飞机等）排出的尾气，大量使用化肥、杀虫剂和除草剂等化学物质经农田灌溉后流出的水等。

在环境中，近年来 PM 2.5 颗粒的污染日趋严重，近似这样大小（直径≤ 2.5 μm 的颗粒物）的颗粒主要来自化石燃料的燃烧（如机动车尾气、燃煤等），是雾霾天气的主要原因，与肺癌和哮喘等疾病的发生密切相关。一项新研究表明，即使空气污染水平较低也未必安全。2015 年底，在我国一些大城市又出现了严重的雾霾天气，不但给人们外出带来了不便，更重要的是雾霾对人体健康也造成危害。据专家介绍，雾气看似温和，里面却含有各种对人体有害的细颗粒、有毒物质达 20 多种，包括酸、碱、盐、胺和酚等，以及尘埃、花粉、螨虫、流感病毒、结核杆菌和肺炎球菌等，其含量是普通大气水滴的几十倍。近期，发表在《环境与健康展望》（*Environmental Health Perspectives*）杂志上的新研究以新英格兰地区的所有医疗保险（medicare）参保人为研究对象，并利用卫星数据评定了这些人对污染物的短期和长期暴露程度。研究人员跟踪了 2003 － 2008 年的日空气污染水平，并使用 65 岁以上居民的医保数据计算死亡率。此项分析共计纳入了超过 55 万人。总体而言，空气达到了美国国家环境保护局（Environmental Protection Agency，EPA）标准。但是，PM 2.5 的浓度每提高 10 μg/m³ 分别与 1～2 d 的死亡率增加 2.14% 和年死亡率增加 7.52% 相关。在缅因州北部，始终满足空气质量 EPA 标准的农村地区，分析也得出了类似的结果。

现在，酸雨造成的危害日益严重，二氧化硫是形成酸雨的主要污染物之一，而燃烧更多的煤、石油和天然气，可产生更多的二氧化硫等污染物，侵袭植物，污染食品。农药是一类常见的有害化学药品，可造成环境污染，对包括人类在内的多种生物造成危害；例如，DDT 作为一种高效农药，曾经广泛用于防治湖内的孑孓，但使鱼类富集 DDT，也危害了人类。有些重金属，如 Mn、Cu 和 Zn 等是生物体生命活动必需的微量元素，但是大部分重金属，如 Hg 和 Pb 等对生物体的生命活动有毒害作用，甲基汞污染水源，使鱼类富集，引起人类甲基汞重度污染而引发疾病。

在生产中，加工制造过程可排出大量化学物质，如化学物质从设备中泄漏，使其空气浓度增高，长期接触会发生慢性中毒。有些工厂、建筑工地和矿井等的粉尘污染，可引起肺尘埃沉着病（尘肺）和硅沉着病（矽肺）等。意外事故时，大量的化学物质逸出，引起急性化学物质中毒。工业上常用的有毒化学物质，如有机溶剂、刺激性气体、窒息性毒物和农药等，可造成各种化学物质中毒。

在家庭生活中，也可接触一些有毒的化学物质。房屋的过分装修，使甲醛等有毒化学物质，久久不能挥发掉，引起人体慢性或急性中毒。一些清洁剂、有机溶剂和杀虫剂等，特别是滥用药物，都可能是化学中毒的来源。吸烟和饮酒也可能引起中毒。

（二）损伤机体的化学因素分类

损伤机体的化学因素大致分为 7 类。①金属中毒：铅及其无机化合物、汞及其化合物、镉及其化合物、铊及其化合物、磷及其化合物、砷及砷化氢和有机铅等中毒；②刺激性气体中毒：氯气、光气、氮氧化物、氨和胺等中毒；③窒息性气体中毒：一氧化碳、氰化氢、硫化氢和氮气等中毒；④有机溶剂中毒：苯、正己烷、二氯乙烷、三氯甲烷、三氯乙烯和四氯化碳等中毒；⑤苯的氨基和硝基化合物中毒：苯胺、三硝基甲苯、其他几种苯的氨基和硝基化合物等中毒；⑥高分子化合物中毒：丙烯腈、丙烯酰胺和氯乙烯等中毒；⑦农药中毒：有机磷类农药中毒、氨基甲酸酯类农药、拟除虫菊酯类农药、氟乙酰胺、毒鼠强和百草枯等中毒。

第二节 物理、化学性损伤效应的发展状况

人类自开始生产活动以来，就出现了因接触生产环境和劳动过程中有害因素而发生疾病。随着工业的兴起和发展，在生产环境中引起人类疾病的有害因素种类和数量也不断增加。因此，理化因素所诱发的疾病，常与社会经济生产的发展密切相关。

一、国外的发展状况

从埃及木乃伊中发现硅沉着病,可以推测古代给法老王修建金字塔的石工因接触矽尘而罹患硅沉着病,但"硅沉着病"这个名词直到1870年才问世。公元前,欧洲人即开始铅和汞金属矿的开采。根据记载,Hippocrates(公元前460－337年)可能是第一个认识到铅是导致腹绞痛发病原因的学者。德国的Agricola(16世纪)所著的《论金属(Deremetallica)》中曾阐述,矿工和冶炼工在冶炼金、银、铅、铜、锌和汞等过程中引起各种疾病。同一时期,意大利Ramazzini(1633－1714)出版了《手工业者疾病》(1700)一书,描述了50多种由于理化因素所致的疾病,包括矿工、陶工、制玻璃工、油漆工、磨面粉工、石工和金属中毒等所致的疾病,成为职业病的经典著作。

自18世纪,英国纺织机械的革新和蒸汽机的出现引发了第一次工业革命,工业上传统的手工业生产转变为以机器为主的大工业生产。但当时劳动条件恶劣,工人的工时过长,并出现雇佣童工等问题,职业病及传染病流行,经常发生意外工伤事故。19世纪,德国因电力的广泛应用又产生第二次工业革命,推动了大规模的采矿和冶炼,开始煤化学工业的生产,还发明了合成染料等,也出现了工人的急性苯胺染料中毒及煤焦油引起阴囊癌等疾病。特别是,自20世纪开始,欧美发达国家工业发展迅速,合成生产了许多种有机化合物,包括农药、医药和石油化工产品等,出现了多种急性、慢性化学中毒和职业性肿瘤等疾病。20世纪以来,许多发达国家又兴起了以原子能、高分子化合物和电子计算机为标志的第三次工业革命。不仅电离辐射、高频、微波和红外线等技术,还有其他新原料、新化学物质和高科技等被应用于生产,随之出现劳动方式的变化,带来了新的卫生问题。

自19世纪末起,物理、化学因素所致的职业性危害受到国际上的广泛关注,开始依靠科学技术的进步,进行积极的防治。在X射线发现后,特别是20世纪40年代后,人类受到人工电离辐射的机会越来越多,致使一些相关的人员引发放射病。20世纪后期,一些发达国家的职业卫生水平得到显著的提高,并使不少古老或传统的职业病得到有效的控制。当前,这些发达国家在城乡的小型企业中,在使用新技术和新化学物质的产业中,和医疗卫生服务难以顾及的职业人群中,仍然存在职业有害因素不同程度的危害。慢性肌肉骨关节疾病、职业性外伤、职业性耳聋和职业性皮肤病是这些发达国家目前较多见的需补偿的疾病。然而,许多发展中国家在工业化的过程中,因未能避免发达国家200年前工业革命早期曾发生过的各种职业危害,仍重复职业病流行的教训。这些史实说明,防治职业病的需求始终与工农业生产的发展伴存;职业病学的发展,与国家或地区的经济建设水平密切相关。

二、国内的发展状况

我国古代即曾见有关于职业病的论述。早在4000年前,即夏末和商初时,我国的青铜冶炼和铸造业已达到较高水平,开始使用锡、铅和汞的化合物。我国汉代王充(公元27－100年)在《论衡》中提到,冶炼时可产生灼伤和火烟侵害眼、鼻;公元4世纪,葛洪著的《抱朴子》开始记载共用汞与硫炼丹;11－12世纪北宋孔平仲在《谈苑》中述及"后苑银作镀金,为水银所熏,头手俱颤",分别反映了冶炼作业中的烧伤、刺激性气体中毒和汞中毒等职业病。《谈苑》并述及"贾谷山采石人,石末伤肺,肺焦多死"等句,反映了当时石工所患的硅沉着病。公元7世纪,隋代巢元方的《诸病源候论》中记载古井和深坑多有毒气,则是对窒息性气体中毒的描述。此后,明代李时珍在所著的《本草纲目》(1593)中,明确提到铅矿工人的铅中毒。17-18世纪,宋应星在《天工开物》(1637)中述及煤矿井下简易通风方法,并指出烧砒(三氧化二砷)工人应站在上风向操作,并应保持十余丈的距离,以免发生中毒。但是,在旧中国,工业落后,劳动生产条件恶劣,因理化因素所致的疾病无人过问。

新中国成立后,进入经济恢复初期,因缺乏劳动卫生知识,劳动保护措施不力,出现了硅沉着病、急性及慢性中毒等较多的疾病,引起了政府的重视。从1954年起,我国开始建立职业病防治的专业机构;1980年后,我国各级职业病防治中心形成防治网络。在各地开展生产环境中职业有害因素的监测,接触职业有害因素职工的健康检查与职业性健康监护,开展职业病的诊断、治疗及劳动能力鉴定,职业病统计报告,以及工人的健康促进与健康教育等工作。1997年,颁布的《中共中央、国务院关于卫生改革和发展的决定》指出,要认真做好食品卫生、环境卫生、职业卫生、放射卫生和学校卫生。2002年5月1日《中华人民共和国职业病防治法》实施,国务院、国家卫生计生委(原卫生部)相继颁布了相关的职业卫生法规,职业病防治工作完全进入了法制化、规范化。在职业病规范中,我国于1957年公布了职业病名单,1987年进行修订,1997年底已制订有74种职业病的国家诊断标准,2011年12月31日规定了10大类职业病,2013年12月30日国家卫生和计划生育委员会等4部门关于印发《职业病分类和目录》的通知(国卫疾控发〔2013〕48号)文进一步调整了《职业病分类和目录》由原来的10类115种职业病调整为10类132种(含4项开放性条款)。由此,由环境因素引起疾病的防治有了保证,并促进其科学研究的深入发展。

三、2014年国内的职业病病例

国家卫生和计划生育委员会网站发布了《2014年全国职业病报告情况》报告指出,"根据全国30个省、自治区、直辖市(不包括西藏)和新疆生产建设兵团职业病报告,2014年共报告职业病29 972例。其中,职业性肺尘埃沉着病26 873例(占总例数的89.66%),急性职业中毒486例,慢性职业中毒795例,其他职业病合计1818例"。

在职业性化学中毒中,共报告各类急性职业中毒事故295起,中毒486例,死亡2例。其中,重大职业中毒事故7起,中毒84例。引起急性职业中毒的化学物质30余种,其中一氧化碳中毒的起数和人数最多,共发生111起213例。共报告各类慢性职业中毒795例,死亡2例,均为苯中毒。引起慢性职业中毒例数排在前3位的化学物质分别是苯、铅及其化合物(不包含四乙基铅)和砷及其化合物,分别为282例、224例和120例。

在职业性肿瘤中,共报告职业性肿瘤119例,以各类制造业为主。其中,苯所致白血病53例。在职业性放射性疾病中,共报告职业性放射性疾病25例。其中,放射性肿瘤14例,外照射慢性放射病4例。

上述报告的结果,仍需要引起我们足够的注意和重视。

第三节 物理化学性血液损伤的新认识

一、血液系统与造血器官

血液系统包括造血组织和循环的外周血液，在调节人体正常生理功能中起到重要的作用。造血器官（hematopoiesis）是能够生成并支持造血细胞分化、发育和成熟的器官，包括骨髓、胸腺、淋巴结、肝及脾，其中骨髓、胸腺、淋巴结及脾又称淋巴器官。造血器官生成各种血细胞的过程称为造血。近年来，随着医学的发展，科技手段的进步，对造血系统和造血器官有了新的认识，特别是对造血干细胞和造血微环境有了更深刻的认识，并获得一些理论和实践的突破性进展。

人体处于不同的时期，其造血器官有所不同。1～2个月胎儿，其造血细胞来源于卵黄囊造血器官。2～5个月胎儿，肝、脾和淋巴结开始造血，产生红细胞、白细胞和血小板，取代了卵黄囊的造血作用。胎儿从第5个月开始出现骨髓造血，胎儿后期出现胸腺造血。婴儿出生后主要是骨髓造血，能生存红细胞、白细胞和血小板等各种血细胞；脾、淋巴结及淋巴组织也造血，但只产生少量的单核细胞和淋巴细胞。成年人的造血器官是骨髓。骨髓分红骨髓（造血细胞）和黄骨髓（脂肪细胞）两部分，黄骨髓不能造血。骨髓造血在开始时分布在全身骨骼，以后逐渐局限于颅骨、肋骨、胸骨、脊柱、髂骨，以及肱骨和股骨的一部分，其他部位逐渐由黄骨髓所替代。

造血器官中的造血微环境（hematopoietic inductive microenviroment，HIM），包括造血组织内的基质细胞（stromal cell）、由基质细胞分泌的细胞外基质（extracellular matrix，ECM）、多种造血调节因子以及神经、血管等。在骨髓中，造血基质细胞主要由成纤维细胞、内皮细胞、单核细胞、吞噬细胞、成骨细胞和破骨细胞组成，提供造血细胞需要的可溶性造血生长因子及与膜结合的黏附分子。细胞外基质由骨髓基质细胞合成和分泌，充填在细胞之间，由胶原、糖蛋白（纤维连接蛋白、层粘连蛋白和造血连接蛋白为主）和蛋白多糖（如硫酸软骨素、硫酸肝素、透明质酸和硫酸皮肤素等）组成。造血细胞必须黏附于基质细胞才能存活，而基质细胞分泌的胶原、纤维连接蛋白、层粘连蛋白、造血连接蛋白及蛋白多糖等，均与造血细胞的黏附有关。因此，造血细胞在造血微环境中才能定居、增殖、分化和成熟。T细胞例外，在胸腺中成熟。

血液（blood）是在动物进化过程中出现的。血液是一种由血浆和血细胞组成的流动组织，在心血管系统内循环流动。血浆的主要成分是水、低分子物质、蛋白质（血浆蛋白主要为清蛋白、球蛋白和纤维蛋白原）和氧、二氧化碳等。血细胞包括红细胞、白细胞和血小板3类细胞，均起源于多能造血干细胞（pluripotent hematopoietic stem cell，PHSC）。血液中的细胞、蛋白及其他物质，在运送氧和代谢物质、防御机体、免疫调节、炎症反应及止血、血栓形成过程中发挥其独特的重要功能。

二、物理（放射）性血液损伤

1895年伦琴（Röentgen）发现了X射线，次年贝克勒尔（Becquerel）发现了铀的辐射作用，人们开始认识到电离辐射的存在，并逐渐用于人类的生产、生活和研究中。在X射线发现的第 2 年（1896），就有关于电离辐射生物效应的报道，即电离辐射作用可致脱发；并根据这种观察，将 X 射线应用于治疗良性发痣（Freund，1897），随后发现电离辐射致皮肤癌和白血病的报道。因此，人们逐渐认识到电离辐射对人类的健康危害效应，并开始了电离辐射生物效应和防护措施的研究。

在 20 世纪 20 年代初至 30 年代，许多学者观察到血液系统受到电离辐射作用后外周血细胞形态学的变化规律，获得了辐射剂量与血细胞数量和形态学变化的量效和时效关系的资料。在 20 世纪 40－60 年代，研究者开始重视电离辐射所致各系细胞生理功能变化及其意义，对粒系细胞、淋巴系细胞和巨核系细胞受照后的吞噬功能、免疫功能及在凝血中的作用做了系统的观察，并对其感染、出血等并发症发生、发展中的意义进行了分析。在 20 世纪 60 年代后，对不同发育阶段造血细胞，特别是电离辐射对造血干细胞（或祖细胞）增殖分化损伤和修复的研究逐渐增多，骨髓移植也开始用于急性放射病的治疗。

在 20 世纪 70－80 年代，有关造血器官微血管系统、造血基质细胞和细胞因子等 HIM 成分在辐射造血损伤和修复中的作用和意义倍受重视，辐射微循环也给予深入探讨，淋巴细胞染色体畸变和微核率普遍用于辐射生物剂量的估算。20 世纪 90 年代以后，放射医学和辐射血液学与其他新兴学科的交叉渗透，促进了辐射血液学向纵深发展，如辐射后细胞因子的消长及其基因表达规律，细胞因子受体及其信号转导异常和机制，辐射后造血系统细胞凋亡及其相关基因变化，这些方面的研究日趋增多；同时，细胞因子在急性放射病和肿瘤放疗、化疗的应用更为普遍，基因治疗也进入辐射血液学的研究范畴，基因突变和缺失的检测成为辐射血液学剂量估算的辅助手段，荧光原位杂交（FISH）技术用于染色体畸变的检测。

进入 21 世纪，随着人类基因组计划的完成，基因组学（genomics）、后基因组学（post-genomics）和表观遗传学（epigenetics）的兴起使生命科学的发展实现了大飞跃，从研究思维和研究手段深刻影响了整个生物科学领域的发展，辐射血液学也不例外。在辐射血液学领域，对造血干细胞的产生和归巢、骨髓间充质干细胞（mesenchymal stem cell，MSC）的分化和应用以及造血微环境与造血干细胞（hematopoietic stem cell，HSC）的相互作用等方面，均给予了深刻的阐明。同时，对电离辐射所致 DNA 损伤与修复机制，与电离辐射基因组不稳定性、适应性反应和旁效应有关的非靶效应，细胞凋亡、自噬与坏死机制和相互关系，细胞周期及分子调控机制，基因转录与翻译和信号转导通路作用等方面的研究，也均给予了更深入的探讨和认识。

在急性放射病中，我国对骨髓型急性放射病的发病机制和治疗进行了大量的研究，认识急性放射病时造血损伤的变化规律，明确造血损伤是骨髓型急性放射病的基础损伤，决定放射病其他症状的发生和发展，为骨髓型急性放射病的治疗提供了理论依据。在 20 世纪末和 21 世纪初，采用分子生物学技术，发现照射后机体内阻遏造血因子发挥作用的抑制性物质增多，造血细胞对细胞因子的反应性降低；发现不同剂量照射后造血细胞凋亡规律和调控机制；进行造血调控和改变造血细胞辐射敏感性的研究。

三、化学性血液损伤

人们对化学物质损伤血液系统早有认识，也令人对其担忧。人们对化学物质接触十分密切，无论在生产和工作环境，还是在居室和户外环境，化学物质都不同程度地侵袭人的机体。有研究显示，在欧洲公民的血液中可能含有300多种化学物质。这些化学物质是在母乳中发现的，甚至在新生儿的脐带中也被发现，这说明在胎儿尚未出生前已经接触了这些化学物质。当然，这些化学物质对人体有的有害，甚至很严重，但大多无害。

由德国自然和环境保护协会完成的一项研究，证明一些化学物质早已进入人体，在很长时间后发生效应。研究对20年来采集的母乳试样进行分析，其结果证明，血液中含有30年前使用过的化学试剂，可造成血液系统损伤。这些化学试剂由于在20世纪70年代被禁止使用而急剧减少。这类化学物质存在于各种聚氯乙烯产品中，会引起不孕症，并会使肝和肾受损，使胎儿发育障碍。

长期、大量的有毒物质进入体内，如某些化学物质进入血液循环，会破坏红细胞膜，发生溶血现象；也会造成机体慢性中毒，抑制骨髓造血功能，使人出现贫血、肝功能下降等证候。大多数的农药可引起白血病；苯类物质中毒引起再生障碍性贫血等血液病。

一些化学物质很危险，因为人体本身不能排除这些有害物质而蓄积体内。而且，在大多数情况下，有害后果要在很多年之后才会出现。在欧洲进入市场的合成化学物质越过10万种，只有其中的5%被详细研究。然而，我们对这些物质的了解有限，每天又接触这些物质。在绝大多数情况下，这些物质对我们人体的影响不得而知，这些物质的组合对我们的健康会造成怎样的后果也仍然不完全清楚。

对于一些化学物质引起的血液病，包括各种贫血、血红蛋白血症、白细胞减少症和粒细胞缺乏症、血小板减少和功能异常、血管性紫癜、低凝血酶原血症、骨髓增生异常综合征及白血病等疾病，也促进血液病学中某些理论和实践的发展。近年来，随着单克隆抗体、重组DNA技术、细胞遗传学和分子生物学等理论和技术的发展，推动化学因素所致血液病发病机制的深刻认识，并提高治疗效果。特别是，对恶性血液病的治疗已从过去的化疗、放疗和骨髓移植治疗，进展到诱导分化治疗、生物治疗、免疫治疗、靶基因治疗和外周血、脐血干细胞（或祖细胞）的移植治疗。这些治疗手段的改进，使恶性血液病的根治成为可能，给患者带来了希望。

目前，已有部分干预或纠正表观遗传学异常的药物应用于临床治疗，如地西他滨（5-氮杂-2'-脱氧胞嘧啶核苷）是一种DNA甲基化转移酶抑制药，可逆转甲基化过程，诱导肿瘤细胞向正常细胞分化或凋亡。另外，进一步探索能增强移植物抗白血病疗效，同时达到最小化毒性的免疫疗法是研究人员关注的热点。随着程序重排技术的出现，使诱导的多能干细胞（induced pluripotent stem cell，iPSC）成为可能。通过诱导iPSC，进一步分化为HSC，可为血液病患者提供丰富且匹配的HSC于移植治疗。

(龚守良)

参 考 文 献

[1] 陈家佩，毛秉智. 辐射血液学——基础与临床. 北京：军事医学科学出版社，2002：2-4.
[2] 叶任高，陆再英. 内科学. 北京：人民卫生出版社，2004：945-947.

[3] 王冠军,李薇,崔久嵬. 血液病学. 长春:吉林大学出版社,2013:1-12.
[4] 龚守良. 放射医学进展与前瞻. 樊飞跃,王继先,樊赛军. 光辉历程20年——中华预防医学会放射卫生专业委员会简史. 长春:吉林科学技术出版社,2014:111-121,121-135.
[5] 龚守良. 辐射细胞生物学. 北京:中国原子能出版社,2014:400-405.
[6] 龚守良. 医学放射生物学. 第4版. 北京:中国原子能出版社,2015:224-267.
[7] 任天山,程建平,朱立. 环境与辐射. 北京:原子能出版社,2007:1.
[8] 国家卫生和计划生育委员会,人力资源社会保障部,安全监管总局,全国总工会. 国家卫生和计划生育委员会等4部门关于印发《职业病分类和目录》的通知. 中华人民共和国国家卫生和计划生育委员会网站,http://www.nhfpc.gov.cn/zhuzhan/wsbmgz/201312/3abbd667050849d19b3bf6439a48b775.shtml,2013.
[9] 国家卫生和计划生育委员会. 《职业病分类和目录》调整解读. 中国环境健康安全网,http://www.ehs.cn/article-17039-1.html,2013.
[10] 周道其. 化学物质进入人体. 现代科技译丛,2005,(6):52.

第二篇
血液学基础、实验室检查及造血重建

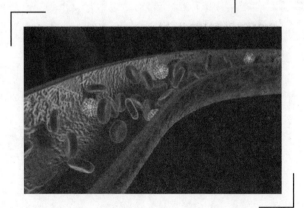

第2章

血液学基础

第一节 造血系统的组成与功能

造血系统（hematopoietic system）由造血器官（组织）、实质细胞及其赖以生存的造血微环境组成，在机体的正常生理调控下，确保终末细胞质量和数量的恒定。外周血在心血管系统内循环流动，成为沟通各部分组织液及与外环境进行物质交换的场所。因此，血液在维持机体内环境稳态中，特别是对机体生命的维持和各系统、器官和组织正常生理活动的实现具有极其重要的作用。血液中各类血细胞，包括红细胞、白细胞和血小板等在体内执行不同的生理功能，其生成过程是造血干细胞（hematopoietic stem cell，HSC）增殖、分化、成熟并形成各类血细胞及释放的动力学过程。

一、造血器官与实质细胞

（一）造血器官

1.骨髓（bone marrow） 骨髓是存在于长骨（如肱骨、股骨）的骨髓腔和扁平骨（如髂骨）的稀松骨质间的网眼中，是一种海绵状的组织，由血管、血窦、不同发育阶段的血细胞和网状结缔组织组成。骨髓是主要的造血器官之一，多能造血干细胞（pluripotential hematopoietic stem cell，PHSC）在骨髓中增殖，可分化为髓样干细胞和淋巴干细胞，是红细胞系、粒细胞系、单核-巨噬细胞系、巨核细胞系和少数淋巴细胞存在的部位。成年人骨髓可分为活跃造血的红骨髓及主要由脂肪细胞构成的暂停造血的黄骨髓2种。婴幼儿的骨髓腔中均为红骨髓。红骨髓由两部分构成，即造血实质部分和造血基质部分。造血基质是由细胞性基质（包括网状细胞、血管外膜细胞、窦内皮细胞、巨噬细胞、成纤维样细胞及脂肪细胞，有时也可见成骨细胞和破骨细胞等）、非细胞性基质（如网状纤维、胶原纤维、弹性纤维及神经纤维等）、微血管结构等组成。这些成分所组成的网状结缔组织支架及血窦、微血管共同支持各系的造血实质细胞的增殖与分化。骨髓腔的血窦间为造血细胞索，即造血实质区，其中分为红系细胞岛、粒细胞灶和巨核细胞。造血实质细胞是随发育成熟而不断进入血窦至循环血中，并发挥其功能作用的过渡性细胞；而造血基质的基本功能是支持、营养和抚育造血实质细胞，保证造血实质细胞不断经过增殖、分化而成熟为功能血细胞。

2.胸腺、脾和淋巴结

（1）胸腺（thymus）：为机体的重要淋巴器官，其功能与免疫紧密相关，分泌胸腺激素及激素类物质。胚胎后期及初生时，人胸腺重 10～15 g，是一生中重量相对最大的时期；随着年龄增长，胸腺继续发育，到青春期为 30～40 g；此后，胸腺逐渐退化，淋巴细胞减少，脂肪组织增多，至老年仅为 15 g。胸腺位于胸腔前纵隔，胸骨后面，呈灰红色，扁平椭圆形，分左、右两叶，由淋巴组织构成。青春期前发育良好，青春期后逐渐退化，为脂肪组织所代替。胸腺是造血器官，能产生淋巴细胞，并运送到淋巴结和脾等处。这种淋巴细胞对机体的细胞免疫具有重要作用。

胸腺是 T 细胞分化、发育和成熟的中枢免疫器官。胸腺基质细胞（thymic stromal cell，TSC）和细胞外基质构成决定 T 细胞分化、增殖和选择性发育的胸腺微环境。其中，胸腺上皮是最重要的组分，通过分泌细胞因子和胸腺肽类分子，细胞和细胞间相互接触，诱导胸腺细胞分化、发育和成熟。胸腺的主要功能包括 T 细胞分化和成熟的场所、免疫调节及自身耐受的建立与维持。

（2）脾（spleen）：是机体最大的外周淋巴器官，其中 T 细胞占 35%，B 细胞占 55%，巨噬细胞占 10%。人的脾位于左季肋区的后外侧部，为实质性器官，质软而脆，呈卵圆形。脾在胚胎早期曾是一个造血器官，人在出生后只产生淋巴细胞，不能生成其他血细胞；而小鼠在出生后，脾仍可造血，具有供给造血细胞分化、发育的微环境。

脾按解剖结构分为皮质（白髓）和髓质（红髓）两部分。髓质位于皮质周围；皮质由密集的淋巴细胞组成，其中央小动脉分支形成边缘窦。在中央小动脉周围有致密淋巴细胞形成的淋巴鞘，为 T 细胞区，内含 T 细胞、树突状细胞和少量巨噬细胞。淋巴鞘外缘有以 B 细胞和少量巨噬细胞为主要成分的淋巴滤泡，为 B 细胞区。B 细胞增殖、分化形成生发中心，是由各种淋巴细胞、巨噬细胞和单核细胞构成。在髓质和皮质间为边缘区，内含 T 细胞、B 细胞及巨噬细胞，其中巨噬细胞可提呈抗原给 T 细胞和 B 细胞。

与胸腺相比，脾的细胞成分比较复杂；除红细胞数量较多外，其他细胞组成中只有 60%～70% 的体积为淋巴细胞（小鼠），其余为巨噬细胞、树突状细胞、浆细胞及各种分化程度的造血细胞等。脾功能包括：①T 细胞和 B 细胞定居的场所；②免疫应答发生的场所；③合成某些生物活性物质，如补体成分等；④过滤作用，如巨噬细胞和树突状细胞清除血液中的病原体、免疫复合物和其他的异物，从而发挥过滤作用。

（3）淋巴结（lymph node）：是哺乳类特有的周围淋巴器官，分布于全身各处，是组织与胸导管之间的淋巴细胞集结站，呈豆形，是产生免疫应答的重要器官之一；经过网状结构的过滤，流出的淋巴液最后汇集于胸导管，再进入全身的血液循环。淋巴结的一侧隆凸，连接数条输入淋巴管，另一侧凹陷，有输出淋巴管和神经、血管。淋巴结表面包有被膜，其结缔组织伸入淋巴结内形成小梁，构成淋巴结的支架。被膜下为皮质区。淋巴结中心等部位为髓质区。皮质区有淋巴小结、弥散淋巴组织和皮质淋巴窦（简称皮窦）。髓质包括由致密淋巴组织构成的髓索和髓质淋巴窦（简称髓窦）。淋巴窦的窦腔内有许多淋巴细胞和巨噬细胞。从输入淋巴管中的淋巴液先进入皮窦再流向髓窦，最后经输出淋巴管离开淋巴结。淋巴结的功能包括：T 细胞和 B 细胞定居的场所、免疫应答发生的场所、参与淋巴细胞再循环和过滤作用。

巨噬细胞、树突状细胞、淋巴细胞和粒细胞缓慢通过淋巴结，在此巨噬细胞和树突状细胞可吞饮和加工由组织液中进入的抗原物质。

（二）造血实质细胞

造血实质细胞包括多种类型发育不同阶段的血细胞，主要有红细胞系、粒细胞系、巨核细胞系和淋巴细胞系等，不断进行代谢更新，保证体内的血细胞质量和数量维持相对恒定。

1. 造血干细胞

（1）造血干细胞（HSC）特征：HSC 属多能干细胞（induced pluripotent stem cell, iPSC）阶段，具有较强的增殖能力和向特定造血各系细胞分化功能。在造血组织中，HSC 的数量很少，约占全骨髓细胞的 0.01%，每只小鼠有 200～1000 个 HSC。在形态上，HSC 一般处于小淋巴细胞的组分中，其比重约为 1.077，直径 7～10 μm，有少量胞质；除游离核糖体和少量线粒体外，无其他细胞器，过氧化物酶染色阴性。HSC 主要分布在骨髓外 1/3 部位，在外周血中也有少许的 HSC。大多数的 HSC 处于 G_0 期或静止期。据其造血重建能力，可分为长期增殖 HSC（long-term HSC，LT-HSC）和短期增殖 HSC（short-term HSC，ST-HSC）两种。

在功能上，HSC 在体内可以终身存在，其数量和质量保持相对不变。因此，在 HSC 分化的同时，既要维持其在体内的数量，又要生存各类子代细胞，这需要 HSC 在分裂时进行不对称性的有丝分裂：即在每次 HSC 分裂时，一个 HSC 立即分化为早期祖细胞，另一个仍维持不分化的 HSC。也就是，为确保骨髓的终身造血，HSC 在不断分化生成造血祖细胞（hemopoietic progenitor cell，HPC）的同时，还通过自我更新来维持其自身数量不变。这种 HSC 的自我更新依赖于其所在骨髓微环境（龛，niche）的调控和维持。

HSC 在合适的环境中，可能改变其分化方向，生成其他非造血类型的细胞，如分化为肝细胞和神经细胞。另外，其他组织类型的细胞在合适的发育条件下，也可分化为造血细胞，如培养肌肉来源的的干细胞，可以重建造血。

（2）HSC 检测方法：①经典的测试方法，即通过人为或天然的遗传特性标志，检测分化后这一标志细胞的功能；②自我更新和造血重建能力的检测；③无限增殖及多向分化潜能的检测；④胎羊宫内移植模型；⑤竞争性再植实验；⑥体外克隆实验。

目前，用于检测 HSC 和早期 HPC 的体外实验：①长期培养启动细胞（LIC-IC）；②延长的长期培养启动细胞（LIC-IC）；③高增殖潜能集落形成细胞（HPP-CFC）；④卵石样区域形成细胞（CAFC）；⑤原始细胞集落形成细胞（CFC-Bl）；⑥混合集落培养（CFU-Mix）。

这里，需要强调，脾结节形成细胞代表了不同发育阶段的 HSC。脾结节形成细胞检测是最早、最经典的 HSC 的实验手段。其操作过程，是用致死剂量照射小鼠，通过尾静脉输入同种属来源的、定量的小鼠 HSC，在 8～12 d 后植入体内的 HSC 在脾增殖、分化，并在脾形成由 HSC 组成的结节。脾结节的组成有多种细胞成分，包括红系细胞、粒系细胞和巨核系细胞等。由于脾结节来自于单一造血细胞，其数量代表了 HSC 的多少。但是，脾结节形成细胞是一不均一的群体，其中既含有 HSC，又有造血祖细胞，只能用于小鼠造血调控的实验研究，不能用于人的 HSC 测定。

（3）HSC 的分离纯化：近些年来，随着科学技术的发展，分离和纯化 HSC 的方法得到长足的进步。常用的 HSC 分离方法分为 2 类,即表型学分离和功能学分离。前者是根据细胞表面抗原,标记其抗体,分离 HSC;后者是根据细胞对不同染料的吸收和外排情况,分离 HSC。在某些情况下,两种方法联合应用,分离 HSC。当前,已确定 10 余种 HSC 表面表型,可达到高度分离、纯化。这些 HSC 表面表型包括:① LSK,为 linesge$^-$、Sca-1$^+$ 和 c-Kit$^+$ 的缩写,linesge 系列有 CD3e、CD4、CD8、B220、Grl、Terl19、CD11b 和 IL7R 等;② CD34,是一种高度糖基化的唾液黏蛋白,表达一小部分骨髓细胞;③ Thy1.1,即 CD90,属于 GPI 连接蛋白家族之一,表达于早期造血细胞,随着骨髓 HSC 的成熟和分化,其表达逐渐下降;④ SLAM,其家族包括 10 余种细胞表面受体,定位于 1 号染色体,可调节淋巴细胞的增殖和活化,其受体的特异性表达与细胞的原始程度有关,其中 CD150 特异表达于 LT-HSC;⑤ Flk2,酪氨酸激酶受体 Flt3/Flk2(FLT3;CD135)是造血早期阶段的重要分子,Flk2$^-$ 为 LT-HSC,Flk2$^+$ 主要是 ST-HSC,骨髓中的 Flk2$^-$Thy1.1^{low} LSK 是 LT-HSC,Flk2$^+$Thy1.1^{low} LSK 是 ST-HSC,Flk2$^+$Thy1.1$^-$ LSK 是多能祖细胞;⑥ Tie2,酪氨酸激酶 Tie2 是 CD34$^+$ 细胞的原始表型,表达于 HSC;⑦ CD61,即整合蛋白 β$_3$ 亚单位,约 60% CD34$^-$ LSK 亚群细胞中高表达 CD61,在 CD61^{high} CD34$^-$ LSK 细胞群呈现显著的 HSC 特性;⑧ endoglin,即 CD105,Ⅲ型 TGF-β 受体的同系物,高表达于 HSC 表面;⑨ ESAM-1,即内皮细胞选择黏附分子 1,是介导细胞连接的跨膜蛋白,高度选择性表达在小鼠 LT-HSC;⑩ PECAM-1,即血小板内皮细胞黏附分子 1(CD31),是免疫球蛋白免疫受体酪氨酸抑制模序(ITIM)超家族的一员,在 HSC 发育过程中表达;⑪ CD97,是表皮生长因子(EGF)跨膜黏附受体家族成员之一,表达于 HSC/HPC;⑫ JAM-A,是一种细胞黏附因子,其表达随着 HSC 的发育而逐渐下降;⑬ EPCR(CD201),即血管内皮细胞蛋白 C 受体,是小鼠 HSC 标记。

另外,对于功能学分离,相对静止的 HSC 对外源异物具有很强的外排能力,可将荧光染料排出,如 Hoechst33342(ABCG2 是 Hoechst33342 的外排泵,高表达于 HSC)和罗丹明 123(rhodamine 123,可与细胞内活性线粒体结合的荧光染料,可由 P-蛋白介导排出细胞,在小鼠 LT-HSC 中大都排出胞外),以提高 HSC 的富集率。细胞内的酶类(如乙醛脱氢酶,即 ALDH,其底物穿过包膜,与胞内 ALDH 结合,通过流式细胞术将 HSC 分离出来),也可用来富集 HSC。

目前,还没有单独利用某一种表面标记纯化 HSC。纯化小鼠 HSC 最常用的标记是 LSK,但该群体 HSC 仅占 20%,还有一些 HPC。因此,许多纯化方案是在 LSK 基础上,加上其他的标记,如 CD34 和 Flk 标记通常与 LSK 联用,纯化 LT-HSC(CD34$^-$ Flk2$^-$ LSK)、ST-HSC(CD34$^-$ Flk2$^+$ LSK)和 MPP(CD34$^+$ Flk2$^+$ LSK)。

(4) HSC 归巢:HSC 移植已经成为治疗难治性血液病、免疫缺陷性疾病和恶性肿瘤等的重要手段之一,而外周血 HSC 移植由于采集方便和移植后造血重建快等优点而得到广泛的应用;然而,影响其移植的重要因素是 HSC 数量、归巢和植入。HSC 归巢(homing)是指定向 HSC 通过静脉移植,经过外周血液循环,进入受体后,经复杂的分子间相互作用而介导其在骨髓内识别与定位。HSC 归巢包括一系列复杂的过程:①移植的 HSC 滚动黏附于骨髓血窦内皮;②稳定地黏附,并穿行内皮;③到达血管外,骨髓微环境开始增殖、分化,重建造血。HSC 归巢受造血微环境(hemopoietic inductive microenviroment,HIM)、HSC 表型、黏附分子、趋化分子、细胞因子以及信号转导等多种因素的影响。

由于归巢发生在骨髓中，传统的血细胞研究方法难以进行活体和活细胞检测，既往对于 HSC 归巢的研究多集中在离体细胞分子水平上。目前，可视性观察 HSC 归巢的研究，是近代生物医学成像仪器的重要发展。其中，激光扫描共聚焦显微镜（confocal laser scanning microscope，CLSM）是在传统荧光显微镜的基础上，加装激光扫描装置，以激光作为光源，激发荧光探针，利用放置在光源后的照明针孔和放置在检测器前探测针孔实现点照明和点探测，通过计算机进行图像处理。因其具有高分辨率、动态连续扫描、三维图像重建，以及对活细胞和组织实时动态检测等特点，为 HSC 归巢的研究提供了有效的手段。

通过可视性离体观测，83.8% 的 HSC 归巢至骨松质区域。在辐照的小鼠体内，58.1% 的 HSC 分布在骨内膜表面；未照射的小鼠体内，呈现不规则和不稳定分布。HSC 归巢至骨内膜表面，与其表达的 Ca^{2+}- 敏感受体，也与某些黏附分子（如 VLA-4、CXCR4 和 CD82）在其膜表面呈极性分布。另外，小鼠骨髓中的特殊区域内的血管内皮细胞非连续性释放黏附因子 E- 选择蛋白（E-selectin）和趋化因子基质细胞衍生因子 1（stroma-derived factor 1，SDF-1），归巢的 HSC 正是定植在这些血管周围。随着 CLSM 的应用，HSC 龛的分类受到质疑。研究发现，在活体情况下并不能明确区分成骨细胞龛和血管龛，因成骨细胞龛同样位于血管周围。

HSC 龛中存在许多细胞，HSC 与这些邻近细胞相互作用，并接受这些细胞的信号，通过 Notch、Wnt 和 Smad 等信号通路的转导，维持 HSC 处于静止状态及保持其数量的相对平衡。其中，调节性 T 细胞（regulatory T cell，Treg cell）数量大，通过释放 IL-10，对植入的异体 HSC（allo-HSC）起到免疫保护作用。N- 钙黏素（N-cadherin）和 β- 链蛋白（β-catenin）共同定位于 HSC 和间充质干细胞（mesenchymal stem cell，MSC）的连接处，在介导两者的相互作用中发挥重要的功能。

2. 造血祖细胞（hemopoietic progenitor cell，HPC） HSC 在分化为形态上可辨认的幼稚血细胞之前，还经历了一个 HPC 中间发育阶段。HPC 已丧失 HSC 所特有的自我复制和多向分化的能力，只能沿着有限的几个方向或一个方向分化；在调控因子的影响下，可进行有限的细胞增殖活动，并在增殖过程中进一步发育成熟。伴随着细胞的分化，细胞表面的标志也发生改变。根据分化方向的不同，可分为几种类型的 HPC，其中研究较多的有红系 HPC、粒系 HPC、巨核 HPC 和淋巴系 HPC 等。

（1）红系 HPC：这类 HPC 是定向分化为红系细胞的祖细胞，在分化程度上也可分为早期和晚期红系 HPC 两种，在体外培养分为红细胞爆裂型集落形成单位（burst formation unit-erythrocyte，BFU-E；表达 CD34）和红细胞集落形成单位（colony formation unit-erythrocyte，CFU-E；表达 CD34 较少或不表达，CD61 表达逐渐增强）两种。早期红系 HPC 增殖能力强，在促红细胞生成素（erythropoietin，EPO）及早期协同因子的刺激下，可形成大量的红系细胞组成的集落，在体外培养时形成 BFU-E。较晚期红系 HPC 在 EPO 等刺激因子的作用下，可形成少量红系细胞组成的 CFU-E。早期和晚期红系 HPC 均对 EPO 敏感，在后者的刺激下，启动细胞内血红蛋白的合成，并分化为骨髓原红细胞。

（2）巨核系 HPC：HSC 在向成熟血小板分化的过程中，需要经历巨核系 HPC 的分化过程。

巨核系 HPC 表面主要抗原为 CD41，即在 IL-11 和血小板生成素（thrombopoietin，TPO）的作用下，诱导 HSC，特异地向巨核系 HPC 系统定向分化。除了 IL-11 和 TPO 是调节 HSC 向巨核系 HPC 分化成熟的细胞因子，还有干细胞因子（stem cell factor，SCF）和 IL-3 等因子参与调控。

（3）粒-巨噬系 HPC：利用粒-巨噬 HPC 集落培养，观察粒细胞-巨噬细胞集落形成单位（colony forming unit-granulocyte and macrophage）。粒-巨噬系 HPC 的分化调控需要多种细胞因子参与，其中包括粒-巨噬系集落刺激因子（granulocyte and macrophage colony stimulating factor，GM-CSF）和粒系集落刺激因子（granulocyte colony stimulating factor，G-CSF）。

（4）淋巴系 HPC：淋巴系分化的第一阶段发生在骨髓，其微环境的调控因素决定 HSC 向 T 细胞和 B 细胞分化；在第二阶段，T 淋巴系 HPC 在胸腺发育，B 淋巴系 HPC 在骨髓发育。最终，淋巴细胞在淋巴系统中发挥作用。淋巴系祖细胞及成熟淋巴细胞的调节需要多种细胞因子的调节网络实现。

二、造血微环境

造血微环境（hemopoietic inductive microenviroment，HIM）是指造血组织和器官内能够支持 HSC 定居、增殖和分化的微小区段，也称 HSC 龛（niche），HSC 驻留在龛，并受其调控。根据龛的位置和功能不同，HSC 龛分为骨内膜成骨细胞龛和毛细血管周围血管内皮细胞龛两种。前者主要由成骨祖细胞、基质细胞和破骨细胞等组成；后者主要由血管内皮细胞和血管外周基质细胞等组成。血管内皮细胞龛多靠近骨表面，并与成骨细胞龛分享某些细胞和基质成分，如间充质细胞、网状细胞和施万细胞（Schwann cell）等；此外，巨噬细胞和脂肪细胞也可能分布于这两种龛中，并参与 HSC 功能的调控。有研究报道，血管内皮细胞龛可进一步分为动脉细胞龛和静脉细胞龛，前者主要位于富集骨小梁和骨垢段靠近骨膜的区域；也有研究提示，位于动脉血管龛和成骨细胞龛的 HSC 均处于相对静止状态，对维持造血的动态平衡起关键作用。

研究表明，骨内膜表面的细胞参与形成龛，但不能肯定是这些细胞参与构成龛，还是通过分泌 HSC 相关细胞因子或生物大分子在骨内膜附近参与龛的调控。血管及其周围同样也可能具有龛，因有大量的 HSC 驻留其中。随着研究的深入，研究者发现骨髓中可能存在非骨内膜或血管的其他 HSC 龛。现已认识到，处于龛内的 HSC 能够维持其干细胞性的相对稳态，这是因为组成龛的细胞能够通过释放调控信号（细胞因子、趋化因子和黏附因子等物质）使 HSC 处于静止状态，平衡自我更新与分化状态，使 HSC 趋于稳态。龛与 HSC 间的突触联会作用，对 HSC 的稳态起到至关重要的作用。

从组织结构上讲，HIM 主要包括微血管、神经、基质细胞（matrix cell）、辅助细胞成分及细胞外基质等。基质细胞产生和分泌蛋白质，如胶原纤维（collagen）、纤维连接蛋白（fibronectin）、层粘连蛋白（laminin）和造血连接蛋白（hemonectin）等。细胞外基质是基质细胞的产物，与细胞黏附分子相互作用，具有黏附细胞因子的作用。因此，细胞性基质和细胞外基质是造血微环境的结构基础。

（一）细胞性基质

细胞性基质系指造血组织中非造血实质细胞的细胞成分，主要包括网状细胞、成纤维细胞、巨噬细胞、内皮细胞及脂肪细胞等。这些基质细胞，通过自身的特有和共有的途径，调控 HSC 的增殖和分化。

研究表明，存在的基质干细胞（stramal stem cell），即骨髓间充质干细胞（MSC），使基质细胞（stramal cell）得到不断的更新。基质细胞系不仅参与构成 HSC 生存、生长的微环境；而且其具有明显的可塑性，即在特定的条件和特异因子诱导下，可向各类基质细胞分化，还可向外胚层组织（如神经细胞和神经胶质细胞等）、内胚层组织（如肝细胞等）及中胚层组织（如心肌细胞、造血实质细胞等）转化。

MSC 是成体干细胞之一，是一类具有高度自我更新能力的多能干细胞（pluripotent stem cell，PSC），并具有克隆形成能力，广泛存在于体内多个器官和组织，已在许多组织中发现，其中在骨髓和脐带中含量最为丰富。MSC 多采用髂骨或胫骨和股骨骨髓抽吸物，以密度梯度离心的方法分离获得。MSC 作为 PSC，在特定条件诱导下可以分化为中胚层的多种细胞，同时还可以向外胚层的神经细胞以及内胚层的卵圆形卫星细胞分化。

MSC 与骨髓中的成纤维细胞的形态较相近。原代培养初期细胞较小，胞体呈圆形或多边形。随时间延长，细胞胞体明显增大，细胞形态渐变为梭形或纺锤形，呈成纤维细胞样。传代后，MSC 分裂增殖十分明显，胞质丰富，核大，形态上更加趋于一致，为排列更加有序的成纤维细胞样细胞，呈脊梁状、鱼群状、漩涡状、网状或辐射状排列。细胞周期研究表明，绝大部分 MSC 停滞在 G_0 或 G_1 期，$S + G_2 + M$ 期只占 10% 左右，高比例的 G_0 或 G_1 期细胞表明 MSC 具有高度分化的潜能。

MSC 是骨髓基质中的主要干细胞，因此，可以用其修复辐射对骨髓基质细胞的损伤。MSC 可分泌多种造血相关因子，输入后可以补充辐射所致的体内细胞因子相对不足，利于造血重建，如对造血干细胞（或祖细胞）的归巢、黏附和迁移具有重要作用的基质细胞衍生因子 SDF，对髓系细胞增殖作用的 HSC 因子 SCF，刺激骨髓巨核细胞集落形成的 TPO。而且，MSC 对 HSC 具有扩增作用，移植 MSC 可以促进 HSC 的植入，联合移植 MSC 弥补了 HSC 单独移植不能长期植入的缺点。

根据国际细胞治疗学会的标准，确定 MSC 需符合下列条件：可黏附于塑料培养皿上贴壁生长；细胞表面抗原表型 CD14 或 CD11b、CD19 或 CD79α、CD34、CD45 和 HLA-DR 为阴性，CD73、CD90 和 CD105 为阳性；具有向脂肪细胞、成骨细胞和软骨细胞分化的能力。到目前为止，对于 MSC 的表面标志（surface marker）尚不确定。利用流式细胞仪的研究显示，MSC 表面抗原具有非专一性，表达于间质细胞、内皮细胞和表皮细胞的表面标志，主要包括黏附分子（CD166、CD54、CD102、CD44 和 CD106 等）、生长因子、细胞因子受体（IL-1R、IL-3R、IL-4R、IL-6R、IL-7R、IFN-γR 和 TNF-α 等）、整合素家族成员（包括 CD49a、CD49b、CD49c、CD29 和 CD104 等）及其他因子（如 CD90 和 CD105 等）。

（二）细胞外基质

1. **细胞外基质（extracellular matrix，ECM）** 主要由骨髓基质细胞和造血细胞分泌的纤连蛋白、层粘连蛋白、Ⅰ型和Ⅳ型胶原蛋白、透明质酸、硫酸肝素、硫酸软骨素及黏多糖组成的半固体胶冻状结构，构成细胞外基质的骨架，其中富含调节造血的生长因子、细胞因子和金属蛋白酶等。

2. 细胞因子（cytokine） 是HIM的重要组成部分之一，主要分为白细胞介素、集落刺激因子、转化生长因子及趋化因子等，在体内存在一个含正、负调控因子的调节网络。由骨髓基质细胞产生的细胞因子，称为近程因子，如CSF和IL-3等；由内分泌器产生、经血液循环达到造血组织起作用的细胞因子，称为远程因子，如红细胞生成素及血小板生成素。近程因子用4种方式发挥作用，即旁分泌（邻近）、自分泌（自身调节）、内分泌和并置分泌（相邻）。近程因子和远程因子可共同发挥作用。

第二节 造血的调控

一、细胞因子对造血的调控

（一）造血正向调控的细胞因子

造血正向调控主要是通过促进造血的细胞因子来完成的，包括：①主要作用于早期造血细胞的细胞因子：SCF、FL（Flt-3配体）及白细胞介素类，这些因子多是协同作用；②集落刺激因子（CSF）主要有5种类型，粒-单细胞集落刺激因子（CSF-GM，能够刺激红系、粒系、单核系和巨核系等集落形成）、粒细胞集落刺激因子（CSF-G）、单核细胞集落刺激因子（CSF-M，促进单核细胞、吞噬细胞集落形成）、巨核细胞集落刺激因子（CSF-Meg，促进巨核细胞的增殖和分化及血小板产生）和多系集落刺激因子（CSF-Multi，即IL-3，刺激多系集落生长）；③白细胞介素（IL），这是一类由活化白细胞产生的信号分子，IL-1、IL-3和IL-6作用于HSC分化髓系干细胞，IL-11具有促进巨核细胞产生血小板的作用；④红细胞生成素（EPO）由肾和胎肝产生，促进红系集落形成、幼红细胞分化及血红蛋白合成，减少红系祖细胞的凋亡等；⑤血小板生成素（TPO）是生理性调节血小板生成最重要的因子，促进巨核细胞的增殖、分化与血小板的产生；⑥白血病抑制因子（LIF）促进胚胎干细胞的增殖和巨核祖细胞的增殖与分化。

（二）造血负向调控的细胞因子

抑制造血生长的因子称为负调节因子，包括：①转化生长因子β（TGF-β）是主要的抑制因子，其作用是抑制细胞周期进程及早期祖细胞的增殖；②肿瘤坏死因子α和β（TNF-α、TNF-β）能抑制巨核巨噬系集落形成因子（CFF-GEMM）、CSF-GM、CSF-Meg、BFU-E和CFU-E等相关因子的生长及细胞周期进程；③白细胞抑制因子（leucocyte inhibitory factor，LIF）具有双向作用，但对造血更多的是具有负调节作用，主要是抑制胚胎干细胞和HSC的分化；④干扰素α、β和γ（IFN-α、IFN-β、IFN-γ）具有增强和调节免疫、抗病毒、抗肿瘤及抑制细胞增殖作用；⑤趋化因子（chemokine，CK）参与造血调控的有血小板第4因子（platelet factor 4，PF4)、IL-8 和 MIP-1α，PF4 抑制巨核细胞的增殖，MIP-1α 又称为吞噬细胞炎性蛋白，在体内、外均可抑制造血细胞集落的形成。

值得注意的是，一些细胞因子对正常造血可能具有促进和抑制的双重作用。大部分炎性因子，如 TNF、IL-1b、IL-6 和 IFN-γ 等由于可同时诱导生存和死亡信号，对正常造血可能起抑制和促进的双重作用。研究发现，这些炎性分子对 HSC 的扩增具有明显的抑制活性，而抑制细胞凋亡可明显促进 HSC 的体外扩增。另外的研究表明，HSC 归巢和定居功能由基质衍生因子 1（stroma-derived factor 1，SDF1）和黏附分子（integrin、CD44 和 selectin 等）诱导的信号调控，并可能参与调控 HSC 的存活和增殖。

二、造血微环境对造血干细胞的调控

（一）造血微环境对 HSC 的调控

在骨髓中存在 HSC 和 MSC 两种干细胞，前者产生各系列造血细胞；后者通过一系列命运抉择和分化后，可产生成纤维细胞、成骨细胞、脂肪细胞和软骨细胞，成为骨髓间质细胞和骨组织。因此，HSC 和 MSC 及其子代细胞在维持正常造血的动态平衡和造血重建中，相互依赖，缺一不可。研究表明，HSC 和 MSC 共同定位于骨髓的成骨细胞龛和血管内皮细胞龛中，后者通过分泌特异性造血细胞因子（如 SCF 和 SDF1 等）调节前者的功能。

（二）成骨细胞和血管内皮细胞对 HSC 的调控

研究认为，血管内皮细胞龛是真正的 HSC 龛，而成骨细胞龛为淋巴细胞祖细胞的龛。小鼠模型研究表明，血管内皮细胞龛和成骨细胞龛均对维持正常造血的相对稳定至关重要，其中任何龛的受损都会发生造血组织的紊乱，甚至导致疾病的发生。例如，Rb 或 RXR 基因剔除小鼠，成骨细胞龛受损，HSC 分化和增殖将会过度活跃，引起骨髓增殖性疾病的发生。

（三）破骨细胞、巨噬细胞和网状细胞对 HSC 的调控

破骨细胞是骨髓成骨细胞龛中重要的成分，通过调节骨组织的重塑而调控成骨细胞龛的形成和重建，从而参与 HSC 功能活性的调节。应用二磷酸盐处理小鼠，诱导破骨细胞大量凋亡而引起骨髓龛的改变，使 HSC 由于失去正常龛的调控而分化、减少。另外，巨噬细胞和脂肪细胞也参与对 HSC 的调控。

研究发现，成骨细胞龛中，巨噬细胞数量减少，将导致成骨细胞数量减少，并能降低与 HSC 保持静止状态及自我更新相关细胞因子的表达水平，进而促进 HSC 活化。进一步研究发现，这与巨噬细胞的减少而导致 CXC 趋化因子配体 12（cyc-x-cyc ligand 12，CXCL12）表达水平的降低以及 HSC 处于静止期相关的基因表达下调相关。破骨细胞为巨噬细胞体系中的一员，能降解骨内膜成分，进而促进 HSC 的活化。

在内皮细胞龛中，内皮细胞周围高表达 CXCL12 网状细胞（CXCL12 abundant reticular cell，CARC），参与内皮细胞龛的组成。CARC 高表达的血管细胞黏附分子 1（vascular cell adhesion molecule 1，VCAM-1）、CD44、CD51 及血小板衍生生长因子受体（platelet derived growth factor receptor，PDGFR），均与造血调控相关。

（四）神经细胞和神经递质对 HSC 的调节

研究表明，骨髓中神经巢蛋白（nestin）呈阳性细胞紧邻 HSC 生长，并且分布于血管周围，为 HSC 龛的组成细胞，且与 HSC 归巢相关，可促使 HSC 滞留于成骨细胞龛，并保持静止状态。正常情况下，有小量 HSC 从骨髓龛中被动员到外周血中，而在外周血中的 HSC 也可返回到骨髓龛中，填充龛中丢失的 HSC。这种 HSC 在龛和外周血间的交流，受昼夜节律的调控。去甲肾上腺素按照昼夜节律分泌，作用于基质细胞上的 β 肾上腺受体，调节龛 HSC 释放的基质衍生因子 1（stroma-derived factor 1，SDF-1）的剂量，从而使哺乳动物在休息状态下将 HSC 从骨髓龛中释放到外周血中。另外的研究显示，包裹交感神经的无髓鞘施万细胞作为骨髓龛中的重要组成之一，与 HSC 直接接触，通过分泌转化生长因子 β（TGF-β）而维持 HSC 的静止状态。

（五）骨髓造血微环境对 HSC 的调控

研究发现，骨髓 ECM 成分通过与 HSC 表面整合蛋白（integrin）和 CD44 等黏附分子受体直接接触，协助 HSC 在其龛的定位和迁移；同时，这种接触可刺激 HSC 中信号的活化，参与调节其功能。另外的研究发现，MSC 和成骨细胞分泌的聚集蛋白（agrin）通过激活 HSC 表面受体 α 蛋白聚糖介导的骨髓中 HSC 和骨髓内膜的成骨细胞间的相互作用，拮抗骨桥蛋白的造血抑制活性，促进 HSC 的存活和增殖。还有研究发现，成骨细胞肌腱蛋白 C（tenascin C）在骨内膜区域的成骨细胞龛中高度富集，通过结合高亲和力的整合蛋白 α9，促进 HSC 的增殖，对损伤后的骨髓造血重建起到重要的作用。成骨细胞和内皮细胞通过分泌相关细胞因子（IL-1、IL-6、M-CSF 和 GM-CSF 等）与 ECM 调控 HSC 的生长和分化，促进造血；同时，分泌巨噬细胞炎症蛋白 1（macrophage inflammatory protein 1，MIP-1）等因子，抑制 HSC 或 HPC 的增殖。

三、造血的信号通路调节

（一）Wnt 信号通路在 HSC 中的作用

Wnt 分子是一类分泌型糖蛋白。目前，在哺乳动物中发现的 Wnt 分子有 19 种。通常根据其激活的信号不同，将 Wnt 分子分为经典型和非经典型两种。Wnt 多为 350～400 个氨基酸的蛋白分子，其 N 末端为一段富含半胱氨酸的信号肽。通过信号肽和受体的特异性结合，Wnt 激活下游信号而发挥生物学功能。研究表明，分子 Wnt3a、Wnt5a 和 Wnt10b 等在造血调控中发挥着重要的作用。Wnt 受体主要为一类卷曲蛋白（frizzled，Fz）的 7 次跨膜蛋白受体。Fz 有 10 种亚型，其胞外 N 末端有一段富含半胱氨酸的结构域，介导与胞外 Wnt 分子的结合。

Wnt 信号分子是一类在多种无脊椎动物与脊椎动物组织中广泛表达并在进化上高度保守的活性因子，在细胞内至少可激活 3 种不同的信号通路：经典的 Wnt/β-catenin 信号通路、非经典的 Wnt/JNK 信号通路和 Wnt/Ca^{2+} 信号通路。研究表明，经典和非经典的 Wnt 信号均参与包括调控造血在内的许多重要的生物学功能,并均在 HSC 的自我更新和功能维持的调控中发挥关键作用,因而揭示了 Wnt 信号通路调控 HSC 的分子机制。

在胚胎发育早期,HSC 是由位于中胚层主动脉-性腺-中肾区(aorta-gonad-mesonephros,AGM)具有造血功能的血管内皮细胞所产生。这种内皮细胞位于背侧动脉的腹面,接受来自周围邻近的内皮细胞和间充质细胞提供的信号刺激。其中,Wnt、Hedgehog、VEGF、Notch 和 BMP 等多种发育相关的信号分子对造血的发生必不可少,它们通过相应的时间和空间调控,分别在特定的时空中被激活,诱导中胚层腹侧化、造血/血管双向祖细胞形成及造血细胞定向分化等一系列的生物学变化,从而启动造血的发生。

Wnt 信号通路在胚胎早期的造血形成中起着关键作用。在小鼠的卵黄囊、AGM 区和胎肝中均可测到 Wnt 配体和 Fz 受体的表达。Wnt 信号在胚胎早期红细胞生成中处于活化状态,经典 Wnt 通路的激活能上调原始红细胞生成的关键转录因子和造血细胞表面必需的特异性标志物,也能增加造血多潜能祖细胞的形成。

经典的 Wnt/β-catenin 信号在 HSC 自我更新和扩增中必不可少,其活化具有促进 HSC 扩增的作用。活化型 β-catenin 的过表达可促进 HSC 的体外扩增。龛中大量的信号通路,如 Notch、PGE2、BMP、Pten/PI3K/Akt 等与 Wnt 信号通路一起共同维持造血平衡。Notche 和 Wnt 信号相互作用共同参与调节 HSC 的产生和维持。前列腺素 E_2(prostaglandin E_2,PGE_2)和 Wnt 信号通路在造血发生中也具有关联性。BMP 信号是调控胚胎造血发育的重要信号通路之一,在胚胎干细胞造血分化过程中,该信号首先诱导中胚层的发生,然后通过激活 Wnt 信号和 Cdx-Hox 通路促进造血发生。Pten/PI3K/Akt 是维持正常的造血发生的关键信号通路之一,与 Wnt/β-catenin 信号通路对 HSC 的自我更新和扩增具有联合作用。

非经典 Wnt 信号通路在维持 HSC 的静息和造血重建等方面同样发挥着不可替代的作用。在静止的 HSC 中表达较高水平的非经典 Wnt 受体 Fz8,非经典的 Wnt 分子通过 Fz8 受体抑制经典的 Wnt/β-catenin 和 Ca^{2+}-NFAT-IFNγ/Cox2 信号,在维持 HSC 的静息状态和功能的动态平衡中起着重要的作用。Wnt5a 通过 Ryk 受体调节 HSC 静息和造血重建,Ryk 通过结合 Wnt 通路 Wnt5a 配体而调节 Wnt5a 与 HSC 之间的应答。

经典 Wnt 信号和非经典 Wnt 信号在 HSC 调控中通过相互拮抗而调节造血的动态平衡。通常认为,经典的 Wnt/β-catenin 通过调节增殖和自我更新基因的表达而发挥作用,表现为提高细胞自我更新能力、促进细胞增殖和阻隔分化作用;而非经典的 Wnt 信号通过 NLK 与 TCF/β-catenin 复合物的相互作用而参与经典 Wnt 信号的调节。NLK 的磷酸化激活对 TCF/LEF1 的转录活性具有明显的抑制作用。此外,非经典通路的 Ca^{2+} 能通过 NFAT 调节 HSC 静息状态。

(二)Notch 通路在造血系统中的作用

Notch 基因编码一种分子质量约为 300 kD 的单链跨膜蛋白,最早在果蝇体内发现并被克隆,在无脊椎动物至脊椎动物的多个物种中表达,且高度保守。目前,发现的 Notch 信号通路由 Notch 受体、Notch 配体和 CSL(CBF-1、suppressor of hairless 和 Lag-1 三者的合称)3 部分组成。Notch 受体有 4 种,分别为 Notch 1~4;Notch 配体有 5 种,在哺乳动物中为 Jagged-1 和 Jagged-2,在果蝇中为 Delta 与 Serrate,在线虫中为 Lag-2,分别取其首字母,Notch 配体又被称为 DSL 蛋白;而 CSL 则是一种 DNA 结合蛋白家族。

1. 经典的 Notch 通路传导途径　主要分为 2 个步骤:第 1 步,Notch 受体的胞外区与其配体相互作用,发生活化,Notch 受体经 3 次裂解,释放 Notch 蛋白的胞内结构域(intracellular domain of Notch,ICN);第 2 步,ICN 进入细胞核,通过重组作用信号序列的结合蛋白(recombination signal sequence-binding protein,RBP)相关分子结构域和锚蛋白重复序列结合蛋白,募集核转录激活家族操纵子样(mastermind-like,MAML)蛋白,形成三元络合转录激活物(ICN-CSI-MAMI),可活化各种转录因子,与 Notch 诱导基因的启动子序列特异结合,从而促进发状分裂相关增强子(hairy enhancer of split,HES)、高半胱氨酸诱导的内质网蛋白(homocysteine-induced endoplasmic reticulum protein,HERP)等靶基因的表达。

2. HSC 产生的起始阶段　人胚胎干细胞分化为 3 个胚层时,Notch 通路发生第一次活化,出现短暂的激活,促使胚胎干细胞生成造血细胞,原始红细胞的生成进行负性调节,对原始红系祖细胞的发育起校正作用。另外,Notch 通路还可通过影响胚胎动脉发育,间接影响胚胎时期的造血功能。但在卵黄囊造血阶段,不依赖 Notch 通路。

3. Notch 通路抑制 HSC 分化的作用　Notch 通路在成体骨髓中的主要作用是抑制 HSC 分化,即维持 HSC 未分化状态的作用,进而促进其自我更新,维持其多潜能性。Jagged-1 是 Notch 通路的配体之一,在内皮细胞上的表达对维持 HSC 数量具有重要意义。

4. 骨髓中 Notch 通路的调控途径　Notch 信号通路在骨髓正常造血过程中发挥的作用不明显。

(1) Notch 通路的糖基化修饰:在哺乳动物体内,对 Notch 通路进行调控的一类蛋白为边缘蛋白,如 lunatic fringe、manic fringe 与 radical fringe,可通过 Notch 的各种糖基化酶,如蛋白 O-岩藻糖基转移酶 1 等,对 Notch 受体胞外结构域的表皮生长因子样重复序列进行修饰,促进 N-乙酰氨基葡萄糖与 O-岩藻糖结合,使表皮生长因子样重复序列发生 O-岩藻糖基化,从而增加 DLL3 和 DLL4 与 Notch 受体结合的活性,降低 Jagged-1 和 Jagged-2 与 Notch 受体结合的活性,以此改变 Notch 通路在不同组织中的活性。

(2) Notch 通路的抑制蛋白:另一种调控 Notch 通路的蛋白是 Musashi 蛋白(MSI)。MSI 是一种 RNA 结合蛋白,可干扰 RNA 的翻译,如可抑制 Numb 转录因子的功能,而 Numb 转录因子对 Notch 通路具有抑制作用。因此,MSI 可通过 Notch 通路的间接作用来维持 HSC 增殖。

(三) PI3K/AKT/mTOR 信号通路在 HSC 中的作用

PI3K/AKT/mTOR 信号通路调节细胞生长、增殖和存活等生命过程,在多种细胞生命过程中起着关键的作用,在 HSC 中同样也扮演着重要的角色。过度激活其信号通路,会造成 HSC 的耗竭;而抑制其信号通路,则 B 细胞的分化会受到显著的抑制。

PI3K 家族蛋白包含 3 种不同的亚型,只有ⅠA 型的异构体家族参与造血系统的调控。PI3KⅠA 型异构体家族主要包括 3 种催化同源异构体(p110α、p110β 和 p110δ)和 5 种接头蛋白(p85α、p85β、p50α、p55α 和 p55γ)。这 3 种催化同源异构体能够被上游的酪氨酸激酶活化,活化后与接头蛋白形成异二聚体。PI3K 是 PBK/AKT/mTOR 信号通路的重要上游始动分子的活化，会激活整条信号通路，关系细胞生长、增殖和存活等许多方面。因此，PI3K 的开启和关闭在细胞内受到严密的调控，在 HSC 的自我更新和分化中扮演着重要的角色，尤其对 B 细胞的发育至关重要；而在成体 HSC 中选择性敲除 PTEN 或 SHIP1 之后，也会造成 B 细胞减少，同时还会伴有髓系细胞的增加。

AKT 是 PI3K/AKT/mTOR 信号通路中承上启下的枢纽，控制着细胞生长、增殖、存活、物质代谢和能量代谢等多个方面。AKT 是 PI3K 下游信号通路中最为重要的一个蛋白，主要存在于未激活的胞质中；被 PI3K 激活后，转移到质膜上，锚定于由 PI3K 磷酸化生成的 PI(3,4,5)P3 上。在哺乳动物细胞内，AKT 蛋白共有 3 种同源异构体，分别是 AKT1、AKT2 和 AKT3。AKT1 和 AKT2 共同缺失引起的 AKT 失活，可使更多的 HSC 进入静息状态，并造成 B 细胞发育的阻滞；而由 AKT1 组成性活化引起的 AKT 的异常激活，则导致 HSC 的耗竭以及急性髓细胞性白血病（AML）和急性淋巴细胞性白血病（ALL）的发生。AKT 与 PI3K 一样，在 HSC 的稳态维持和定向分化中起到重要的作用。AKT 除了在 HSC 的维持中起作用之外，在脐带血来源的祖细胞分化过程中也起着关键的作用。当 AKT 活性过高时，会导致中性粒细胞和单核细胞的偏向分化和 B 细胞发育的阻碍，而降低 AKT 的活性，则有助于嗜酸性粒细胞的成熟。

mTOR 信号通路在生物体内广泛存在，能够整合多种信号，包括营养因子、生长因子和氧，对细胞的生长、增殖和生存进行调节，影响细胞生物活动的各个方面。mTOR 调控主要受两条信号通路的调节，即 PI3K/AKT/mTOR 和 LKB1/AMPK/mTOR 信号通路。

PI3K/AKT/mTOR 通路主要介导细胞因子和生长因子的信号，如 IL-1、IL-2、IL-3、IL-4、IL-6、类胰岛素样生长因子、表皮生长因子和血小板源生长因子等生长因子，通过与其受体结合而活化 PI3K，并进一步激活 AKT，活化的 AKT 可以直接磷酸化 mTOR 或间接通过 TSC1/TSC2（tuberous sclerosis complex，TSC）复合物激活其下游分子 mTOR。TSC1/TSC2 复合物是 mTOR 上游的负性调控因子，与 mTOR 结合后起到抑制其活性的作用。当 AKT 磷酸化 TSC2 的 Ser939 和 Thr1462 位点后，抑制 TSC1/TSC2 复合物的形成，导致 mTOR 不再受 TSCI/TSC2 复合物抑制而激活，PI3K/AKT/mTOR 信号通路与细胞生长、增殖密切相关。

LKB1/AMPK/mTOR 通路是调节 mTOR 活性的另一条信号通路，主要介导能量代谢和氨基酸代谢的调节。LKB1 蛋白属于丝氨酸/苏氨酸蛋白激酶，主要定位于细胞核，LKB1 能够调节细胞生长和能量代谢，激活分解代谢过程和线粒体生物发生，阻止合成代谢过程，包括 mTOR 介导的蛋白合成，LKB1 通过磷酸化激活 AMPK 和 AMPK 相关激酶而发挥作用。磷酸腺苷激活的蛋白激酶（AMP-activated protein kinase，AMPK）广泛存在于各种真核细胞中，是细胞重要的能量感受器，受 AMP/ATP 比值的调节，能感受细胞内 AMP 水平的细微变化而调节 ATP 的水平。当细胞内能量缺乏时，AMPK 直接磷酸化 TSC2，促进 TSC1/TSC2 复合体的形成，抑制 mTORC1 的活性，从而减少蛋白翻译和细胞生长；并且，能够通过磷酸化 Raptor 而抑制 mTORC1 活性。AMPK 还能够促进 Foxo 家族转录因子的功能，后者能够调节能量代谢、细胞周期、细胞凋亡和氧化应激。

mTOR 可调节两条不同的下游通路，即核糖体 S6 蛋白激酶（S6K）和真核细胞始动因子 4E 结合蛋白 1（4E-BP1），两者是 mTOR 的底物，是蛋白翻译的关键调节因子。mTOR

信号通路通过磷酸化 S6 蛋白可以提高部分 mRNA 的翻译效率；4E-BP1 通过竞争性抑制 elF-4G 与 elF-4E 的结合达到抑制翻译起始的作用，mTOR 信号通路磷酸化 4E-BP1，解除其抑制作用，从而加速蛋白的合成。

LKB1 在 HSC 动态平衡中起到非常重要的作用，能够维持 HSC 静止状态和生存；如其缺失，将导致 HSC 脱离静止状态，分裂增加，干细胞池耗竭，并诱导其凋亡和自噬。在培养 LKB1 缺失的 HSC，中心体和纺锤体显示缺陷，成为非整倍体。LKB1 对维持 HSC 的稳态是必需的，是通过 AMPK 依赖和非依赖的机制实现的；但在代谢和细胞周期调节方面，HSC 与其他造血祖细胞不同。另外，LKB1 缺陷的 HSC 衰竭是通过不依赖于增加 mTOR 活性机制而实现的。在调节 HSC 中 mTORC1 活性时，LKB1/AMPK 信号通路也许不是必需的，在 LKB1 缺陷的 HSCs 中 mTORCI 活性反映了一个复杂的 AMPK/TSC 活性和线粒体 ATP 水平之间的平衡。在 HSC 中，LKB1 对细胞周期调节、生存、线粒体功能和能量动态平衡是必需的，而且与许多其他的造血祖细胞相比，HSC 的生存更加依赖 LKB1。

mTOR 是调节细胞能量代谢和物质代谢的重要分子，其活性受到多种信号通路的调节，是整个细胞生命活动的中心。mTORC1 的异常激活导致 HSC 快速增殖并最终耗竭失去造血重建的能力，表明其活性的调节对 HSC 的稳态维持至关重要。TSC1 的缺失会导致 HSC 自我更新能力的下降。mTORC1 在 HSC 的衰老过程中也扮演着重要的角色。与年轻小鼠相比，年老的小鼠中 mTOR 活性有所升高，而在年轻小鼠中条件敲除 TSC1 引起的 HSC 变化与年老小鼠 HSC 的表型很相似，包括细胞周期相关基因表达的变化、淋系细胞数量相对减少，以及造血重建能力的下降。mTOR 也会调节某些造血祖细胞的扩增，比如调节粒系祖细胞和树突状细胞的祖细胞。

在 KT 下游调节蛋白中，除了 mTORC1 外，还有两类重要的蛋白，即 FoxO 家族蛋白和丝氨酸/苏氨酸激酶 GSK-3；两者是 PI3K/AKT/mTOR 信号通路中的重要成员，调节细胞周期、DNA 损伤修复和糖原合成等重要生命过程。两者受到 PI3K/AKT/mTOR 信号通路激活的抑制，其缺失在一定程度上模拟了 PI3K/AKT/mTOR 信号通路的异常激活，在 HSC 短暂扩增后，会最终衰竭并导致 HSC 造血重建的失败。因此，两者在 HSC 的稳态维持和定向分化中起到重要的作用。

(四) TGF-β 信号通路在 HSC 的作用

转化生长因子 β（TGF-β）基因超家族是由一类结构、功能相关的可以调节细胞生长和分化的多肽生长因子亚家族组成，这一家族除 TGF-β 外，还有活化素（activin）、抑制素（inhibin）和骨形成蛋白（bone morphogenetic protein，BMP）等。TGF-β 家族成员广泛存在于从果蝇到人类多种生物的各种组织中，其中 TGF-β 在人体内有 TGF-$β_1$、TGF-$β_2$ 和 TGF-$β_3$ 3 种异构体，其基因分别定位于染色体 19q3、1q41 和 14q24，可能来自一个共同的祖先基因。对于 TGF-β 的信号传导通路，直到后来发现了另一个蛋白家族 Smad 后，才较深入地阐明其信号从膜到核转运的分子机制。

近年来，Smad 蛋白家族在脊椎动物中至少已克隆出 9 种 Smad 基因。根据其结构和功能上的特点，Smad 蛋白分为 3 类，即受体激活型 R-Smads（receptor activated Smads）、通用型

Co-Smads（common mediator smads）和抑制型 I-Smads（inhibitory smads）。TGF-β 超家族的二聚配体与细胞膜表面的Ⅰ型和Ⅱ型丝氨酸/苏氨酸激酶受体结合形成异四聚复合体。活化后的受体募集和磷酸化胞内 R-Smad，后者与 Co-Smad 形成异聚复合体而进入细胞核，与其他转录因子共同调节靶基因的转录，这就是 Smad 依赖的 TGF-β 信号通路。

研究表明，最早在小鼠胚胎期第 7.5 天的胚外卵黄囊的血岛就可检测到 TGF-$β_1$ 的表达，而在胚胎发育的后期，胎肝的血细胞和早期内皮细胞也都有 TGF-$β_1$ 的表达，提示其在造血发育和血管生成中可能发挥调控功能。TGF-β 对人或小鼠造血祖细胞的直接抑制作用已通过体外培养实验证实，外源性的 TGF-β 可逆地抑制细胞分裂，阻断内源的 TGF-β 信号。体外研究表明，TGF-β 是一种关键的调节物，对造血干细胞（或祖细胞）的增殖有抑制作用。然而，TGF-β 受体完全缺陷的小鼠体内造血细胞数目和分化等造血功能均完全正常，细胞周期分布也正常，而且不会因为随后的骨髓移植发生改变。这些发现，对在体内生理环境下的 TGF-β，认为是一种重要的负调节 HSC 物质的观点提出了挑战。但是，由于体外实验的条件与体内微环境差别很大，这种体内、外实验得到的相反结果也反映了 TGF-β 对造血系统作用的微环境具有显著的依赖性。

（五）HIM 和 HSC 信号通路的相互作用

目前已知，HSC 和造血微环境组成细胞之间存在以下信号通路。

1. CXCL12/CXCR4 信号通路 造血微环境中的基质细胞能够分泌趋化因子 CXCL12，即基质细胞衍生因子 1（stromal derived factor 1，SDF-1），能够与 HSC 表面的特异性受体 CXCR4 结合，激活 CXCL12/CXCR4 信号通路，对 HSC 动员、迁移、归巢及维持造血内环境的稳定发挥重要作用。该信号通路与其他信号通路共同形成 CXCL12/CXCR4 信号轴，调节 HS/PC 等 CXCR4 细胞的生物学行为。应用 CXCR4 拮抗剂后，外周血中 HSC 数目增加，显示 CXCL12/CXCR4 信号通路参与调控 HSC 处于静止状态。此外，应用 CXCL12 抗体和 CXCR4 抗体能够显著降低 HSC 的归巢。说明这一信号通路与 HSC 静止状态的维持和归巢相关。目前，已知的 CXCL12/CXCR4 信号轴主要涉及 PI3K-Akt 信号通路与蛋白激酶（PKC）信号通路，以及 P42/44 丝裂原活化蛋白激酶（MAPK）信号通路。

2. Notch 信号通路 研究显示，造血微环境中的成骨细胞表达配体 Jagged，当其配体结合 HSC 表面的 Notch 受体后，Notch 信号通路激活，使 Notch 蛋白裂解，导致 Notch 细胞内结构域转运到核内，在核内直接作为转录激活物起作用，促进 HSC 的增殖及自我更新。体外实验和体内实验均显示，在重组活化基因 1（recombination activation gene 1，RAG-1）缺陷的 Lin^-SCA1^+ 祖细胞中过表达 Notch-1，会导致 HSC 和造血祖细胞数目增多。如阻断 HS/PC 的 Notch 受体表达，可在早期阶段阻断 T 细胞的生成。体外实验将重组 Notch 配体与 HSC 共培养，HSC 数量显著增加，且活性亦显著增强。

3. Wnt 信号通路 通过体内实验发现，抑制 HSC 的 Wnt 信号通路会导致 HSC 中 $p21^{CIP1}$ 表达下降以及移植后造血再生能力下降，这显示 Wnt 信号通路也与限制 HSC 增殖及维持 HSC 的造血重建功能相关。有研究显示，Wnt 信号通路与 Notch 信号通路之间存在整合，协同调控 HSC 的功能。Wnt/β-catenin 信号通路在骨代谢过程中发挥重要的调控作用。Wnt3a 可促进骨髓基质干细胞更新，使其向成骨细胞分化，抑制成骨细胞凋亡；Wnt10b 可促进成骨细胞的形成，并促进成骨细胞向骨细胞分化及骨细胞的矿化；Wnt 分子受体 Frz 可通过调节 Wnt 信号通路的效率，从而影响成骨细胞的发育和骨形成等。同时，β-catenin 功能的缺失，小鼠胚胎期成骨分化过程完全受抑制。

另外，研究表明，Wnt/β-catenin 信号通路在基质前体细胞向脂肪细胞分化过程中起抑制作用。Wnt10b 在前脂肪细胞和基质干细胞中表达，而在成熟脂肪细胞中不表达；缺失 LRP6 基因的小鼠胚胎 MEF 成纤维细胞能自发形成脂肪。前脂肪细胞系（3T3-L1）中 β-catenin 抑制剂 Chibby 的异位表达，能够诱导其自发分化为成熟脂肪细胞；如在 3T3-L1 中反转录表达 DKK-1（Wnt 信号通路抑制剂），则能促进前脂肪细胞的分化，其可能的机制是降低胞质内 β-catenin 的水平，抑制 Wnt 信号途径。

4. Tie2/Ang-1 信号通路　骨髓中处于细胞周期静止期并具有抗凋亡活性的 HSC 表达酪氨酸激酶受体 2（tyrosine kinase with Ig and EGF homology domains 2，Tie2），与成骨细胞表面表达的 Tie2 配体血管生成素 1（angiopoietin 1，Ang-1）结合后，能够使 HSC 紧密黏附于微环境基质细胞，进而保持静止状态。同源筛查发现 Tie2 的另一个配体 Ang-2 是 Ang-1 的拮抗物，Ang-2 会逆转 Tie2/Ang-1 信号通路而调控 HSC 功能。

5. BMP/TGF-β 信号通路　骨形态发生蛋白（bone morphogenic protein，BMP）是 TGF-β 家族成员之一。BMP/TGF-β 信号通路可通过影响 HSC 龛中成骨细胞的数量发挥调控造血的作用，调控 HSC 的数目和功能。体外培养发现，高浓度 BMP-2、BMP-4 和 BMP-7 能够维持 HSC 处于未分化状态，而其低浓度促进 HSC 增殖和分化。体内实验发现，特异性敲除小鼠的 BMP 受体ⅠA 后，排列在骨表面的成骨细胞数目增加，从而导致微环境中 HSC 数目增加，显示 BMP 信号通路通过调节造血微环境中成骨细胞的数目而调控 HSC。此外，BMP-2、BMP-6、BMP-7 和 BMP-9 具有极强的成骨活性，这可能与 β-catenin 通过淋巴增强因子（1ymphoid enhancer factor，LEF）或 T 淋巴细胞趋化因子（T lymphocyte chemotactic factor，TCF）介导的成骨分化基因定位有关，从而增加 MSC 对促成骨分化信号（如 BMP-2）的反应灵敏度。

6. Hedgehog 信号通路　Hedgehog 是一种共价结合胆固醇的分泌性蛋白，在动物发育中起重要作用。两个跨膜蛋白 FFCH 和 SMO 介导 Hedgehog 信号向胞内传递，GLI 和 SUFU 是该通路的下游作用因子，而 GLI 作为转录因子直接作用于靶基因。体内实验证实，Hedgehog 信号通路维持 HSC 自我更新和增殖。研究发现，激活 Hedgehog 信号通路，会导致大量 HSC 进入细胞分裂周期，持续激活其信号会导致 HSC 耗竭，显示其信号通路调控 HSC 处于静止状态。提示，通过 Hedgehog 信号通路，可调控 HSC 处于静止或增殖状态；但是，也有研究者发现，Hedgehog 信号通路对于 HSC 功能的维持不是必需的。

7. TGF-β 信号通路　TGF-β 在造血发育和血管生成中可能发挥调控功能。体外研究表明，TGF-β 是一种关键的调节物，对造血的 HSC/HPC 增殖有抑制作用。TGF-β 还可以通过 Smad 非依赖途径激活信号转导通路，如 MAPK 通路可与经典的 TGF-β 信号通路互相作用，协同、促进或对抗经典的 TGF-β-Smad 信号通路，其中一个例子是 MAPK 通路激活 AP1，后者可调节 Smad 蛋白介导的转录活性。

8. FGF 信号通路　成纤维细胞生长因子（FGF）是由生理和病理发展过程中发挥不同作用的分子信号组成。其中，FGF-1 与其受体结合后，可以通过激活 MAPK、STATS 和 PI3K 等来维持 HSC 的自我更新。

9. JAK-STAT 信号通路　信号传导和转录激活蛋白（signal transducer and activator of transeription，STAT）基因家族作为潜在的细胞转录因子能介导多种生物学反应，与 JAK（Janus kinase）一起组成 JAK-STAT 信号通路。该通路参与细胞的增殖、分化、凋亡及免疫调节等许多重要的生物学过程。目前，已发现 STAT 家族的 6 个成员，即 STAT1～6。其中，STAT 3 和 STAT 5 均能调控 HSC 的自我更新。相关研究发现，FLT3 和 C-KIT 参与该通路维持 HSC 的自我更新。

10. MAPK 信号通路　丝裂原活化蛋白激酶（MAPK）有 3 个亚家族成员，即细胞外信号调节蛋白激酶（ERK）、P38 和 c-Jun 氨基末端激酶（JNK）和应激激活的蛋白激酶（SAPK），在调控细胞的生长和分化及凋亡中发挥重要的作用。

（1）ERK 信号通路：该信号通路包括许多不同的 MAPK 激酶（MKKK）和 MAPK 激酶（MKK）；ERK 有 5 种，其中的 ERK1 和 ERK2 分别称为 p44 MAPK 和 p42MAPK。ERK 的上游激酶是 ERK1 和 ERK2，主要通过 Ras-Raf-ERK1 和 Ras-Raf-ERK2 被激活。ERK 一旦激活，就可以磷酸化 ELK-1，促使其与即刻早期基因 c-fos 启动子的转录因子结合，启动即刻早期基因的表达，产物参与调节细胞生长、分化有关的基因表达。研究发现，胞外基质（ECM），特别是层粘连蛋白（Ln-5）通过 ERK 相关的信号通路对 MSC 的成骨分化起着有效的诱导作用。

（2）p38 MAPK 信号通路：p38 信号途径是 MAPK 家族中的重要组成部分，经外界刺激或应激而激活，故又称为 MAPK 应激信号通路。能磷酸化激活 p38 的蛋白激酶有 MKK3 和 MKK6。离体和在体条件下 MKK3 和 MKK6 都是 p38 主要的上游激活因子。MKK6 能磷酸化所有的 p38 亚型，而 MKK3 则磷酸化 p38α、p38γ 和 p38δ。研究者以小鼠 MSC 诱导其向成骨细胞分化，分别加入 ERK 及 p38 MAPK 的抑制剂，也发现 p38 的抑制剂能明显减弱小鼠 MSC 向成骨细胞的分化，而 ERK 的抑制剂却无明显作用。以上研究表明，在 MSC 向成骨细胞分化的过程中，p38 MAPK 通路可能起着更为主要的作用。

（3）JNK 信号通路：JNK 由 3 种亚型构成，即 JNK1、JNK2 和 JNK3。前两者存在于全身各个系统，而 JNK3 只存在于大脑、心脏和睾丸等；其上游激酶主要是 MKK4 和 MKK7。Guicheux 等发现 JNK 能改变骨钙素 mRNA 水平，BMP-2 从转录水平活化 JNK，从而诱导成骨细胞分化。

第三节　血细胞更新系统

血细胞更新系统（blood renewal system）又称细胞链，由具有自我维持的未分化的前体细胞储存池（即干细胞池）、起放大器作用的细胞增殖池、以成熟和分化为主的细胞成熟池及具有特异功能的终末细胞的功能池所组成（图 2-1）。

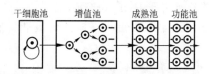

图 2-1 血细胞更新系统图解

造血-血液细胞更新系统（包括粒系细胞、红系细胞、巨核系细胞、单核系细胞和淋巴系细胞的生成）是机体内比较活跃的细胞更新系统之一。在正常情况下，这些细胞更新系统的功能池细胞是不断死亡和迁移的，而由此所造成功能池细胞数量的减少都将由新细胞的产生予以补充，来保持其质量与数量上的恒定。干细胞池细胞能够以固定的速率供应细胞更新系统，如1个干细胞分裂时，其子代细胞一半保留为干细胞，维持干细胞池体积的稳定；另一半分化为特异的细胞系，即充分地分化为早幼粒细胞、早幼红细胞和幼巨核细胞等，成为增生与成熟池的一部分；在细胞丧失分裂能力前，可能发生几次加倍分裂，而进入细胞的非增殖池，并在其中成熟，最后这些细胞进入功能池，并可移出（脱落）、衰老死亡而离开功能池。细胞更新系统的动力学在很大程度上是由连续的细胞分裂的间隔时间与功能池的细胞寿命所决定的；当然，也受功能池细胞损失的程度和速度的影响。

一、中性粒细胞更新系统

图 2-2 是中性粒细胞更新系统示意图，该系统可分成几个功能不同的细胞池。

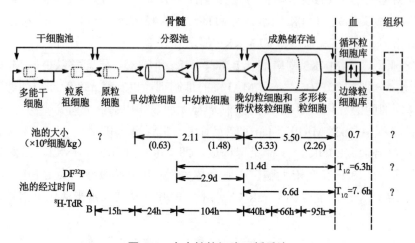

图 2-2 人中性粒细胞更新系统

（一）干细胞池

在这个池中，干细胞是形态上尚不能辨认的始祖细胞，但其细胞表面已出现特异性抗原，主要表达 CD11、CD13、CD15 和 CD16 等，是由 HSC 分化形成的只向粒系分化的定向干细胞或祖细胞，具备有限的自我复制能力和向粒细胞分化的双重功能。粒细胞系统在外周血中的恒定，完全依靠来自干细胞池（stem cell pool）的流入量。

(二)增殖池

增殖池(proliferation pool)细胞是由干细胞池供给,并同时进行分化,由一定数量的连续有丝分裂的细胞组成,包含原幼粒细胞、早幼粒细胞和中幼粒细胞。从原幼粒细胞到中幼粒细胞经3~4次分裂。在稳定状态下,每进入1个干细胞就有8~16个细胞离开增殖池。增殖池通过时间是4~6 d。

(三)成熟和储存池

在骨髓的成熟和储存池(mature and reserve pool)中,细胞增殖已经停止,逐渐从晚幼粒细胞成熟为杆状粒细胞和分叶核粒细胞。在正常情况下,细胞向血液释放是从杆状核阶段开始的,但绝大多数细胞是在分叶核阶段入血。此池通过时间为3.5~5.5 d,但常有变化:感染时缩短,并可将超量细胞释放到血液中去。

(四)功能池

从动力学意义上看,功能池(function pool)可包括循环池(等于粒细胞计数乘血液容积)和边缘池两部分,其细胞数量大致相同,相互间可迅速交换。中性粒细胞以指数方式从血中消失,半排期短,仅为6.6 h。

在稳定的造血状态下,骨髓和外周血之间存在平衡关系,即骨髓中性粒细胞生成速率(marrow production rate,MPR)等于外周血中性粒细胞的输出速率或粒细胞转换率(granulocyte turnover rate,GTR)。在正常造血情况下,从HSC到晚幼粒细胞约需140 h,到成熟粒细胞并出现在外周血中需236~284 h。

在严重感染时,为了适应机体对粒细胞数量上的需要,除在整体调控下进行血液再分配以及加速释放成熟粒细胞来增加循环血中的中性粒细胞数量外,粒细胞更新系统也发生明显变化。已经证明,在严重感染时,粒细胞在成熟池的通过时间可从96~144 h缩短为48 h。同时,骨髓幼稚细胞的分裂次数也增加。假如中幼粒细胞的细胞周期时间为52 h,骨髓成熟储存池的过渡时间已缩短为48h;在感染100h后,粒细胞更新系统的变化即可反映到外周血中,骨髓中成熟粒细胞数量比外周血粒细胞数多4~6倍。

二、红系细胞更新系统

红系细胞更新系统包括3个池,即干细胞池、增殖分化池和功能池(图2-3)。红系幼稚分裂细胞一般经历3~5次细胞分裂;其中,原红细胞分裂1次,早幼红细胞分裂2次,中幼红细胞分裂1次。幼稚细胞在增殖分裂的同时,细胞不断成熟;核仁逐渐消失,乃至脱核;细胞体积渐趋缩小;细胞内DNA合成速率渐次减慢,最后停止合成;血红蛋白从无到有,并不断增多(图2-4,表2-1)。

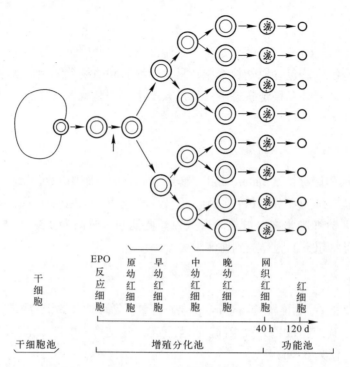

图 2-3 红系细胞更新系统

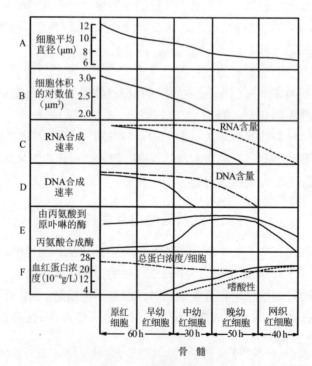

图 2-4 红细胞成熟过程

表 2-1　大鼠骨髓红系细胞数量及动力学参数

参　数	原红细胞	早幼红细胞	中幼红细胞	晚幼红细胞	网织红细胞
数量（个/100 g）	1.8×10^7	8.3×10^7	27.0×10^7	10.0×10^7	43×10^7
分裂次数	2.9	2.3	1.6	—	—
细胞同期时间（h）	9.8	9.9	11	—	—
细胞池过渡时间（h）	28.5	23	18	4.2	18

（一）干细胞池

在干细胞池，定向红系干细胞（祖细胞）来源于 HSC，是向红系细胞分化的最原始细胞。与粒系祖细胞一样，大多数细胞处于细胞周期之中。

（二）增殖分化池

在增殖分化池，包括原幼红细胞、早幼红细胞、中幼红细胞及晚幼红细胞。早幼红细胞是具有增殖能力的细胞，中幼红细胞具有部分增殖能力，当中幼红细胞进一步成熟为晚幼红细胞后，就失去了细胞分裂能力。通过本池时间约为 140 h。

（三）功能池

在功能池，网织红细胞再经 40 h 左右，便成熟为红细胞。红细胞寿命为 120 d，其自然减少率为 0.83%，这也是红系细胞更新系统每天生成的细胞量。

在正常情况下，红细胞的生成分为两类：一类是正常的红细胞生成，即由 1 个 HSC 分化的原红细胞可以经过连续 5 次分裂和不断成熟的过程，最后生成 16 个骨髓网织红细胞；另一类是无效造血或直接成熟的过程，即幼红细胞在分裂或成熟过程中，由于某种原因发生程序性死亡或在成熟过程中由于细胞内血红蛋白合成过速，使中幼红细胞提前失去继续分裂的能力，而以较快的速度直接成熟为红细胞的过程。所以，一个 HSC 分化为原红细胞后，由于细胞增殖与成熟结果，最后可以生成约 20 个网织红细胞。

缺氧或失血可出现外周血红细胞增高现象。用 ^{59}Fe 检查可见外周血红细胞中的掺入率明显增高。用 ^{3}H-TdR 掺入发现，骨髓和脾内大量多能 HSC（CFU-S）进入了细胞的增殖活动周期。说明缺氧或失血等可以增进红系细胞更新系统的功能，主要是加速了 HSC 向原红细胞的分化速率，增强其分裂增殖能力。现已明确，缺氧可使体内生成内源性 EPO 增多，促进红系祖细胞的增殖与分化，而不是缩短幼红细胞的细胞周期。

三、血小板更新系统

（一）干细胞池或祖细胞池

干细胞池或祖细胞池是在骨髓内。该池细胞可进行有丝分裂，增大巨核祖细胞数量。现已证实，TPO、IL-1、SCF 和 IL-3 等是调节 HSC 向巨核祖细胞分化成熟的主要细胞因子。本池细胞核反复倍增 DNA，形成多倍体群，其细胞主要表面抗原是 CD41。

（二）分化池

分化池也在骨髓。本池细胞胞体变大，核叶增多，细胞核内仍可行 DNA 复制，形成多倍体巨核细胞。此过程约需 2.5 d，每个巨核细胞可产生 5000 个血小板。

（三）功能池

在功能池，巨核细胞经分化后，可脱下小胞质块而成熟为功能正常的终末血小板。

四、淋巴细胞更新系统

（一）干细胞池或祖细胞池

在干细胞池或祖细胞池，T 细胞主要在胸腺（成年人在淋巴结和脾）分化，B 细胞主要在骨髓分化。输送来的淋巴祖细胞增殖与分化，逐渐形成成熟的小淋巴细胞，然后进入再循环池和体循环中。

（二）再循环池

在再循环池（recirculation pool），主要为 T 细胞，由胸腺依赖区经输出淋巴管至胸导管入血液循环，通过毛细血管后经静脉又回到胸腺依赖区。如此反复循环，将免疫信息传给各淋巴器官的淋巴细胞。循环 1 周约需 14 h。

（三）转化池

在转化池（transformation pool），由胸腺和骨髓游出的成熟小 T 细胞和 B 细胞，在外周淋巴组织内若遇局部抗原刺激时，T 细胞变成免疫淋巴细胞，B 细胞转化变为浆细胞。

五、血细胞的个体发生

造血是一个较长的细胞增殖、分化、成熟和释放的动态过程，是由干细胞在造血微环境中经多种调节因子的作用而逐渐完成的（彩图 1）。

在胚胎时期的造血活动，开始于胚外中胚层 MSC 增殖分化，发育成造血组织。随后，在胚胎发育过程中，造血的部位可由卵黄囊而转到肝、脾和骨髓及淋巴结。出生前，骨髓为体内最主要的造血场所；出生后，到成年期，骨髓是唯一的各系血细胞的生成部位。造血部位与器官的这种变迁主要是 HSC/HPC 迁移的结果。

（一）HSC 的发生与胚胎干细胞的相关性

HSC 的发生与胚胎干细胞（embryonic stem cell，ESC）相关。ESC 是早期胚胎（原肠胚期之前）或原始性腺分离出来的一类细胞，具有体外培养无限增殖、自我更新和多向分化的特性。无论在体外还是体内环境，ESC 都能被诱导分化为机体几乎所有的细胞类型；另外，

HSC细胞遗传稳定性和可操作,在其分化的过程中,其基因能够得到完全地表达,具有稳定的遗传性能,可在体外对胚胎干细胞进行遗传操作选择。但移植许多代后有形成肿瘤的可能性,不能自体移植,且存在伦理问题。

1981年,Evans、Kaufman和Martin分离植入前胚胎胚泡期的ESC,并采用与同种动物成纤维细胞共培养的方法,首次成功分离小鼠ESC,成功地建立了体外培养ESC的技术。1998年,Thomson和Gearhart分别从人囊胚泡期胚胎内细胞团和受精后5～9周的胚胎生殖嵴分离了胚胎细胞,从而为研究胚胎的发育机制和组织器官的替代治疗提供了理想的来源(图2-5)。胚胎细胞是受精5～6d胚泡中未分化的细胞,可来源于畸胎瘤细胞、桑葚球细胞、囊胚内细胞团、拟胚体细胞和生殖原基细胞等。ESC虽不像卵裂球那样可以发育成完整的胚胎,但可以在体外长期培养,无限增生,并保持全能的特性,在合适的条件下可以分化为胎儿或体内所有组织类型的细胞,包括胚胎生殖细胞。

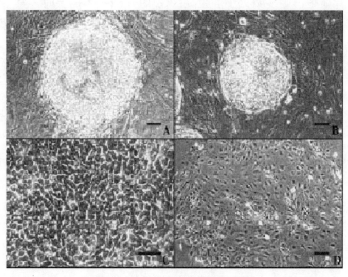

图2-5 培养中的人胚胎干细胞

1. ESC的分化 ESC具有发育成完整动物体的能力,发育全能性的标志是其细胞表面表达时相专一性胚胎抗原(stage specific embryonic antigen,SSEA),也可以检查到OTC4基因的表达。未分化的人类及灵长类动物的ESC主要表达SSEA-3和SSEA-4,而小鼠胚胎细胞表达SSEA-1,不表达SSEA-3和SSEA-4。另外,ESC中AKP及端粒酶活性较高,可用于ESC分化的鉴定。

大量的研究证明,小鼠ESC可以分化为许多种细胞,包括造血细胞、卵黄囊细胞和骨髓细胞等;人类ESC也可以分化为造血细胞等。因此,ESC具有发育的全能性,能分化出成体动物的所有组织和器官。ESC不仅可以作为体外研究细胞分化和发育调控机制的模型,而且还可以作为一种载体,将通过同源重组产生的基因组的定点突变导入个体;更重要的是,ESC将会给人类移植医学带来一场革命。

2. ESC的形态学特性 ESC具有与早期胚胎细胞相似的形态结构,胞核大,有一个或几个核仁,胞核中多为常染色质,胞质少,结构简单。体外培养时,ESC排列紧密,呈集落状生长。

用碱性磷酸酶染色，ESC 呈棕红色，而周围的成纤维细胞呈淡黄色。ESC 克隆与周围存在明显界限，形成的克隆细胞彼此界线不清，其表面有折光较强的脂状小滴，克隆形态多样，大多数呈岛状或巢状。小鼠 ESC 直径为 7~18 μm；猪、牛和羊的颜色较深，直径为 12~18 μm。

（二）HSC 的发生和迁移

HSC 又称专能干细胞，是存在于造血组织中的一群原始造血细胞，也可以说是一切血细胞（其中大多数是免疫细胞）的原始细胞。由 HSC 定向分化、增殖为不同的血细胞系，并进一步生成血细胞。人类 HSC 首先出现于胚龄第 2~3 周的卵黄囊，第 4 周胎盘开始发挥造血功能。在胚胎早期（第 2~3 个月）迁至肝和脾，第 5 个月又从肝和脾迁至骨髓。在胚胎发育期，胎盘是一个重要的造血组织。在胚胎末期一直到出生后，骨髓成为 HSC 的主要来源，具有多潜能性，即具有自身复制和分化两种功能。在胚胎和迅速再生的骨髓中，HSC 多处于增殖周期之中；而在正常骨髓中，则多数处于静止期（G_0 期）；当机体需要时，其中一部分分化成熟，另一部分进行分化增殖，以维持 HSC 的数量相对稳定。HSC 进一步分化发育成不同血细胞系的定向干细胞。小鼠和人造血发生和迁移见图 2-6 和图 2-7。

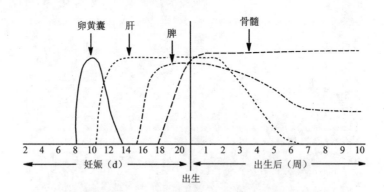

图 2-6　小鼠胚胎造血发生及迁移

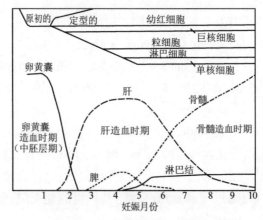

图 2-7　人胚胎造血发生

（董丽华　孙宝胜　赵　刚　龚守良）

参 考 文 献

[1] 陈家佩，毛秉智. 辐射血液学——基础与临床. 北京：军事医学科学出版社，2002：47-58.
[2] 王冠军，李薇，崔久嵬. 血液病学. 长春：吉林大学出版社，2013：1-12.
[3] 龚守良. 辐射细胞生物学. 北京：中国原子能出版社，2014：449-452.
[4] 龚守良. 医学放射生物学. 第4版. 北京：中国原子能出版社，2015：224-229.
[5] 朱剑，林冬静. 造血干细胞研究进展. 吉林医药学院学报，2013，34(3)：218-221.
[6] Barosa CM, Leon CM, Nogueira-Pedro A. et al. Differentiation of hemotopoietic stem cell and myeloid populations by ATP is modulated by cytokines. Cell Death Dis, 2011, 2: e165.
[7] Chan WI, Hannah RL, Dawson MA, et al. The transcriptional coactivator Cbp regulates self-renewal and differentiation in adult hemotopoietic sten cells. Mol Cell Biol, 2011, 31: 5046-5060.
[8] Iwasaki H, Arai F, Kubota Y, et al. Endothelial protein C receptor expressing hematopoietic stem cells reside in the perisinusoidal niche in fetal liver. Blood, 2010, 116: 544-553.
[9] 田晨，张翼鷟. 小鼠造血干细胞表型及其分离纯化的研究进展. 中国实验血液学杂志，2012，20(1)：196-199.
[10] 罗云，张勇，王导新. 造血干细胞归巢机制研究进展. 重庆医学，2011，40(30)：3017-3109，3111.
[11] 林艳，胡晓霞，王健民. 造血干细胞归巢及相关分子机制. 中华血液学杂志，2010，31(8)：572-575.
[12] 吴梦瑶，陈彤. 可视性观测造血干细胞归巢的研究进展. 中国实验血液学杂志，2014，22(1)：209-212.
[13] Lam BS, Cunningham C, Adams GB. Pharmacologic modulation of the calcium-sensing receptor enhances hematopoietic stem cell lodgment in the sdult bone marrow. Blood, 2011, 117(4): 1167-1175.
[14] Larochelle A, Gillette JM, Desmond R, et al. Bone marrow homing and engraftment of human hematopoietic stem and progenitor cells is mediated by a polarized membrane domain. Blood, 2012, 119(8): 1848-1855.
[15] Fujisaki J, Wu J, Carlson AL, et al. In vivo imaging of Treg cells providing immune privilege to the haematopoietic stem-cell niche. Nature, 2011, 474(7350): 216-219.
[16] Wein F, Pietsch L, Saffrich R, et al. N-cadherim is expressed on human hematopoietic progenitor cells and mediates interaction with human mesenchymal stromal cells. Stem Cell Res, 2010, 4(2): 129-139.
[17] Sugimura R, He XC, Venkatraman A, et al. Noncanonical Wnt signaling maintains hematopoietic stem cells in the niche. Cell, 2012, 150(2): 351-365.
[18] 李书坛，黄纯兰. 微龛对造血干细胞的调控作用. 国际输血及血液学杂志，2014，37(4)：381-384.
[19] 师迎旭，韩雅玲，杜华. 骨髓造血微环境的研究进展. 医学综述，2014，20(1)：15-18.
[20] Morrison SJ, Scadden DT. The bone marrow niche for hematopoietic stem cells. Nature, 2014, 505(7483): 327-334.
[21] Nakamura-Ishizu A, Suda T. Hematopoietic stem cell: an interplay among a repertoire of multiple functional niches. Biochim Biophys Acta, 2013, 1830(2): 2404-2409.
[22] Kulisaki Y, Frenette PS. Influence of vascular niches on hematopoietic stem cell fate. Int J Hematol, 2014, 99(6): 699-705.
[23] Kunisaki Y, Bruns I, Scheiermann C, et al. Arteriolar niches maintain hematopoictic stem cell quiescence. Nat Med, 2013, 502(7473): 637-643.
[24] Oguro H, Ding L, Morrison SJ. SLAM family markers resolve functionally distinct subpopulations of hematopoietic stem cells and multipotent progenitors. Cell Stem Cell, 2013, 13(1): 102-116.
[25] Zhang B, Li M, McDonald T, et al. Microenvironmenta protection of CML stem and progenitor cells from tyrosine kinase inhibitors through N-cadherin and Wnt-β-eatenin signaling. Blood, 2013, 121(10): 1824-1838.

[26] Maillard I. Notch and human hematopoietic stem cells. Blood，2014，123(8)：1115-1116.

[27] Povinelli BJ，Nemeth MJ. Wnt-5α regulates hematopoietic stem cell proliferation through the Ryk receptor. Stem cell，2014，32(1)：105-115.

[28] 孙洁文，胡成龙，章骏，等．骨髓造血微环境对造血干细胞自我更新的调控．中华血液学杂志，2014，35(6)：571-574.

[29] Ding L，Morrison SJ. Haematopoietic stem cells and early lymphoid progenitors occupy distinct bone marow niches. Nature，2013，495(7440)：231-235.

[30] Watt SM，Gullo F，van der Garde M，et al. The angiogenic properties of mesenchymal stem/stromal cells and their therapeutic potential. Brit Med Bull，2013，108(1)：25-53.

[31] 王洪艳，龚守良．骨髓间充质干细胞对胸腺辐射损伤修复作用及其成瘤过程中机制的探讨．长春：吉林大学博士学位论文，2011：3-21.

[32] Seke Etet PF，Vecchio L，Bogne Kamga P，et al. Normal hematopoiesis and hematologic malignancies：Role of canonical Wnt signaling pathway and stromal microenvironment. Biochim Biophys Acta，2013，1835(1)：1-10.

[33] Kokolus K，Nemeth MJ. Non-canonical Wnt signaling in hematopoiesis. Immunol Res，2010，64(1/2/3)：155-156.

[34] Tran HL，Sekkali B，van Imschoot G，et al. Wnt/beta-catenin signaling is involved in the induction and maintenance of primitive hematopoiesis in the vertebrate embryo. Proc Nan Acad Sci USA，2010，107(37)：16160-16165.

[35] Tarafdar A，Dobbin E，Corrigan P，et al. Canonical Wnt signaling promotes early hematopoietic progenitor formation and erythroid specification during embryonic stem cell differentiation. PLoS One，2013，8(11)：e81030.

[36] Blank U，Karlsson G，Karlsson S. Signaling pathways governing stem-cell fate. Blood，2008，111(2)：492-503.

[37] Florian MC，NattamaiKJ，Dorr K，et al. A canonical to non-canonical Wnt signalling switch in haematopoietic stem-cell ageing. Nature，2013，503(7476)：392-396.

[38] 胡成龙，孙洁文，侯烨，等．Wnt信号通路在造血干细胞自我更新和扩增中的作用．中国细胞生物学学报，2014，36(11)：1532-1542.

[39] Delaney C，Heimfeld S，Brashem Stein C，et al. Notch mediated expansion of human cord blood progenitor cells capable of rapid myeloid reconstitution. Nat Med，2010，16(2)：232-236.

[40] Wang MM. Notch signaling and Notch signaling modifiers. Int J Biochem Cell Biol，2011，43(11)：1550-1562.

[41] Poulos MG，Guo P，Kofler NM，et al. Endotbelia Jagged-1 is necessary for homeostatic and regenerative hematopoiesis. Cell Rep，2013，4(5)：1022-1034.

[42] Tran IT，Sandy AR，Carulli AJ，et al. Blockade of individual Notch ligands and receptors controls graft-versus-host disease. J Clin Invest，2013，123(4)：1590-1604.

[43] Gan B，Hu J，Jiang S，et al. LKB1 regulates quiescence and metabolic homeostasis of hematopoietic stem cells. Nature，2010，468(7324)：701-704.

[44] 许国顺，孟爱民．mTOR信号通路对造血干细胞调控作用研究进展．中国药理学通报，2013，29(9)：1185-1188.

[45] Van de Laar L，Buitenhuis M，Wensveen FM，et al. Humail CD34-derived myeloid dendritic cell development requires intact phosphatidylinositol 3-kinase-protein kinase B-mammalian target of rapamycin signaling. J Immunol，2010，184(12)：6600-6611.

[46] 张英驰，程涛，袁卫平. PI3K/AKT/mTOR 信号通路在造血干细胞中作用的研究进展. 中国实验血液学杂志，2013，21(1)：245-249.

[47] Nagaraj NS, Datta PK. Targeting the transforming growth factor-β signaling pathway in human cancer. Expert 0pin Investig Drugs，2010，19(1)：77-91.

[48] 冯志伟，李长燕. 造血干细胞与造血相关调控信号通路. 检验医学与临床，2011，8(17)：2122-2124.

[49] Moll NM, Ransohof RM. CXCL12 and CXCR4 in bone marrow physiology. Expet Rev Hematol，2010，3(3)：315-322.

[50] 褚智君，崔燎. Wnt/β-catenin 信号通路与骨髓基质干细胞分化方向的关系研究. 齐鲁药事，2012，31(7)：417-419，425.

[51] Gomei Y, Nakamura Y, Yoshihara H, et al. Functional diferences between two Tie2 ligands, angiopoietin-1 and -2, in regulation of adult bone marow hematopoietic stem cells. Exp Hematol，2010，38(2)：82-89.

[52] 刘佳佳，张亦婷，彭航，等. 造血微环境的细胞和分子机理. 生物技术通报，2013，(8)：17-22.

[53] 崔兴，徐瑞荣，张文静，等. 造血干细胞自我更新的信号传导通路研究进展. 基础医学与临床，2010，30(11)：1230-1233.

[54] 刘思景，郭伟韬，王辉. 骨髓间充质干细胞成骨分化信号通路的研究进展. 现代中西医结合杂志，2009，18(14)：1692-1695.

[55] Kharas MG, Lengner CJ, Al-Shahrour F, et al. Musashi-2 regulates normal hematopoiesis and promotes aggressive myeloid leukemia. Nat Med，2010，16(8)：903-908.

[56] 陈朝，曾令宇. Notch 通路在造血系统中的研究进展. 国际输血及血液学杂志，2014，37(3)：260-263.

第3章

血液学实验室检查

第一节 血细胞检测及化学染色

血液检测一般包括血液细胞成分的常规检测、网织红细胞检测和红细胞沉降率检测。近些年来。由于血液学分析仪器的广泛应用,血液常规检测的项目增多,包括血红蛋白、红细胞计数、红细胞平均值和红细胞形态检测;白细胞计数及其分类计数;血小板计数、血小板平均值和血小板形态检测。

一、红细胞检测

(一)红细胞和血红蛋白

1. 红细胞和血红蛋白增多和减少 健康人群红细胞(erythrocyte;red blood cell,RBC)和血红蛋白(hemoglobin)参考值见表3-1。红细胞和血红蛋白增多和减少可能引起一些疾病的发生。在职业性血液病中,红细胞和血红蛋白增多,注意骨髓增殖性疾病和白血病的发生;红细胞和血红蛋白减少,注意贫血的发生。

表3-1 健康人群红细胞和血红蛋白参考值

人 群	红细胞数(/L)	血红蛋白量(g/L)
成年男性	$(4.0 \sim 5.5) \times 10^{12}$	$120 \sim 160$
成年女性	$(3.5 \sim 5.0) \times 10^{12}$	$110 \sim 150$
新生儿	$(6.0 \sim 7.0) \times 10^{12}$	$170 \sim 200$

2. 形态异常 正常红细胞呈双凹圆盘形,在血涂片中为圆形,大小较一致,直径 $6 \sim 9~\mu m$,平均 $7.5~\mu m$。红细胞的厚度边缘部约 $2~\mu m$,中央约 $1~\mu m$。染色后,红细胞周围呈浅橘红色;中央呈淡染区(即中央苍白区),相当于细胞直径的 $1/5 \sim 1/3$。

小红细胞(microcyte),即红细胞直径 $< 6~\mu m$,细胞体积变小,中央淡染区扩大,呈小细胞低色素性,见于低色素性贫血,如缺铁性贫血。红细胞大小不均(amisocytosis),大小悬殊,其直径可相差1倍以上,反映骨髓中红系细胞增生旺盛,在缺铁性贫血和巨幼细胞贫血可见

到此类现象。巨幼细胞贫血可见到巨椭圆形红细胞；这种细胞的横径/长径＜0.78，正常人血涂片中约有1%椭圆形细胞（elliptocyte）。靶形细胞（target cell），中央淡染区扩大，中心部位有部分色素存留而深染，形似射击靶标；出现少量的这种细胞，可见于缺铁性贫血等疾病。呈滴泪形细胞（dacryocyte，teardrop cell），见于骨髓纤维化等疾病。

3. **染色反应异常** 红细胞染色过浅，低色素性，中央苍白区扩大，其血红蛋白含量明显减少，常见于缺铁性贫血等疾病。红细胞着色深，高色素性，中央淡染区消失，其平均血红蛋白含量增高，常见于巨幼细胞贫血等。嗜多色性红细胞（polychromatic RBC），呈淡灰蓝色或紫灰色，是一种刚脱核的红细胞，体积稍大，也称多染色红细胞；正常人外周血中约占1%，其增多反映骨髓造血功能活跃，红系细胞增生旺盛，常见于增生性贫血。

4. **结构异常** 嗜碱性点彩（basophilic stippling）红细胞含有细小嗜碱性点状物，是核糖体凝集而成；有时，与嗜多色性细胞并存，也可见于有核红细胞胞质内；大量增多并呈粗颗粒状点彩，多见于铅中毒或骨髓增生旺盛的贫血。红细胞含有染色质小体（Howell-Jolly body），即为圆形紫红色小体，直径0.5～1 μm，1个或数个，是胞核的残余物，多见于巨幼细胞贫血及其他增生性贫血。成熟红细胞内出现一条很细的淡紫红色线状体，呈环形或"8"字形，即卡-波环（Cabot ring），可能是纺锤体的残余物或胞质中脂蛋白变性所致，可见于严重贫血、巨幼细胞贫血、铅中毒和白血病等。正常成年人有核红细胞存在于骨髓之中，如出现，主要见于红白血病、骨髓纤维化等。

（二）网织红细胞

网织红细胞（reticulocyte）是晚幼红细胞脱核后的细胞，介于晚幼红细胞和成熟红细胞之间的过渡阶段细胞。由于胞质内还残存核糖体等嗜碱性物质，经煌焦油蓝或新亚甲蓝活体染色后，胞质中可见浅蓝色或蓝绿色枝点状，甚至网织状结构。网织红细胞较成熟红细胞稍大，直径8～9.5 μm，是Wright染色血涂片中的嗜多色性红细胞。网织红细胞的参考值，百分数：0.5%～15%；绝对数：$(24～84)\times10^9/L$。

网织红细胞增多，表示骨髓红系细胞增生旺盛，常见于缺铁性贫血、巨幼细胞贫血和某些贫血患者治疗后。网织红细胞减少，表示骨髓造血功能低下，常见于再生障碍性贫血等疾病。

（三）红细胞沉降率

红细胞沉降率（erythrocyte sedimentation rate，ESR）又称血沉率，是指红细胞在一定条件下沉降的速率。红细胞沉降率受多因素的影响：①血浆中各种蛋白的比例发生改变，如血浆中纤维蛋白原、球蛋白增加或清蛋白减少；②红细胞数量和形状发生变化，红细胞减少时红细胞沉降率加快，球形红细胞增多时红细胞沉降率减慢。红细胞沉降率的参考值，男性：0～15/1h末，女性：0～20/1h末。

各种炎性疾病，如急性细菌性炎症发生后2～3 d，红细胞沉降率增快。部分贫血患者，红细胞沉降率可轻度增快。红细胞沉降率减慢，一般临床意义较小。

二、白细胞检测

成年人白细胞（leukocyte，white blood cell）总数为 $(4 \sim 10) \times 10^9/L$，高于其上限为白细胞增多，低于其下限为白细胞减少。白细胞增多和减少主要受中性粒细胞数量的影响，淋巴细胞等数量的改变也会引起白细胞总数的变化。取外周血涂片，经 Wright 染色后，观察其形态，分为5种类型，即中性粒细胞、嗜酸性粒细胞、嗜碱性粒细胞、淋巴细胞和单核细胞。5种类型白细胞正常百分数和绝对值见表3-2。

表3-2　5种类型白细胞正常百分数和绝对值

细胞类型	百分数（%）	绝对值（$\times 10^9/L$）
中性粒细胞		
中性杆状核粒细胞	0～5	0.04～0.5
中性分叶核粒细胞	50～70	2～7
嗜酸性粒细胞	0.5～5	0.05～0.5
嗜碱性粒细胞	0～1	0～0.1
淋巴细胞	20～40	0.8～4
单核细胞	3～8	0.12～0.8

（一）中性粒细胞

在外周血中，中性粒细胞（neutrophil，N）分为中性杆状核粒细胞（neutrophilic stab granulocyte，Nst）和中性分叶核粒细胞（neutrophilic segmented granulocyte，Nsg）两类。其胞体呈圆形，直径为 10～13 μm；胞质丰富，染粉红色，含有较多细小、均匀的淡粉红色中性颗粒。胞核为深紫红色，染色质紧密成块状；核形弯曲呈杆状为杆状核，有时核弯曲盘绕而成 C、S、V 形或不规则形；胞核呈分叶状为分叶核，通常为 2～5 叶，以 2～3 叶居多，叶与叶之间通过细丝相连。

1. 中性粒细胞增多（neutrophilia）　其细胞增多常伴白细胞总数的增多。急性感染时，特别是化脓性球菌感染时，中性粒细胞明显增多；但应注意，某些急、重度感染时，白细胞总数降低。急性中毒时，由代谢紊乱所致的代谢性中毒，如急性化学物质中毒（急性铅中毒和汞中毒等），可引起白细胞和中性粒细胞增多。大多数白血病患者外周血中白细胞数量呈不同程度的增高，可达数万至数十万。急性或慢性粒细胞白血病，中性粒细胞增多，伴有外周血中细胞质量的改变。骨髓纤维化等骨髓增生性疾病，可有中性粒细胞增多。

2. 中性粒细胞减少（neutropenia）　当中性粒细胞绝对值低至 $1.5 \times 10^9/L$，称为粒细胞减少症（granulocytopenia）；低于 $0.5 \times 10^9/L$，称为粒细胞缺乏症（agranulocytosis）。再生障碍性贫血和严重缺铁性贫血等疾病，白细胞减少，同时常伴有血小板和红细胞减少。电离辐射（如 X 射线、γ 射线和中子等）物理因素和化学因素（苯、铅和汞等），可引起白细胞和中性粒细胞减少。

3. 中性粒细胞构象变化　即出现核左移和核右移现象。前者在外周血中出现不分叶核细胞（包括杆状核粒细胞及晚幼粒细胞、中幼粒细胞和早幼粒细胞等）的百分率增高，>5%，常见于感染，特别是急性化脓性感染和急性中毒等，白血病也可出现这种现象。后者在外周血中出现 5 叶或更多分叶中性粒细胞，其百分率>3%，主要见于巨幼细胞贫血和造血功能衰退，在炎症的恢复期也可出现一过性核右移。

4. 形态异常　如发生各种化脓性感染和中毒等疾病，中性粒细胞可发生中毒性和退行性变化，可致细胞大小不均或有中毒颗粒（胞质中出现粗大、大小不等、分布不均，并呈深紫色或紫黑色，碱性磷酸酶活性显著增高），或形成空泡（胞质或胞核可见单个或多个、大小不等空泡，可能是胞质发生脂肪变性所致），或出现杜勒小体（Dohle body，由于胞质中毒性变化而保留的局部嗜碱性区域，呈圆形、梨形和云雾状天蓝色或蓝黑色，直径 1～2 μm）及核变性（出现胞核固缩、溶解和碎片）。

另外，巨分叶核中性粒细胞，胞体较大，直径达 16～25 μm，核分叶过多，常超过 5 叶，甚至 10 叶以上，胞核染色质疏松，多见于巨幼细胞贫血等。胞质中出现红色细棒状小体（auer body），1 个或数个，长 1～6 μm，见于急性粒细胞白血病和急性单核细胞白血病。

（二）嗜酸性粒细胞

嗜酸性粒细胞（eosinophil，E）呈圆形，直径 13～15 μm；胞质内充满粗大、整齐、均匀、紧密排列的砖红色或鲜红色嗜酸性颗粒，折光性强；胞核多为 2 叶，呈眼镜状、深红色。嗜酸性颗粒容易破碎，可分散在细胞周围。在血液病中，如慢性粒细胞白血病和嗜酸性粒细胞白血病等，可致嗜酸性粒细胞增多（eosinophilia）。

（三）嗜碱性粒细胞

嗜碱性粒细胞（basophil，B）胞体呈圆形，直径 10～12 μm；胞质呈紫红色，内有少量粗大、大小不均及排列不规则的黑蓝色嗜碱性颗粒，常覆盖于胞核表面；胞核一般为 2～3 叶，因被颗粒覆盖，着色较浅，使分叶模糊不清。在血液病中，如慢性粒细胞白血病、嗜碱性粒细胞白血病和骨髓纤维化等，可致嗜碱性粒细胞增多（basophilia），而嗜碱性粒细胞减少（basophilopenia）无临床意义。

（四）淋巴细胞

淋巴细胞（lymphocyte，L）分为大淋巴细胞和小淋巴细胞，前者直径 10～15 μm，占 10%，其胞质丰富，呈蔚蓝色，内含少量紫红色嗜天青颗粒；后者直径 6～10 μm，占 90%，其胞质很少，甚至全无，呈深蓝色。两者胞体均呈圆形或椭圆形，胞核也均呈圆形或椭圆形，偶见凹陷，为深紫色，染色质聚集成块状。

对于淋巴细胞增多（lymphocytosis），见于移植物抗宿主反应（graft versus-host reaction，GVHR）或移植物抗宿主病（graft versus host disease，GVHD）；也见于感染性疾病，主要为病毒感染。在再生障碍性贫血、粒细胞减少症和粒细胞缺乏症，由于中性粒细胞减少，淋巴细胞比例相对增高，但淋巴细胞的绝对值并不增高。

对于淋巴细胞减少（lymphocytopenia），见于电离辐射损伤和免疫缺陷疾病等。

在外周血中，有时见到形态变异的不典型淋巴细胞，即异形淋巴细胞（abnormal lymphocyte），在正常人不超过2%。异形淋巴细胞可分为3型，即泡沫型、不规则型和幼稚型。①泡沫型：此型最为多见，其胞体较淋巴细胞稍大，呈圆形或椭圆形，部分为不规则形；胞核偏位，呈圆形、肾形或不规则形，胞核染色质呈粗网状或小块状，无核仁；胞质丰富，呈深蓝色，含有大小不等的空泡，使胞质呈泡沫状，无颗粒或有少数颗粒。②不规则型：胞体较泡沫型大，其外形常不规则，似单核细胞，又称单核细胞型；胞质丰富，呈淡蓝色或淡蓝灰色，可有少量嗜天青颗粒，一般无空泡；其核形与泡沫型相似，但胞核染色质较泡沫型细致，也呈网状，核仁不明显。③幼稚型：其胞体大，直径为15～18 μm，呈圆形或椭圆形；胞质量多，呈蓝色或深蓝色，一般无颗粒，有时有少量空泡；胞核呈圆形或椭圆形，其染色质呈纤细网状，可见1～2个核仁。除上述3型外，有时可见到少数呈浆细胞样或组织细胞样的异形淋巴细胞。异形淋巴细胞见于电离辐射损伤、感染性疾病、免疫性疾病和粒细胞缺乏症等。

（五）单核细胞

单核细胞（monocyte，M）胞体大，直径为14～20 μm，呈圆形或不规则形；其胞质较多，呈淡蓝色或灰蓝色，内含较多的细小、灰尘样的紫红色颗粒；胞核大，核形不规则，呈肾形和马蹄形等，常折叠扭曲，呈淡紫红色，其染色质细致、疏松，如网状。单核细胞增多（monocytosis）见于某些感染性疾病和某些血液病，如单核细胞白血病、粒细胞缺乏症恢复期和骨髓增生异常综合征等。单核细胞减少（monocytopenia）无临床意义。

三、血小板检测

（一）血小板计数

血小板计数（platelet count，PC）的参考值：$(100～300)×10^9/L$。血小板减少（thrombocytopenis）是指低于正常低值，主要见于血小板的生成障碍，见于电离辐射损伤、再生障碍性贫血、急性白血病和骨髓纤维化晚期等。血小板数超过$400×10^9/L$，即为血小板增多（thrombocytosis），见于骨髓纤维化早期、慢性粒细胞白血病和急性感染患者。

（二）外周血血小板形态

正常血小板胞体为圆形、椭圆形或不规则形，直径2～3 μm；其胞质呈淡蓝色或淡红色，中央含细小的嗜天青颗粒。中型血小板占44.3%～49%，小型占33%～47%，大型占8%～16%，巨型占0.7%～2%。

血小板出现明显的大小不均，巨大的直径可达20～50 μm或以上，主要见于粒细胞白血病等。正常人的血小板为成熟型，也可见到少量形态不规则或畸形血小板，但所占比值一般＜2%；其颗粒过多、过少的血小板，一般比值≤7%，异常血小板的比值＞10%，考虑有临床意义。正常幼稚型血小板增多，见于急性失血后。当骨髓巨核细胞增生旺盛时，尤其是出现粒细胞白血病时，可见到大量蓝色的巨大血小板。正常血小板在外周血涂片上，常可聚集成团或成簇；再生障碍性贫血时，血小板明显减少。

四、血细胞的化学染色

细胞化学染色是以细胞形态学为基础，根据化学反应原理，将骨髓涂片按一定程序染色，在显微镜下观察其化学成分及其变化的一种检查方法。骨髓各种类型血细胞中的化学成分、含量及其分布不同，在病理情况下又发生复杂的变化。因此，通过细胞化学染色，有助于了解各种血细胞的化学组成及病理生理学改变，以鉴别血细胞类型，并对某些血液病的诊断和鉴别诊断、疗效观察及发病机制等的探讨有一定的价值。细胞化学染色的方法较多，常用的主要包括酶类、脂类、糖原和铁等细胞化学染色。

（一）过氧化物酶染色

1. 原理 机体新陈代谢产生的过氧化氢（H_2O_2），可损伤机体，而其分解酶，即过氧化物酶（peroxidase，POX），主要分布在骨髓细胞中，也成为髓性过氧化物酶（myeloperoxidase，MPO）。血细胞中的POX能分解试剂中的底物H_2O_2而释放氧，使无色联苯胺氧化为蓝色联苯胺，后者与硝普钠结合，形成蓝黑色颗粒，定位胞浆酶活性处，沉着于细胞质中。

2. 结果 阴性反应，胞质中无蓝黑色颗粒；弱阳性反应，出现细小颗粒，并呈稀疏分布；强阳性反应，颗粒粗大而密集。

3. 临床意义 POX染色主要用于急性白血病类型的鉴别：急性粒细胞白血病，其细胞多呈强阳性反应；急性单核细胞白血病，呈弱阳性或阴性反应；急性淋巴细胞白血病，呈阴性反应。POX染色对急性淋巴细胞白血病和急性粒细胞白血病的鉴别最有价值。

（二）苏丹黑B染色

1. 原理 苏丹黑B（Sudan black B，SB）是一种脂溶性染料，可溶于细胞质内的含脂物质，使胞质中的脂类物质呈棕黑色或深黑色颗粒。

2. 结果 其染色结果与POX染色大致相同。粒系细胞自早幼粒细胞至成熟中性粒细胞，其阳性反应随细胞的成熟而逐渐增强。单核细胞大多呈弱阳性反应，淋巴细胞呈阴性反应。

3. 临床意义 其染色的临床意义同POX染色。

（三）氯化醋酸AS-D萘酚酯酶染色

1. 原理 血细胞内氯化醋酸AS-D萘酚酯酶（naphthol AS-D chloroacetate esterase，NAS-D CE）又称特异性酯酶（specific esterase，SE）和粒细胞酯酶。这种酶能将基质液中的氯化醋酸AS-D萘酚水解，产生萘酚AD-D，再与重氮盐偶联，形成不溶性红色沉淀，定位于细胞质内。

2. 结果 这种染色的胞质中出现红色沉淀为阳性反应。染色的酶主要存在于粒系细胞中，原粒细胞为阴性反应或弱阳性反应，自早幼粒细胞至成熟中性粒细胞均呈阳性反应，早幼粒细胞呈强阳性反应，酶活性随细胞的成熟而逐渐减弱。淋巴细胞、浆细胞、幼红细胞和巨核细胞均呈阴性反应，单核细胞多为阴性反应，个别可呈弱阳性反应。

3. 临床意义 对于急性粒细胞白血病，原粒细胞和早幼粒细胞的酶活性明显增强，NAS-D CE染色呈强阳性反应；急性单核细胞白血病和急性淋巴细胞白血病，均呈阴性反应；

急性粒-单核细胞白血病，其中的粒系细胞呈阳性反应，单核系细胞呈阴性反应。

（四）α-醋酸萘酚酯酶染色

1. 原理　α-醋酸萘酚酯酶（α-naphthol acetate esterase，α-NAE）又称非特异性酯酶（non-specific esterase，NSE），能将基质液中的α-醋酸萘酚水解，产生α-萘酚，再与重氮染料偶联，形成不溶性的有色产物，定位于胞质内。

2. 结果　α-NAE染色后，胞质中出现的有色沉淀为阳性反应；因所用的重氮盐不同，其阳性反应的沉淀可分为灰黑色或棕黑色。α-NAE主要存在于单核系细胞中，因此也称为单核细胞酯酶。α-NAE染色，原单核细胞呈阴性或弱阳性反应；粒系细胞也呈阴性或弱阳性反应；淋巴细胞一般呈阴性反应。

3. 临床意义　对于α-NAE染色，急性单核细胞白血病呈强阳性反应，但单核细胞中的酶活性可被氟化钠（NaF）抑制，即氟化钠抑制试验呈阳性；而急性粒细胞白血病的阳性反应不被氟化钠抑制，以此区别这两种白血病。

（五）糖原染色

1. 原理　血细胞中的糖原、黏多糖、黏蛋白、糖蛋白、糖脂和纤维蛋白等的化学结构中含有乙二醇基，在过碘酸的作用下，经氧化而产生醛基，与Schiff液中的无色品红结合，形成紫红色化合物，定位于胞质内。因此，糖原染色又称过碘酸-Schiff反应（periodic acid-Schiff's reaction，PAS反应）。

2. 结果　糖原染色后，胞质中出现红色颗粒、块状或弥漫状红色，此为阳性反应。各种类型的白血病细胞的胞质中多糖含量及分布不同，PAS反应的程度也不同；红色的深浅反映糖原含量，少则粉红，多则深红。

正常血细胞的PAS染色反应：在粒系细胞中，原粒细胞多呈阴性反应，自早幼粒细胞阶段开始至中性分叶核粒细胞均呈阳性反应，糖原的含量随着细胞的不断发育成熟而逐渐增加，阳性反应程度也随其增强；原单核细胞、幼单核细胞呈阳性反应，出现弥散分布的阳性细颗粒，胞质边缘及伪足处颗粒明显，较粗大；对于慢性淋巴细胞白血病和急性淋巴细胞白血病的淋巴细胞，PAS染色多为红色颗粒或块状阳性反应，少数呈阴性反应；巨核细胞和血小板均呈阳性反应，巨核细胞的阳性反应程度随细胞发育成熟而增强，成熟巨核细胞多呈强阳性反应。

3. 临床意义　急性白血病类型的鉴别：PAS染色时，对于急性粒细胞白血病，原粒细胞呈阴性或弱阳性反应，阳性反应显示细颗粒状或均匀淡红色；对于急性淋巴细胞白血病，原淋巴细胞、幼淋巴细胞常显阳性反应，呈粗颗粒状或块状；对于急性单核细胞白血病，原单核细胞、幼单核细胞大多为阳性反应，呈弥漫均匀红色或细颗粒状，在胞质边缘处颗粒较粗大。因此，PAS染色对急性白血病类型的鉴别有一定的参考价值。

对于红血病或红白血病，有核红细胞呈阳性反应，可与严重缺铁性贫血和巨幼细胞贫血等红细胞系统疾病鉴别。巨核细胞PAS染色呈阳性反应，有助于识别不典型巨核细胞。

(六) 中性粒细胞碱性磷酸酶染色

1. **原理** 在碱性情况下 (pH 9.2～9.6),能够水解各种醇和酚的单磷酸酯的酶为碱性磷酸酶,由许多同工酶组成,用来检查中性粒细胞胞质中存在此酶,因此又称中性粒细胞碱性磷酸酶 (neutrophil alkaline phosphatase, NAP)。NAP 显示方法有钙-钴法和偶氮偶联法两种。前者是碱性磷酸酶在碱性条件下,将基质液中的 β-甘油磷酸钠水解,产生磷酸钠;磷酸钠依此与硝酸钙、硝酸钴和硫化铵发生反应,形成不溶性棕黑色的硫化钴,定位于酶活性之处。后者是血细胞内碱性磷酸酶在 pH 9.4～9.6 的条件下,将基质液中的 α-磷酸萘酚钠水解,产生 α-萘酚与重氮盐偶联形成灰黑色沉淀,定位胞质内酶活性之处。

2. **结果** 碱性磷酸酶主要存在于成熟阶段的中性粒细胞 (分叶核细胞和杆状核细胞),其他血细胞均呈阴性反应。其阳性反应为胞质中呈灰色到棕黑色颗粒,反应强度分为"-""+""++""+++"和"++++"5 级。反应结果以阳性反应细胞百分率和积分值表示。血涂片经 NAP 染色后,在油镜下计数 100 个成熟中性粒细胞,阳性反应细胞所占百分率即为阳性率;对所有阳性反应细胞逐个按反应强度分级,将各级所占的百分率乘以级数,然后相加所得数值,即为积分值。成年人 NAP 阳性率为 10%～40%,积分值为 40～80 分。

3. **临床意义** NAP 受肾上腺皮质激素和雌激素等因素影响,使其活性增高;如年龄、性别、应激状态、月经周期、妊娠和分娩等生理情况,其活性有一定的变化。在病理情况下,NAP 活性的变化常有助于某些疾病的诊断和鉴别诊断。

NAP 活性增高:对于严重的化脓性感染、类白血病反应、急性淋巴细胞白血病、再生障碍性贫血、骨髓纤维化和慢性粒细胞白血病急粒变等疾病,NAP 活性增高。

NAP 活性降低:对于急性和慢性白血病等疾病,NAP 活性降低。

4. **鉴别诊断** ①慢性粒细胞白血病的 NAP 活性明显降低,积分值常为 0,而类白血病其活性明显增高;②急性粒细胞白血病的 NAP 积分值降低,急性淋巴细胞白血病的积分值多增高,急性单核细胞白血病的积分值一般正常或降低。

(七) 酸性磷酸酶染色

1. **原理** 酸性磷酸酶 (acid phosphatase, ACP) 是一组在 pH 4.5～5.5 环境下水解单磷酸酯活性最高的酶,存在于细胞的溶酶体颗粒中,即为溶酶体的标记酶,也见于内质网。溶酶体中的 ACP 耐热,其活性易被 L-酒石酸抑制;而溶酶体外的 ACP 多与胞膜相结合,L-酒石酸不能抑制其活性,故可用于多毛细胞白血病与其他淋巴细胞增殖性疾病鉴别。酸性磷酸酶的染色方法很多,包括硫化铅法和偶氮偶联法等;前者原理,血细胞内的酸性磷酸酶在酸性环境下 (pH=5),能将 β 甘油磷酸钠水解,产生磷酸钠,然后与硝酸铅反应,生成磷酸铅沉淀,再与硫化铵反应,形成棕黑色硫化铅沉淀,定位于胞质内。

2. **结果** 经 ACP 染色,胞质内出现棕黑色颗粒,即为阳性反应。

3. **临床意义** ACP 染色有助于诊断毛细胞白血病 (hair cell leukemia, HCL)。其染色有助于鉴别 T 细胞和 B 细胞,前者呈阳性反应,后者呈阴性反应或弱阳性反应,可鉴别急性淋巴细胞白血病的免疫学分型。单核细胞、巨噬细胞、网状细胞、肥大细胞、浆细胞、中性粒细胞和巨核细胞,ACP 染色均呈阳性反应。有核红细胞 ACP 染色呈阳性反应,但随其成熟度增强而减弱,成熟红细胞呈阴性反应。

几种常见急性白血病的细胞化学染色结果如表3-3。

表3-3 几种常见急性白血病的细胞化学染色结果

	急性淋巴细胞 白血病	急性粒细胞 白血病	急性单核细胞 白血病	红白血病
POX	−	+～+++	−～+	视合并的白细胞类型而定
SB	−	++～+++	−～+	同 上
AS-D NCE	−	++～+++	−～+	同 上
α-NAE		−～++	++～+++	同 上
α-NAE＋NaF		不被 NaF 抑制	能被 NaF 抑制	同 上
NAP	增 加	减 少	正常或增加	同 上
PAS	+,粗颗粒状或块状	−或+,弥漫性淡红色	−或+,弥漫性淡红色或细颗粒状	+++

(八) 铁染色

1. **原理** 正常人骨髓内储有一定量的铁,以含铁血黄素和铁蛋白的形式存在于骨髓的单核－巨噬细胞内,称为细胞外铁,反映骨髓中铁的储存量。在正常机体中,各阶段有核红细胞和无核红细胞中含有的铁,多以铁蛋白和铁粒的形式存在于细胞内,称为细胞内铁,反映骨髓中可用铁量,但受铁储存量、红细胞摄取和利用铁的能力等因素制约。骨髓中含铁团块的三价铁与蛋白质结合不牢固,可经稀盐酸处理后游离出来,在酸性溶液中与低铁氰化钾作用后,生成蓝色的低铁氰化铁,呈蓝色沉淀,即普鲁士蓝反应阳性。

2. **结果**

(1) 细胞外铁:应用铁染色观察细胞外铁,即骨髓小粒中储存在单核－巨噬细胞系统内的铁,也就是幼红细胞外的铁。其阳性反应为骨髓小粒上见到的蓝绿色物质,按反应的强度分为5级:①"−",骨髓小粒无蓝色物质,无铁颗粒;②"+",有少量铁颗粒或少量铁小珠;③"++",有较多的铁颗粒,间有铁小珠;④"+++",有很多铁小珠或少量铁小块;⑤"++++",密布铁颗粒,其间有铁小珠和铁小块或铁小珠和铁小块成堆。

正常人细胞外铁,其铁染色为＋～++。

(2) 细胞内铁:也就是幼红细胞内的铁。在油镜下,连续计数100个幼红细胞,记录铁粒阳性的幼红细胞数,即为铁粒幼红细胞所占的百分率。镜检时,注意细胞内铁内的数目、大小及分布、排列等情况;若含有粗大铁颗粒10个以上,并环绕细胞核超过核周的2/3以上,则为环状铁粒幼细胞。

正常人细胞内铁,其铁染色为20%～90%。

3. **临床意义** 缺铁性贫血时,储存的铁耗尽,细胞外铁呈阴性;而细胞内铁百分率降低,常＜15%,甚至为0。补充铁剂后,数天内铁粒出现在幼红细胞内;待贫血纠正一段时间后,才出现细胞外铁。因此,铁染色是诊断和鉴别诊断缺铁性贫血与其他类型贫血的重要手段,也是指导铁剂治疗的最简便和可靠的方法之一。对于非缺铁性贫血,如再生障碍性贫血,细胞外铁和细胞内铁均会增多。

第二节　骨髓穿刺、活检及其细胞形态学检查

一、骨 髓 穿 刺

骨髓穿刺（bone marrow puncture）是采集骨髓液的一种常用诊断技术。临床上,骨髓穿刺液主要用于血细胞形态学检查、HSC 培养、细胞遗传学分析和病原生物学检查等,以协助临床诊断、疗效观察和预后判断等。

（一）骨髓穿刺步骤

1. **签署知情同意书**　告知患者骨髓穿刺的目的,并签署知情同意书。
2. **选择穿刺部位**　①髂前上棘穿刺点：髂前上棘后 1~2 cm 处。患者取仰卧位,该处骨面平坦,易于固定,操作方便,危险性小,但警惕穿入腹腔。②髂后上棘穿刺点：骶椎两侧、臀部上方突出的部位。患者取卧位或侧卧位。③胸骨穿刺点：胸骨柄和胸骨体相当于第 1 肋间隙和第 2 肋间隙的部位。患者取仰卧位,此处胸骨较薄,且其后方有大血管和心房,穿刺时应小心,但其骨髓液丰富。④腰椎棘突穿刺点：腰椎棘突突出的部位,患者取坐位或侧卧位（图 3-1）。

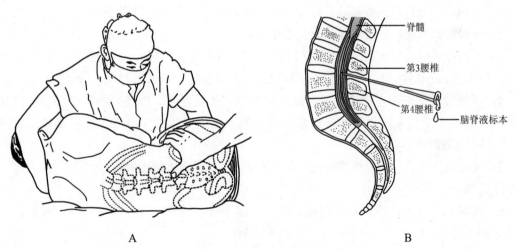

图 3-1　腰椎穿刺部位
A. 腰椎穿刺时患者的体位；B. 脊柱断面

3. **常规消毒和麻醉**　操作者戴无菌手套,常规消毒穿刺点局部皮肤,铺无菌洞巾。然后,用 2% 利多卡因麻醉皮肤、皮下和骨膜。

4. 穿刺针的选择和固定　成年人用 16 号或 18 号穿刺针,将其固定器固定在适当的长度上,髂骨穿刺约 1.5 cm,胸骨约 1.0 cm。

5. 穿刺　操作者左手拇指和示指固定穿刺部位,右手持骨髓穿刺针与骨面垂直刺入;若为胸骨穿刺,应与骨面成 30°～40°刺入。当穿刺针针尖接触骨质后,沿穿刺针的针体长轴左右旋转穿刺针,并向前推进,缓慢刺入骨质。当突然感到穿刺阻力消失,且穿刺针已固定在骨内时,表明穿刺针已进入骨髓腔。如果穿刺针尚未固定,则应继续刺入少许深度,以达到固定为止。

6. 抽取骨髓液　拔出穿刺针针芯,接上干燥的注射器(10 ml 或 20 ml),用适当的力量抽取骨髓液。当穿刺针在骨髓腔时,抽吸时患者感到有尖锐酸痛,随即便有红色骨髓液进入注射器。抽取的骨髓液一般为 0.1～0.2 ml,如用力过猛或抽吸过多,会使骨髓液稀释。如果需要做骨髓液细菌培养,应在留取骨髓液计数和涂片标本后,再抽取 1～2 ml。

如未能抽取骨髓液,可能是针腔被组织块堵塞或出现"干抽",此时应重新插上针芯,稍加旋转穿刺针或再刺入少许深度。拔出针芯;如果针芯带有血迹,再次抽取即可取得红色骨髓液。

7. 涂片　将骨髓液滴在载玻片上,用推片沾取少许骨髓液,推片与载玻片成 30°～45°,快速涂片数张。涂片要有头、体和尾 3 部分,细沙样浅肉色的骨髓小粒要均匀分布。制备血涂片 2～3 张,同时送检。

8. 加压固定　骨髓液抽取完毕,重新插入针芯,左手取无菌纱布,附于穿刺处,右手将穿刺针拔出,并将无菌纱布敷于针孔上,按压 1～2 min 后,再用胶布加压固定。

(二) 注意事项

1. 穿刺前,应检查出血和凝血时间,有出血倾向者操作时应特别注意。
2. 注射器和穿刺针必须干燥,以免发生溶血。
3. 穿刺针头进入骨质后,避免摇摆过大,以防折断。胸骨穿刺,不可用力过猛、过深(胸骨外板厚 1.35 mm,骨髓腔 7.5 mm),以防穿透内侧骨板,伤及心脏和大血管。
4. 进行骨髓细胞形态学检查时,抽取的骨髓液不可过多,以免影响骨髓增生程度判断和细胞计数及分类结果,如临床怀疑败血症,则于骨髓涂片后,再接上注射器抽取骨髓液 1～2 ml,送骨髓培养。
5. 骨髓液取出后,应立即涂片;因骨髓液中含有大量的幼稚细胞,会很快发生凝固,导致涂片失败。
6. 如穿刺过程中,感到骨质坚硬、滞针,穿不进骨髓腔,有可能是大理石骨病,应行骨骼 X 射线检查;此时,不可强行操作,以防断针。
7. 麻醉前,需做普鲁卡因皮试。

二、骨髓活检

骨髓活检即骨髓活组织检查术(bone marrow biopsy),是用针刺的方法抽取骨髓活体组织而进行病理学检查的一种临床常用的诊断技术,对诊断骨髓增生异常综合征、骨髓纤维化、骨髓增生低下型白血病、骨髓转移癌、再生障碍性贫血及多发性骨髓瘤等均有重要意义。

(一) 骨髓活检步骤

1. 签署知情同意书　告知患者骨髓活检的目的，并签署知情同意书。

2. 选择检查部位和体位　选择骨髓活检的部位同骨髓穿刺部位，但骨髓活组织检查多选择髂前上棘或髂后上棘部位。采用前者时，患者取仰卧位；采用后者时，患者取俯卧位或侧卧位。

3. 常规消毒和麻醉　同骨髓穿刺。

4. 穿刺　将骨髓活组织检查穿刺针的针管套在手柄上，操作者左手拇指和示指将穿刺部位皮肤压紧、固定，右手持穿刺针手柄以顺时针方向进针至骨质一定的深度后，拔出针芯，在针座后端连接上接柱（1.5 cm 或 2.0 cm），再插入针芯，继续按顺时针方向进针，其深度达1.0 cm 左右，再转动针管 360°，针管前端的沟槽即可将骨髓组织离断。

5. 取材　按顺时针方向推出穿刺针，取出骨髓组织，立即置于固定液中固定，并及时送检。

6. 加压固定　以 2% 碘酊棉球涂布轻压穿刺部位后，再用干棉球压迫创口，敷以消毒纱布，并固定。

(二) 注意事项

1. 在骨髓活检前，应检查出血和凝血时间；有出血倾向者，操作时应特别注意。

2. 由于骨髓活组织检查穿刺针内径较大，抽取骨髓液的量不容易控制，因此，一般不用于吸取骨髓液进行涂片检查。

3. 开始进针不宜太深，否则不易取出骨髓组织。

4. 因胸骨和腰椎棘突的骨髓腔太小，特别是胸骨又具有一定的风险性，这两个部位绝对不适于骨髓活检。

5. 在进针和退针时，不宜反复旋转，应保持顺时针方向，以保证骨髓组织块的完整性和活检的成功。

6. 如果由于骨髓干抽而进行骨髓活检，在取出骨髓活检组织块时，可先将圆柱形骨髓组织块在干净的玻片上滚动，以制备出一张可供细胞学检查的骨髓片送检；然后，再将骨髓组织块置于固定液中送检，有时会弥补因干抽而无骨髓片的问题。

三、血细胞发育及形态学特征

血细胞从原始到成熟的发育过程中，有一定的规律性，这些规律对于辨认血细胞是十分必要的。

(一) 血细胞发育的形态学演变规律

1. 细胞体积　随着血细胞的发育、成熟，胞体逐渐由大变小，但巨核系细胞的体积通常由小变大，早幼粒细胞较原粒细胞稍大。胞体大小变化的同时，常发生形态变化，如巨噬细胞、单核细胞和浆细胞，从圆形或椭圆形变为不规则形。

2. 细胞质 ①量：由少逐渐增多，但淋巴细胞变化不明显；②染色：由深蓝色变浅染，甚至变为淡红色，红细胞系最终变为橘红色；③颗粒：从无颗粒（原始细胞）→ 嗜天青颗粒（早幼粒细胞）→ 特异性颗粒（中性颗粒、嗜酸性颗粒和嗜碱性颗粒），但红细胞质内一般无颗粒；④细胞核与细胞质比例（核/质比）：由大变小，即细胞核由核大质少到核小质多，巨核细胞的发育过程正相反。

（二）血细胞的正常形态学特征

在光学显微镜下，经 Wright 或 Giemsa 染色的血细胞形态学特征如彩图 2。

1. 红细胞系统

（1）原红细胞（normoblast）：细胞呈圆形或椭圆形，直径 15～22 μm，细胞边缘有时可见基底宽的半球状或瘤状突起。胞核呈圆形，居中或稍偏位，约占细胞直径的 4/5。胞核染色质呈细砂状或细粒状，较原粒细胞色深而粗密。核仁 1～5 个，呈暗蓝色，边界不甚清楚，常很快消失。胞质量少，不透明，呈深蓝色，有时核周围着色浅而形成淡染区，胞质内不含颗粒。

（2）早幼红细胞（basophilic normoblast）：细胞呈圆形或椭圆形，直径 11～20 μm。胞核呈圆形，占细胞的 2/3 以上，居中或稍偏位。胞核染色质开始凝集成小块状，核仁消失。胞质量稍多，呈不透明深蓝色，有时胞质着色较原红细胞更深，仍可见瘤状突起及核周淡染区，胞质内不含颗粒。

（3）中幼红细胞（polychromatic normoblast）：细胞呈圆形，直径 8～18 μm。胞核呈圆形，约占细胞的 1/2。胞核染色质凝集成团块状或粗索状，似车轮状排列，其间有明显的淡染区域。胞质量较多，因内含血红蛋白逐渐增多，可呈着色不均匀的不同程度嗜多色性。

（4）晚幼红细胞（ortho-chromatic normoblast）：细胞呈圆形，直径 78～12 μm。胞核呈圆形，居中，占细胞的 1/2 以下。胞核染色质凝聚成大块状或固缩成团，呈紫褐色或紫黑色。胞质量多，呈均匀的淡红色或极淡的灰紫色。

2. 粒细胞系统

（1）原粒细胞（myeloblast）：细胞呈圆形或椭圆形，直径 11～18 μm。胞核较大，占细胞的 2/3 以上，呈圆形或椭圆形，居中或稍偏位。胞核染色质呈淡紫红色细粒状，排列均匀、平坦，如薄纱。核仁 2～5 个，清楚易见，呈淡蓝色或无色。胞质量少，呈透明天蓝色，绕于核周，不含颗粒或有少量颗粒。

（2）早幼粒细胞（promylocyte）：细胞呈圆形或椭圆形，直径 12～22 μm。胞核大，呈圆形或椭圆形，居中或偏位。胞核染色质开始凝集呈粗网粒状，分布不均。核仁可见或消失。胞质量较多，呈淡蓝色或蓝色，核周的一侧可出现淡染区。胞质内含有大小、形态和数目不一、分布不均的紫红色非特异性嗜天青颗粒。

（3）中幼粒细胞（myelocyte）

1) 中性中幼粒细胞（neutrophilic myelocyte）：细胞呈圆形，直径 12～22 μm。胞核内侧缘开始变扁平或稍呈凹陷，占细胞的 1/2～2/3。染色质凝聚成粗索状或小块状，核仁消失。胞质量多，淡红色，内含细小而分布均匀的淡紫红色特异中性颗粒。

2) 嗜酸性中幼粒细胞（eosinophilic myelocyte）：胞体直径 15～20 μm。胞核与中性中幼粒细胞相似。胞质内充满粗大、均匀、排列紧密及有折光感的橘红色特异嗜酸性颗粒。

3）嗜碱性中幼粒细胞（basophilic myelocyte）：胞体直径 10～15 μm。胞核与上述细胞相似，但轮廓不清，染色质结构模糊。胞质内含数量不多、大小不一，但较粗大、分布散乱的紫黑色特异嗜碱性颗粒，其颗粒也可覆盖于胞核上。

（4）晚幼粒细胞（metamyelocyte）：细胞呈圆形或椭圆形，直径 10～16 μm（嗜碱性晚幼粒细胞胞体稍小）。胞核明显凹陷而呈肾形，但其凹陷程度一般不超过胞核直径的一半。胞核染色质粗糙，呈粗块状。排列紧密。胞质量多，呈淡红色；内含不同特异性颗粒，可分为中性晚幼粒细胞、嗜酸性晚幼粒细胞和嗜碱性晚幼粒细胞，特异性颗粒的形态、染色和分布等特点同中幼粒细胞。

（5）杆状核粒细胞（stab granulocyte，band granulocyte）：细胞呈圆形，直径 10～15 μm。胞核狭长，弯曲成带状，两端钝圆。胞核染色质粗糙，呈块状、深紫红色。胞质中含特异性颗粒，也可分为中性杆状核粒细胞、嗜酸性杆状核粒细胞和嗜碱性杆状核粒细胞 3 种，其颗粒特点同中幼粒细胞。

（6）分叶核粒细胞（segmented granulocyte）

1）中性分叶核粒细胞：细胞呈圆形，直径 10～15 μm。胞核分叶状，常分为 2～5 叶，以分 3 叶者多见，叶与叶之间有细丝相连或完全断开，胞核染色质浓集或呈小块状，深紫红色。胞质丰富，呈淡红色，布满细小紫红色的中性颗粒。

2）嗜酸性分叶核粒细胞：胞体直径 11～16 μm。胞核多分为近似对称的 2 叶。胞质中充满密集粗大、大小均匀的橘红色嗜酸性颗粒。

3）嗜碱性分叶核粒细胞：胞体直径 10～12 μm。胞核分叶不明显或呈堆积状。胞质中有稀疏的大小不一、分布不均的紫黑色嗜碱性颗粒，其颗粒常覆盖于胞核上，致使胞核的轮廓和结构模糊不清。

3. 淋巴细胞系统

（1）原淋巴细胞（lymphoblast）：细胞呈圆形或椭圆形，直径 10～18 μm。胞核大，呈圆形或椭圆形，稍偏位。胞核染色质细致，呈颗粒状，但较原粒细胞稍粗，着色较深，染色质在核膜内层及核仁周围有浓集现象，使核膜浓厚而清晰。核仁多为 1～2 个，小而清楚，呈淡蓝色或无色。胞质量少，呈透明天蓝色，不含颗粒。

（2）幼淋巴细胞（prolymphocyte）：细胞呈圆形或椭圆形，直径 10～16 μm。胞核呈圆形或椭圆形，有时可有浅的切迹。胞核染色质较致密、粗糙，核仁模糊或消失。胞质量较小，淡蓝色，一般无颗粒或可有数个深紫红色嗜天青颗粒。

（3）淋巴细胞（lymphocyte）

1）大淋巴细胞：细胞呈圆形，直径 6～10 μm。胞核呈圆形或椭圆形，偏于一侧或着边。胞核染色质常致密，排列均匀，呈块状、深紫红色。胞质丰富，呈透明天蓝色，可有少量大而稀疏的嗜天青颗粒。

2）小淋巴细胞：细胞呈圆形或椭圆形，直径 6～10 μm。胞核呈圆形或椭圆形，或有切迹，核着边。胞核染色质粗糙、致密，呈大块状、深紫红色。胞质量极少，仅在胞核的一侧见到少量淡蓝色胞质，有时几乎不见类似的裸核。

4. 浆细胞系统

(1) 原浆细胞 (plasmablast): 细胞呈圆形或椭圆形, 直径 15～20 μm。胞核呈圆形, 占细胞的 2/3 以上, 常偏位。胞核染色质呈粗颗粒网状、紫红色。核仁 2～5 个。胞质量多, 呈灰蓝色, 不透明, 胞核的一侧可有半圆形淡染区, 不含颗粒。

(2) 幼浆细胞 (proplasmacyte): 细胞多呈圆形, 直径 12～16 μm。胞核呈圆形, 占细胞的 1/2, 偏位。胞核染色质开始聚集, 呈深紫红色, 可见车轮状排列, 核仁基本消失。胞质量多, 呈不透明灰蓝色, 近胞核处有淡染区, 有时可见空泡或少数嗜天青颗粒。

(3) 浆细胞 (plasmacyte): 细胞呈圆形或椭圆形, 直径 8～20 μm。胞核呈圆形, 偏位。胞核染色质凝集成块, 深染, 排列呈车轮状。胞质丰富, 呈不透明深蓝色或蓝紫色, 胞核的一侧常有明显的淡染区; 常可见小空泡, 偶见少数嗜天青颗粒。

5. 单核细胞系统

(1) 原单核细胞 (monoblast): 细胞呈圆形或椭圆形, 直径 15～25 μm。胞核较大, 呈圆形或椭圆形, 胞核染色质纤细、疏松, 呈网状、淡紫红色。核仁 1～3 个, 大而清楚。胞质丰富, 呈浅灰蓝色, 半透明如毛玻璃样, 边缘常不整齐, 有时可有伪足状突起, 不含颗粒。

(2) 幼单核细胞 (promonocyte): 细胞呈圆形或不规则形, 直径 15～25 μm。胞核呈圆形或不规则形, 可有凹陷、切迹、扭曲或折叠。胞核染色质较原单核细胞稍粗, 但仍呈疏松丝网状、淡紫红色。核仁模糊或消失。胞质量多, 呈灰蓝色, 边缘可有伪足突出, 浆内可见细小、分布均匀的淡紫红色嗜天青颗粒。

(3) 单核细胞 (monocyte): 细胞呈圆形或不规则形, 直径 12～20 μm, 边缘常见伪足突出。胞核呈不规则形, 常呈肾形、马蹄形、笔架形和"S"形等, 并有明显扭曲、折叠。胞核染色质疏松、细致, 呈淡紫红色丝网状。胞质丰富, 呈淡灰蓝色或淡粉红色, 可见多数细小、分布均匀的细尘样淡紫红色颗粒。

(4) 巨噬细胞 (macrophage): 单核细胞逸出血管壁, 进入组织后, 转变成巨噬细胞。胞体大小变异甚大, 直径 15～50 μm, 有时可至 80 μm。细胞呈圆形、椭圆形、肾形或不规则形, 偏位。胞核染色质较粗、深染或疏松、淡染, 呈网状结构。可见核仁或无核仁。胞质丰富, 呈不透明灰蓝色或蓝色, 不含颗粒或有少量嗜天青颗粒, 常见有小空泡。

6. 巨核细胞系统

(1) 原巨核细胞 (megakaryoblast, 原始型巨核细胞): 细胞呈圆形或椭圆形, 胞体较大, 直径 15～30 μm。胞核大, 占细胞的极大部分, 呈圆形或椭圆形。胞核染色质呈深紫红色, 粗粒状, 排列紧密。核仁 2～3 个, 大小不一, 呈淡蓝色, 不清晰。胞质量较少, 呈不透明深蓝色, 边缘常有不规则突起。

(2) 幼巨核细胞 (promegakaryocyte): 细胞呈圆形或不规则形, 胞体明显增大, 直径 30～50 μm。胞核开始有分叶, 核形不规则, 并有重叠。胞核染色质凝聚呈粗颗粒状或小块状, 排列紧密。核仁模糊或消失。胞质量增多, 呈蓝色或灰蓝色, 近胞核处可出现淡蓝色或淡红色的淡染区, 可有少量嗜天青颗粒。

(3) 颗粒型巨核细胞 (granular megakaryocyte, 过渡型巨核细胞): 胞体明显增大, 直径 50～70 μm, 甚至达 100 μm, 外形不规则。胞核明显增大, 高度分叶, 形态不规则, 分叶常层叠，呈堆积状。胞核染色质粗糙，排列致密，呈团块状、深紫红色。胞质极丰富，呈淡紫红色，其内充满大量细小紫红色颗粒，有时可见边缘处颗粒凝集成簇，但周围无血小板形成。

（4）产血小板型巨核细胞（thronbocytogenous megakaryocyte，成熟型巨核细胞）：胞质内颗粒明显聚集成簇，有血小板形成，胞质周缘部分已裂解为血小板，使细胞边缘不完整，其内侧和外侧常有成簇的血细胞出现。其余的细胞特征，均与颗粒型巨核细胞相同。

（5）巨核细胞裸核（naked megakaryocyte nucleous）：产血小板型巨核细胞的胞质裂解成血小板完全脱落后，仅剩细胞核时，称为裸核。

7. 其他细胞　骨髓中，还可以见到网状细胞、内皮细胞、纤维细胞、组织嗜碱细胞、成骨细胞、破骨细胞及一些退化细胞，如退化的淋巴细胞、Ferrata 细胞和退化破坏的嗜酸性粒细胞等。

四、骨髓细胞学检查的内容和意义

（一）骨髓细胞学检查的内容

1. 制片和染色　在制片过程中，要求玻片和推片清洁，推片边缘要齐整。涂片要薄而均匀。一般，涂 6～8 张即可，同时制作 2 张血涂片。制出的涂膜厚薄适度。常用 Wright 和 Giemsa 混合染色法染色，细胞化学染色配合使用。细胞着色应红、蓝分明。挑选有骨髓小粒、涂片均匀及厚薄适宜的涂片进行染色。染色后，观察涂片着色是否良好及有无沉渣等。

2. 低倍显微镜检测

（1）检查骨髓标本制作情况：骨髓标本制作后，先用肉眼观察，涂片尾部有散在约粟粒大小、呈浅肉色半透明骨髓小粒及少量脂肪小滴；然后，在显微镜观察，较多骨髓特有的细胞，如各系幼稚细胞及巨核细胞等，这样的标本制作良好。如骨髓小粒较少或缺如，以及骨髓的特有细胞成分减少，提示骨髓可能有不同程度的外周血液稀释，为取材不良。

（2）判断骨髓增生程度：骨髓增生程度通常以骨髓中有核细胞的量来衡量，一般常直接在低倍显微镜下观察有核细胞与成熟红细胞的比例，并结合观察骨髓小粒的结构及其内的细胞数量与成分进行判断。骨髓增生程度通常采用五级分级法（表3-4）。

表3-4　骨髓增生程度分级

分　级	有核细胞：成熟细胞		有核细胞/全部细胞（%）	有核细胞/1000 个成熟红细胞		常见原因
	范围	平均		范围	平均	
增生极度活跃	1：(0.5～2.0)	1：1	>50	238.96～521.07	351.96	各型白血病
增生明显活跃	1：(5～12)	1：10	>10	43.78～230.77	114.51	各型白血病、增生性贫血
增生活跃	1：(16～32)	1：20	1～10	21.53～63.67	35.34	正常骨髓、各种贫血
增生减低	1：(35～70)	1：50	0.5～1	7.41～19.61	10.53	再生障碍性贫血（慢性）
增生明显减低	1：300	1：200	<0.5	1.96～7.41	4.85	再生障碍性贫血（急性）

(3) 观察巨噬细胞：在低倍显微镜下详尽观测全片，注意其数量、成熟程度、产血小板功能及其形态（包括血小板的形态）4个方面。然后，转换油浸镜观察，进行分类计数，并注意巨核细胞和血小板的形态有无异常；注意有无异常的或恶性组织细胞。

3. 油浸镜检查 选择有核细胞分布均匀、结构清晰和着色良好的涂膜体尾交界部位进行油浸镜检查，观察细胞分类计数和形态特点。

在油浸镜下，连续计数200个或500个（必要时，计数1000个）有核细胞，按细胞的不同系列和不同的发育阶段分别计数。然后，计算各系列细胞及其不同发育阶段细胞分别占有核细胞总数的百分数；再累计粒细胞系总数和幼红细胞总数，计算两者比例。细胞分类计数时，巨核细胞单独计数，不计入分类百分率中，通常至少观察30个以上；另外，分裂型细胞、退化或破碎细胞在分类计数时也不计入，如这类细胞较多见，可在检查报告中另外描述。在进行细胞分类计数时，仔细观察各系列细胞的形态有无各种异常。

(二) 骨髓细胞学检查的临床意义

1. 骨髓增生程度 其骨髓增生程度及常见原因见表3-4。
2. 骨髓中各系列细胞及其各发育阶段细胞的比例 一般符合下列参考值者，可视为正常骨髓象（表3-5）。

表3-5 健康成年人骨髓细胞分类计数参考值

细胞名称	骨髓中各系细胞（%）		
	范 围	平均值	± 标准差
粒细胞系统			
原粒细胞	0～1.8	0.64	0.33
早幼粒细胞	0.4～3.9	1.57	0.60
中性粒细胞			
中性中幼粒细胞	2.2～12.2	6.49	2.04
中性晚幼粒细胞	3.5～13.2	7.90	1.97
中性杆状核粒细胞	16.4～32.1	23.72	3.50
中性分叶核粒细胞	4.2～21.2	9.44	2.92
嗜酸性粒细胞			
嗜酸性中幼粒细胞	0～1.4	0.38	0.23
嗜酸性晚幼粒细胞	0～1.8	0.49	0.32
嗜酸性杆状核粒细胞	0.2～3.9	1.25	0.61
嗜酸性分叶核粒细胞	0～4.2	0.86	0.61
嗜碱性粒细胞			
嗜碱性中幼粒细胞	0～0.2	0.02	0.05
嗜碱性晚幼粒细胞	0～0.3	0.06	0.07
嗜碱性杆状核粒细胞	0～0.4	0.10	0.09

(续表)

细胞名称	骨髓中各系细胞（%）		
	范围	平均值	± 标准差
嗜碱性分叶核粒细胞	0～0.2	0.03	0.05
红细胞系统			
原红细胞	0～1.9	0.57	0.30
早幼红细胞	0.2～2.9	0.92	0.41
中幼红细胞	2.6～10.7	7.41	1.91
晚幼红细胞	5.2～17.5	10.75	2.36
淋巴细胞系统			
原淋巴细胞	0～0.4	0.05	0.09
幼淋巴细胞	0～2.1	0.47	0.84
淋巴细胞	10.7～43.1	22.78	7.04
单核细胞系统			
原单核细胞	0～0.3	0.01	0.04
幼单核细胞	0～0.6	0.14	0.19
单核细胞	1.0～6.2	3.0	0.88
浆细胞系统			
原浆细胞	0～0.1	0.004	0.02
幼浆细胞	0～0.7	0.104	0.16
浆细胞	0～2.1	0.71	0.42
其他细胞			
巨核细胞*	0～0.3	0.03	0.06
网状细胞	0～1.0	0.16	0.21
内皮细胞	0～0.4	0.05	0.09
巨噬细胞	0～0.4	0.05	0.09
组织嗜碱细胞	0～0.5	0.03	0.09
组织嗜酸细胞	0～0.2	0.004	0.03
脂肪细胞	0～0.1	0.003	0.02
分类不明细胞	0～0.1	0.015	0.04
红系核分裂细胞	0～17.0	4.90	3.10
粒系核分裂细胞	0～7.0	1.30	1.90
粒细胞：幼红细胞	（1.28～5.90）：1	2.76：1	0.87

注：根据中国医学科学院输血及血液学研究所资料（1963）。其中，删去原始血细胞一项。*. 骨髓细胞分类计数时，巨核细胞另行单独计数，一般不计入分类百分率中

3. 各系列细胞比例改变的临床意义

(1) 粒细胞系与红细胞比例（粒/红比例）

1) 粒/红比例正常：除了正常骨髓象外，见于粒系和红系细胞平等增多或减少，前者如急性红白血病，后者如再生障碍性贫血。

2) 粒/红比例增高：其比例＞5∶1，常见于急性或慢性粒细胞白血病、急性化脓菌感染、中性粒细胞性类白血病反应和纯红细胞性再生障碍性贫血等。

3) 粒/红比例减低：其比例＜2∶1，常见于粒系细胞减少（如粒细胞缺乏症）和红系细胞增多（如各种增生性贫血）等。

(2) 粒细胞系统

1) 粒系细胞增多：见于各型粒细胞白血病，急性粒细胞白血病以原粒细胞及早幼粒细胞增多为主，慢性粒细胞白血病以中性晚幼粒细胞和中性杆状核粒细胞增多为主；大部分急性炎症、感染性疾病和中性粒细胞性类白血病反应等，以中性晚幼粒细胞和中性杆状核粒细胞为主。

2) 粒细胞减少：见于再生障碍性贫血、粒细胞缺乏症或粒细胞减少症。

(3) 红细胞系统

1) 红系细胞增多：见于各类增生性贫血（以中幼红细胞和晚幼红细胞增多为主）、巨幼细胞贫血（以巨幼红细胞增多为主）和急性红白血病（以原红细胞和早幼红细胞增多为主，并常伴幼红细胞巨幼样变）等。

2) 红系细胞减少：见于再生障碍性贫血（包括纯红细胞性再生障碍性贫血），但部分慢性再生障碍性贫血者的骨髓呈灶状增生，有时可见红系细胞比例增多。

(4) 淋巴细胞系统

1) 淋巴细胞绝对性增多：见于急性和慢性淋巴细胞白血病、淋巴细胞类白血病反应等。

2) 淋巴细胞相对性增多：见于再生障碍性贫血、粒细胞减少症和粒细胞缺乏症。

(5) 单核细胞系统：单核细胞增多见于急性单核细胞白血病、急性粒-单核细胞白血病和骨髓增生异常综合征等。

(6) 浆细胞系统：浆细胞增多见于浆细胞白血病、反应性浆细胞增多、再生障碍性贫血和粒细胞缺乏症等。

(7) 巨核细胞系统

1) 巨核细胞增多：见于骨髓增生性疾病（如慢性粒细胞白血病等）和巨核细胞白血病等。

2) 巨核细胞减少：见于再生障碍性贫血和急性白血病等。

4. 外周血涂片的观察　在检查骨髓象时，需同时观察外周血涂片，进行外周血白细胞分类计数及形态的观察。检查外周血象时，注意有无幼稚细胞和有核红细胞，并注意成熟红细胞的形态、血小板的数量及形态有无异常。

第三节 流式细胞术的基本原理和应用

随着激光技术、电子检测技术、电子计算机技术和单克隆抗体制备技术的产生和发展，流式细胞术（flow cytometry，FCM）于 20 世纪 70 年代也应运而生。由于显微镜技术的问世和发展，为研究机体组织和细胞微细结构、乃至亚显微结构，提供了可靠的直观的形态和定位图像，因而奠定了细胞学的基础，并促进细胞生物学的形成和发展。然而，流式细胞技术的问世，又为微观认识细胞提供了更理想的检测手段，进一步发展了细胞生物学，拓宽了基础医学和临床医学等许多学科领域。这种技术是应用流式细胞仪（flow cytometer）在骨髓和外周血液单细胞或其他生物颗粒流动状态下对其进行快速、有效、多参数、定量分析物理和化学特性的一种高、精、新技术。

一、流式细胞仪及其原理

（一）流式细胞仪部件

主要由光源（一般以氩离子激光器为光源）、液流系统（主要包括流动室和喷嘴等）、光学检测系统（包括各种透镜、滤光片、分光镜及光检测器等）、电子控制系统（包括电放大器、模数转换器、脉冲高度分析器等）、计算机系统（数据储存分析及输出各种图形和统计结果等部件）及细胞分选器组成（图 3-2）。

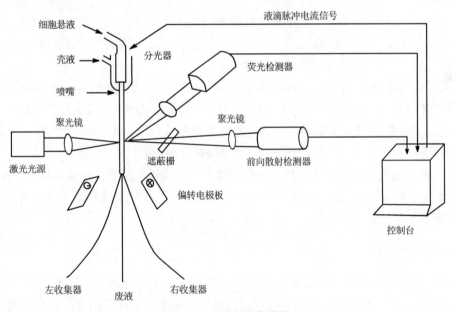

图 3-2 流式细胞仪结构

（二）基本原理

将制备的单细胞悬液（或经特异荧光素染色后）放入样品管中，在气体的压力下进入充满鞘液（磷酸盐缓冲液或生理盐水等）的流动室。当鞘液和细胞悬液存在一定压力差时，中心部位是排列有序的单列细胞，快速从喷嘴喷出，形成细胞液柱。在喷嘴下方，细胞液柱与入射的激光束垂直相交，其相交点即为测量区。细胞通过测量区受激光照射而向空间360°的所有方向发射散射光或荧光。散射光主要有前向角散射光（称0°散射光）和侧向角散射光（亦称90°散射光），其强弱与细胞的大小、形状、质膜和细胞内结构的折射率有关。荧光依据荧光素的不同发出不同波长的荧光，显示不同染色。

上述各种散射光或荧光信号通过各种光学镜接收，并由检测器（主要为光电倍增管）转变为电泳冲信号，再经整形、放大，由模数转换成数字信号，最后由计算机获取数据，储存、处理和分析，可得到多种信息参数，输出各种图形（一维单参数直方图、二维点图和等高图、假三维图等）及统计结果。细胞分选器可使指定的细胞从细胞群体中分离出来，细胞分选时，流动室在一定频率的超声振荡下，使喷嘴喷出的细胞液流变成断续的液滴；根据需要使不同类细胞充以不同电荷，这些细胞经过正、负电场时即可分选出带正、负电荷或不带电荷的3种细胞群。

二、主要特点、应用范围和样品制备

（一）主要特点

1. **简便快速、不损伤细胞**　由流式细胞仪喷嘴喷出的细胞液流速度可达7 m/s，每秒分析5000～10 000个细胞；细胞样品处理简单，所有的人体或动物活细胞或经石蜡包埋的死细胞均可制备成为单细胞悬液，用于流式细胞仪测定。不损伤细胞，分析或分选后的细胞可再用于实验研究，如分选出多重染色的免疫细胞或同期细胞在无菌的情况下可继续培养。

2. **测量多参数**　绝大多数的流式细胞仪都可以同时收集两个方向的散射光和两种以上波长的荧光信号，获得物理和化学的多种参数。

3. **灵敏度和分辨率高、分选细胞纯度和收获率高**　流式细胞仪灵敏度和分辨率高，前向角散射可分辨0.3 μm的颗粒，荧光信号可分辨2000～3000个异硫氰酸荧光素分子所产生的荧光；分辨率一般用变异系数表示，前向角散射光和荧光分辨率一般在2.0%以下。分选细胞纯度和收获率高，一般分选纯度达99%，收获率在90%以上。

流式细胞仪现正从模拟到数字化的转变过程，并向模块化发展，使其小型化、操作简便，运算速度快，分析能力强；而且，随着FCM技术的发展，开发出更多的荧光染料，从每个细胞的一次测量中获得更多的信息。

（二）应用范围

近年来，随着流式细胞仪的推广和应用，在基础医学、临床医学和预防医学等多学科领域显示了非常重要的作用。然而，所测的指标主要包括：①直接测得的，如细胞大小、形状、胞质颗粒性、色素含量、蛋白荧光及氧化还原状态等；②间接测得的（应用荧光素），如DNA和RNA含量、DNA倍体、碱基比例、总蛋白、碱性蛋白、染色质结构、细胞表面糖类、细胞表面抗原、膜结合钙离子、胞质钙离子、膜的完整性和通透性、膜的流动性和微黏性、膜电位、细胞表面和胞内受体、细胞表面电荷、酶活性、内容物作用、DNA合成、细胞质网络结构及细胞内 pH 等。因此，在基础医学和临床医学许多领域中，如涉及上述所测指标，即可应用流式细胞仪测定。

这里，值得说明的是，大多数的流式细胞仪是一种零分辨率的仪器，只能测量一个细胞的总核酸、总蛋白量等，不能测量细胞中某一特定部位的核酸或蛋白量等，这是这种仪器的不足之处。但是，由于现代荧光技术和多参数相关测量技术的发展，流式细胞仪能够选择性地针对细胞群体或组成群体的亚群进行定量分析，更准确地计算出每个细胞抗原决定簇的个数，以及更客观地测定细胞周期各时相的百分比和细胞周期动力学参数等，这些又具有其他手段无法比拟的优越性。

（三）样品制备

对于动物和人体各种细胞或培养细胞、石蜡包埋组织细胞，均可经制备单细胞悬液，通过流式细胞仪测定某些参数。单个细胞悬液需要进行细胞分散、固定和染色的程序，才能进行检测。

1. 细胞分散　组织细胞分散可采用机械法、化学法和蛋白酶消化法3种。①机械法：是将组织撕开或剪碎，用钢网搓筛，滤网过滤，超声振荡和离心沉淀，达到分散细胞的目的，有些幼稚的胚胎性组织和腺管性组织（乳腺癌、淋巴组织等）可单纯用此法获得较好的分散效果；②化学法：常用 EDTA 和柠檬酸钠螯合剂代替组织细胞间的阳离子，使组织解聚，细胞分散成单个，这种方法可保护细胞膜上某些特殊化学成分不受损伤，达到实验的要求；③蛋白酶消化法：常用胰蛋白酶和胃蛋白酶水解组织细胞间的蛋白和黏多糖物质，破坏胶原纤维和弹性纤维，可分散多种细胞，在短时间内对细胞无伤害作用。

上述3种分散细胞的方法各有优缺点：①机械法简便，但易引起细胞损伤和丢失；②化学法作用温和，但有些物质能抑制细胞代谢；③蛋白酶消化法适用于含结缔组织成分较多的组织，但可消化细胞膜上的某些成分。在实际应用中，3种方法常联合应用，使组织细胞达到最好的分散度，细胞受到的伤害又小。

2. 细胞固定　用流式细胞仪分析或分选活细胞时，不能使用固定剂处理样品；对于分析或分选的活细胞，有些染料摄入细胞后可以排出，但对细胞无伤害作用。除了分析或分选活细胞外，细胞均应适当固定。通常，细胞固定采用乙醇法、甲醛法和丙酮法3种，前者应用较多。一般，应用乙醇固定细胞，也有应用甲醇固定细胞。

（1）乙醇法：应用乙醇固定细胞的程序如下。首先，用 PBS 洗去分散细胞时所用的消化酶液，调节每个样品的细胞数为 2×10^6 个/ml，通过200目尼龙网，加入 -20℃ 预冷的70%乙醇，混匀，置 -20℃ 冰箱内固定18 h。细胞固定后，在 -20℃ 冰箱内可保存1个月，不影响测定结果。应用乙醇固定细胞常用于 Hoechst 33258、EB、PI 和 FITC 等染色法。

（2）甲醛法：醛类固定剂（如戊二醛、甲醛）对插入性荧光染料与核酸结合有较强的干扰作用，并与细胞作用后常产生较强的非特异性荧光。因此，在流式细胞测定中，使用插入性荧光染料时，不用醛类固定剂。应用甲醛固定细胞，可取适量单细胞悬液，加等量8%甲醛-盐水 G（葡萄糖 1.1 g、NaCl 8.0 g、KCl 0.4 g、$Na_2HPO_4 \cdot 12H_2O$ 0.39 g 和 KH_2PO_4 0.15 g，加蒸馏水至1000 ml，待完全溶解后，再依次加 $MgSO_4 \cdot 7H_2O$ 1.54 g 和 $CaCl_2 \cdot 2H_2O$ 0.16 g），4℃

冰箱内固定 12～18 h 即可。此法常用于吖黄素 Feulgen 染色。

(3) 丙酮法：应用丙酮法，将细胞悬浮于生理盐水中，慢慢加入冷丙酮，使其终浓度为 85%。此法常用于免疫荧光染色。

3. 样品染色 定量细胞荧光染色技术，要保证染料分子与细胞的结合成正比关系。然而，染色过程受 pH、温度和染液浓度的影响，这三者与某些金属离子均可引起荧光的淬灭。因此，在样品染色中应给予足够的注意。

(1) 核酸和蛋白质荧光染色：碘化丙啶（propidium iodide，PI）可嵌入双股螺旋多核苷酸结构，常用来染色 DNA 和 RNA。PI 不能穿过活细胞膜，但能穿过死细胞膜，使其着色。PI 鉴别细胞死亡和存活的灵敏度很高，在 FCM 中常用来测定细胞的活力。

标记 DNA 的荧光色素有许多种，其中与 DNA 螺旋结构高度特异结合的染料有普卡霉素（MI）等，不与 RNA 结合，而优先与 G-C 键结合。

对于 DNA 和 RNA 双重染色，常用 Hoechst 33258，为核酸特异性染料，与 A-T 键优先结合，并在 pH 2.0 时与 RNA 结合优先。因此，测定 DNA 时，需将溶液 pH 调至 7.0。这种染料对死细胞可立即染色，对活细胞是渐进性染色，在 10 min 内达到饱和。

细胞蛋白质可被多种染料染色，包括 FITC、PE 和 APC 等。在 DNA 和蛋白质双重染色时，可用乙醇固定已制备的细胞悬液，加 100 μl RNA 酶溶液（5 mg/ml），37 ℃保温 30 min 后，用冰浴终止 RNA 酶作用；用 PI 染液（50 μg/ml）避光染 15 min 后，再用 FITC 染液（1 μg/ml 乙醇溶液）染 10 min；用蒸馏水离心（1000 r/min，5 min）1 次，其沉淀部分悬浮于生理盐水中；然后，通过流式细胞仪进行分析，被 PI 着色的 DNA 呈红色荧光，被 FITC 着色的蛋白质呈绿色荧光。

另外，过碘酸-Schiff（PAS）可用于多糖、黏多糖和黏蛋白染色，Rhodamine 123（Rh123）可特异性标记细胞内线粒体。

(2) 免疫荧光染色：免疫荧光染色主要有间接法和直接法两类。间接法可应用于多种未标记荧光色素的单克隆抗体，通过第二抗体进行荧光染色，其灵敏度较高，但操作复杂，背景染色增加，一般只能检测一种抗原，应用范围有限。直接法使用荧光色素标记的单克隆抗体进行染色，操作简便，背景染色低，信噪比大，应用范围广泛；尤其是不同荧光色素标记的单克隆抗体可以进行双色、三色、四色（如 CD3 PerCP、CD4 FITC、CD8 PE 和 CD45 APC），甚至十色以上的多色分析，使 FCM 免疫表型分析的灵敏度和特异性大大提高。

三、在血液病诊断和治疗中的应用

流式细胞术（FCM）通过荧光抗原抗体检测技术对细胞表面抗原分析，进行细胞分类和亚群分析。这一技术对于人体细胞免疫功能的评估以及各种血液病及肿瘤的诊断和治疗具有重要的作用。正常人群淋巴细胞 T4/T8 比值约为 2∶1，但在人体细胞免疫力低下时可出现比例倒置。目前，FCM 用的各种单克隆抗体试剂已经发展到了百余种，可以对各种血细胞和组织细胞的表型进行测定分析。

FCM 通过对外周血细胞或骨髓细胞表面抗原和 DNA 的检测分析，对各种血液病的诊断、预后判断和治疗起着举足轻重的作用。

(一) 白血病的诊断和治疗

FCM 采用各种抗血细胞表面分化抗原（CD）的单克隆抗体，借助于各种荧光染料［异硫氰酸荧光素（FITC）和藻红蛋白（PE）等］测定 1 个细胞的多种参数，以正确地判断出该细胞的属性。各种血细胞系统都具有其独特的抗原，当形态学检查难以区别时，免疫表型参数对各种急性白血病的诊断和鉴别诊断有决定性作用。例如，干细胞表达 CD34，髓系细胞表达 CD13 和 CD14，B 细胞系表达 CD10、CD19 和 CD20 等，T 细胞系表达 CD2、CD3、CD5 和 CD7，利用 FCM 可以测定出血细胞表达各种抗原的水平，协助临床确诊。

同其他肿瘤的治疗一样，测定 DNA 倍体和进行细胞周期分析对指导白血病化疗有一定作用，不同的白血病患者或同一患者在不同病期白血病细胞增殖状况不同，定期了解细胞增殖情况而采取相应的治疗药物，可以提高其疗效。

目前，临床除化疗药物治疗外，还采用造血干细胞（hematopoietic stem cell，HSC）移植技术治疗急性白血病和一些疑难性疾病。FCM 通过对人白细胞抗原（HLA）配型的测定可以为异体干细胞移植患者选择出最合适的供体。HSC 移植技术主要包括干细胞的鉴别、活性测定、干细胞动员和采集、分离纯化、保存扩增、肿瘤细胞的净化、干细胞回输以及术后保持移植物抗宿主病的低发生率等一系列过程。FCM 测定 CD34、HLA-DR 和 CD33 等细胞表面标志物，成为干细胞移植技术重要的监测手段。用 FCM 检测一系列指标观察患者的恢复状态，可以对预后做出早期的判断。

(二) 网织红细胞的测定及临床应用

网织红细胞计数是反映骨髓造血功能的重要指标，FCM 通过某些荧光染料（吖啶橙和噻唑橙等）与红细胞中 RNA 结合，定量测定网织红细胞中的 RNA，得到网织红细胞占成熟红细胞的百分比。有学者报道，FCM 方法比目测法结果精确度更高。此外，FCM 还可以测量出网织红细胞的成熟度，对红细胞增殖能力的判断很有意义，为干细胞移植术后恢复的判断、贫血的治疗监测及肿瘤患者放化疗对骨髓的抑制状况等提供了依据。

(三) 在血栓与出血性疾病的应用

1. **血小板功能的测定**　在正常情况下，血小板以分散状态在血管内运行；但当血管损伤、血流改变或受到化学物质刺激时，血小板被活化而发生一系列改变。由于血小板的活化程度可由血小板膜糖蛋白表达水平的高低来判断，FCM 测定血小板膜糖蛋白的表达情况成为检查血小板功能的一种新手段，该方法灵敏、特异性高。如果采用全血法测定，只需微量标本，适用于儿童及血小板减少性疾病的患者。血小板活化时，其质膜糖蛋白较其静止期发生显著改变，FCM 可以通过单抗免疫荧光标记（血小板膜糖蛋白Ⅱb/Ⅲa、CD62 和 CD63 等）监测血小板功能及活化情况，有利于血栓栓塞性疾病的诊断和治疗。

此外，血小板活化时，其细胞内的钙离子浓度发生很大变化，借助于钙离子敏感荧光探针的帮助，用 FCM 测定钙离子浓度，可以作为活化血小板监测的非免疫性指标。

2. 血小板相关抗体的测定　免疫性血小板减少性紫癜患者，血浆中可产生血小板自身抗体，结合在血小板表面，称为血小板相关抗体，其分子可以是 IgG、IgA 或 IgM，用羊抗人 IgG、IgA 和 IgM 荧光抗体标记被测血小板，FCM 可以测定血小板相关抗体含量。直接法检测血小板表面的相关抗体，间接法可测定血清中的相关抗体。该方法用于该病的诊断及治疗监测，具有检测速度快、灵敏度高的优点。

（四）在骨髓增生异常综合征的应用

FCM 可检测骨髓增生异常综合征（MDS）患者中存在的细胞免疫表型的异常，主要包括以下几种。① CD45/SSC（是指在流式细胞仪检测时的侧向角散射，与激光束正交 90° 方向的散射信号）参数异常：MDS 患者可出现原始细胞群 CD45 表达强度减弱，成熟粒细胞群 SSC 减小。② 原始细胞群数量异常：在正常情况下，原始细胞群数量少，并且呈现散在分布，CD34 表达强弱不等；而 MDS 患者的原始细胞分布和 CD34 表达呈聚集性，通常可发现原始细胞表面标志表达异常，如 CD34 与 CD5 或 CD7 共表达。③ 粒细胞抗原表达异常：MDS 患者粒细胞可出现早期和晚期抗原的共表达、髓系细胞和淋巴系细胞抗原共表达或分化抗原表达失去规律性。④ 单核细胞抗原表达异常：MDS 患者可出现抗原的混杂表达，如 MDS 患者单核细胞 CD34 部分表达及淋巴系细胞抗原 CD7 和 CD56 等表达。

目前，仍主要依靠细胞形态学、组织病理学及细胞遗传学诊断 MDS。近年来，越来越多地研究 FCM 在 MDS 中的应用，如用流式细胞仪检测 MDS 患者血细胞各个系别的发育异常。

四、造血细胞分化成熟的抗原表达及白血病免疫分型

（一）正常造血细胞分化成熟的抗原表达规律

正常血细胞从多能干细胞分化、发育和成熟为功能细胞的过程中，胞膜、胞质和胞核抗原的出现、表达的增多和减少，甚至消失，与血细胞分化和发育阶段密切相关，而且表现出与细胞系列及其分化程度相关的特异性，具有明显的规律性。因此，这些抗原的表达可通过流式细胞仪进行检测和鉴别，以区别于白血病细胞等。

1. 粒细胞抗原表达规律　粒细胞发育过程 5 个阶段的抗原表达规律如下。①原粒细胞阶段：粒细胞表达 CD34、CD117、HLA-DR、CD13、CD45 和较高水平的 CD33，此时不表达其他成熟标志；②早幼粒细胞阶段：CD34 和 HLA-DR 表达下调，CD15 高表达，CD33 表达水平降低，CD13、CD117 和 CD45 表达强度不变，开始出现中毒水平的 CD64；③中幼粒细胞阶段：出现中等水平的 CD11b，CD13 表达减弱，CD117 表达为阴性；④晚幼粒细胞阶段：CD13 表达再次增强，并出现 CD16 的表达，CD33 表达呈弱阳性；⑤成熟粒细胞阶段：CD11b、CD13 和 CD45 表达最强，CD64 表达水平降低。

2. 单核细胞抗原表达规律　单核细胞发育过程主要分为 3 个阶段，其抗原表达规律如下。①原单核细胞阶段：主要表达 CD34、CD33、CD13 和 HLA-DR，此阶段无法与原粒细胞阶段区分；②幼单核细胞阶段：主要为 CD11b 表达上调，CD13 和 CD33 表达明显增加，HLA-DR 表达有所减弱；③成熟单核细胞阶段：主要为 CD14 表达快速上调，CD45 表达增加，CD13、

CD33 和 HLA-DR 表达的强度维持不变。

3. B 细胞抗原表达规律　B 细胞发育过程主要分为 4 个阶段，其抗原表达规律如下。①第一阶段：原始 B 细胞主要表达 CD34、HLA-DR 和 TdT，CD10 表达很强，而 CD19、CD45 和 CD22 表达较弱；②第二阶段：CD19 和 CD45 表达增强，CD34、HLA-DR 和 TdT 表达转为阴性，同时出现 CD20 的表达，此时胞质 IgM 为阳性；③第三阶段：CD20 和 CD45 表达最强，CD10 表达强度并转为阴性，CD5 表达阳性，同时 FMC7 和胞膜 IgM 开始出现；④第四阶段：CD22 和 CD23 表达强度明显增加，CD20 略降低，CD5 转为阴性。

4. T 细胞抗原表达规律　T 细胞发育过程主要分为 4 个阶段，其抗原表达规律如下。①第一阶段：表达较高水平的 CD7、CD10 和 CD1a 逐渐增加，同时表达 CD2 和 CD5，只有少部分细胞表达 CD34，此时胞膜 CD3 表达阴性；②第二阶段和第三阶段：这两个阶段抗原表达相似，CD45 和 CD1a 表达增加，出现 CD4 和 CD8 单阳性细胞，在第三阶段胞膜出现 CD3 的表达；③第四阶段：CD1a 转为阴性，CD4 和 CD8 转为单阳性细胞，CD2 和 CD5 表达贯穿 T 细胞发育始终。

(二) 白血病免疫分型

由于单克隆抗体的开发，出现了许多不同系列造血细胞抗原反应的单克隆抗体，这为白血病的分型提供了极大的帮助，并逐步确立了免疫分型在白血病诊断的重要地位。目前，尚未发现白血病的特异性抗原，因此，用正常血细胞的单克隆抗体进行白血病的免疫分型。国际上公认的通用方法是流式细胞术；此外，免疫组化法、电镜和荧光显微镜可作为辅助诊断手段。

1. 常用的免疫分型抗原　白血病抗原常用一组相关抗原来确定，常用的免疫分型系列分化抗原有以下几种。①干祖细胞系及系列相关抗原：CD34、CD38、HLA-DR 和 TdT；②髓细胞系：CD13、CD33、CD14、CD15、CD36、CD11b、CD11c、CD64、CD117 和 MPO（髓过氧化物酶）；③红细胞系：CD71 和 Gly-A（血型糖蛋白）；④巨核细胞系：CD41、CD42 和 CD61；⑤T 细胞：CD1a、CD2、CD3、CD4/CD8、CD5、CD7、TCR 和胞质 CD3；⑥B 细胞：CD10、CD19、CD20、CD22、胞质 IgM 和胞质 CD79a；⑦NK 细胞：CD16、CD56 和 CD57；⑧浆细胞：CD138、CD38 和胞质 κ 或胞质 λ。

在 T 细胞、B 细胞和髓细胞的发育过程中，CD3 抗原是 T 细胞的特异性标志，CD3 抗原在胞质的出现早于胞膜。CD79a 是 B 细胞的特异性标志，只表达于胞质，不表达于胞膜。MPO 为髓系最特异标志。TdT 是早期未分化标志。此 4 种特异性较高的胞质抗原检测，常用于鉴别不同系列的白血病细胞，属于一线抗体。

2. 白血病免疫分型　白血病免疫分型第一步，从正常细胞中识别出恶性肿瘤细胞；第二步，明确细胞起源：髓系细胞、B 细胞、T 细胞、NK 细胞或其他类型的细胞；第三步，确定细胞所处的分化阶段，进一步确定白血病的亚型。

WHO 采用了 1998 年欧洲白血病免疫学特性研究组（EGIL，表 3-6）提出的急性白血病免疫表型分析的一线和二线选用抗体；一线抗体可以确定白血病属于髓系或淋巴细胞系白血病，二线抗体可进一步确定亚型。在此基础上，2008 年 WHO 提出对系列分类确认新标准（表 3-7）。

表 3-6 1998 年 EGIL 提出的白血病积分系统

分 值	B 细胞系	T 细胞系	髓细胞系
2	cCD79a	CD	MPO
	cCD22	TCRα/β	
	cIgM	TCRγ/δ	
1	CD19	CD2	CD117
	CD20	CD5	CD13
	CD10	CD8	CD33
		CD10	CD65
0.5	TdT	TdT	CD14
	CD24	CD7	CD15
	CD1a		CD64

表 3-7 2008 年 WHO 对系列确认的新标准

系 列	新标准
髓细胞系	MPO⁺（FCM、免疫组化或细胞化学）或单核细胞分化（至少 2 个标志：NSE、CD11c、CD64、CD14 和溶菌酶）
T 细胞系	cCD3（FCM 应用抗 ε 链抗体；而免疫组化使用的多克隆抗体可与 CD3ζ 结合，非 T 细胞特异的）或膜 CD3（很少表达）
B 细胞系	强 CD19 和 CD79a、cCD22、CD10 的 3 个标志中至少 1 个标志强表达，或这 3 个弱标志中至少 2 个标志强表达

目前，还没有制定出统一的诊断标准，主要是参考上述表 3-6 和表 3-7，综合临床、细胞遗传学与分子生物学进行分析，从而确定诊断。

第四节 染色体畸变及生物剂量计

染色体（chromosome）是 DNA 和蛋白质的复合体，对一些物理化学因素的作用非常敏感。染色体畸变是反映细胞群体对电离辐射等因素所致损伤的良好指标，可用于评价电离辐射等因素所致损伤及其损伤程度，即用于离体外周血淋巴细胞染色体畸变的剂量效应曲线来估算受损伤的剂量。因此，这种生物剂量计不但辅助物理剂量的测定，而且在某些复杂情况下，估算用物理方法难以准确计算的照射剂量。

一、染色质和染色体

染色质是细胞分裂间期胞核中由 DNA 和组蛋白构成的可被碱性染料着色的物质。在细胞分裂间期，染色质呈细丝状，形态不规则，弥散在细胞核内；当细胞进入分裂期时，染色质高度螺旋、折叠，缩短、变粗，最终凝集形成条状的染色体，以保证遗传物质 DNA 能准确地分配到两个子代细胞中。因此，染色质和染色体是细胞核内同一物质在细胞周期不同时相的不同表现形态；细胞核是建立遗传物质稳定的活动环境，是遗传信息储存、复制和转录的场所，是细胞生命活动的控制中心。

（一）染色质

1. 染色质中的 DNA　染色质的成分主要包括 DNA 和组蛋白，两者的比率约为 1∶1；还含有非组蛋白和少量的 RNA。在真核细胞中，染色质 DNA 序列根据其在基因组中分子组成的差异分为单一序列（unique sequence）和重复序列（repetitive sequence）两类。单一序列又称单拷贝序列（single-copy sequence），一般是具有编码功能的基因，真核生物大多编码蛋白质的结构基因属于这种形式。

重复序列又分为中度重复序列和高度重复序列。前者重复次数在 $10 \sim 10^5$，长度为几百到几千个碱基对（bp），多数不编码序列，构成基因内和基因间的间隔序列，起到 DNA 复制、RNA 转录和转录后加工等调控作用；但 rRNA、tRNA、组蛋白和核糖体蛋白等基因具有编码功能。后者的长度只有几个到几十个碱基对，但其拷贝数超过 10^5，散在或串联重复分布在染色体的端粒和着丝粒区，不能转录，主要构成结构基因的间隔，还可与减数分裂中同源染色体联会有关。

2. 染色质中的组蛋白　组蛋白（histone）属于碱性蛋白质，pI 在 10 以上；分为 5 种，即 H1、H2A、H2B、H3 和 H4。H1 为连接组蛋白（connective histone），由 215 个氨基酸残基组成，分子量较大，在构成核小体时起连接作用，与染色质高级结构的构建有关。H1 在进化中不如另外 4 种组蛋白保守，有一定的种属特异性和组织特异性。在哺乳类动物细胞中，H1 有 6 种密切相关的亚型。H2A、H2B、H3 和 H4 为核小体组蛋白（nucleosomal histone），分子量较小，其间相互作用，具有形成聚合体的趋势，将 DNA 卷曲而形成核小体。这 4 种组蛋白高度保守，无种属及组织特异性；尤其是 H3 和 H4，是已知蛋白质中最为保守的蛋白，一旦其分子中任何氨基酸的改变，将对细胞产生重要的影响。

3. 染色质中的非组蛋白　非组蛋白（nonhistone protein）为一类酸性蛋白质，富含天冬氨酸和谷氨酸等；其数量远少于组蛋白，但其种类多，功能多样；分子量在 15～100 kD；包括染色体骨架蛋白、调节蛋白和参与核酸代谢及染色质化学修饰的相关酶类。非组蛋白具有种属和组织特异性，在整个细胞周期都能合成，而组蛋白仅在 S 期合成。非组蛋白能识别特异的 DNA 序列，其识别位点在 DNA 双螺旋的大沟部分，靠近氢键和离子键。非组蛋白主要参与染色体的构建，协助 DNA 分子进一步盘曲、折叠，构建成染色质的高级结构；含有的启动蛋白、DNA 聚合酶及引物酶等，启动 DNA 的复制；含有的转录调控因子调控基因转录。

4. 常染色质和异染色质　在间期细胞核中，依据染色质螺旋化程度和功能状态的不同，分为常染色质（euchromatin）和异染色质（heterochromatin）两种。常染色质是指在间期细胞核中处于伸展状态，螺旋化程度低，碱性染料染色浅而均匀，位于细胞核的中央；在细胞分裂期，位于染色体的臂。构成常染色质的 DNA 主要是单一序列 DNA 和中度重复序列 DNA。

常染色质具有转录活性,但并不是其所有的基因具有转录活性,处于常染色质状态只是基因转录的必要条件。

异染色质是指在间期细胞核中,螺旋化程度高,处于凝缩状态,碱性染料染色较深,位于细胞核的边缘或围绕在核仁的周围,转录不活跃或无转录活性。异染色质分为组成性异染色质(constitutive heterochromatin)和兼性异染色质(facultative heterochromatin)两类。前者又称恒定性异染色质,是异染色质的主要类型,在各种细胞周期中(除复制期外)都呈凝缩状态,是由高度重复的 DNA 序列构成;具有显著的遗传惰性,不转录也不编码蛋白质;较常染色质早聚缩、晚复制,即多在 S 相晚期复制,而常染色质多在 S 相早期和中期复制。后者是在某些类型细胞或一定发育阶段细胞处于凝缩失活状态,而在其他时期松展为常染色质;一般在胚胎细胞含量少,在高度分化的细胞含量较多,即随着细胞分化较多的基因渐次以聚缩状态关闭。

5. **染色质有序折叠包装为染色体** 组成染色质的基本结构单位是核小体(nucleosome),后者包括约 200bp 的 DNA、八聚体(除 H1 的其他 4 种组蛋白各两个分子组成)及其外表结合 1 个分子的组蛋白 H1,即由 10nm×5.5nm 的组蛋白核心和盘绕于其核心之外的 DNA 构成;146bp 的 DNA 在八聚体上缠绕 1.75 圈,形成核心颗粒。在两个相邻的核小体之间以 DNA 相连,其长度变异较大,典型的约 60bp;在其上结合的组蛋白 H1,锁定核小体 DNA 的进出端,起稳定核小体的作用(彩图3)。

一般,DNA 链上每间隔 200 核苷酸重复出现一个核小体,但有些细胞中某些 DNA 区段不存在核小体;而且,这些区段往往位于某个特别活化的基因附近,其上面存在多个序列特异性 DNA 结合蛋白。由多个核小体形成一条直径约为 10 nm 的念珠状纤维,即呈螺旋盘绕,每 6 个核小体螺旋一周,形成外径 30 nm、内径 10 nm 的中空螺线管(solenoid),为染色质的二级结构,其组蛋白 H1 位于螺线管内部,是螺线管形成和稳定的关键因素。

对于外径 30nm 的螺线管进一步组装成染色体的过程有不同的看法,其中多极螺旋模型(multiple coiling model)和支架-放射环结构模型(scaffold-radial loop structure model)得到广泛的接受。前者是指螺线管进一步螺旋盘绕,形成直径 400nm 的圆筒状结构,称为超螺线管(supersolenoid),这是染色质组装的三级结构;超螺线管再进一步螺旋、折叠,形成染色质的四级结构,即染色单体(chromatid);在染色质组装过程中,DNA 分子经过核小体、螺线管、超螺线管到染色单体四级连续螺旋、折叠后,其长度可压缩近万倍。后者指形成螺线管后的高级结构是由外径 30 nm 螺线管纤维折叠成的袢状结构,螺线管一端与非组蛋白构成的染色体支架某一点结合,另一端向周围呈环状迂回后又返回到与其相邻近的点结合,形成一个个围绕支架的袢环;每个 DNA 袢环长约 21μm,包含 315 个核小体,每 18 个袢环呈放射平面排列,结合在核基质上形成微带(miniband),再由微带沿纵轴排列成染色单体。

(二)染色体

1. **染色体结构** 染色体在细胞学中是指细胞增殖周期有丝分裂中期核内易被碱性染料着色的小体。人类有 23 对染色体,46 条,与常用实验动物的染色体数目不同。人类染色体的形态和结构在细胞分裂中期最为典型(图 3-3A),图 3-3B 为间期染色体电镜图。

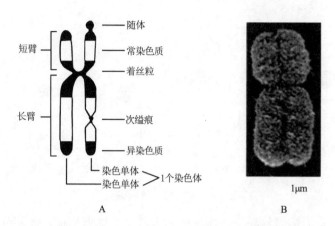

图 3-3　人类细胞有丝分裂中期染色体模式图（A）和间期染色体电镜图（B）

（1）姐妹染色单体：在细胞有丝分裂中期，染色质高度凝集成染色体，此期的形态和结构成为染色体标准。每一中期的染色体由两条相同的染色单体构成，两者之间由着丝粒（centromere）相连。每一条染色体有 1 个着丝粒，失去着丝粒的染色体片段，不能在分裂后期向两极移动而丢失。着丝粒将染色体横向分为两个臂，短臂（short arm，又称 p）和长臂（long arm，又称 q）；纵向分为两条染色单体，彼此互称姐妹染色单体（sister chromatid），各包含一条 DNA 双螺旋，仅在着丝粒处相连接。

（2）主缢痕和次缢痕：在姐妹染色单体连接处的向内凹陷区域称为主缢痕（primary constriction）或初级缢痕，着丝粒位于主缢痕内两条姐妹染色单体相连处的中心部位。另外，在有些染色体的短臂和长臂上可见凹陷缩窄区，即次缢痕（secondary constriction），是染色体上狭窄和浅染的区域，为某些染色体所特有的形态特征，其数目、位置和大小较恒定，可作为染色体鉴定的常用标记，较常见于 1、3、9、16 号染色体及 Y 染色体。

（3）着丝粒染色体类型：中期染色体根据着丝粒的位置，可分为 4 种类型（图 3-4）。①中着丝粒染色体（metacentric chromosome），着丝粒位于或靠近染色体中央，位于染色体纵轴的 1/2～5/8 处，将染色体分成大致相等的两臂；②亚中着丝粒染色体（submetacentric chromosome），着丝粒位于染色体纵轴的 5/8～7/8 处，将染色体分成长短不等的短臂和长臂；③近端着丝粒染色体（acrocentric chromosome），着丝粒靠近染色体的一端，位于染色体的 7/8 至近末端之间，短臂很短；④端着丝粒染色体（telocentric chromosome），着丝粒位于染色体的一端，形成的染色体只有一个臂，在人类正常染色体中无端着丝粒染色体，但在肿瘤细胞中可以见到。

（4）动粒（kinetochore）：染色体的动粒是由蛋白质组成的存在于着丝粒两侧的特化圆盘状结构，每一中期染色体含有两个动粒，是细胞分裂时纺锤丝（spindle fiber）微管附着点，在细胞分裂中与染色体的移动密切相关。着丝粒与动粒结合的复合结构，即复合体着丝粒 - 动粒复合体（centromere-kinetochore complex），包括 3 个结构域，即动粒域、中心域和配对域，着丝粒和动粒结构成分相互穿插，结构域之间相互配合，共同介导纺锤丝与染色体的整合，为染色体的有序配对及分离提高基础条件。

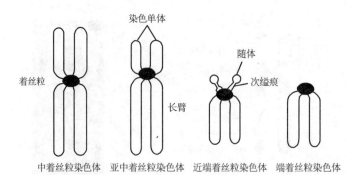

图 3-4　染色体的 4 种类型

(5) 随体：在人类近端着丝粒染色体短臂的末端可见球形结构，即随体 (satellite)，通过柄部凹陷缩窄的次缢痕与染色体的主体部分相连。随体主要由异染色质组成，含有高度重复 DNA 序列，其形态和大小是恒定的，是识别染色体的形态之一。染色体的随体间容易发生连接，称随体联合 (satellite association)，即近端着丝粒染色体的短臂及随体常紧靠或相连，参加联合的染色体多少不等。随体联合可能在近端着丝粒染色体短臂上的随体柄部是 rRNA 基因所在之处。有随体染色体的次缢痕部位含有多拷贝 rRNA 基因，是具有组织形成核仁能力的染色质区，称为核仁组织区 (nucleolus organizing region，NOR)，核仁的残留物可能仍将这些染色体聚在一起，是造成近端着丝粒染色体不分离的原因。

(6) 端粒 (telomere)：在染色体两臂的末端具有特殊功能的结构，称为端粒。染色体的天然末端从不与染色体断裂所产生的"黏性末端"发生连接，彼此间也不相连接，这不仅说明其对于维持各条染色体的独立性十分重要，而且提示该处的结构上必定有其特殊性。研究表明，端粒由特定基本序列单元的大量重复构成。端粒序列是细胞进化过程中一段高度保守的序列，去除了端粒的染色体易发生重排，形成染色体畸变。因此，端粒起着稳定和保护染色体的作用。研究表明，肿瘤形成和细胞的衰老与端粒和端粒酶在细胞中的状态有关。

2. 染色体功能　染色体功能主要体现其具有稳定遗传的作用。在真核生物细胞分裂时，首先进行染色体复制，然后均等分配到两个子细胞中。为了实现这一复杂的过程，染色体必须具有 3 个功能单位，即自主复制序列、着丝粒序列和端粒序列。

(1) 自主复制序列 (autonomously replicating sequence，ARS)：这种序列又称复制源序列 (replication origin sequence)，具有 DNA 复制起点的作用；真核细胞染色体上有多个 ARS，以保证染色体快速复制。研究发现，所有 ARS 的 DNA 均有一段同源性很高的富含 AT 的保守序列，即 200 bp-A(T)TTTAT(C)A(G)TTTA(T)-200 bp；同时，发现 ARS 及其上下游各约 200 bp 区域是维持 ARS 功能所必需的。

(2) 着丝粒序列 (centromeric sequence，CEN)：在真核生物细胞分裂时，CEN 是两个姐妹染色单体连接的区域。研究发现，CEN 具有两个彼此相邻的核心区，一个是 80～90 bp 的 AT 区，另一个是含有 11 个高度保守的碱基序列：-TGATTTCCGAA-，其功能是形成着丝粒。在细胞分裂时，两个姐妹染色单体从着丝粒分离，保证均等分配两个子代染色单体。

(3) 端粒序列 (telomeric sequence，TEL)：TEL 是位于线性染色体两端的 DNA 重复序列，在双链中的一条 3′ 末端为富含 TG 的序列，其互补链为富含 CA 的序列；与端粒结合蛋白组成核蛋白复合物，广泛存在于真核生物细胞中。不同种细胞的端粒重复单位不同，大多数长 5～8 bp，由这些重复单位组成的端粒突出于其互补链 12～16 个核苷酸。人类端粒由 5′-TTAGGG-3′ 的重复单位构成，约重复 2000 次，长度在 2～15 kb。端粒主要的生理功能：①在染色体的两端形成保护性的帽结构，维持染色体结构的完整性，防止染色体被核酸酶降解及染色体间相互融合。②防止染色体结构基因在复制时丢失，依靠端粒长度和端粒结构，保持染色体末端的完全复制，端粒提供复制线性 DNA 末端的模板；端粒在细胞的寿命、衰老、死亡及肿瘤的发生等方面起重要的作用。端粒的长度在不同的细胞之间存在着差异。胚胎细胞和生殖细胞端粒的长度大于体细胞。真核细胞的端粒是线性 DNA，其末端随周期性的复制而逐渐缩短。对于正常人体细胞，由于末端复制问题，细胞每分裂 1 次，端粒就缩短 50～200 nt；当端粒缩短到临界长度时，细胞就会出现衰老，以至于死亡。因此，在正常真核细胞中，端粒可被看成是生命的"时钟"或有丝分裂的"计数器"。

端粒是由端粒酶（telomerase）合成的，后者是一种由 RNA 和蛋白质组成的核糖核蛋白酶。人的端粒酶是 1989 年由 Morin 在人癌细胞中发现的，其序列在 1995 年被克隆，其中的 RNA 组分由 450 个核苷酸组成，全长 159 bp，模板 RNA 为 5′-CUAACCCUAAC-3′。Parkinson 等已从皮肤鳞状上皮癌细胞中提取出了酶 RNA，并将其编码基因定位于 3q26.3。人端粒酶由模板 RNA、端粒相关蛋白和人端粒酶反转录酶（human telomerase reverse transcriptase，hTERT）构成，其生物学功能能识别并结合于富含 G 的端粒末端，以自身为模板，反转录合成端粒 DNA。

在端粒受损时，能把端粒修复延长，使端粒不会因细胞分裂而有所损耗，细胞分裂的次数增加，从而延长细胞的寿命，甚至使其永生化。在正常人体细胞中，端粒酶的活性受到相当严密的调控，只有在造血细胞、干细胞和生殖细胞，这些必须不断分裂克隆的细胞之中，才可以检测到具有活性的端粒酶。

近年来研究表明，端粒酶活性的表达及端粒的长度与细胞衰老和某些疾病，特别是肿瘤的发生、发展具有相关性。在正常的体细胞中，端粒酶处于失活状态，因此体细胞随细胞分裂次数的增加，其端粒逐渐缩短；当端粒缩短到一定程度，即不能维护染色体的稳定，细胞就无法继续分裂，最终走向衰老和死亡；而癌细胞的永生化是肿瘤细胞区别于正常细胞的重要特征之一，也是肿瘤生长和转移的关键。肿瘤细胞在某种机制的作用下，启动端粒酶活性表达，使染色体端粒稳定地维持在一定长度，从而使肿瘤细胞得以持续增殖、转移，并获得永生化。

3. 染色体遗传　染色体在细胞有丝分裂中，能够均等分成两份拷贝，并将自身的特性保存在世代中。在每一个 DNA 分子上有 3 种特殊的复制必需的核苷酸序列，是多个复制起始点（replication origin）、1 个着丝粒和 2 个端粒。

复制起始点在每条染色体有多个，其间隔 3 万～30 万核苷酸不等，在染色质的每一个袢环结构中可能有一个复制起始点；其 DNA 序列特殊，如酵母细胞 DNA 复制起始点起作用的是一段由 11 个核苷酸组成的"核心共有序列（core consensus sequence）"，即（A 或 T）TTTAT（A 或 G）TTT（A 或 T）。启动蛋白识别这些特殊序列，并与其结合，从而激活复制起始点。在细胞 S 期，这些复制起始点成串地被激活，使该处的双股 DNA 链螺旋被解开，在两条 DNA 单链上分别合成新的 DNA 链，形成一个个复制叉（replication fork），每个复制叉以复制起始点为中心向相反的两个方向推进，直至相邻复制叉连在一起或达到染色体末端。在整个 S 期，这一过程在整条染色体 DNA 分子的各个区段不断重复，最终使整个 DNA 分子完成复制。

着丝粒使染色体在细胞有丝分裂中期，连接于纺锤丝上，以保证分裂后的两个子细胞各得到一份 DNA。端粒是真核细胞染色体末端的特殊序列，其主要作用是保证 DNA 分子两个末端的完全复制。然而，端粒酶在其中起到重要的作用。在 DNA 复制终末时，由于 DNA 双链中有一条链所进行的 DNA 合成是不连续的，DNA 聚合酶催化的 DNA 合成不能进行到该链的 3′ 末端，致使其末端最后一段序列不能进行复制，所形成的 DNA 新链 5′ 末端将缺失一段 DNA。端粒酶通过与该链的末端识别而结合，以自身 RNA 为模板，利用其反转录活性，对 DNA 末端富含 G 的链进行延长，通过回折补齐新链 5′ 末端，避免 DNA 链随着一次次复制的进行而逐渐增加，以保证 DNA 合成的完整性。

（三）染色体的核型和命名

核型（karyotype）是指一个体细胞中全部染色体按其大小和形态特征顺序排列所构成的图像。将待测细胞的核型进行染色体数目和形态特征分析，称为核型分析（karyotype analysis）。在有丝分裂中期细胞，人类的 23 对染色体在大小和形态上是各不相同的。所以，一条中期染色体都可按其大小、形状和特殊带形加以鉴别。

1. **人类染色体命名**　为了避免记述染色体的混乱，有利于国际间相互交流，相继召开了多次国际会议，确定了人类非显带染色体分类法、染色体组成及染色体异常的命名体制。这样，不但可识别各号染色体，还可识别同一号染色体上的不同区段，对于研究某一染色体的结构异常提供了可靠的依据。

2. **非显带染色体的核型**　非显带染色体最重要的形态特征是其着丝粒的位置和相对长度，这是鉴别非显带染色体的主要依据。着丝粒的位置可以在显微镜下直接观察，但也可做精确的测量，可用 2 个参数来描述：①染色体的臂率（arm ratio），即测得的短臂之长度除以长臂的长度（q/p）；②着丝粒指数（centromere index），表示着丝粒位置的指标，即短臂占整条染色体长度的百分比（p/p + q）× 100%。染色体的长度随其凝缩程度而异，这是指染色体的相对长度，即每一染色体的长度占整套单倍体总长度（22 条常染色体加上一条 X 染色体）的百分率。

彩图 4 是从有丝分裂的细胞分离的一套男性染色体。核型代表该细胞的染色体组成，通常是通过显微摄影所得的染色体照片剪贴或染色体分析仪在计算机屏幕上排列而成（图 3-5）。根据一些正常个体的许多细胞的核型，综合绘制的图型称模式核型图。

非显带染色体核型分析，人们主要根据丹佛会议所规定的两条原则，人类分裂中期的染色体按长度递减和着丝粒位置特点将 23 对染色体分为 7 个组。其中，1～22 对是男、女所共有，称常染色体；另一对为性染色体，女性的为两条性染色体形态相同的 XX，男性有一条 X 染色体和一条较小的 Y 染色体，按其大小将 X 染色体和 Y 染色体分别划入 C 组和 G 组。常染色体根据其大小顺序编为 1 到 22 号（表 3-8）。

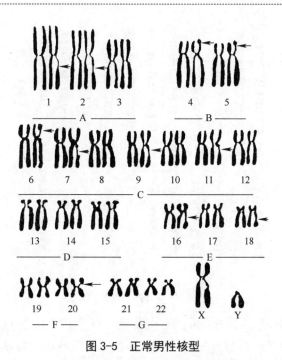

图 3-5 正常男性核型

表 3-8 正常人类染色体分组

组 别	编 号	大 小	着丝粒位置	随 体	次缢痕	其 他
A	1～3	最大	中部或亚中部	无	1q	
B	4～5	大	亚中部	无	无	
C	6～12	中	亚中部	无	9q	X 染色体大小与 C 组相似
D	13～15	中	近端部	可有	16q	
E	16～18	小	中部或亚中部	无		
F	19～20	次小	中 部	无		
G	21～22	最小	近端部	可有	Yq	Y 染色体大小与 G 组相似

(四) 显带染色体的核型

在非显带标本上虽然可以根据染色体的形态识别 1、2、3、16、17、18 染色体和 Y 染色体，但不能准确地鉴别其他大多数染色体。20 世纪 70 年代初，瑞典细胞化学家 Caspersson 及其同事首先应用荧光染料氮芥喹吖因处理染色体标本，发现在荧光显微镜下每条染色体沿其长轴出现宽窄和明暗交替的荧光带，而且各条染色体有其独特的带型，借此带型可清楚地鉴别人类的每一条染色体（图 3-6）。显带技术不仅解决了染色体的识别问题，而且由于在染色体上可以区分染色体的区和带，这为深入研究染色体的畸变及基因定位创造了条件。根据所用显带方法不同可分为以下几种。

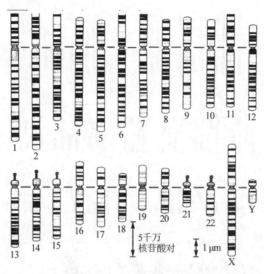

图 3-6 人类染色体带型

1. **荧光显带法（fluorescent banding）** 用荧光染料氮芥喹吖因（quinacrine）处理后显示的带纹称为 Q 带（图 3-7）。Q 带标本受制片及热处理影响较小，较稳定，带型清晰；缺点是荧光易褪色，必须立即拍照，还需要荧光显微镜。

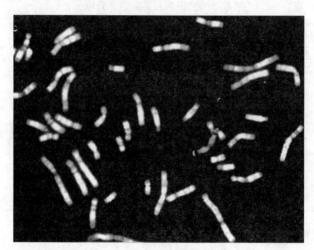

图 3-7 正常男性核型（Q 带）

2. **Giemsa 显带法** 用热碱或胰蛋白酶处理后，再经 Giemsa 染色而显示的带纹称为 G 带（图 3-8），其带纹与 Q 带相同。其优点是方法简便，应用普通光学显微镜可进行分析，标本可长期保存；其缺点是条件不易控制，染色体末端部分因染色浅而不易看清。

3. **C 带（centromeric banding）** 染色体标本经强碱性热处理后，在着丝粒周围区域及异染色质区可被 Giemsa 染成深色，而染色体的两臂部分则呈浅色无带区，故称 C 带（图 3-9）。

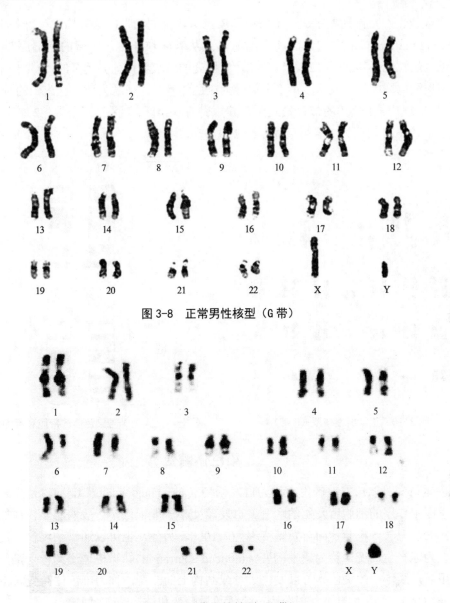

图 3-8　正常男性核型（G 带）

图 3-9　正常男性核型（C 带）

4. **翻转带**（revere banding）　染色体在 80～90 ℃高温处理下或经 Brdu（5-溴脱氧鸟嘧啶核苷）处理和紫外线激发，诱发染色体蛋白质变性而显示的带纹，其带纹与 G 带相反，故称 R 带（图 3-10）。Q 带和 G 带深染区，在 R 带为浅染区。因此，可用来弥补 Q 带和 G 带的不足，有助于显示染色体末端部位的结构变化。

5. **高分辨带**（high resolution banding）　用同步剂使细胞同步化，再经秋水酰胺处理，可获得较多的前期、前中期和中期分裂细胞；其染色体较细长，带纹较精细，可达一般中期细胞的 4～6 倍。这种显带方法有助于一般方法难以察觉的染色体结构变化，同时使断裂点的定位更趋精确。

显带染色体的每条染色体都以其显著的形态特征作为界标而区分为若干区，每个区中都含有一定数量、一定排列顺序、一定大小和染色深浅不同的带，这就构成了每条染色体的带型（banding pattern，图 3-11）。区和带的命名是从着丝粒开始，向臂的远端序贯编号。"1"是最靠近着丝粒的，其次是"2"、"3"等。界标处的带应看作此界远区的"1"号带。一个带的名称用连续书写的符号表示，第 1 个符号为染色体号序，依次为臂、区、带的符号。例如，图 3-11 为人类 1 号染色体的带型模式图，其短臂有 3 个区：1 区有 1 个带，2 区有 2 个带，3 区有 6 个带。1p22 表明为 1 号染色体短臂 2 区 2 带。

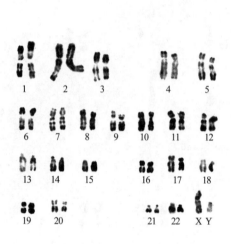

图 3-10　正常男性核型（R 带）

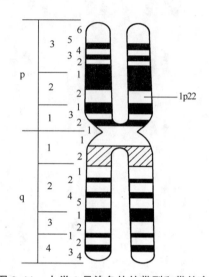

图 3-11　人类 1 号染色体的带型和带的命名

二、染色体畸变

染色体畸变可以自发地产生，称为自发畸变（spontaneous aberration），是指未受到附加物理化学因子作用的细胞所发生的畸变。自发畸变率一般很低，一般双着丝粒体的自发畸变率为 1/3000，无着丝粒断片的自发畸变率为 1/1000。另外，也可以通过物理化学因子等诱变剂作用人为地产生畸变，称为诱发畸变（induced aberration）。当机体受到一定剂量物理化学因子作用后，细胞中的染色体可以发生数量或结构上的改变，称为染色体畸变（chromosome aberration，CA）。染色体畸变一般分为染色体数量畸变和结构畸变两大类。

（一）人类染色体结构畸变

许多物理化学因子可引起染色体断裂，这些因子称为致断因子。染色体还可能自发地断裂。断裂的末端具有"黏性"，易与其他断端重新黏合或重接。因此，一次断裂产生的两个黏性末端常重接而修复如初；但有时会出现反常的重接，导致多种染色体结构异常。

染色体畸变主要分为两大类，即染色体型畸变（chromosome type aberration）和染色单体型畸变（chromatid type aberration）。前者涉及染色体的两个单体上相同位点；后者仅涉及一个染色单体上的一定位点。对于染色体型畸变，主要取决于物理化学因子作用时细胞所处的时相，也取决于诱变剂的种类；如果作用于细胞 G_1 期，DNA 尚未合成，染色体是以单体行使其功能，由此造成的损伤经 S 期复制成 2 份，两个染色单体发生相同的染色体畸变。如果

作用于细胞 G_2 期,染色体已经过 S 期复制成两个染色单体,所涉及的损伤一般只是两个染色单体中的 1 个;即使两个染色单体都受到损伤,但损伤的部位也未必相同,两个染色单体的外形不一致,形成了染色单体型畸变。

1. **染色体型畸变**　在诱变剂的作用下,染色体的损伤依其结构变化的形式可分为2种——一是简单的缺失,即断裂下来的片段丢失;二是结构重建,也称为互换畸变。

(1) 末端缺失(terminal delation, del):一条染色体的长臂或短臂远端发生一次断裂后,断片离开原位,导致一个正常染色体丢失了末端区段,称为末端缺失。但在常规染色体标本中,如果丢失的区段较小,无从查知这种异常染色体。所以,实际上人们观察的是断下来的片段部分,为一对彼此平行的染色单体,但无着丝粒,故称为无着丝粒断片(acentric fragment, ace),这是唯一的一次击中畸变(图 3-12)。

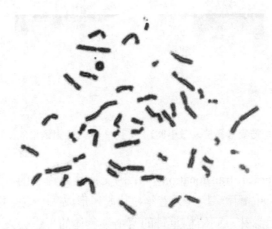

图 3-12　辐射诱发的染色体型畸变(着丝粒环,无着丝粒断片,倒位)

(2) 微小体(minute, min):典型的为一对圆形的染色质球,有时比无着丝粒断片小。染色体臂内发生两次断裂,形成 3 个片段,两个断裂之间的片段离开原位,余留的两个断端在断面直接相接,形成一条中间缺失的染色体(图 3-13)。

(3) 无着丝粒环(acentric ring):为一对环行的染色单体,没有着丝粒;实际上,微小体是一种畸变类型,两者之间的区别仅在于断裂点之间的距离不同。无着丝粒环断裂点之间的距离较大,故形成一对空心圆或中央略凹陷。

(4) 着丝粒环(centric ring):为一对环行染色单体,两个环在着丝粒处仍相连。在染色体长臂和短臂各发生一次断裂,含有着丝粒的片段两端断面相互重新连接成环状结构;两个无着丝粒片段连接成一断片(图 3-14)。着丝粒环加上断片计为 1 个染色体畸变。着丝粒环和无着丝粒环易于区别,前者有着丝粒,并伴有 1 个(偶尔 2 个)断片。

(5) 倒位(inversion, inv):一条染色体发生两次断裂,形成上、中、下 3 个片段,中段上下颠倒,然后和上、下两段相接,形成倒位。根据两断裂点的发生部位可分臂内倒位和臂间倒位两类,如果两处断裂发生在着丝粒两侧,称为臂间倒位(pericentric inversion);如果两个断裂发生在着丝粒一侧(长臂或短臂),形成的倒位称臂内倒位(paracentric inversion)。在应用显带技术以前,臂内倒位是无法检出的,因为染色体的长度和着丝粒的位置都没有改变。

但在臂间倒位中,如果两个断裂点与着丝粒之间的距离不等,因为染色体着丝粒的位置发生了变化,在非显带标本上可加以识别。显带技术应用后,则无论是臂内倒位还是臂间倒位,都可根据带型改变而被发现。

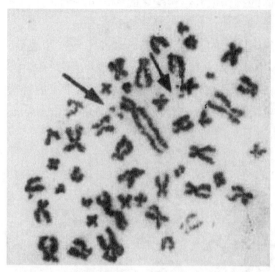

图 3-13 辐射诱发的染色体型畸变(易位,微小体)

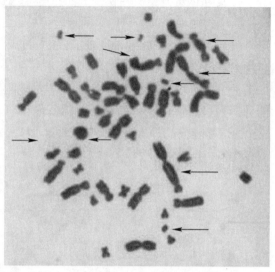

图 3-14 辐射诱发的染色体型畸变(双着丝粒体,无着丝粒断片)

(6)相互易位(reciprocal translocation, t):因交换是对称性的,也称对称性互换。两条染色体各发生一处断裂,并相互交换其无着丝粒片段,形成两个重排染色体。在相互易位中,如果互换的片段大小相差悬殊,则结构重排的两个染色体的形态会发生很大变化,其中一个明显变长,而另一个变短,可在非显带标本中得以察觉;但是,如果互换的片段大小相近,那么由此衍生出的两个染色体,尽管结构起了变化,而外形几乎不变。在这种情况下,可借助显带技术或荧光原位杂交(FISH)技术加以鉴别。

(7)双着丝粒体和多着丝粒体(dicentric, dic; polycentric):具有2个(或2个以上)着丝粒的染色体称双着丝粒染色体(多着丝粒染色体),为不对称互换。2条或2条以上染色体各发生一处断裂后,2个或2个以上具有着丝粒部分连接,形成双着丝粒体或多着丝粒体,而无着丝粒片段相接形成断片。双着丝粒体也要伴有一个断片,合起来称作1个畸变;如果为多着丝粒体(有n个着丝粒),则应换算成(n-1)个双着丝粒体,同时伴有n-1个断片。

目前,在非显带染色体标本中最常用的指标为双着丝粒体和着丝粒环。由于双着丝粒体的自发率低,形态特殊,并伴有断片,易于识别,在体内持续时间较长。着丝粒环的诱发率仅为双着丝粒体的5%~10%,故一般不单独使用,常与双着丝粒体合并估算剂量。

末端缺失、倒位和相互易位虽然引起染色体片段的位置发生改变,但遗传物质不增多也不减少,仍保留基因的总数,通常不引起明显的遗传效应。在细胞分裂过程中,没有力学上的障碍,能在子细胞中继续保留下来,并能保持相对恒定,故称为稳定性畸变,含有这种畸变的细胞称稳定畸变细胞(Cs细胞)。无着丝粒断片、微小体和无着丝粒环,在畸变细胞分裂时,由于未附着于纺锤丝而往往丢失,而双着丝粒体如果2个着丝粒之间的节段相互平行,

2个单体可以正常地分开;但当2个着丝粒之间有一定间隔时,则易发生缠扭,或如果2个着丝粒分别被纺锤丝拉向相反两极,发生不分离或导致染色体桥的形成;桥在分裂后期被拉断,从而使其遗传物质在细胞分裂过程中分配不均匀,造成子细胞遗传物质的不平衡,使其不能继续成活而导致细胞死亡。着丝粒环由于几何学上的原因,在细胞分裂时被丢失,故称为不稳定性畸变,含有这些畸变的细胞称不稳定畸变细胞(Cu细胞)。研究表明,不稳定性畸变随时间的推移而迅速递减,含有双着丝粒、环状染色体的细胞每经过一次分裂仅存活50%,如果细胞内有2个或更多的不稳定性畸变,经分裂后其存活率更低;而带有稳定性畸变的细胞在受照者体内并不影响或不严重影响其生存和繁殖,能够长期保持相对稳定。

2. 染色单体型畸变　在 G_2 期或 S 期细胞大部受到物理化学因子作用,由于染色体已复制为两条单体,故诱发的畸变呈单体型畸变(图 3-15),可分为两类。

3. 染色体断裂和错排

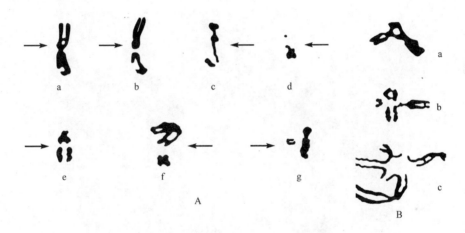

图 3-15　辐射诱发的染色单体型畸变
A. a、b 为裂隙;c、d 为单体断裂;e 为等点裂隙;f、g 为等点断裂。B. a、b、c 为单体互换

(1) 染色单体断裂(chromatid break,ctb):指远端部分离开了原来的位置,导致染色单体缺失和染色单体断片。

(2) 染色单体互换(chromatid exchange,cte):是 2 个或 2 个以上染色单体断裂和断裂后染色单体重排的结果。互换可以发生在不同染色体的染色单体之间,称间互换;也可以发生在一条染色体的染色单体之间或染色体内,称内互换。表示不同染色体之间互换。

(3) 裂隙(gap):是一个染色单体上的非染色区(非染色质裂隙)出现轻微的错排,光学显微镜下为很小的裂缝,其宽度不超过染色单体横径。裂隙有染色单体裂隙和等点染色单体裂隙,不同实验中裂隙的频率变异范围较大,加上其本质尚不清楚,所以计数这种畸变的价值尚有争议。电镜研究表明,所谓的裂隙实际上依然是相连的,但在光镜下却看不到染色区间的这种联系。

(二) 人类染色体数量畸变

正常人体细胞一般含有23对同源染色体,由父方精子带来的一组染色体(单倍体haploid,n)

和母方卵子带来的一组染色体共同组成，即二倍体（diploid，2n），用符号 n 代表父方或母方一个染色体组的数目。正常二倍体染色体组或整条染色体数量上的增减，称为染色体数量畸变。其主要类型如下。

1. **多倍体和非整倍体** 具有 2 个以上染色体组的细胞称多倍体（polyploid），如三倍体（triploid，3n）和四倍体（tetraploid，4n）等。

在正常二倍体染色体中，某对同源染色体减少或增加一条或多条，其他染色体对仍保留二倍体不变，这样的细胞称非整倍体（uneuploid）细胞。比二倍体少一条或数条的细胞，称为亚二倍体（subdiploid）；比二倍体多一条或数条的称为超二倍体（hyperdiploid）。另外，细胞染色体总数与二倍体相同，但各对同源染色体多少不一，这种细胞称为假二倍体。

2. **核内复制（endoreduplication）** 2 次细胞分裂之间染色体不是复制 1 次，而是 2 次；得到的不是 2 条染色体，而是 4 条（图 3-16）。

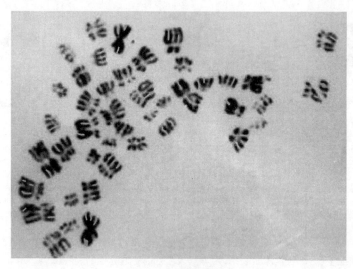

图 3-16 核内复制

三、生物剂量计

（一）生物剂量计及测定

1. **生物剂量计及其测定**

（1）生物剂量计：用生物学方法对受照个体的吸收剂量进行测定，称为生物剂量测定（biological dosimetry），用来估算受照剂量的生物学体系称为生物剂量计（biological dosimeter）。在适当的剂量范围内，生物剂量计有良好的线性剂量效应关系，离体和整体照射的剂量效应曲线之间在统计学上无显著性差异。因此，借助离体照射人外周血淋巴细胞所建立染色体畸变的剂量效应曲线，可估算事故受照人员的受照剂量。染色体畸变分析在急性照射中的应用已有不少报道，生物剂量和物理剂量可互相补充和验证。

（2）生物剂量测定：在人体受照后，可按建立剂量效应曲线的标准，计算受照人员血样的染色体畸变率。然后，选择与受照条件相近的剂量效应曲线，估算相应的吸收剂量值。这种估算剂量称为"全身剂量当量"或"全身等效剂量（equivalent whole body dose）"，是由观察到的染色体畸变估算出的全身平均剂量。估算剂量时，除给出平均值外，同时应给出95%可信限剂量范围。在计算95%可信限时，可忽略标准曲线中由于不确定的畸变率的标准误，只计算观察细胞畸变率的标准误。95%可信限剂量范围可由下列公式计算：

95%可信限范围＝畸变/细胞 ±SP（观察细胞畸变率的标准误）×1.96

95%可信限范围的可信程度与分析的细胞数有关。IAEA（1986）把增加分析细胞数对急性γ射线照射估算剂量的95%可信范围的影响归纳成表。表3-9中列出4种不同估算剂量分析细胞数多少对估算剂量95%可信限范围的影响。可见分析细胞数越多，估计出剂量95%可信限范围越窄，越可靠。

表3-9 分析细胞数对剂量估算值95%可信限范围的影响

估算剂量（cGy）		分析细胞数		
		200	500	1000
10	上限	—	3425	
	下限	—	<0.5	<0.5
25	上限	61	50	40
	下限	3	10	12
50	上限	87	71	64
	下限	19	30	36
100	上限	135	121	113
	下限	69	81	85

2. 染色体畸变作为生物剂量计 染色体畸变分析作为生物剂量计，首先在离体的条件下，用不同剂量照射健康人血，根据其畸变量与照射剂量的关系制作效应曲线，通过回归方程估算受照人员的剂量。这种生物剂量计对于一次急性全身照射的剂量估算较为可靠，对于局部或分次外照射的估算有一定的不确定性，不适用于小剂量长期慢性外照射的累积剂量及放射性核素体内污染的内照射剂量。最好在照射后48 h内取样、培养，最迟不宜超过照后6～8周。用于制作剂量效应曲线离体培养的血细胞，在培养前取全血，放置90 min后进行培养，照射前和照射后的血样应恒定在37 ℃，培养48 h进行生物剂量测定。

在建立染色体畸变剂量效应曲线时，估算剂量的可信程度取决于观察到的畸变量和分析细胞数。一般，大剂量急性照射时，由于畸变率高，分析100～200个细胞可满足统计学要求，计数200～500个中期分裂细胞可满足具有医学意义照射水平的剂量估算；在较小剂量照射时，需要计数大量的细胞数才能达到统计学上的要求。英国国家放射防护委员会（NRPB）实验室规定，通常每份标本要分析500个细胞，剂量大时分析200个细胞；对于小剂量照射，甚至要求分析1000个细胞。染色体畸变估算剂量范围，一般是0.1～5 Gy。其最低值，对X射线约为0.05 Gy，γ射线为0.1 Gy，而裂变中子可测到0.01 Gy。但在此种情况下，必须分析大量的细胞才能得到较为可靠的结果。

生物剂量测定采用分析非稳定性染色体畸变（Cu），其中尤其以"双+环"的频率估算剂量较为准确，但 Cu 畸变会随照后时间的推移而逐渐减少。因此，只有在畸变未明显下降前取样，才能给出较准确的估算剂量。外周血中 Cu 畸变在体内存在时间与许多因素有关，如淋巴细胞寿命、剂量水平、剂量分布、照射持续时间和个体差异等，都有待于进一步研究。Cu 分析进行生物剂量测定主要用于分布比较均匀的急性全身外照射，目前还不能用于混合照射、分次照射、长期小剂量照射和内照射的生物剂量估算。但是在辐射事故中，多数为不均匀照射或局部照射。因此，对不均匀照射或局部照射的剂量估算的研究已受到人们的极大关注。

（二）常见的几种生物剂量法

1. 早熟凝聚染色体断片分析 当一个分裂中期细胞和一个间期细胞进行细胞融合后，间期核被诱导而提前进入有丝分裂期。这时，间期核中极度分散状态的染色质凝缩成染色体样的结构，这种纤细的染色体称为早熟凝聚染色体（premature condensed chromosome，PCC）。在融合细胞中，光镜下可见诱导细胞的中期染色体和纤细的单股 PCC，这一诱导现象称为染色体熟前凝聚（premature chromosome condensation）。大剂量照射后，大多数淋巴细胞阻滞在 G_2 期，不能到达分裂期，难以用常规秋水仙碱阻滞法获得分析的细胞数；PCC 技术可用于 >10Gy 照射，使其得到了广泛的应用，但融合法诱导的 PCC 指数低。Gotoh 研究表明，用花萼海绵诱癌素 A（calyculin A）诱导的 PCC 指数远高于常规染色体法，克服了分析中有丝分裂指数较低的不足，对部分年老者、免疫力低下者及受到大剂量辐照者，此法尤为适用。

离体实验表明，在融合细胞中，辐射对染色体的损伤表现为 G_1-PCC 断片（每个受损伤细胞中所含的多余 PCC 数）随照射剂量的增高而增多，其剂量效应曲线可拟合直线方程 $Y = a + bD$。采用细胞融合法 PCC 技术可直接观察细胞间期染色体损伤，不需要刺激细胞增殖和细胞培养，减少了由于间期死亡及染色体修复等引起的误差，在获得标本 2~3 h 之后即可分析染色体损伤情况，得出结果。其次，用 PCC 技术仅需血样 0.5 ml，分析 100 个细胞即可显示低剂量照射的损伤效应；而常规染色体畸变分析法需分析数百个，甚至上千个细胞中期分裂象。可见，PCC 技术是研究生物剂量计有希望的技术具有快速、灵敏、准确和简便等优点。药物诱导 PCC 技术大大提高了 PCC 指数，弥补了染色体畸变分析时大剂量受照者中期分裂细胞数少的缺点。

2. 微核分析

（1）微核分析：20 世纪 60 年代，Rugh 发现在受照后小鼠的淋巴结和外周血淋巴细胞中存在核碎片，试图用其作为评价辐射损伤的辅助指标，但未受到重视。Heddle（1973）推荐使用这种简便而迅速的微核（micronucleus，Mn）分析方法来衡量染色体损伤，并得到了广泛的研究和应用。大量研究表明，在一定剂量范围内，整体和离体条件下微核率均呈明显的剂量效应关系；经放射治疗的患者和动物实验证明，离体和整体照射微核效应一致，表明淋巴细胞微核率可以作为估算受照剂量的生物学指标。

微核是在诱变剂作用下，断裂残留的无着丝粒断片（染色体碎片）或在分裂后期落后的整条染色体，在分裂末期不可能纳入主核；当进入下一次细胞周期的间期时，在细胞质内浓缩成小的核，即微核。微核的形态学特征是：①存在于完整的胞质中，小于主核的 1/3；②形态为圆形或椭圆形,边缘光滑;③与主核有同样的结构,嗜色性与主核一致或略浅,Fenlgan 染色阳性或 DNA 的特异性反应;④与非核物质颗粒相反,微核不折光;⑤与主核完全分离,如相切,可见到各自的核膜。

(2) 淋巴细胞 CB 法微核分析:外周血淋巴细胞微核仅出现在辐射诱发后经过一次分裂的间期细胞中,采用的微核直接制片法和常规培养法由于不能分辨出未转化、分裂一次和分裂一次以上的淋巴细胞。1985 年,Feuech 等提出胞质分裂阻滞微核法(cytokinesis-block method,CB 法),在培养基中加入松胞素 B(cytochalasin B,Cyt-B),即在不干扰细胞核分裂的同时阻滞胞质的分裂。于是,分裂一次的所有淋巴细胞的胞质中将出现两个细胞核,这种双核细胞称为胞质分裂阻滞细胞(cytokinesis-block cell),简称 CB 细胞。CB 细胞很大,具有双核,极易鉴别(图 3-17)。如果第二次胞质分裂被阻滞,则形成 3 核或 4 核细胞,故双核 CB 细胞是只经历一次分裂的细胞。计数 CB 细胞中的微核率,可显著提高微核检测的灵敏度和准确性。

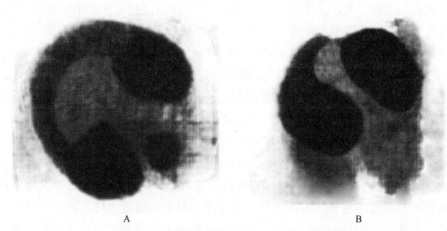

图 3-17 双核淋巴细胞(CB 细胞)和微核
A. 含有 1 个微核的双核淋巴细胞;B. 含有 2 个微核的双核淋巴细胞

电离辐射诱导的微核率和微核细胞率随剂量增高而增加;对于低传能线密度(LET)辐射,其剂量效应关系与照射剂量范围有关。如果剂量 < 0.5 Gy,主要为直线关系 $Y = a + bD$;剂量 > 0.5 Gy,则出现平方项,适于拟合二次多项式 $Y = a + bD + cD^2$。对于高 LET 辐射,微核的剂量效应关系研究较少,理论上讲主要适于直线方程。目前认为,CB 法微核估算剂量为 0.25～5.0 Gy 较为准确。估算剂量时,除给出平均值外,同时应给出 95% 可信限剂量范围,方法同染色体畸变。微核分析主要用于急性均匀或比较均匀的全身照射的生物剂量测定;对不均匀照射和局部照射,只能给出等效全身均匀照射剂量;对于分次照射、内照射和长期小剂量照射等,由于影响因素复杂,目前尚不能用微核来估算剂量。关于照后淋巴细胞的消长规律,照后微核立即升高,然后保持较恒定的水平。

微核检测方法简单,分析快速,容易掌握,又有利于自动化,尤其在事故涉及的人员较多时更显示其优越性;如果已知人体受照前的微核水平,可检测到 0.05 Gy 剂量。但是,微核不像双着丝粒体对电离辐射那样敏感、特异,自发率较高,为 10‰～20‰;个体差异较大,自发率与性别无关,但与年龄呈正相关,所以估算剂量的下限值的不确定度较高;微核的衰减速度比双着丝粒体快。

(3) 网织红细胞微核(reticulocyte micronucleus)分析:网织红细胞即嗜多染红细胞(polychromatic erythrocyte),是晚幼红细胞脱核后到完全成熟的过渡细胞,是反映骨髓造血功能的重要指标。网织红细胞微核分析有两个方面优于 CB 微核分析:①网织红细胞的微核形成不久,适用于分析近期与辐射有关的 DNA 损伤;②红细胞不含有 DNA,只需要简单的染色技术,即可观察到其中的微核。

大鼠骨髓嗜多染红细胞常被作为评价化学品的断裂剂效应,但由于骨髓细胞的多样性,对样品的纯化和染色要求较高,从而限制其大样本量的快速响应。外周血与骨髓相比,具有 3 个方面的优点:①可多次从外周血取样,损伤性小;②样品制备简单、快速;③可以分析累积的损伤效应,并已实现了流式细胞仪自动化检测外周血微核发生率。

早期红细胞表面表达转铁蛋白受体(CD-71)抗原,当网织红细胞逐渐分化成熟红细胞时,CD-71 抗原表达量逐渐消失。因此,用抗 CD-71-FITC 单克隆抗体标记最幼稚的网织红细胞,可筛选出人外周血网织红细胞,使其微核分析成为评估受照剂量的一个很有前途的方法。

小鼠外周血网织红细胞微核率流式细胞仪检测结果显示,0~5 Gy 全身照射(剂量率 0.488 Gy/min)后 24、48 及 72 h 均显示出良好的线性剂量效应关系;同时,与显微镜计数骨髓涂片的嗜多染红细胞微核率对比,两者在照射剂量点和照后时间点高度相关。其结果证明,外周血网织红细胞微核率流式细胞仪检测具有良好的应用前景。

3. 稳定性染色体畸变(易位)FISH 分析

(1) FISH 分析:对于稳定性染色体畸变分析,通常用 G 显带和荧光原位杂交(fluorescence in situ hybridization,FISH)方法测定。FISH 技术是近年来发展起来的一种快速分析人类染色体结构畸变,特别是相互易位的新方法,是检测已固定在玻片上特有核酸序列的一种高度敏感、特异的方法。Pinkel 等首先将 FISH 技术引入辐射研究领域,开创了辐射生物剂量测定的新篇章,其基本原理是利用生物素(biotin)标记的已知碱基序列的核酸作为探针,按照碱基互补的原则,与标本上细胞染色体的同源序列核酸进行特异性结合,然后用荧光标记的生物素亲和蛋白(avidin)及其抗体进行免疫检测和放大,使探针杂交区发出荧光,形成可检测的杂交双链核酸,最后在荧光显微镜下检查。结合探针的染色体呈现出特定的颜色,未结合的不着色,使着色与未着色的染色体间发生互换,这种异常的染色体在荧光显微镜下易于鉴别(彩图 5)。目前,在辐射生物剂量学领域的 FISH 研究中,选用的探针主要是全染色体探针、泛着丝粒探针、特异性的端粒和着丝粒探针等。不同探针的组合,加上 FISH 技术由单色和双色 FISH 向多色 FISH(M-FISH)发展,这样可获得更加生动的彩色染色体图像,不但能快速正确检测双着丝粒体,而且能很容易地辨认出易位、缺失和插入等稳定性染色体畸变。

(2) FISH 在生物剂量测定中的应用:辐射诱发的双着丝粒体和易位与照射剂量间呈良好的量效关系,急性照射的剂量估算主要分析双着丝粒体。FISH 技术的双着丝粒体检测,可用泛着丝粒探针进行杂交,使细胞中的染色体着丝粒区着色,在荧光显微镜下快速计数双着丝粒体。以往对易位的检测,主要用显带方法,但该技术要求高,分析易位复杂而费时。20 世纪 80 年代发展起来的显带染色体自动分析装置(cytoscan)可大大提高易位染色体畸变分析的工作效率和结果的正确性,使显带技术在辐射剂量估算研究中得到广泛重视。FISH技术能迅速有效地检测与着色染色体相联系的染色体结构畸变,使易位染色体的分析大大简化。目前,有两类探针成功地应用于易位的检测中:一类是采用染色体区域的重复序列,如染色体的着丝粒区和端粒区重复序列作探针,杂交后染色体在上述两个区域内显示出两个杂交信号,如果该染色体发生相互易位,根据互换情况这两个信号可分开,分别位于两个不同的染色体上;另一类探针是一条或数条全染色体探针,目前在辐射研究领域中用得较多的有1、2号和4号全染色体探针,这类探针杂交后可以使同源的整条染色体着色,如果着色和未着色的染色体之间发生易位,则表现为染色体的一部分着色,另一部分不着色,很容易鉴别。可见,用FISH技术可以大大提高易位的检出率。

目前,FISH技术的剂量效应曲线的研究结果表明,随着照射剂量的增加,涉及探针的双着丝粒体和易位明显增加。按Lucas推荐的经验公式:$F_P = 2.05 f_P (1 - f_P) F_G$,式中$F_P$为全基因组易位率或双着丝粒率,$f_P$为探针覆盖的基因组部分DNA含量,$F_G$为FISH检测的易位率或双着丝粒率。由FISH方法观察到的双着丝粒率和易位率换算成全基因组的双着丝粒率和易位率均符合线性平方模式,即$Y = a + bD + cD^2$。

关于职业受照者,用FISH(4、7号全染色体探针)和G显带法对医用诊断X射线工作者的剂量进行重建。结果表明,G显带和FISH法检测的易位率随工作年限的增加而增多,用易位率估算的生物剂量也随年限增加而增大,且两种方法估算的生物剂量基本一致,与物理方法估算的剂量也很接近。表明这两种方法均可推测原先受照者的累积剂量,也可用于职业性受照人员的剂量重建工作。

综上所述,用FISH方法可以大大提高易位的检出率,由于不需要分散良好的中期分裂象做分析用,增加可供分析的细胞数,提高了检测的精确度。其不足之处是对某些稳定性染色体畸变,如倒位和缺失不甚敏感;由于探针的特异性,只有某些与探针相对应的染色体畸变才能被察觉;该技术要求高,且需要高纯度试剂,价格昂贵。用于生物剂量测定还有不少问题需要进一步的深入研究,如用FISH方法观察到的染色体易位率换算成全基因组染色体易位率是否符合Lucas推荐的经验公式,以及用易位率进行回顾性剂量重建时易位不随时间延长而降低的假设是否成立等都有待深入探讨。

4. 体细胞基因突变分析 DNA是电离辐射最重要的靶分子,电离辐射诱发的DNA损伤是辐射有害效应的起点,分子生物学的迅速发展将放射生物剂量学的研究由细胞水平推向分子水平,因此,近几年来基因突变检测技术在放射生物剂量测定的研究和应用中得到快速发展。

虽然一个细胞的基因很多,据估计哺乳动物细胞内约有10^5个基因,目前在辐射生物剂量计研究中,对绝大多数基因突变尚无有效的检测手段。即使有少数的基因突变能被检测,也因为电离辐射诱发的突变率低,加之自发突变率及其他体内外环境诱变因素的影响和体内选择机制的存在,致使体细胞突变检测的特异性不够强,灵敏度不够高,个体差异较大,能在生物剂量测定中实际应用的不多。下面仅介绍方法比较成熟、研究较多的GPA基因突变和*HPRT*基因突变。

(1) 血型糖蛋白 A 基因位点突变分析

1) 血型糖蛋白 A（glycophorin A，GPA）：GPA 是分布于人类红细胞（RBC）表面的一种重要血型糖蛋白，由一条含 131 个氨基酸残基的肽链和一条含 16 个糖基的糖链构成。在每个红细胞表面约有 5×10^5 个 GPA 分子，有 M 和 N 两种形式，并以此决定了人类的 MN 血型系统，人群中共有 3 种血型，表现为 MM、MN 和 NN。编码 GPA-M 和 GPA-N 分子的等位基因位于 4q28-31，为共显性表达，在人群中的频率基本相当，约一半人群为 MN 杂合子个体。

GPA 突变分析技术仅适于测定人群中 MN 杂合个体的基因突变频率（mutation frequency，MF）。理论上讲，MN 个体外周血红细胞中存在 4 种 GPA 变异体细胞（variant cell，VC）：单倍型 MΦ、NΦ 和纯合型 MM、NN。当用不同颜色荧光标记的 GPA-M 或 GPA-N 的单克隆抗体（McAb）与红细胞结合时，由于正常红细胞（MN）与 VC 表面 GPA 分子抗原分布的种类或数量不同，而结合不同的 McAb，使其荧光颜色或强度不同；经流式细胞仪测定时，根据荧光信号的差异将 VC 记录下来。外周血红细胞无核，缺乏自我增殖能力，GPA 分析系统所检测到的突变实际上是来自骨髓干细胞或红细胞成熟过程中 GPA 表达前的红细胞前体细胞。例如，红细胞前体细胞的 GPA 基因发生突变，经分裂发育成熟后，在外周血红细胞中表现出来，但这些 VC 会在一个红细胞生活周期（120d）后消失；如突变发生在干细胞，骨髓干细胞就会累积这些突变，并在受照者的终身造血过程中，通过不断产生相应的 VC 而将 GPA MF 持久稳定地表现出来。

2) GPA 基因位点突变分析在生物剂量测定中的应用：体细胞 GPA 基因对电离辐射和化学诱变剂都有非常敏感的位点，GPA 基因突变分析反映的是骨髓干细胞的基因 MF，该基因突变可能是中性突变，故其 VC 在体内长期存在。许多学者认为，GPA 基因位点突变分析个体生存过程中所记录的累积生物效应，有望作为个体终身生物剂量计，在原子弹爆炸幸存者及核事故受害者生物剂量测定中已得到成功应用。GPA 基因突变分析用流式细胞仪检测 1×10^6 个细胞只需几分钟，分析速度快，且稳定性好，重复性高；但 FCM 和荧光 McAb 价格昂贵，且 GPA MF 的个体差异较大，仅能用于 MN 型个体。

(2) 次黄嘌呤鸟嘌呤磷酸核糖基转移酶基因位点突变分析

1) 次黄嘌呤鸟嘌呤磷酸核糖基转移酶（hypoxanthine guanine phosphoribosyl transferase，HPRT）基因：HPRT 基因是体细胞突变研究中常用的基因，其蛋白是一种嘌呤合成酶，HPRT 结构基因位于 X 染色体（Xq27）上，其基因产物由 2～4 个蛋白亚单位组成。这种酶促进次黄嘌呤鸟嘌呤与磷酸核糖焦磷酸间的转磷酸核糖基作用而生成相应的核苷 -5- 单磷酸，这是细胞内嘌呤核苷酸生物合成中的一条补救途径；该酶对于维持细胞内嘌呤核苷酸的含量，特别是合成新核苷酸能力低下的细胞具有重要意义；但此酶也能代谢嘌呤类似物 6- 巯基鸟嘌呤（6-thioguanine，6-TG）和 8- 氮杂鸟嘌呤（8-AG），形成一种致死性的核苷 -5- 磷酸盐，从而杀死正常细胞。在电离辐射或其他诱变剂的作用下，某些细胞 X 染色体上 HPRT 的结构基因发生突变，不能产生 HPRT 或其功能低下，从而使突变细胞对 6-TG 或 8-AG 具有抗性作用。这些细胞在含 6-TG 的培养基中仍能正常生存和分裂，而正常细胞却因 6-TG 的毒性作用不能分裂，甚至死亡，因此通过检测分裂细胞的数目便能确定 HPRT 基因突变频率。近年来，发展了多种基因突变检测方法，可在细胞水平上测定基因突变，如放射自显影法、荧光显微镜法和多核细胞法等；也有在分子水平上以测定突变类型和比例的基因突变谱为主的细胞克隆法。

2）HPRT 基因位点突变分析在生物剂量测定中的应用：体细胞 HPRT 基因位点是对电离辐射和化学诱变剂都非常敏感的位点；在单基因突变研究中，该基因是一个经典的基因位点，其突变基因可在体内长期存在。有关电离辐射引起的 HPRT 基因位点突变与照射剂量间关系的基础性研究，文献报道较多。离体照射的研究表明，HPRT 基因位点突变频率与照射剂量呈线性关系。关于原子弹爆炸幸存者的研究，Hakoda 等用 T 细胞克隆法，分析了 30 名原子弹爆炸 40 年后幸存者和 17 名对照者的 HPRT 基因突变频率，同时进行了染色体畸变分析。结果表明，在照射后 40 年，HPRT 基因突变频率仍能反映受照剂量。基因突变频率与染色体畸变率的对比分析表明，两者间存在着线性关系，随染色体畸变率增加，HPRT 基因突变率也增加，其关系式为 Y = (3.7±0.08) X（Y 为 HPRT 基因突变频率，X 为染色体畸变率，相关系数 $r = 0.34$）。在事故受照人员的生物剂量测定中，夏寿萱等对 5 例受 ^{60}Co γ 射线意外照射的人员进行 HPRT 基因突变谱的分析，在受照 4 年半后外周血淋巴细胞 HPRT 基因缺失总数与受照剂量有依赖关系。在职业性放射工作者的生物剂量测定中，史纪兰等用多核细胞法检测 30 例 X 射线工作者淋巴细胞 HPRT 基因突变率，根据剂量效应曲线估算了受照的累积剂量和年剂量当量，对工龄与突变频率的关系进行了分析。由此可见，HPRT 基因位点突变分析可用于急性和慢性小剂量照射。其不足之处，HPRT 基因突变的特异性不强，自发率较高，并随年龄增长，自发突变率也有所增高。

上述几项生物剂量测定方法已在生物剂量测定中得到成功的应用，但在生物剂量测定过程中有几个方面的因素可影响剂量估算结果的不确定性。如照射方面，是均匀照射还是不均匀照射，照射的剂量和剂量率等；检测者方面，检测技术的稳定性，检测设备和条件的可靠性，数据分析处理的合理性等；受照者方面，个体内和个体间辐射敏感性差异，遗传不稳定性传递，受检时间等。这些因素直接影响生物剂量计对受照剂量估算的准确性。因此，在估算剂量时应综合分析，考虑影响剂量估算的各种因素。

（3）T 细胞受体基因突变分析：T 细胞受体（T cell receptor，TCR）与 CD3 分子以非共价键结合而形成复合物 TCR-CD3，是 T 细胞识别抗原和转导信号的主要单位。TCR 可特异识别由 MHC 类分子提呈的抗原肽，而 CD3 转导 T 细胞活化的第一信号，从而启动和介导细胞免疫应答。TCR 有 α、β、γ 和 δ 4 种肽链，可分为 TCRαβ 和 TCRγδ 两种类型，是 T 细胞特有的表面标志。尽管 TCR 基因位于常染色体上，但其功能呈单倍性，如基因发生的单个突变可导致 TCR 突变体表型产生。当 TCRα 肽链或 β 肽链基因位点发生突变时，TCR-CD3 复合体的形成发生障碍，导致淋巴细胞不能发挥其免疫功能。近年来，研究者观察到 TCR 基因突变频率（TCR Mf）与辐射剂量呈正相关，TCR MF 拟合曲线可用作生物剂量计。

齐雪松等建立的 TCR 突变基因频率模型中，其剂量效应采用 0～5 Gy γ 射线照射后 48 h，通过流式细胞仪检测 TCR 突变基因频率，时间效应采用 2 Gy 照射后 0～4 d 进行检测，剂量率均为 0.69 Gy/min。其结果证实，诱发其突变基因频率的剂量效应曲线，拟合最佳的模型为二次方程 92.14 + 22.61 D^2（$R_{adj}^2 = 0.65$）；其时间效应曲线，拟合最佳的模型为二次多项式方程为 3.74 + 743.66T + 308.647T^2（$R_{adj}^2 = 0.79$）。提示，辐射诱发 TCR 突变基因频率，

0～5Gy 存在剂量效应关系，照后 4d 内存在时间效应关系。

研究者探讨 TCR 突变分析技术估算放疗患者生物剂量的可行性，分析 T 细胞受体突变频率（TCR Mf）以及染色体双着丝粒体和着丝粒环（双＋环），并用已建立的生物剂量-效应曲线估算生物剂量。结果发现，16 例癌症患者放疗前和对照组 TCR Mf 的平均值分别为 1.853×10^{-4} 和 1.735×10^{-4}，两组之间差异无统计学意义；癌症患者放疗后的 TCR Mf 随着照射剂量的增加而增加，呈现一定的剂量效应关系，染色体双＋环也随着照射剂量的增加而增加，两者的趋势基本一致。用 TCR 突变分析技术和染色体畸变分析技术，两种方法估算的肿瘤患者全身等效剂量差异无统计学意义。提示，TCR 基因突变分析技术可以作为一种方法来估算放疗患者所受遗传损伤效应，但是需要更多的资料来完善。

（4）HLA-A 基因突变分析

1）白细胞抗原 A（human leucocyte antigen A，HLA-A）：HLA-A 是人类主要组织相容性抗原，其基因长约 5 kb，含 7 个外显子，位于染色体 6p21.3 区。HLA-A 分布在 T 细胞表面，具有多态性。大多人的 HLA-A 是杂合分子，50% 为 $HLA-A_2$ 或 $HLA-A_3$ 组成的杂合子，即 A_2A_X 或 A_3A_X；50% 由 $HLA-A_2$ 和 $HLA-A_3$ 组成的杂合体 A_2A_3。基因突变谱的分析表明，$HLA-A_2$ 基因突变以缺失为主，有些是大片段缺失，甚至波及邻近的 HLA-B 基因；有相当一部分突变是有丝分裂重组。

2）检测 HLA-A 基因突变频率法：1988 年，澳大利亚 Janatipour 等发展了检测 HLA-A 基因突变频率（mutation frequency，Mf）的补体依赖细胞毒（complement dependent cell cytotoxicity，CDC）法，即 CDC 法或克隆法。CDC 法是从血样中分离出 T 细胞，与抗 $HLA-A_2$ 或 $HLA-A_3$ 单克隆抗体孵育，洗涤后的 T 细胞与补体反应，带有 HLA-A 抗原的正常细胞不能存活，从而筛选变异的 T 细胞。通过克隆及第 2 次选择和确证，求出 Mf。应用此法测得 $HLA-A_2$ 和 $HLA-A_3$ 的 Mf 分别约为 3.08×10^{-5} 和 4.68×10^{-6}。

日本 Kushiro 等建立的检测 HLA-A 基因 Mf 流式细胞术分选法，即 FCM 法。FCM 法用藻红素（PE）标记抗 $HLA-A_2$ 或 $HLA-A_{24}$ 单克隆抗体，用异硫氰酸荧光素（FITC）标记 CD3 抗体，在流式细胞仪的两个窗口分别收集并计数 $CD3^+/A_2^+$ 正常细胞或 $CD3^+/A_{24}^+$ 突变细胞和 $CD3^+/A_2^-$ 正常细胞或 $CD3^+/A_{24}^-$ 突变细胞，从突变细胞占总细胞数的比例求出 HLA-A 的 Mf。用 FCM 法检测平均年龄为 34 岁的人群 HLA-A 的 Mf 为 1.5×10^{-4}，而用 CDC 法检测平均年龄为 34 岁人群的 Mf 为 2.6×10^{-5}，可见前者的灵敏度高于后者。

3）HLA-A 基因突变分析作为生物剂量计的应用：Janatipour 等应用 CDC 法检测 1～4Gy X 射线体外照射细胞 9～10 d 后，其 $HLA-A_2^-$ 基因突变呈剂量依赖性，剂量效应线性关系良好。Kushiro 等应用 FCM 法检测 X 射线离体照射人外周血淋巴细胞 HLA-A 基因突变，1Gy 照后其 Mf 比照射组高 3 倍，突变率中 21/28 的克隆显示基因缺失，其结果与 FCM 法检测结果相似。实验研究证实，HLA-A 基因突变分析不宜作为终身生物剂量计，但却显示其对近期评价的一定应用潜势。

（5）小卫星 DNA 位点突变分析

1）卫星 DNA（satellite DNA）：又称随体 DNA，其家族包括人类在内的灵长类染色体着丝粒的 DNA 重复序列；其单体为 171 bp，串联排列可达 250～400 kb。卫星 DNA 的高变区是由短小序列的串联重复组成，后者称为小卫星（minisatellite），也有学者将其更短序列称为微卫星（microsatellite）。人肌红蛋白基因的小卫星序列中含有 10～15 bp 的共同核心序列（common core sequence），如 GGGCAGGAXG 序列。许多小卫星 DNA 由于重复序列和重复拷贝数的等位性变异，形成了高度多态性。基于核心序列的串联重复构建成的探针能够同时检测许多高度变异的位点，提供个体特异的 DNA 指纹谱。

2）小卫星 DNA 位点突变检测法：体外培养受照细胞，形成 100～200 个细胞的离散克隆后，用标准的苯酚氯仿法提取基因组 DNA，Hinf I 酶消化 10μl DNA，电泳后将 DNA 片段转移至尼龙膜上，用 ^{32}P 标记的小卫星 DNA 探针进行 Southern blot 实验。根据自显影显示的小卫星 DNA 位点突变数均值，求出不同照射剂量的 Mf。也可通过 PCR 扩增检测小卫星的位点突变，以分布于全基因组小卫星 DNA 位点两侧的不同寡核苷酸为引物，进行 PCR 扩增，在混合液中加入 ^{32}P-dCTP。标记的小卫星 DNA 的 PCR 产物进行凝胶电泳和放射自显影，求其位点 Mf。

3）卫星 DNA 位点突变分析作为生物剂量计的应用：应用 1～3 Gy（剂量率为 0.5 Gy/min）^{60}Co γ 射线照射人胶质瘤 UVW 细胞 7～10 d 后，小卫星 DNA 和微卫星 DNA 位点突变以最小二次方程拟合，其剂量效应关系呈直线。在切尔诺贝利核事故附近的 Mogilev 严重污染地区的 79 个家庭中，发现受照人员的小卫星 DNA 位点的种系突变频率比未受照组高 2 倍，突变频率与 ^{137}Cs 表面污染水平一致。在小鼠小卫星 DNA 位点种系突变的研究中，对父本细胞进行低剂量（0.125～1 Gy）低 LET γ 射线慢性照射［$1.66×10^{-4}$/(Gy·min)］或高 LET 裂变中子慢性照射（0.003 Gy/min），均可获得较好的剂量效应线性关系；而且，受 DNA 修复的影响很小，在照射后 100 h 内不受影响。

5. 新型辐射生物剂量计的研究

(1) DNA 损伤反应相关基因：周期素依赖性蛋白激酶（cyclin dependent kinase，Cdk）抑制剂是近年来新发现的一类蛋白因子，通过与 cyclin-Cdk 复合物结合而抑制 Cdk 的活性，属于细胞周期负向调节因子，其中 Cdknla（$p21^{waf1/cip1}$）基因启动子区内含有 p53 的共有序列。Gadd45 基因（growth arrest and DNA damage inducible gene）是 p53 基因的下游基因之一，其蛋白可与增殖细胞核抗原（PCNA）结合，抑制 DNA 的合成，阻止细胞从 G_1 期进入 S 期。电离辐射引起的 DNA 双链断裂（DSB）诱导信号通路级联反应，首先引起 ATM 迅速磷酸化，后者通过 p53/MDM2 和 Bax 诱导细胞凋亡。

郭海卓等采用实时定量 PCR 计数，检测人外周血淋巴细胞 DNA 损伤反应相关基因表达对 X 射线全身照射的反应。实验给予 0～5 Gy 照射，分别在照后 4 h 和 24 h 观察到 Cdknla 和 Gadd45 基因表达随剂量增加而增高，呈现良好的剂量线性关系；同时，应用 CB 微核法观察的对照淋巴细胞微核率也呈现良好的剂量线性关系。另外，已从动物整体水平对 DNA 损伤反应相关信号基因表达进行了剂量效应关系的探索，获得了初步成果。小鼠全身照射后 4～24 h，胸腺和脾淋巴细胞 Cdknla 基因表达在照射后 4～24 h，经实时定量 PCR 检测在 0～5 Gy 显示良好的线性关系。因此，这种血淋巴细胞 DNA 损伤反应相关基因可能成为研制新型辐射生物剂量计的候选基因。

(2) p21 基因及其蛋白：p21 基因为单拷贝基因，位于第 6 号染色体短臂上（6p21.2）；

其蛋白由 164 个氨基酸组成，富含精氨酸，相对分子量为 21 kD。p21 蛋白是细胞周期素依赖性激酶作用蛋白（cyclin-dependent kinase interacting protein，CIP）家族中的一员，位于 p53 基因下游的 Cdk 抑制基因；其 C 末端第 124～164 位氨基酸与 PCNA 结合，其中的第 140～163 位氨基酸为核定位信号，是一种核内蛋白；中间第 49～72 位氨基酸与 Cdk2 结合。p21 可与 p53 共同构成细胞周期 G_1 检查点，减少受损 DNA 复制和积累，具有抑癌作用。

倪冠英等观察电离辐射对 p21 基因及其蛋白表达的影响。0～6 Gy 照射后 4～24 h，ICR 小鼠胸腺和脾细胞 p21 基因相对表达均随剂量增加而增高；0～6 Gy X 射线照射后，通过流式细胞术检测发现 Jurkat 细胞 p21 蛋白表达在 0.5～4.0 Gy 随剂量增加而增高。电离辐射作用后，经线性拟合，p21 基因及其蛋白表达在一定范围内呈现良好的剂量效应关系，具备作为新型辐射生物标志物的潜在可能，但仍需进一步深入探讨。

张忠新等报道，0～5 Gy γ 射线照射人外周血后，线粒体编码基因 COX1 和 ATPase6 相对表达水平，在 3 Gy 以内经拟合，其剂量效应关系线性良好，3 Gy 以上剂量呈现下降趋势。因此，有望作为生物剂量计的剂量估算。

（3）miRNA 发展为生物剂量计：在过去的几年，应用血液学、生物化学和细胞遗传学参数评价辐射剂量反应，发现几种蛋白标志，如 C 反应蛋白、淀粉酶和细胞因子（转化生长因子）作为生物剂量计具有一定的潜在价值；然而，这些蛋白标志存在很大的个体间差异。另外，目前应用淋巴细胞减少动力学、临床观察和双着丝粒染色体（dicentric chromosome，DC）分析照射后的剂量评价。但是，淋巴细胞减少分析需要长时间的反复检测，双着丝粒染色体分析涉及高水平技术和工作强度。因此，需要建立快速、准确、敏感和稳定的检测方法。Jacob 等应用数字化无扩增的定量和比较方法，评价个体血清相对丰度的 miRNA，并发展一组敏感标志的生物剂量计。

1～12 Gy 照射小鼠血清后 24 h 和 48 h，观察 600 多种 miRNA 表达水平的变化。结果发现，几种进化保守的 miRNA 反应明显，其中 miRNA-150（淋巴细胞内含量丰富）显示剂量和时间依赖性下降，推测其作为淋巴细胞减少和骨髓损伤的敏感标志。并且，有几种 miRNA 可作为辐射事故和放疗患者的辐射反应标志。

miRNA-150 可作为理想的辐射反应血清生物标志。所有的小鼠 ^{137}Cs γ 射线照后 24 h 剂量反应明显，甚至在 1 Gy 照射 miRNA-150 水平下降，随着照射剂量的增加（2～8 Gy）其水平进行性降低。通过分次 X 射线照射，即 2×2 Gy = 4 Gy 照射后 24 h、4×2 Gy = 8 Gy 照射后 48 h 和 6×2 Gy = 12 Gy 照射后 72 h，与单次急性照射基本一致，分次 4 Gy 照后 24 h，血清 miRNA-150 水平下降 50%，证明分次照射也具有其生物剂量计的潜在价值。进一步实验发现，1 Gy 照后 24 h 小鼠血清 miRNA-150 降低 30%；48 h 后降低 50%，呈时间和剂量依赖性降低，证实其血清标志作为候选辐射生物剂量计的敏感性和可靠性。以上结果显示，单次 8 Gy 和分次 8～12 Gy 照射后 48～72 h，血清 miRNA-150 减少到最低点。miRNA-150 作为生物剂量计，因其具有时间和剂量的依赖性降低，并与淋巴细胞减少的动力学相关，可作为辐射反应的诊断工具。

另外，600MeV 质子 0.5 Gy 或 1.0 Gy 照射小鼠，照射后 6 h 或 24 h，26 种 miRNA 出

现差异表达。这种差异表达，77% 是特异的。通过质子、γ 射线和 ^{56}Fe 离子照射小鼠，血中 miRNA 标志呈辐射类型和剂量的特异性。1.5 Gy γ 射线、1.0 Gy 质子和 0.5 Gy ^{56}Fe 离子照射具有相似的 RBE。这些发现说明，miRNA 介导的辐射反应的复杂性。miRNA 表达的标志可用于辐射生物剂量计。

0.5、2 Gy 和 10 Gy ^{137}Cs γ 射线照射（剂量率 52 cGy/min）后 6 h 或 24 h，小鼠血浆 miRNA 表达发生明显变化，具有时间和剂量依赖性，其精确性、敏感性和特异性约为 90%，分别有 32 种和 12 种 miRNA 在照射后 6 h 和 24 h 检测的精确性达 97.5%。提示，以血浆为基础的 miRNA 生物标志，可用作群体辐射事故的评价工具。

1.25Gy X 射线全身放疗患者后 4 h，外周血细胞 45 种 miRNA（占检出 miRNA 的 23%）表达明显上调，其中的 27 种在每例患者均有表达上调。在 223 种差异表达基因中，37 种 miRNA 下调和预期的靶点上调。这种电离辐射诱导外周血细胞 miRNA 表达上调的潜能，可能提供高分辨率的辐射生物标志。这种生物标志可用作监测治疗和诊断放疗患者辐射作用的存在和持续时间。

第五节　细胞培养技术

一、造血干细胞的分离和培养

在造血干细胞（HSC）培养过程中，由于其数量少 [在骨髓中只占 $1/(1\sim 20)\times 10^5$]，无明显的形态特征，又与多种类型的细胞混合在一起，难于获得。因此，只能以 HSC 表面特有的标志和功能进行鉴定，常用荧光标记的单克隆抗体通过流式细胞术分离骨髓细胞（表 3-10）。

表 3-10　未分化的造血干细胞表面标志

小　鼠	人	小　鼠	人	小　鼠	人
CD34$^{low/-}$	CD34$^+$	Thy1$^{+/low}$	Thy1$^+$	C-kit$^+$	C-kit$^{-/low}$
SCA$^+$	CD59$^+$	CD38$^+$	CD38$^{low/-}$	lin$^-$	lin$^-$

（一）骨髓造血干细胞

小鼠 HSC 最早是在受孕后 8～8.5 d 胚胎的卵黄囊和血岛中发现的，随后开始迁移到胎肝和胎脾，成年后主要在骨髓。HSC 分裂后，可自行更新、分化、凋亡和迁移。

HSC 主要来源于骨髓，其分离和培养过程如下：①在无菌条件下，将小鼠股骨两端剪断，用注射器将含 10% 胎牛血清（FBS）的培养基（IMDM、McCoy5 或 DMEM，含有 50 U/ml 青霉素和 50 μg/ml 氯霉素）从股骨一端冲出骨髓；②通过 100 和 200 目的细胞筛或 21 号针头制成单细胞悬液；③ 300 g 离心 5 min，弃上清液，用无血清培养基洗细胞；④在 15 ml 离心管中，加 10 ml 淋巴细胞分离液，将 1～2 ml 骨髓细胞铺在淋巴细胞分离液上，3000 r/min 离心 20 min，分离中间层的有核细胞；⑤将分离的有核细胞与等体积 2% 甲基纤维素混均，置于 35 mm 培养皿中培养，培养 10～14 d 后肉眼可见集落形成；⑥在解剖镜下，挑出细胞集落，在 24 孔培养板继续扩大培养。

（二）脐带血造血干细胞

脐带血（umbilical cord blood，UCB）和胎盘是另一丰富的 HSC 主要来源。比较脐带血和成体骨髓干细胞，前者比后者更具有多能性，可以分化为三胚层的所有细胞，而且来源丰富、方便。

收集脐带血，用氯化铵低渗法去除红细胞。500 g 离心 10 min，用培养基（HLTM）{McCoy-5A 培养基含 12.5% FBS、12.5% 马血清及人细胞生长因子 [IL-3（5 μg/L）、IL-6（50 μg/L）、SCF（50 μg/L）、G-CSF（5μg/L）、EPO（28 μg/L）]} 将细胞稀释至 2×10^6/ml，在 T150 培养瓶或培养带搅拌的生物反应器中培养 2～4 d，使细胞适应体外的培养环境。

甲基纤维素半固体培养：2% 甲基纤维素（HLTM 配制）与等体积的有核细胞（1×10^4）充分混匀，置于 35 mm 培养皿中培养，10～14 d 后可以见到红系、单核细胞或巨核细胞集落形成。

（三）外周血造血干细胞

临床上，用 HSC 进行治疗时，多选用自体移植，这样可以避免免疫排斥反应的发生。自体外周血 HSC 是最佳的选择。外周血 HSC 数量很少，在收集外周血的前几天，通过给供体注射细胞因子，如粒细胞集落刺激因子（G-CSF）可以获得 5%～20% 的 HSC（$CD34^+$，$Thy-1^-$）。

（四）胚胎造血系统

胎儿期的造型系统也富含 HSC，但其造血系统仅适用于科研，不能用于临床治疗。人 12～18 周的胎儿富含 HSC。小鼠胚胎发育至第 7 天时，开始出现造血母细胞，并在卵黄囊形成血岛；当发育 10～11 d 时（相当于人妊娠 4～6 周），HSC 开始分裂，几天后迁移至肝，在肝继续分裂和迁移，最后移至脾、胸腺和骨髓。

二、骨髓间充质干细胞分离、培养及鉴定

骨髓间充质干细胞（mesenchymal stem cell，MSC）属于中胚层具有多向分化能力的干细胞，存在于人和动物的多种组织中。MSC 在骨髓的有核细胞中所占的比例约为 1/100 000，仅为 200 个/ml，并随着年龄增长，其数量逐渐减少，经体外分离、纯化和扩增至一定的数量才能用于实验研究。

目前，获取 MSC 的方法主要有贴壁筛选法、密度梯度离心法、流式细胞仪分离法和免疫磁珠分选法。研究发现，每根大鼠股骨含有 0.3 ml 骨髓，MSC 数量相对较少，小乳鼠骨中含量更少；为了减少细胞丢失，不宜采纳密度梯度离心法和流式细胞仪分离法，免疫磁珠分选法价格昂贵及操作复杂。最常用的就是贴壁筛选法，其方法简单、快速、易行。该方法根据 MSC 贴壁生长而造血细胞悬浮生长的特性，对两者进行分离，之后利用细胞贴壁时间及贴壁牢固性的不同而去除成纤维细胞等杂质细胞。该方法保留了骨髓中有利于 MSC 生长的细胞因子和促黏附物质,符合细胞生长的微环境。与其他方法相比,贴壁筛选法细胞纯度不够,但经换液传代 2～3 代后其纯度可达到 98% 以上。

(一)全骨髓法

全骨髓法分离培养 MSC 最初由 Friedenstein 在 20 世纪 70 年代中期建立的。他利用 MSC 的黏附特性,将骨髓细胞悬液接种于培养皿 4 h 后,去除未贴壁的造血系细胞和内皮细胞,换液。用单纯贴壁法获得的骨髓基质细胞,主要包含成纤维样 MSC、小的非粒性细胞、小的粒性细胞以及内皮细胞等多种成分,细胞纯度较低。后来,人们在此基础上不断优化成全骨髓贴壁分离法。研究者利用 MSC 易于黏附于培养瓶表面生长的特性,采集标本,低速分离,弃除上层废液后可获得数量较多的细胞;再通过定期换液,除去不贴壁的漂浮杂细胞,如红细胞、白细胞及内皮细胞等,留下贴壁的成纤维样 MSC,使 MSC 得以纯化而继续培养传代。这种方法简单易行,对细胞损伤小,获取的细胞活力及分裂能力较强,可短期进行传代。最主要的缺点是纯度较低,利用免疫荧光法对第 3 代 MSC 进行检测显示,与密度梯度离心法相比,获得的细胞 CD44 的阳性表达率和 CD34 的阴性表达率较低。如果要获得纯度较高的细胞,需要传代 3~4 次。

1. **MSC 的分离和培养** 选用 C57BL/6J 乳鼠,颈椎脱臼法处死,75% 乙醇浸 5 min,无菌条件下分离股骨、肱骨,剔除附着的肌肉和脂肪等组织,剪除两端少量干骺,用 1 ml 注射器吸取 L-DMEM 培养液,冲出骨髓于培养皿内,反复冲洗。200 目滤网过滤成单细胞悬液,1500 r/min 离心 5 min,弃掉上清液。用含 15% 胎牛血清、100 U/ml 青霉素、100 U/ml 链霉素和 L-DMEM 培养液重悬细胞。以 2.0×10^5/ml 接种于 25 ml 塑料培养瓶中标记为原代细胞,置 37 ℃、50 ml/L CO_2、饱和湿度的培养箱中静置培养。48 h 后,第一次换液去除未黏附细胞,每日观察细胞,定期换液(每 3 天换液 1 次),待细胞长至 80%~90%(10~12 d)融合时,传代,弃掉培养瓶中的培养液,用 PBS 冲洗 2 遍,再加入 0.25% 胰蛋白酶数滴消化。显微镜下观察;当细胞间隙变大、细胞回缩时,用含 15% FBS 的 L-DMEM 终止消化。沿瓶壁按顺序用吸管轻轻吹打,将所得细胞悬液移入离心管中,1500 r/min 离心 5 min,弃去上清液,再加入完全 DMEM 培养液,以 1.5×10^5/ml 密度接种于培养瓶中,记为第 2 代。待细胞长至 80%~90% 融合时,传代(6~7 d)。倒置显微镜下,逐日观察 MSC 的生长情况及形态特征,并选典型形态图像拍照。

2. **MTT 检测 MSC 生长特点** 取生长良好的 1、2 代和 3 代 MSC,以 1.0×10^5/ml 接种于 96 孔板中,每孔加入 200 μl 细胞。培养基为含 20% 胎牛血清、100 U/ml 青霉素和 100 U/ml 链霉素的 L-DMEM 培养液。分别于培养 1、2、3、4、5 d 和 6 d 后加入甲基噻唑基四唑(methyl thiazolyl tetrazolium,MTT;5 mg/ml)20 μl,孵育 4 h,小心吸弃培养上清液,加入二甲基亚砜(dimethyl sulfoxide,DMSO)150 μl,酶标仪检测(波长 490 nm),记录吸光度值,计算均值。以培养时间为横轴,光密度值为纵轴,绘制生长曲线。

3. **流式细胞术鉴定 MSC 表型** 取第 3 代 MSC,调细胞浓度为 5.0×10^6/ml。样品管和对照管均加入 100 μl 细胞悬液,样品管中加荧光直标单抗 CD34 和 CD44(1∶100 稀释),对照管中加入同型对照抗体,4 ℃ 避光孵育 30 min,加入含有 1% FBS 和 0.1% NaN_3 的 PBS 1 ml,1000 r/min 离心 5 min,终止反应,流式细胞仪直接荧光法检测 $CD34^+$ T 细胞和 $CD44^+$ T 细胞的表达。

(二) 其他方法

1. **密度梯度离心法** 主要根据骨髓中 MSC 与其他细胞成分的密度不同进行分离。目前，广泛采用的是 Percoll 或 Ficoll 密度梯度离心法。Xie 等认为，单用 Percoll 法操作较为复杂，分离骨髓时需要考虑密度，并且离心次数较多，对细胞损伤大。而 Lisignoli 等指出，使用密度梯度离心法易使 MSC 向成骨细胞分化，降低了向其他方向分化的能力。采用密度梯度离心技术结合贴壁筛选法是较为理想的方法。李悟等首先将骨髓细胞悬液滴加到密度为 1.073g/ml 的 Percoll 液上离心分离，然后收集培养基和 Percoll 液界面部分的细胞，洗涤后铺板培养，最后根据 MSC 与造血系细胞贴壁的差异性，分离出 MSC。联合应用这两种方法，MSC 第 1 代纯度可以达到 95%，第 2 代超过 98%。

2. **流式细胞术分选法** 根据 MSC 的体积较小、相对缺乏颗粒的特性对其进行流式细胞术分选法，该法对 NSC 的活性影响较大，甚至导致细胞活性的完全丧失。

3. **表型分离法** 也称免疫选法，常用免疫磁珠法，针对某些细胞表面标志进行富集或阴性分选。Phinney 用一种免疫技术精确地从基质细胞中分离出造血细胞系和内皮细胞系，提供了一种能高效地分离纯化 MSC 的方法。应用 CD11b 抗体对 MSC 进行阴性筛选，效果较好。另外，对 MSC 进行阳性选择也可以筛选出所需的细胞。利用磁珠不会对细胞产生机械的刺激，不影响细胞的功能，但针对 MSC 特异性表面抗原费用昂贵、操作复杂及分选难度大等缺点，并未被广泛接受。

4. **培养板筛选法** 为了分离到均一的 MSC，Shihr 等使用一种具有 3 μm 小孔的塑料培养皿，从骨髓中筛选一类均质性 > 98% 的 SS（size-sieved stem）的细胞，其生物学性质类似 MSC，也具有增殖、自我更新能力和分化潜能，可以向骨组织、脂肪和软骨组织分化。

5. **纤维蛋白微珠法** 纤维蛋白微珠（fibrin microbeads，FMB）主要作为一种黏附基质有效地对 MSC 进行分离。与塑料黏附法相比，此方法可使细胞产量提高 3～4 倍。

影响 MSC 扩增的主要因素包括培养基的种类、血清、细胞因子、细胞接种密度和动物种属等，这里不做详细的介绍。

三、造血祖细胞培养

(一) 集落刺激因子（colony stimulating factor，CSF）的制备

多种细胞培养数天后的上清液，即条件培养液中均有刺激粒系细胞集落形成的活性。常用的有肌条件培养液、人外周血白细胞条件培养液、人胎盘条件培养液、人肺条件培养液和人 PHA-LCM 条件培养液等，其制备如下。

1. **有肌条件培养液** 取小鼠横纹肌若干，用培养液洗 2 次，将肌肉剪成条，再剪成 2～4 mm 的碎块，在培养液里反复多次漂洗后，在室温的培养液中浸泡 4 h 左右。称取 1 g 肌块放入含 7 ml 培养液和 2 ml 马血清的组织培养瓶或广口瓶中，盖紧盖子，37 ℃培养 7 d，收集培养液，除去肌碎块，合并所有培养液，混均后分装小瓶，低温冰箱保存，供制备 CSF 用。对于胎儿肌肉条件培养液的制备，可选取 3～6 个月的非病理性水囊引产胎儿，取股骨肌肉，应用 20% 小牛血清的培养液培养，其他程序同上。

2. 人外周血白细胞条件培养液　取健康人外周血 20～50 ml，肝素（20 U/ml）抗凝，室温下使其自然沉降后，吸取上层富含白细胞悬液，再悬于含 10% 小牛血清的 RPMI 1640 培养液中，以 1∶9 的比例加入煮沸的 5% 琼脂（终浓度为 0.5%）中，以白细胞最终浓度 1×10^6/ml 作为底层。待固定后，上层再加入含 10% 小牛血清的 RPMI 1640 培养液（两层体积比为 1∶1）中，然后置于含 10% CO_2 的培养箱中；37℃培养 1 周后，收集上层液体，储于 -20℃冰箱中备用。为增强 CSF 的活力，可在底层加入植物血凝素（PHA），其浓度为 1∶1 v/v；临用时，测定其活力，以便选取最佳的浓度实验。

3. 人胚胎条件培养液　取正在分娩的新鲜胎盘，在无菌条件下，去膜后剪成 1 mm^3 的小块，用生理盐水反复冲洗其中残存的血液，直到组织洗至发白为止。然后，再用培养液冲洗 1 次，取其 1 g 组织块置于 100 ml 培养瓶中，加入 20 ml 含有 10% 小牛血清的培养液（内含青霉素和链霉素，100 U/ml）中，37℃培养 7 d 后，吸取其上层液体，1500 r/min 离心 15 min，收集上清液，分装小瓶，每瓶 5 ml，密封瓶口，储于 -20℃冰箱中备用。

4. 人肺条件培养液　取手术切除的正常肺组织，在无菌条件下，用生理盐水洗涤数次，剪成 3～5 mm^3 小块，置于含 10% 小牛血清的 RPMI 1640 培养液中，在 4℃条件下漂洗 2～3 h，按 10 ml 培养液（含 20% 小牛血清的 RPMI 1640）加 1 g 组织的比例，装入 100 ml 培养瓶内，37℃培养 7 d 后，吸取其上清液，1500 r/min 离心 15 min，收集上清液，分装小瓶，每瓶 5 ml，密封瓶口，储于 -20℃冰箱中备用。小鼠肺条件培养液制备基本同上。

5. 人 PHA-LCM 条件培养液　即植物血凝素-单核细胞条件培养液。取健康人外周血 30 ml 左右，用肝素抗凝（20U/ml），置于 3 个 15 ml 的试管中，倾斜 30°，静止 2 h，使其自然沉降。然后，取出上层血浆及白细胞层，用 H-F 液分离单个核细胞，用 RPMI 1640 培养液洗涤 3 次，用 DMEM 液稀释成 1×10^6/ml 的细胞悬液，加入 1% PHA（1 mg/ml 细胞悬液）、20% 胎牛血清（FCS）、青霉素和链霉素（100 U/ml），分装于 25 ml 培养瓶中，置于 37℃、7.5% CD_2 和 100% 湿度的培养箱中，孵育 7 d，收集上清液，1500 r/min 离心 15 min，其上清可用 0.45 μm 滤膜过滤，分装于小瓶内，储于 -20℃冰箱中备用。此条件培养液用于粒红巨核巨噬系集落形成单位（CFU-GEMM）培养。

6. 小鼠脾细胞条件培养液　将小鼠脱臼处死，在 95% 乙醇中浸泡 3～5 min，取出后放入平皿，在超净工作台上取出脾，去掉附着的组织，用 RPMI 1640 培养液洗涤 3 次，制备成单细胞悬液，计数，配制培养体系。在 10 ml 的培养体系中含脾细胞 2×10^7 个、20% 小牛血清、1% PHA（1 mg/ml 细胞悬液）、青霉素和链霉素（100 U/ml），置于 100 ml 的培养瓶中，放入 37℃、7.5% CD_2 和 100% 湿度的培养箱中，孵育 7 d，收集上清液，1500 r/min 离心 15 min，其上清分装成小瓶，密封瓶口，储于 -20℃冰箱中备用。

（二）造血和免疫系统多器官培养

造血和免疫系统的体外器官培养主要有 3 种：①在表玻璃内的血浆凝块上培养，其方法原始；②在含琼脂的半固体培养基上培养；③在培养液表面培养。

根据培养液成分和移植组织支持物的不同又分为：①培养在金属网托上，为避免组织和金属直接接触，在网托上放置特制纸或涂一层 2% 琼脂；②培养在特制纸的薄膜上，用硅黄覆盖特制纸，以防薄膜下沉而被淹没；③培养在微孔滤膜上，可严格控制微孔滤膜，易于测定滤膜孔径和厚度，在一个滤膜上可培养 1～2 个移植物；④多器官培养，可用于培养骨髓、胸腺、脾、淋巴结和胎肝等。

多器官培养在造血和免疫系统的体外器官培养有其重要价值，可研究骨髓来源、胸腺上皮细胞对淋巴细胞分化的影响和胎肝成集落细胞的功能等。

1. **培养过程** 颈部脱臼杀死小鼠，常规处理股骨，去干骺端。用 6 号针头注射器将骨髓内容物冲到含 RPMI 1640 培养液的平皿中，整条骨髓或用手术刀切成 1/4～1/2 骨髓条块置于平皿内塑料平台的微孔滤膜上（孔径 0.45 μm，面 64 mm^2），滤膜下表面通过塑料平台圆孔密接培养液，其上表面接触含 5% CD_2 空气。在 100 ml 的 RPMI 1640 培养液中，含 20% 小牛血清，另加 15 mg 维生素 C、400 mg 葡萄糖、50 mg L-谷氨酰胺及青霉素和链霉素各 6000 U。用 CO_2 气囊充气后，用八角玻璃和溶化的石蜡封住皿口，置 37 ℃恒温箱中培养。培养液每 3 天换一次。如在体外观察到成骨，在培养第 8 天开始向培养液中加 10 mmol/L β-甘油磷酸钠。

培养 6～36 d，固定培养物，制备组织切片，光镜检查。如观察体外成骨，进行 Kocca 钙染色、Gomori 碱性磷酸酶染色及 HE 复染。如进行电镜检查，用 3% 戊二醛固定，2% 锇酸再固定，乙醇脱水，环氧树脂包埋，其超薄切片用醋酸铅染色。

2. **结果判定** 在培养的最初几天，滤膜被巨噬细胞和骨髓细胞所覆盖；以后，成纤维细胞沿着滤膜扩展生长，骨髓块处形成复层，滤膜周边处呈单层网状；2 周后，骨髓块及生长区造血细胞明显减少，中心部形成成纤维细胞层；3 周后，形成细薄的骨小梁和骨基质层。

在培养液中加甘油磷酸盐时，2 周后，骨小梁出现不溶性钙，在基质中显现成骨细胞；4 周后，基质量很快增加，成骨细胞被包埋，形成骨样结构。电镜检查，可见滤膜表面及埋于钙化基质细胞均有典型的成骨细胞形态。

小鼠整个淋巴结在微孔滤膜（孔径为 0.6～0.9 μm）上培养 2～4 d，中心出现淋巴细胞退化，只残留个别基质细胞，其周边残留少数活淋巴细胞，有时也在被膜下扩大的肝窦和淋巴管腔内，周围为环形分布的结缔组织生长区；以后，清除细胞碎片后基质生长；11～12 d 后，由中心部基质和圆形的滤泡样结构及周围的淋巴细胞组成的新淋巴结。

将培养 16～20 d 的胎鼠肝块进行多器官培养后 6 d，可见形成多数分裂的上皮细胞层，其周围为大片造血区，上皮细胞间分布有粒系、红系和巨核系细胞，以后组成大融合灶。

（三）人骨髓多能造血祖细胞培养

来自 HSC 的多能造血祖细胞（hematopoietic progenitor cell，HPC）在体外适宜的条件下，进行逐级分化，即多向祖细胞→少向祖细胞→单向祖细胞→成熟的各系血细胞。这些成熟的血细胞形成细胞团，即为混合细胞集落（CFU-Mix）。

1. **培养过程** 在髂前上棘取骨髓液 1.5～2.0 ml，移入含 3 ml 的 RPMI 1640 培养液（内含肝素 200 U/ml）瓶内，再将此细胞悬液转至含淋巴细胞分离液离心管内，1200 r/min 离心 10 min，分离出单个核细胞，用 RPMI 1640 培养液离心、洗涤细胞 3 次，最后用 IMDM 培养液制备成 2×10^6/ml 细胞悬液。将 2×10^5/ml 单个核细胞接种于直径 35 mm 的塑料培养皿内，每毫升培养体系内含 0.9% 甲基纤维素、10% 植物血凝素淋巴细胞条件培养液（PHA-LCM）、

5×10^5 mol/L 2-巯基乙醇（2-ME）、30% AB 型血浆和 1 U 红细胞生成素（EPO）。在 37 ℃、5% CO_2 和饱和湿度培养条件下，培养至第 12 天，计 CFU-Mix 集落数。

2. 结果判定　在培养体系的第 5 天，出现混合集落小丛，多为粒系和红系细胞；第 7 天，出现有核巨核细胞，多位于集落周边；第 9 天，出现巨噬细胞；第 12～13 天，集落形成达高峰。

CFU-Mix 集落多为不规则形，以红系细胞为主，镜下可鉴别出红系、粒系、巨噬系和巨核系细胞。巨核细胞胞体最大，边缘光滑，胞质透明，折光性强，呈橘黄色；巨噬细胞胞体较大，细胞表面有颗粒样物，胞质不透明，呈暗灰色；粒细胞胞体较小，边缘整齐，扁平，呈淡黄色；红细胞胞体最小，呈橘红色。经 Geimsa-Wright 染色，巨噬细胞含有脂肪空泡；3 种粒细胞的颗粒明显可见，易于区分；巨核细胞有多个核。

（四）粒单系造血祖细胞培养

在含有适量刺激因子的琼脂或甲基纤维素的培养体系中，1 个粒单系祖细胞（GM-CFU）经数天培养后，可分化增殖成 1 个细胞集落。由于培养条件，尤其是刺激因子的不同，可能形成以不同发育阶段中性粒细胞为主要成分的粒系细胞集落或形成以单核巨噬系细胞为主的细胞集落，也可以分化出含粒系和单核巨噬系的混合细胞集落。

1. 培养过程　在无菌条件下，取出小鼠股骨，清除软组织，以穿骨针钻孔，用 6.5 号针头冲出骨髓，以 4 号针头制成单细胞悬液。如系人骨髓，则以适量培养液稀释，并打散细胞，置于等量淋巴细胞分层液上。离心分层，取液面细胞，经培养液洗涤 1～2 次后，制成细胞悬液。计数有核细胞后，按接种 1×10^5/ml（小鼠）和 2×10^5/ml（人）的要求，计算出应加的骨髓细胞悬液的毫升数。

配培养体系，其体系的体积因实验要求而异。加入骨髓细胞悬液后，加健马血清 2 ml，加刺激因子若干，用培养液补足到 7.2 ml。混均后，在 37 ℃、5%～7% CO_2 和饱和湿度条件下培养。在培养 6 d（小鼠）和 10 d（人），取出平皿，在低倍显微镜下计数 50 个粒单系细胞组成的细胞集落。

2. 结果判定　GM-CFU 经 6～10 d 培养后，在低倍显微镜下可见两类细胞群：一类是由 40～50 个以上粒单系细胞组成，称为集落；另一类是由不足 40 个细胞组成，称为簇或丛。集落可分为 3 类：致密型（细胞紧密堆积）、松散型（细胞比较松散）和混合型（中央细胞密集，四周疏散分布）。可按实验要求，计算集落总数或分型计数。终止培养时，可在平皿中加入 0.5ml 的 3% 戊二醛溶液固定，30 min 后吸去固定液，加入双蒸水 1 ml，放 4 ℃冰箱存放，可在数日内不影响计数结果。

CSF 有相对的种属特异性，人的 CSF 能有效促进人 GM-CFU 分化成细胞集落，也能刺激小鼠 GM-CFU 的生长。但是，小鼠的 CSF 不能促进人 GM-CFU 分化成细胞集落。因此，实验时要注意此点。

（五）红系造血祖细胞培养

在红系造血祖细胞中，分化较早的是红系爆式集落形成单位（burst forming unit-erythroid, BFU-E），接近于 HSC；分化较晚的是红系集落形成单位（CFU-E），十分接近于骨髓中可辨认的原红细胞。这两种红系造血祖细胞在调节因子的刺激下，经短期体外培养，可形成以红系细胞组成的细胞集落。其中，BFU-E 需要爆式红系祖细胞因子（burst promoting factor，BPF）和高浓度促红细胞生成素（erythropoietin，EPO）的刺激，CFU-E 需要 EPO 的调节。

1. 培养过程　制备单细胞悬液（人骨髓需经淋巴细胞分层液分层处理），计数有核细胞，并计算应加的细胞悬液的毫升数。配制培养体系（表 3-11）：各体系中加入 2.7% 甲基纤维素溶液 0.7 ml，在多用振荡器上充分混均，吸取其液体，加入验血板或微孔培养板的孔穴中，或加到切割成 0.7 cm×2 cm 的玻片上，每孔或每片各加 0.2 ml，防止溢出。

表 3-11　红系造血祖细胞培养体系

试剂（ml）	人 CFU-E	小鼠 CFU-E	人 BFU-E	小鼠 BFU-E
2-巯基乙醇，10^{-4}mol/L	0.2	0.2	0.2	0.2
3% L-谷氨酰胺	0.03	0.03	0.03	0.03
健马血清	0.7	0.5	0.7	0.5
EPO，10U/ml	0.2	0.2	0.2	0.2
BPF			0.1	0.1
有核细胞数（个）	$5×10^5$	$5×10^5$	$5×10^5$	$5×10^5$
培养液	1.3	1.3	1.3	1.3

将验血板或微孔培养板放入有机玻璃盒内，将玻片先放入玻璃平皿内（35 mm 平皿中放 1 片，60 mm 平皿中放 3~4 片），再放入有机玻璃盒内。盒内增放加灭菌水的平皿若干，以增加湿度。将其盒置于 37 ℃、CO_2 孵箱内培养。人样品于培养后 7 d 和 14 d，小鼠样品在培养后 3 d 和 7 d。分别在倒置显微镜下观察由 8 个以上红系细胞组成的 CFU-E 细胞集落和由 50 个以上红系细胞组成的 BFU-E 细胞集落。

爆式红系祖细胞因子（BPF）制备：取 AB 型人血，肝素抗凝，离心。取白细胞部分，用培养液等量稀释，用比重为 1.077 的淋巴细胞分层液分层，获得界面细胞，洗涤 1~2 次，制成单细胞悬液。在总量为 7 ml，含 20% 马血清或灭活小牛血清的培养液中，加入 PHA 70 μg、细胞 $7×10^6$ 个左右。置于 37 ℃、CO_2 孵箱中，培养 7 d，收集上清液，经抽滤除菌后分装小瓶，储低温冰箱保存，备用。

2. 结果判定　CFU-E 集落为 8~50 个，主要由晚期有核红系细胞组成。BFU-E 集落由 50 个以上红系细胞组成，有时可见数个细胞团聚结而成的巨型 BFU-E（或称爆式或多中心 BFU-E）。人的红系集落由于细胞内血红蛋白较多，故呈红色；不经特意染色，即可观察到。小鼠的红系集落着色不显，需染色后才能在镜下计数。以 99% 乙醇溶液配成 1% 联苯胺溶液，临用前取 5 ml，加入以 95% 乙醇配成的 7.5% H_2O_2 溶液 0.2 ml。将混匀配好的染液滴加在培养孔穴或玻片上，10min 后即可见到染成橘红色的阳性红系细胞集落。

在配制培养体系时，因 2-巯基乙醇对细胞有损伤作用，应注意加样顺序，尽量避免在加入 2-巯基乙醇后直接添加细胞悬液。在培养体系中，如加入血清清蛋白，可使红系细胞集落产率增高。

(六) 巨核系造血祖细胞培养

巨核系造血祖细胞（CFU-Meg）是 HSC 分化为原巨核细胞的中间阶段，具有增殖能力；在有刺激因子的作用下，处于 S 期的巨核系细胞明显增多。

1. **培养过程** 制备骨髓细胞悬液。配制培养体系：2-巯基乙醇（10^{-4} mol/L）0.2 ml、3% L-谷氨酰胺 0.03 ml、健马血清 0.6 ml、EPO（10 U/ml）0.6 ml、有核细胞 $1×10^5$ 个和 2.7% 甲基纤维素 0.6 ml，用培养液加到总体积 2.0 ml。

在多用振荡器上振荡片刻，在微孔培养板小孔内准确加入 0.2 ml；置于 37 ℃、5% CO_2 及饱和湿度的孵箱中，培养 7 d（小鼠）或 12～14 d（人），取出后观察 4 个、3 个和 2 个以上巨核细胞组成的巨核系细胞集落。用等渗溶液洗去培养体系中的甲基纤维素，滴加染液，在室温或 37 ℃ 温箱内放置 2～2.5 h，吸出染液，再做原位染色 2～2.5 h。最后，吸去染液，加入 1～2 滴生理盐水，通过倒置显微镜观察乙酰胆碱酯酶染色阳性的巨核细胞集落。

染液的配制：称取底物碘化硫代乙酰胆碱（或碘化硫代丁酰胆碱）5 mg，溶于 7.5 ml（0.1 mol/L，pH 6）的磷酸缓冲液中，依此加入 0.5 ml（0.1 mol/L）枸橼酸钠、1 ml（30 mmol/L）硫酸铜和 1 ml（5 mmol/L）铁氰化钾，每一试剂加入后，充分摇均。染液在临用前，应新鲜配制。

2. **结果判定** 在倒置显微镜下，巨核细胞为圆形或不规则形，胞体较大，胞质透明，折光性强，胞核大而隐约可见。体积小的巨核细胞，有时不易与巨噬细胞区别。经原位乙酰胆碱酯酶染色后，巨核细胞均着色，呈红褐色，镜下极易辨认。

镜下观察时，可计巨核细胞集落数和单个巨噬细胞状况。巨核细胞集落大小不等，每个集落中可含 2～30 个乙酰胆碱酯酶染色阳性的细胞；同一集落中，巨核系细胞大小可不相同，处于不同的发育阶段；单个巨核细胞也处于不同的发育程度。可分别计数不同大小的集落和单个阳性细胞，以了解集落来源祖细胞增殖潜能和单个巨核细胞的增长过程。

(七) 淋巴系造血祖细胞培养

淋巴系造血祖细胞是指能分化成熟的 T 细胞和 B 细胞的原始造血细胞，包括 T 淋巴祖细胞和 B 淋巴祖细胞，即 T 细胞集落形成单位（CFU-TL）和 B 细胞集落形成单位（CFU-BL）。淋巴系造血祖细胞在体外半固体培养体系中，在刺激因子的作用下，可生成 T 细胞集落和 B 细胞集落。

1. **培养过程** 制备单细胞悬液，根据细胞计数，计算出在培养体系中应加的细胞悬液量。配制培养体系：细胞悬液 (12.5～25)×10^5 个 [(2.5～5)×10^5/ml]、人 AB 型血浆或小牛血清 0.75 ml、PHA-LCM 0.75 ml、2-巯基乙醇（5×10^{-4} mol/L）0.5 ml 和 2.7% 甲基纤维素 1.5 ml（或琼脂 0.5 ml），用培养液（RPMI 1640 等）补足总量 5.0 ml。

将配制的培养体系充分振荡混合，在 35 mm 平皿中准确加入其 1.0 ml，置于 37 ℃、5% CO_2 及饱和湿度的孵箱中，培养 7 d。取出后，计数淋巴细胞集落。

注意，培养外周血前，多先纯化 T 细胞或 B 细胞，即将外周血中的单个核细胞组分经短期培养，弃去贴壁的单核细胞，取非贴壁细胞，经 S-(2-氨乙基)-溴化异硫脲处理的 1% 绵羊红细胞作用，离心，再将沉淀的细胞重新悬浮，并用淋巴细胞分层液分层，其中间层富含B细胞，可作为B淋巴造血祖细胞培养用。其余部分，需经氯化铵三羟甲基氨基甲烷缓冲液处理后，获得的纯化T细胞部分可供T淋巴造血祖细胞培养用。

进行B淋巴造血祖细胞培养时，在培养体系中应添加经照射或经丝裂霉素处理的T细胞$3×10^5$/ml。进行T淋巴造血祖细胞培养时，在培养体系中需加适量的PHA。

2. 结果判定 细胞培养7d后，计数由淋巴细胞组成的50个以上的集落数。

（八）人骨髓基质造血祖细胞培养

骨髓内基质造血祖细胞，也就是成纤维样集落形成细胞（fibroblastoid colony forming cell，CFC-F）；在体外培养可形成集落，称为成纤维样细胞集落形成单位（fibroblastoid colony forming unit，CFU-F）。CFU-F构成体外造血微环境，可分泌刺激因子，支持与调节造血细胞的分化和增殖。骨髓内的基质造血祖细胞，可以分化成各种类型的基质细胞，产生和分泌蛋白质，如胶原纤维、纤维连接蛋白、层粘连蛋白和造血连接蛋白等。在体外培养条件下，基质造血祖细胞受到刺激，进行分化和增殖，形成各种细胞组成的基质细胞集落，即CFU-F。

1. 培养过程 取2 ml髂骨穿刺骨髓液，置于盛10 ml的RPMI 1640培养液（内含400 U肝素）的小广口瓶中，迅速在实验室的超净台内将骨髓液加到含淋巴细胞分离液的离心管内（细胞悬液与分离液的比为2 : 1），$350×g$离心5 min，取分离液上层的灰白色细胞层（即为单个核细胞），加入适量培养液，混匀，离心，洗涤细胞3次，计细胞数，调节细胞浓度为$(2～5)×10^6$细胞/ml。

取25 ml培养瓶，加入培养物5 ml，其中$5×10^6$单个核细胞、30%胎牛血清、10^{-6} mol/L氢化可的松和RPMI 1640培养液。在37 ℃、5% CO_2和饱和湿度的条件下，培养至第5天换全液，继续培养至第9天，弃上层液，10%甲醛固定，用Geimsa Wright染色，计CFU-F数，＞50个细胞计为1个集落。

2. 结果判定 经染色的CFU-F，组成其集落细胞有2类。一类细胞是长梭形或不规则形，胞核为圆形或椭圆形，核染粉红色，内有2～6个核仁；胞质呈浅蓝色，泡沫样，称为成纤维样细胞。另一类细胞的胞体较小，胞核小而呈圆形，着色深；胞质内可有吞噬物，称为巨噬细胞。经细胞化学染色，成纤维样细胞为碱性磷酸酶着色阳性，而巨噬细胞为酸性磷酸酶、非特异性酯酶和苏丹黑着色阳性。集落内细胞排列呈放射状，集落间细胞相互连接、交错成片，常见成纤维样细胞染色体呈中期分裂象。

3. CFU-F微量培养 应用24孔培养板培养CFU-F。取小鼠股骨，用注射器将其骨髓冲到含有3 ml的DMEM培养液的平皿中，用手术刀将骨髓条切成约3 mm小块，用胶帽吸管将骨髓块吸到含9 ml的DMEM培养液的小瓶内，再加1 ml胰蛋白酶液。封瓶后，置磁力搅拌器上消化30 min（18 ℃、60 r/min），用4层卡普龙滤网过滤后，在4 ℃、1000 r/min离心10 min，去除含胰蛋白酶的上清液，加DMEM培养液制成的骨髓单个核细胞悬液，计数后配制成培养体系。用注射器注入24孔板各孔0.5～1.0 ml培养液（含$3×10^4～5×10^5$个单个核细胞）。将种植细胞的培养板置于CO_2孵箱中培养10～12 d，乙醇固定各孔培养物，Geimsa染色，计数50个以上细胞所组成的集落。

当各孔植入 $3×10^4$ 个小鼠骨髓有核细胞时，不加滋养层的各孔集落数为 $0\sim4$ 个，集落小而疏散；而加滋养细胞 $10^5\sim10^6/cm^2$ 时，呈集落数也随之增加，集落大而致密。

（九）高增殖潜能集落形成细胞培养

高增殖潜能集落形成细胞（HPP-CFC）是比较原始的造血祖细胞，在骨髓中含量极低，其生物学特性有以下 3 点：①可重建受致死剂量照射小鼠的骨髓造血；②具有粒系、红系、巨核系及巨噬系细胞等多项分化的能力；③具有抵抗体内外细胞毒药物氟尿嘧啶的作用。

由于高增殖潜能集落形成细胞含量极低，所以应用富集和分选的 $CD34^+$ 细胞进行培养。培养体系各家报道不一，包括单层支持物培养法、双层培养法、高血清培养法、低血清培养法以及无血清培养法等，其集落培养的刺激物多由早期作用因子 SCF、IL-3 或 IL-6、晚期作用因子 GM-CSF 等组成。

1. **支持物培养法** 配制的培养液体系包括 40% FBS、$1×10^{-4}$ mol/L α-硫代甘油、1 mg/ml 人转铁蛋白、10 μg/ml 柠檬酸铁铵、100 ng/ml SCF、100 U/ml IL-3、10 ng/ml GM-SCF、500 U/ml G-CSF、500 U/ml M-CSF 及 3 U/ml EPO，$CD34^+$ 细胞为 $1×10^2$ 个。

2. **双层支持物培养法** 底层培养基（1ml）含 50 ng/ml SCF、115 ng/ml IL-3、12 ng/ml IL-1、500 U/ml M-CSF 及 0.5% 琼脂。上层体系含有 0.3% 琼脂及适量的细胞。将上层接种在底层上，于 37 ℃、5% CO_2 及饱和湿度环境下培养 28 d，计数集落。

3. **无血清培养体系** 此体系中主要含有 160 μg/ml 卵磷脂、96 μg/ml 胆固醇、600 μg/ml 人转铁蛋白、15 mg/ml BSA、400 U/ml IL-3、2 U/ml EPO，上述体系用 IMDM 培养基配制，甲基纤维素总浓度为 1.2%。

4. **高血清培养体系** 30% FBS、$5×10^{-5}$ mol/L α-巯基乙醇（α-ME）、50 ng/ml SCF、20 ng/ml IL-3 和 20 ng/ml GM-CSF，$CD34^+$ 细胞为 $1×10^3$ 个，甲基纤维素总浓度为 1%。

上述体系加至直径为 35 mm 的培养皿或 6 孔板中，于 37 ℃、5% CO_2 的饱和湿度环境下培养 28 d，计数集落。一般，HPP-CFC 集落肉眼可见其直径 > 0.5 mm，集落含有数万个细胞，细胞密集成团。HPP-CFC 集落因其分化程度低于 CFU-Mix，属于较为早期的造血祖细胞。HPP-CFC 具有部分的自我复制和增殖分化能力，因此，可进行二次接种，二次集落形成率以及形成 CFU-Mix 的能力明显高于一次接种的 CFU-Mix。HPP-CFC 既有造血重建，又有多向分化能力，为研究 HSC 移植过程汇总移植物以及 HSC 扩增产物的造血重建能力提供了良好的模型。

（十）白血病细胞集落的培养

白血病细胞是分化不均一的细胞群，用体外集落形成法证明其中未分化细胞存在，将白血病细胞置于半固体培养基中，加入 CFSF 共同培养，一部分细胞能形成集落；这类细胞属于幼稚细胞，形成的集落大部分是异常的克隆白血病细胞，这种成集落细胞称为白血病祖细胞。白血病细胞集落的培养可应用于白血病细胞药物敏感试验以及白血病细胞体外净化效果的研究。根据白血病类型不同，其集落培养体系也有所不同，主要分为急性髓细胞白血病集落（CFU-AML）和急性淋巴细胞白血病集落（CFU-ALL）两种。

1. CFU-AML 培养　由于 CFU-AML 的培养体系同时也促进 T 细胞集落（CFU-T）的生长，为了避免后者对结果的影响，一般在 CFU-AML 培养时应去除 T 细胞，尤其是在白血病的缓解期。

CFU-AML 培养方法如下：①制备克脑迷（antiradon，AET）处理的 1% 绵羊红细胞；②常规分离单个核细胞，调整细胞浓度为 1×10^7 个/ml；③单个核细胞中加入等量的经 AET 处理的 1% 绵羊红细胞，再加入 10% 胎牛血清（fetal bovine serum，FBS），混匀，37 ℃孵育 15 min，再以 500 r/min 离心 5 min，4 ℃放置 2 h；④混匀上述细胞，缓慢加至淋巴细胞分离液上，1500 r/min 离心 20 min，吸取界面细胞，PBS 洗涤 2 次，用含 10% FBS 的 IDMD 培养液洗涤 2 次，调整适当的细胞浓度，备用。将上述体系滴加至直径为 35 mm 培养皿或 6 孔培养板中，37 ℃、5% CO_2 及饱和湿度环境下培养 8 d，计数集落。在琼脂培养体系中 50 个细胞以上的细胞团即为 1 个 CFU-AML，而在甲基纤维素培养体系中 20 个细胞以上的细胞团即为 1 个 CFU-AML。

2. CFU-ALL 培养　CFU-ALL 培养可采用双层半固体培养法以及无血清培养法。但是，分离的单个核细胞需去除 T 细胞，可采用 E-玫瑰花结法、尼龙棉法及补体融解法等。

（1）双层培养法：底层饲养层一般用 2×10^5 个/ml 正常人外周血单个核细胞，接种于含 15% 胎牛血清和 0.5% 琼脂的 McCoy-5A 培养基中。上层为 2×10^5 个/ml 的 ALL 去 T 细胞的单个核细胞，接种于含 15% 胎牛血清、25 U/ml IL-2、2.5% PHA、7.5×10^{-5} mol/L α-ME、0.8% 甲基纤维素的 McCoy-5A 培养基中。上述体系培养于直径为 35 mm 的培养皿或 6 孔培养瓶中，37 ℃、5% CO_2 及饱和湿度环境下培养 7 d，计数集落，50 个细胞以上的细胞团即为 1 个 CFU-ALL。

（2）无血清培养法：将 2×10^5 个/ml 的 ALL 去 T 细胞的单个核细胞，接种于含 10 mg/ml BSA、1 μg/ml 人转铁蛋白、8 μg/ml 胰岛素、10% PHA-LCM 及 0.8% 甲基纤维素的 IMDM 培养基中。一般，细胞培养在直径为 35 mm 的培养皿或 6 孔培养板中，37 ℃、5% CO_2 及饱和湿度环境下培养 7 d，计数集落，50 个细胞以上的细胞团即为 1 个 CFU-ALL。

第六节　分子生物学技术

一、电泳技术

电泳技术是带电物质在电场中的趋向运动，是分子生物学中分离生物大分子常用的技术之一。其中，凝胶电泳由于其操作简单、快速和灵敏等优点，使其成为分离、鉴定和提纯核酸的首选标准方法。

（一）聚丙烯酰胺凝胶电泳

1. 基本原理　聚丙烯酰胺凝胶电泳（polyacrylamide gel electrophoresis，PAGE）可根据电泳样品的电荷、分子大小及形状的差别分离蛋白和核酸。这种介质即具有分子筛效应，又具备静电效应，适应于低分子量蛋白质（< 100 Da）和寡聚核苷酸的分离及 DNA 序列分析。

丙烯酰胺（acrylamide）单体在催化剂 N,N,N',N'- 四甲基乙二胺（TEMED）和过硫酸铵的存在下，产生聚合反应，形成长链，加入交联剂 N,N'- 亚甲双丙烯酰胺，其链会交叉连接而形成凝胶。因此，凝胶的网孔大小取决于聚合链的长度和交联的程度。表 3-12 列出含不同浓度丙烯酰胺的非变性凝胶，分辨 DNA 的能力及相当于二甲苯蓝和溴酚蓝两种指示剂同样迁移率的双链 DNA 分子的大小（bp）。

表 3-12 聚丙烯酰胺凝胶电泳对 DNA 的分辨范围

丙烯酰胺（%[W/V]）[a]	分离范围（bp）	二甲苯蓝[b]	溴酚蓝[b]
3.5	100～2000	460	100
5.0	80～500	260	65
8.0	60～400	160	45
12.0	40～200	70	20
15.0	25～150	60	15
20.0	6～100	45	12

注：[a]. 其中含有 N, N'- 亚甲双丙烯酰胺，浓度为丙烯酰胺的 1/3；[b]. 表中给出的数目为指示剂迁移率相等的双链 DNA 分子中所含的碱基对数目（bp）

2. 电泳过程　首先，安装和封闭灌胶玻璃板。然后，根据模具体积计算所需配制凝胶的体积，每 100 ml 配方见表 3-13。

表 3-13 聚丙烯酰胺凝胶电泳的配制

试　剂	不同浓度（%）凝胶中各成分的添加量（ml）				
	3.5	5.0	8.0	12.0	20.0
30% 丙烯酰胺	11.6	16.6	26.6	40.0	66.6
双蒸水	67.7	52.7	62.7	39.3	12.7
5×TBE 缓冲液	20.0	20.0	20.0	20.0	20.0
10% 过硫酸铵	0.7	0.7	0.7	0.7	0.7

注：TBE 缓冲液，即 Tris-Cl、硼酸和 EDTA 缓冲液

将配制的溶液真空抽气，加 35μl TEMED 至 100 ml 已去除气泡的丙烯酰胺混合液中，混均，将溶液注入玻璃板间隙内，插上梳子，不要产生气泡。待凝胶凝固后，拔出梳子，用双蒸水冲洗凝胶孔。先在下槽内灌入电泳缓冲液，取下胶板里的橡胶条。然后，将胶板放入电泳槽内，再在上槽内灌满电泳缓冲液。按标记连接导线，上部接阴极，下部接阳极。胶板的侧部用夹子加紧。将 DNA 样品与适当的上样液混合；一般，3 mm×3 mm 孔格中加入 3～5 μl DNA 样品，最大载样量为 10 μl DNA。接通电源，恒压 80～100 V 电泳，电压梯度一般为 1～8 V/cm。溴酚蓝迁移至约 2/3 位置处，终止电泳。倒掉电泳缓冲液，摘下夹子，用扁平金属匙轻轻掀开玻璃板，取下凝胶。凝胶浸入溴化乙锭（ethidium bromide, EB）溶液中，可直接在紫外灯下观察结果和拍照、记录。

（二）SDS 聚丙烯酰胺凝胶电泳

1. 基本原理 聚丙烯酰胺凝胶电泳可根据不同蛋白质分子所带电荷的差异及分子大小的不同所产生的不同迁移率将蛋白质分离成若干条区带，如果分离纯化的样品中只含有同一种蛋白质，蛋白质样品电泳后，就只分离出一条区带。十二烷基磺酸钠（sodium dodecyl sulfate，SDS）是一种阴离子表面活性剂，能破坏蛋白质的氢键和疏水键，并按一定的比例和蛋白质分子结合成复合物，使蛋白质带负电荷的量远远超过其本身原有的电荷，掩盖了各种蛋白分子间天然的电荷差异。因此，各种蛋白质 SDS 复合物在电泳时的迁移率，不再受原有电荷和分子形状的影响，只是分子量的函数。这种电泳方法称为 SDS 聚丙烯酰胺凝胶电泳（SDS-PAGE）。由于 SDS-PAGE 可设法将电泳时蛋白质电荷差异这一因素除去或减小到可以忽略不计的程度，因此常用来鉴定蛋白质分离样品的纯化程度，如果被鉴定的蛋白质样品很纯，只含有一种具有三级结构的蛋白质或含有相同分子量亚基的具有四级结构的蛋白质，那么 SDS-PAGE 后，就只出现一条蛋白质区带。SDS-PAGE 可分为圆盘状和垂直板状、连续系统和不连续系统。

2. 圆盘状 SDS-PAGE 操作过程 首先，将丙烯酰胺溶液放入抽滤瓶中，抽气 10～15 min。然后，配制 5% 的丙烯酰胺，其中包含 A 液 10 ml（NaH_2PO_4 7.8 g、Na_2HPO_4 18.6 g 和 SDS 2.0 g，溶于 1000 ml 双蒸水中，pH 7.2）、B 液 9 ml（取结晶的丙烯酰胺 10 g 及 N,N'- 亚甲双丙烯酰胺 0.6 g，溶于 100 ml 双蒸水中）、C 液 1 ml（临用前取过硫酸铵 35 mg，溶于 10 ml 双蒸水中）和 TEMED 0.032 ml，混合后尽快将此液移入凝胶玻璃管（10 cm×0.5 cm）中，凝胶顶部留有 1.5～2.0 cm 长容积，加入双蒸水。待凝胶聚合后，洗掉上部双蒸水。电泳样品液（包含 50% 甘油溶液 10 μl、蛋白稀释液 30 μl、标准蛋白液 15 μl 和溴酚蓝 5 μl）置于沸水浴 2 min，将其样品小心注入凝胶管内凝胶表面，每管蛋白样品液 20 μl（含 5 μg 样品，含蛋白稀释液，取 A 液 0.5 ml、β- 巯基乙醇 2 ml 和 SDS 2.0 g）。

样品注入后，将凝胶管装入储液槽内。下槽充满电极缓冲液（A 液用双蒸水 1∶1 稀释），凝胶管浸入液面，勿出气泡；再充填上槽缓冲液，浸过凝胶管。注意，上下槽密封，不能漏液体。连接电泳仪，开始电流强度为 3～4 mA/管，电泳 15 min 后增加到 6～8 mA/管。保持电流强度，直至溴酚蓝示踪染料泳动至离管底 0.5～1.0 cm 时，可终止电泳。取出凝胶管，用长注射针在玻璃管壁及凝胶之间缓慢注入双蒸水，边注射边转动，使凝胶自然从管中移出。取出后，仔细测量凝胶长度，用细线穿过染料标记带。最后，将凝胶轻轻放到试管中，放入染色液（考马斯亮蓝 1.25 g，溶于 227 ml 双蒸水中，加入甲醇 227 ml 及冰醋酸 46 ml，待染料完全溶解后，用 Whatman 1 号滤纸过滤），浸没凝胶，置室温 10～12 h，用水漂洗数次，去除凝胶上的染料。再将凝胶放入脱色缸内，注入脱色液（甲醇 50 ml、冰醋酸 75 ml 和双蒸水 875 ml 混合而成），更换数次，直至蛋白质区带间的背景不再含有染料为止。脱色后，用水漂洗，可在保存液（冰醋酸 7.5 ml 加双蒸水 100 ml）中，避光保存。计算蛋白迁移率，蛋白迁移率 =（蛋白质泳动距离 × 染色前凝胶长度）/（染料泳动距离 × 染色后凝胶长度），从中可估算分子量。

（三）琼脂糖凝胶电泳

1. 基本原理 琼脂糖为一种聚合链线性分子，形成的凝胶兼有分子筛和电泳的双重作用。琼脂糖凝胶具有网络结构，物质分子通过时会受到阻力，大分子物质在涌动时受到的阻力大，因此在凝胶电泳中，带电颗粒的分离不仅取决于静电荷的性质和数量，而且还取决于分子大小。但由于其孔径太小，主要应用于核酸的研究中。一般，琼脂糖含有多糖、蛋白质和盐等杂质。来自于每一商家和每一批号产品的杂质含量可能不尽相同；因此，对DNA的电泳迁移率的影响也不一样。经化学修饰后，熔点降低的琼脂糖称为低熔点琼脂糖，其机械强度无明显变化，主要应用于DNA琼脂糖内包埋后原位进行内切酶酶切、DNA片段回收以及200 bp以下DNA片段的分离。琼脂糖凝胶的孔径决定琼脂糖的浓度，其浓度与分离范围的关系见表3-14。琼脂糖凝胶电泳的缓冲液pH在6~9，离子强度0.02~0.05最为适宜。常用1%的琼脂糖作为电泳支持物，其分辨率虽比聚丙烯酰胺凝胶低，但其制备容易，分离范围广。

表3-14 琼脂糖浓度与DNA有效分离范围的关系

琼脂糖浓度（%, m/V）	分离范围（bp）	琼脂糖量（g/500ml TAE缓冲液）
0.3	5~60	1.5
0.6	1~20	3.0
0.7	0.8~10	3.5
0.9	0.5~7	4.5
1.2	0.4~6	6.0
1.5	0.2~3	7.5
2.0	0.1~2	10.0

2. 操作过程 根据所需浓度称取一定量的琼脂糖，加入100 ml的0.5×TBE或1×TBE或其他电泳缓冲液，用沸水浴使琼脂糖溶解。当溶液冷却至60 ℃时，如需要，加入溴化乙锭（EB）至终浓度为0.5 μg/ml。在制胶模具的两端用医用橡皮膏封好，在其边缘加上少量琼脂糖溶液，以防泄漏。将琼脂糖倒入模具中，凝胶厚度一般为0.3~0.5 cm；迅速在模具的一端安插梳子。在室温静止30~45 min后，琼脂糖溶液完全凝固；低熔点凝胶在4 ℃凝固。小心取出梳子，并撤出模具两端的橡皮膏，将凝胶放置于电泳槽中。将电泳缓冲液（如0.5×TBE）加入电泳槽中，使液面高于胶面1 mm。在DNA样品加入1/6的上样缓冲液（表3-15），混均后，用Eppendorf离心机离心5 s，使溶液完全汇集于管底部。用移液器将DNA样品加入样品孔中。

表3-15 DNA上样缓冲液

缓冲液类型	6×缓冲液	储存温度
I	0.25%溴酚蓝	4 ℃
	0.25%二甲苯青	
	4%（W/V）蔗糖溶于水中	

(续表)

缓冲液类型	6× 缓冲液	储存温度
II	0.25% 溴酚蓝 0.25% 二甲苯青 15% 聚蔗糖溶于水中	室温
III	0.25% 溴酚蓝 0.25% 二甲苯青 30% 甘油于水中	4 ℃
IV	0.25% 溴酚蓝 40%（W/V）蔗糖溶于水中	4 ℃

接通电泳槽与电泳仪电源，电压梯度选择为 1～5 V/cm，其长度以两个电极之间的距离计算。根据指示剂迁移的位置，判定终止电泳。切断电源后，取出凝胶。含有 EB 的凝胶可以直接于紫外线灯下观察结果，拍照、记录。

二、多聚酶链式反应技术

（一）多聚酶链式反应基本原理

多聚酶链式反应（polymerase chain reaction，PCR）是一种体外扩增特异性 DNA 片段的技术，是在模板 DNA、引物和 4 种脱氧核糖核苷酸存在的条件下依赖于 DNA 聚合酶的酶促合成反应。PCR 技术的特异性取决于引物和模板 DNA 结合的特异性。

PCR 反应分为 3 步。①变性（denaturation）：通过加热使 DNA 双螺旋的氢链断裂，双链解离成单链 DNA；②退火（annealling）：当温度突然降低时，由于模板分子结构较引物复杂得多，而且反应体系中引物 DNA 量大大多余模板 DNA，使引物和其他互补的模板在局部形成杂交链，这样模板 DNA 双链之间互补的机会较少；③延伸（extension）：在 DNA 聚合酶和 4 种脱氧核糖核苷三磷酸底物及 Mg^{2+} 存在的条件下，$5'\rightarrow 3'$ 的聚合酶催化以引物为起始点的 DNA 链延伸反应。以上 3 个步骤为 1 个循环，每一循环的产物可以作为下一个循环的模板，数小时之后，介于两个引物之间的特异性 DNA 片段得到大量的复制，数量可达 $2\times 10^{6\sim 7}$ 拷贝。

如图 3-18 所示，经过高温变性、低温退火和中温延伸的循环，模板上介于两个引物之间的片段不断得到扩增。每循环一次，目的 DNA 的拷贝数加倍；随着循环次数的增加，目的 DNA 以 2^n-2n 的形式堆积。PCR 扩增的特异性是由人工合成的一对寡核苷酸引物所决定的，随着循环次数的递增，由引物介导延伸的片段急剧地增多而成为主要模板。因此，绝大多数扩增产物将受到所加引物 5′ 末端的限制，最终扩增产物是介于两种引物 5′ 之间的 DNA 片段。

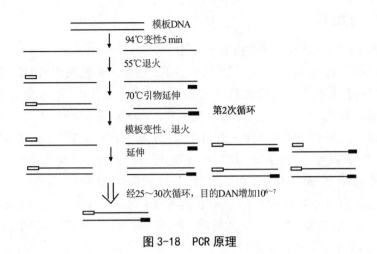

图 3-18 PCR 原理

(二) 引物设计

PCR 作为一种体外酶促反应，其效率和特异性取决于引物与模板的特异结合及多聚酶对引物的有效延伸。因此，引物设计是 PCR 成功的关键之一。其设计一般遵循以下原则：①引物长度以 15～30 bp 为宜；②其碱基尽可能随机分布，引物 G+C 含量宜在 45%～55%；③原则上，引物 3′ 末端与模板 DNA 一定要配对；④避免较多的重复序列；⑤可在 5′ 末端加上限制性内切酶位点或其他短的序列；⑥两条引物熔解温度（melting temperature，T_m）值相差越小，PCR 成功的可能性越大；⑦在巢式 PCR 时，其引物不一定要求在第一次引物扩增物的内侧，可与第一次引物存在部分重叠，甚至仅在 3′ 末端移动几个碱基，第 2 次 PCR 体系中加入的第 1 次 PCR 产物量应控制在 1/50 以下。

(三) 耐热 DNA 聚合酶

用于 PCR 扩增的耐热 DNA 聚合酶分为 3 类：①从细菌分离出的 pol Ⅰ 型聚合酶，以 Taq 聚合酶为代表，具有延伸活性高、种类多和重复性好等优点，但无 3′→5′ 外切核酸酶活性，不具校正功能，在 PCR 产物中存在突变碱基，也可发生延伸过程被终止的现象。因此，有效扩增长度在 1 kb 以下，500 bp 左右的 DNA 扩增较稳定。②从古细菌中分离出的 α 型聚合酶，其特点是有 3′→5′ 外切核酸酶活性，保真性高，热稳定性也高。但由于存在 3′→5′ 外切核酸酶活性，影响延伸能力，不能用于 TA 克隆试验。③将上述两者混合的混合型聚合酶，兼顾了两者的优点，可广泛用于长片段的扩增，扩增 5kb 以上的 DNA 双链，但多数不能用于 TA 克隆试验。

不同类型和不同商家酶的特性及反应条件也不同，因此应了解各型中每种酶的特性才能决定使用哪一种酶。另外，在 PCR 起始过程中，温度较低，引物易与模板发生非特异性结合，在 DNA 聚合酶作用下扩增出非目的 DNA；同时，引物与引物之间也易结合，形成引物二聚体，这将严重影响 PCR 反应。因此，采用热启动 DNA 聚合酶，可以克服这种缺陷。

(四) PCR 仪的选择

根据设计的不同,应选择不同类型的 PCR 仪。

对于温度控制模式的不同,选择①模块温控式:这是大多使用的机型,通过对金属模块温度的控制,进而控制插于金属模块 PCR 管的温度;②毛细管式:即将少量反应液加于毛细管内,由于毛细管细小,可加速调控温度,几十分钟内可完成 30 个以上的反应循环,但其机型尚未普及,也不能用于热启动 PCR;③机械臂式:即利用机械臂将反应管移到不同温度的油浴中而调控反应管温度,易实现温度调控,但温度升降较慢,目前此类机型产品不多。

加热时,反应液中的水分被蒸发并凝结到盖上,反应体积缩小,甚至完全变干,因而反应液各组分浓度被改变,会导致 PCR 失败。为防止其水分蒸发,一般在反应液表面加一层液状石蜡。现在开发的机型多安装热盖,解决了上述弊病,就不需要添加液状石蜡来封闭反应体系。

模块温控式 PCR 仪可更换不同模块,因而可选择不同的 PCR 管。现在,多使用 0.2 ml 薄壁管或 0.5 ml PCR 专用管。模块冷却模式大致分为热电制冷和压缩制冷两类,前者易使 PCR 仪实现小型化、轻量化,但半导体寿命短,每隔几年需要更换;后者耐用,但体积大,有噪声。

(五) PCR 基本操作

1. 反应体系 利用 Tag DNA 聚合酶的标准反应体系包括以下成分。

(1) 10× 添加缓冲液:Tris · HCl(pH 8.4 ~ 9.0),10 ~ 25 mmol/L;KCl,50 mmol/L;$MgCl_2$,1.5 mmol/L,不同扩增模板或引物,其浓度有所差异;白明胶或 Triton X-100,0.01%。这些缓冲液的组分,对于 G·C 含量高的模板扩增,缓冲液中还应加入二甲基亚砜(dimethysulfoxide,DMSO)或其他特殊成分。

(2) 其他成分:dNTP,0.2 mmol/L;引物,0.5 μmol/L,浓度过高易产生非特异性扩增;模板,加入的浓度与模板的种类、纯度和扩增目的有关;耐热 DNA 聚合酶,2.5×10^{-2} U/μl;液状石蜡,根据情况是否加用。

2. 循环参数 根据实验情况,设置循环参数。图 3-19 为 0.2 ml 薄壁管的典型 PCR 循环参数;如用厚壁管,各步时间应适当延长。

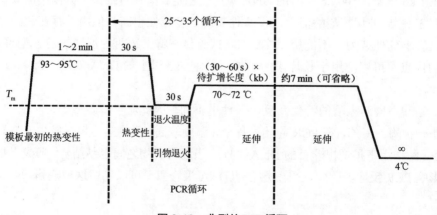

图 3-19 典型的 PCR 循环

（六）几种特殊的 PCR

近些年来，PCR 技术得到了进一步发展，具有不同目的而派生出多种应用模式。

1. 反转录 PCR（reverse transcription PCR，RT-PCR）　这是一种检测 RNA 的体外扩增技术。由于 RNA 聚合酶不能以 RNA 作为模板，必须在反转录酶的作用下，以 RNA 为模板，生成与其互补的 cDNA，然后再以此 cDNA 为模板进行 PCR 扩增，得到所需要的目的基因片段。

2. 实时荧光定量 PCR（real-time fluorescence quantitative PCR，RQ-PCR）　这是基于荧光共振能量转移原理，即当一个荧光基团与一个荧光淬灭基团的距离邻近至一定范围时，会发生荧光能量转移，淬灭基团会吸收荧光基团在激发光作用下的激发荧光，从而使其发不出荧光。当荧光基团一旦与淬灭基团分开，淬灭作用即消失。因此，可利用荧光共振能量转移，选择合适的荧光基团和淬灭基团对核酸探针或引物进行标记，建立各种 RQ-PCR 方法，其优点是可以在封闭状态下对扩增产物进行检测，避免扩增产物污染，减少假阳性率的发生。

3. 巢式 PCR（nested PCR）　这是针对同一靶核酸设计一对外引物和一对内引物，先用外引物进行扩增，然后用内引物扩增，以提高 PCR 引物的敏感性。

4. 多重 PCR（multiplex PCR）　即在同一个 PCR 扩增体系中加入数对引物，同时扩增同一靶核酸中多个不同序列的靶片段。由于在一个反应体系中，PCR 引物对越多，越容易出现引物二聚体和非特异性扩增。因此，多重 PCR 的引物设计时，除了要考虑引物设计的一般原则外，还有全面考虑同一反应中各引物间的相互作用。一般，一个多重 PCR 扩增体系限于 5～10 个靶片段的扩增。

三、基因突变分析技术

基因突变（gene mutation）是指基因结构的改变，包括碱基对的增添、缺失或改变，是由于细胞分裂时基因的复制发生错误，或受物理、化学因素或病毒所致的突变。基因突变检测最理想的方法介绍如下。

1. DNA 序列（DNA sequencing）分析　这是直接测定基因的核苷酸序列技术，即对 DNA 一级结构的测定，是检测突变基因最直接、最确切的方法。经典的测序方法有化学裂解法和双脱氧末端终止法。

（1）化学裂解法（chemical cleavage method）：此法主要是利用有机化学反应进行，不需要酶的参与，又称为 Maxam-Gibert DNA 测序法。其基本原理是，利用某些化学试剂能专一地修饰碱基，使相应的糖苷键变得不稳定，这样可以得到待定碱基结尾的 4 组片段，反应后经聚丙烯酰胺凝胶电泳的分离和放射自显影，即可读出 DNA 序列。

（2）双脱氧末端终止法：此法也称 Sanger 法，应用广泛。其基本原理是，在以待测 DNA 单链为模板而合成互补 DNA 链的聚合反应过程中，掺入双脱氧核糖核苷酸（ddNTP）底物，这种 ddNTP 的 5′ 磷酸基团是正常的，而 3′ 位置缺少羟基。因此，在 DNA 聚合酶作用下，仍然可以通过 5′ 磷酸基团与正常核苷酸的 3′-OH 反应。但是，由于 ddNTP 无 3′-OH，不能继续与下一个 5′ 磷酸基团形成磷酸二酯键而导致 DNA 链延伸的终止，这样可以获得一系列不同部位终止和大小的 DNA 片段，经 PAGE 分离这些片段，再通过放射自显影后可得到互相错落的梯度图谱,即可读出 DNA 序列。

(3) DNA 自动测序:这是基于双脱氧末端终止法的原理,采用荧光素替代放射性核素标记是实现 DNA 序列分析自动化基础。用不同的荧光染料标记 4 种双脱氧核苷酸,进行双脱氧末端终止法测序反应,其反应产物经毛细管电泳分离后,通过 4 种激光激发不同大小 DNA 片段的荧光分子,使其发射出 4 种不同波长的荧光,由检测器收集荧光信号,再由计算机测序分析软件对收集的信号进行分析,并依此确定 DNA 碱基的排列顺序。DNA 自动测序以其安全、快速和精确等优点,得到广泛的应用。

2. 限制性片段长度多态性分析法　DNA 限制性内切酶可识别特定的碱基序列,如碱基的变异发生在酶切位点上,引起酶切点的消失或新切点的出现。酶切水解该 DNA 片段,将会产生与正确酶切不同的片段,称为限制性片段长度多态性(restriction fragment length polymorphism, RFLP)。

3. 电泳分析法　如果基因序列发生较大片段的缺失或插入突变,经 PCR 扩增后,产生 2 种长度不同的产物。其产物达到凝胶电泳的分辨率,则可以直接进行电泳分析,判定是否存在突变。

4. 等位基因特异性 PCR(allele-specific PCR, AS-PCR)　这是一种用于检测已知特定位点基因突变的方法,其基本原理为设计一对引物扩增而包含待测基因突变序列的靶核酸片段;同时,设计一条针对已知特定突变位点的特异引物。然后,将 3 条引物加入同一反应体系,对靶核酸进行扩增。如果该位点发生突变,则针对突变位点的特异引物,可与靶核酸互补结合,将产生 2 种长度不同的扩增片段;否则,只产生一种扩增产物,从而达到检测是否存在特定基因突变的目的。

5. PCR-单链构象多态性(PCR single strand conformational polymorphism, PCR-SSCP)　这是近年来发展的一种分析突变基因的方法,其基本原理是根据单链 DNA 片段因其碱基序列的不同而形成不同的空间构象,这种碱基的改变会影响其构象,不同构象的单链 DNA 分子在 PAGE 中受到的阻力不同,因此可通过电泳将其构象上有差异的分子分开。在进一步研究中,可将单链构象多态性用于检测 PCR 扩增产物的基因突变,从而建立 PCR-SSCP 技术。

四、蛋白和核酸印迹技术

(一) Western blot

Western blot 即蛋白质印迹(免疫印迹),是将电泳分离后的细胞或组织总蛋白质从凝胶转移到固相支持物硝酸纤维素(NC)膜或聚偏二氟乙烯(PVDF)膜上,然后用特异性抗体检测某特定抗原的一种蛋白质检测技术,现已广泛应用于基因在蛋白水平的表达研究、抗体活性检测和疾病早期诊断等多个方面。

1. 基本原理　与 Southern blot 或 Northern blot 杂交方法类似,但 Western blot 采用的是 PAGE 电泳,被检测物是蛋白质,其"探针"是抗体,"显色"用标记的二抗。经过 PAGE 分离的蛋白质样品,转移到固相载体(如硝酸纤维素膜)上,固相载体以非共价键形式吸附蛋白质,且能保持电泳分离的多肽类型及其生物学活性不变。以固相载体上的蛋白质或多肽作为抗原，与对应的抗体起免疫反应，再与酶或同位素标记的第二抗体起反应，经过底物显色或放射自显影以检测电泳分离的特异性目的基因表达的蛋白成分。该技术也广泛应用于检测蛋白水平的表达。

2．蛋白提取

（1）单层贴壁细胞总蛋白的提取：弃掉培养液，用吸水纸吸干培养液；或将瓶直立放置片刻，使残余培养液流到瓶底，再用移液器将其吸走。每瓶细胞加 3 ml 的 4 ℃预冷 PBS（0.01 mol/L，pH 7.2～7.3），平放轻轻摇动 1 min，洗涤细胞，然后弃去洗液；再重复操作 2 次，以洗去培养液，待 PBS 弃净后，将培养瓶置于冰上。按 1 ml 裂解液加 10 μl 苯甲基磺酰氟化物（phenylmethyl sulfonylfluoride，PMSF；100 mmol/L），摇匀置于冰上；PMSF 要摇匀至无结晶时，才可与裂解液混合。每瓶细胞加 400 μl 含 PMSF 的裂解液，置于冰上并摇动 30 min，为使细胞充分裂解。裂解后，用洁净的刮棒将细胞刮于培养瓶的一侧（动作要快），然后用移液器将细胞碎片和裂解液移至 1.5 ml 离心管中。于 4 ℃、12 000 r/min 离心 5 min。将离心后的上清分装转移到 0.5 ml 的离心管中，置于 -20 ℃冰箱内保存。

（2）组织中总蛋白的提取：将少量组织块置于 1～2 ml 匀浆器中球状部位，用消毒的剪刀将组织块尽量剪碎。加 400 μl 裂解液（含 PMSF）裂解，于匀浆器中匀浆，然后置于冰上。几分钟后，再匀浆片刻，置于冰上，重复几次，使组织尽量研碎。裂解 30 min 后，用移液器将裂解液移至 1.5 ml 离心管中，在 4 ℃、12 000 r/min 离心 5 min，取上清分装于 0.5 ml 离心管中，置于 -20 ℃保存。

3．样品蛋白含量检测 考马斯亮蓝 G-250 具有红色和蓝色两种色调，在酸性溶液中，以游离态的形式存在，呈棕红色；与蛋白质通过疏水作用而结合后，变为蓝色。其色素对可见光的最大吸收值从 465 nm 转移到 595 nm；与蛋白质结合反应快速，约 2 min 达到平衡，在室温 1 h 内稳定；0.01～1.0 mg/ml 的蛋白与 A_{595} 值成正比关系。

取 100mg 考马斯亮蓝 G-250，溶于 50ml 的 95% 乙醇中，加入 85%（w/v）的磷酸 100 ml，加双蒸水定容到 1 L。在试管中分别加入含 0、10、20、30、40、50 μg 和 60 μg 标准蛋白质溶液，用双蒸水补足到 60 μl，加 3 ml 染色液，混匀后放置 15 min，在 595 nm 处比色、测值，制定标准曲线。取未知浓度的样品 60 μl，进行测定，从标准曲线上查出相应的蛋白含量。

4．电泳和转膜

（1）电泳：通过 SDS-PAGE 后，进行转膜。

（2）转膜：对于转印 90 kD 以下的蛋白，转膜液不用加 SDS；如果 > 90 kD，可以加入 0.037% SDS。转 1 张 PVDF 膜，需准备 6 张的滤纸（长一般为 8.1～8.3 cm）。PVDF 膜使用前，用无水甲醇中浸泡 1～2 min，以便活化膜上面的正电基团，使其更易与带负电的蛋白质结合。

取出电泳后的凝胶（或需要蛋白部位的胶）转膜，注意分清上下，可以在右上角裁一个小角作为标记。在加有转移液的培养皿里放入裁好的胶、浸过甲醇的 PVDF 膜和滤纸，平衡 10 min 左右，除去滤纸和转移膜中的气泡以及胶上多余的 SDS。戴上手套，平放转移槽的底座，依次在石墨电极上叠放 3 张浸泡过缓冲液的滤纸、PVDF 膜（此时可在其膜右上角减去一个角，以辨明转膜后的蛋白面与非蛋白面）、电泳的凝胶和另外 3 张浸泡过缓冲液的滤纸。用移液管在叠层的滤纸上滚动，除去气泡。注意每叠一层要用玻璃棒或圆筒试管赶去气泡。用洁净纱布将叠层上面和周围的多余缓冲液吸干。最后，将转移槽的上盖扣上，接通电源开始转膜。

依据分子量大小，电泳 15～60 min；之后，断开电源，取出转移膜。

5. **免疫杂交反应**　将 PVDF 膜移至含有封闭液（1% 去脂奶粉，溶于 PBS 中，含有 0.01% 的消泡剂和 0.02% 叠氮钠）的平皿中，室温下脱色摇床上摇动封闭 1 h。将一抗用封闭液稀释至适当浓度（常用稀释倍数为 1∶200、1∶500 和 1∶1000）；撕下适当大小的一块儿保鲜膜铺于实验台面上，四角用水浸湿以使保鲜膜保持平整；将抗体溶液加到保鲜膜上；从封闭液中取出膜，用滤纸吸去残留液后，将膜蛋白面朝下放于抗体液面上，掀动膜四角以赶出残留气泡。37 ℃孵育 1 h 后，转移到室温下再孵育 1 h（或 4 ℃孵育过夜），用 Tris 缓冲盐溶液（Tris-buffered saline，TBS）在室温下脱色摇床上洗 2 次，每次 10 min；再用 TBS 洗 1 次，10 min。在培养皿内加入二抗稀释液（10 ml，一般稀释为 1∶1000，甚至 1∶10 000，用 TBS 稀释），置于摇床上，室温下孵育 1～2 h 后，用 TBS 在室温下脱色摇床上洗 2 次，每次 10 min；再用 TBS 洗 1 次，10 min，进行化学发光反应。

6. **化学发光、显影和定影与图像分析**

（1）化学发光、显影和定影：在工作台上铺一张保鲜膜，将 PVDF 膜放在保鲜膜上。将化学发光的 A 和 B 两种试剂在 EP 管内等体积混合，均匀滴在 PVDF 膜的蛋白面；反应 1～2 min 后，将 PVDF 膜上多余的化学发光工作液吸干，再转移到在 X 射线胶片夹中预先铺好的保鲜膜上一侧，把另一侧翻过来盖在其上。用透明胶把保鲜膜固定在片夹上。

在暗室中，将 1× 显影液和定影液分别注入塑料盘中；在红灯下取出 X 射线胶片，用切纸刀剪裁适当大小（比膜的长和宽均需大 1 cm）；打开胶片夹，将其片放在膜上，不能移动，关上胶片夹，开始计时；根据信号的强弱适当调整曝光时间，一般为 1～2 min；曝光后，打开胶片夹，取出胶片，迅速浸入显影液中显影，待出现明显条带后，即刻终止显影。显影时间一般为 1～2 min（20～25 ℃）；显影后，马上将胶片浸入定影液中，定影时间一般为 5～10 min，以胶片透明为止；用自来水冲去残留的定影液后，室温下晾干。

（2）凝胶图像分析：将胶片进行扫描或拍照，用凝胶图像处理系统分析目标带的分子量和净光密度值。

（二）Southern blot

Southern blot 是分析基因结构或检测 DNA 中是否含有特定序列的技术之一。电泳分离的 DNA、RNA 和蛋白质等转移到杂交膜上，并被固定的过程称为印迹（blotting），DNA 转膜称为 Southern blot。

1. **基本原理**　用合适的限制性内切酶消化待分析 DNA，然后经电泳分离，并将电泳后凝胶浸于碱性溶液中以变性 DNA；再通过毛细管现象将变性 DNA 从凝胶中转移到杂交膜上，固定；最后，与放射性同位素标记的核酸探针杂交，再经过放射自显影显示杂交结果。Southern blot 适用于基因组中特异性 DNA 的结构分析、基因多态性标记和转基因鉴定等领域。

2. **DNA 酶切**　哺乳类动物基因组 DNA 约为 3×10^9 bp，通过限制性内切酶消化后，产生一定大小的 DNA 片段。

酶切过程：① 10 μg 基因组 DNA、10× 酶切缓冲液 40 μl、10×BSA 或 10×Triton X-100 40 μl 和限制性内切酶 100～1000 U，用双蒸水定容到 400 μl；② 在最适温度下，消化 8 h 以

上或过夜；③加 400 μl 苯酚/氯仿/异戊醇，用漩涡混合器搅拌均匀；④室温，15 000 r/min 离心 5 min；⑤其上清转入 Eppendorf 管，重复③和④步骤操作；⑥在上清加 40 μl 的 3 mol/L NaAc 和 1 ml 预冷 100% 乙醇，混均，4 ℃、15 000 r/min 离心 20 min；⑦弃乙醇，在沉淀中添加预冷 70% 乙醇后，混均，4 ℃、15 000 r/min 离心 5 min；⑧弃乙醇，在干燥离心机风干沉淀，其沉淀溶于 10 μl 双蒸水或 TE 中。

然后，进行琼脂糖凝胶电泳，分离大小不同的 DNA。

3. 变性、转膜与固定　电泳后，进行转膜。在转膜前，必须对双链 DNA 变性。高分子质量 DNA 转膜困难，需用盐酸浸泡凝胶，使其降解为小分子质量 DNA 片段。

（1）利用毛细管原理进行转膜。其过程：①凝胶照相后，剥离下来，转入水解液（0.25 mol/L HCl）中（液面没过凝胶），待指示剂（溴酚蓝或二甲苯青）颜色改变后，再经过 10 min；用双蒸水漂洗凝胶后，转至变性液（1.5 mol/L NaOH 和 0.5 mol/L NaCl）中，室温下振荡 30 min，以变性 DNA。②用双蒸水漂洗凝胶后，转至中和液（1.5 mol/L NaCl；0.5 mol/L Tris·HCl, pH 7.2；10 mmol/L EDTA）中，室温下振荡 30 min，弃去中和液，用双蒸水漂洗凝胶。③安装转膜装置，槽中加转移缓冲液，架设玻璃板作为胶台，用转移缓冲液浸湿 3MM 滤纸跨过玻璃板，伸入至缓冲液中；将凝胶反转，正面朝下，置 3MM 滤纸上，并在凝胶四周铺一层封口膜，以防缓冲液渗入。④准备 3 张与凝胶大小相同并用缓冲液浸泡的滤纸，铺在凝胶上；再剪一些大小合适的纸巾，置于其上，厚度约 5 cm；纸巾上放一玻璃板，中间再放一重物，静置 4~16 h。⑤小心取下重物、玻璃板、纸巾和滤纸，将膜和凝胶一起反转过来，在凝胶点样孔位置做一标记。⑥将杂交的转移面朝上，铺于用 0.4 mol/L NaOH 溶液浸湿的滤纸上，使转移的 DNA 固定到杂交膜上，然后用 5×SSC 溶液漂洗，烘干。

（2）电转移。①凝胶照相后，剥离下来，转入盛有双蒸水的水槽中，振荡 30 min（脱盐），换水后再脱盐 1 次。②将带正电荷的尼龙杂交膜浸于乙醇中数十秒，再浸于双蒸水中 15 min，然后再浸于转移缓冲液（200× 储液：0.1 mol/L Tris·Ac, pH 8.0；0.05 mol/L EDTA）中 15 min。③用 1× 转移缓冲液浸泡海绵，使杂交膜在下，凝胶在上；并安装转移槽，杂交膜朝正极；插入槽，用夹子固定转移槽。④1× 转移缓冲液加至槽内指定刻度，以 200 mA 恒流和 500 V 电压转膜 11~15 min。⑤转膜结束，取下凝胶和杂交膜，在膜上标记点样孔位置。⑥在洁净薄膜上铺一层变性液（1.5 mol/L NaCl 和 0.5 mol/L Naoh）浸泡的滤纸，转移面朝上，铺于滤纸上，静置约 1 min 至指示剂变色，使膜上的 DNA 变性；再换成中和液（1.5 mol/L NaCl；0.5 mol/L Tris·HCl, pH 7.2；10 mmol/L EDTA），指示剂又恢复为原颜色；再用 2×SSC 湿润滤纸，铺于杂交膜上。⑦将吸水纸巾铺于其上，使膜干燥。⑧紫外线照射 2~5 min，固定 DNA 于杂交膜上。

4. 杂交　用于杂交的双方一般是待测核酸分子和标记核酸探针。操作上，在提高探针与特异 DNA 结合能力的同时，减少探针与非特异 DNA 的结合能力。因此，需要选择适度缓冲液，以提高特异带的杂交信号，减少背景亮度。

操作过程：①将杂交膜装入杂交袋中，袋的三边用封塑机封好，从开口处加入杂交缓冲液（100% 甲酰胺 5 ml、20×SSC 2.5 ml、100×Denhardt 溶液 0.56 ml、1 mol/L 磷酸钠盐 1 ml、10% SDS 0.5 ml 和 10 mg/ml 100 μl），并将气泡赶到一侧，置 42 ℃恒温箱中，边振荡边预杂交 30 min；②探针在 95 ℃下煮 5～10 min，骤冷，使其变性，并在缓冲液中补加 1/4 体积的硫酸葡聚糖溶液；③剪掉杂交袋一角，每毫升缓冲液加 $(0.5～1)\times10^6$ cpm 探针，混均后将气泡赶到一角，置于 42 ℃恒温箱中振荡 12～18 h，进行杂交；④从袋中取出杂交膜，转入装有 $2\times SSC/0.1\%$ SDS 的溶液中，室温下振荡 5 min；⑤将杂交膜转至新的 $2\times SSC/0.1\%$ SDS 的溶液中，42 ℃振荡 15 min；⑥再将杂交膜转至 $2\times SSC/0.1\%$ SDS 的溶液中，42 ℃振荡 15 min；⑦用保鲜膜包裹杂交膜，放在 X 线片合适位置，将杂交膜转移至夹有增感屏和 X 射线片的暗盒中，-70 ℃曝光。

注：① $20\times SSC$：88.2 g 柠檬酸三钠（$2H_2O$）和 175.3 g NaCl，加双蒸水至约 0.9 L，调 pH 至 7.0，再用双蒸水补足至 1 L，高温高压灭菌，室温保存；② Denhardt 溶液：5 g 葡聚糖、5 g 聚乙烯吡咯烷酮和 5 g PBS，加双蒸水定容至 500 ml，0.45 μm 滤膜过滤，分装，储于 -20 ℃冰箱内。

（三）Northern blot

在分析基因转录，Northern blot 能获取许多有价值的信息，如目的基因 mRNA 的大小和转录的细胞部位等。

1. **基本原理** RNA 是单链分子，在分子内的碱基配对产生复杂的二级结构。因此，不能用正常的琼脂糖凝胶电泳显示其分子大小。但是，凝胶中加入甲醛或乙二醛等变性剂，RNA 泳动迁移率与其分子大小成比例。将这种泳动模式的 RNA 分子转移至杂交膜，再与探针杂交，即可知样品中是否存在 RNA 以及转入量和分子大小。

2. **电泳** 首先，制备 100 ml 的 1.0% 甲醛变性凝胶。在耐热瓶中加 1.0 g 琼脂糖，再加 84.5 ml RNA 专用水，继而在微波炉熔解琼脂糖。待瓶底冷却至 50～60 ℃时，加 10 ml 的 $10\times NOPS$ 缓冲液和 5.5 ml 的 37% 甲醛，充分混匀后制备凝胶。

然后，准备样品和电泳。将 0.3～2 μg 的 $poly(A)^+$ RNA 或 10～30 μg 的总 RNA 溶于 4 μl 双蒸水中。将凝胶置于电泳槽中，加 $1\times MOPS$ 缓冲液。在 RNA 样品中加样品缓冲液 A（去离子甲酰胺 8.5 ml、37% 甲醛 2.5 ml 和 $10\times MOPS$ 缓冲液 2.0 ml）13 μl、样品缓冲液 B（甘油 1.0 ml、1% 溴酚蓝 0.8 ml 和 RNA 用双蒸水 1.2 ml）3 μl 和 1 mg/ml 的 EB 1 μl，经 65 ℃加热 10 min 后，冰上骤冷，以破坏其二级结构。轻甩试管，使样品集于管底，上样。电泳，设置电场强度为 5 V/cm，电泳 3～4 h，待溴酚蓝至 2/3 处，终止电泳。

注：$10\times MOPS$ 缓冲液：将 41.8 g MOPS（3-[N-吗啉代]丙磺酸）溶于 RNA 专用水中，用 NaOH 调 pH 至 7.0，加 16.6 ml 的 3 mol/L NaAc（pH 7.0）和 20 ml 的 0.5 mol/L EDTA（pH 7.0）后，用 RNA 专用水定容至 1 L，0.22 μm 滤膜过滤，室温保存、备用。

3. **印迹** 因样品缓冲液中混有 EB，可直接在荧光下观测。首先，凝胶取出后小心转入盛有 $20\times SSC$ 的白瓷缸中，振荡 15 min 后更换 SSC，再振荡 15 min。准备毛细管转移装置，过夜转移（约 10 h）。转移结束，在膜上做标记。紫外监测膜与凝胶，以估测转移效率。紫外交联或用紫外灯照射 5 min，使 RNA 固定于膜上，将膜装入塑料袋内干燥保存。

4. **杂交** Northern blot 过程与 Southern blot 基本相同，如探针标记方法、杂交缓冲液组成和洗膜条件等全部相同，但以下两个方面有其特殊性。

（1）探针去除：与 Southern blot 比较，Northern blot 膜不能被用于再次被杂交。只有前一探针信号消失，新探针又与前一探针不同，才有可能再次杂交。

操作过程：用微波炉将洗液（1 mol/L Tris·HCl，pH 7.5，10 ml；10% SDS，10 ml；双蒸水 980 ml）加热沸腾，将洗液注入盛有膜的白瓷缸中，振荡，降至室温。将膜转至杂交袋中，封口，垫上一张X线片，曝光，检测探针是否已洗掉。如确定探针已洗掉，此膜在杂交袋中可于 −20 ℃下保存1年。

（2）杂交缓冲液：由于 Northern blot 常用带正电荷的膜，不能使用市售的用于 Southern blot 杂交缓冲液。下面配方的杂交缓冲液室温下可保存6个月，杂交温度为65 ℃。其配方为 0.5 mol/L Na_2HPO_4，136.8 ml；0.5 mol/L NaH_2PO_4，63.2 ml；BSA，5 g；双蒸水，35 g。

五、生物芯片技术

（一）生物芯片特点和分类

生物芯片（biochip）是一种采用微量化、自动化和高通量技术检测生物样品中的分子变化规律的生物化学分析器。经过未加工获得的微米结构，与生物化学处理结合，可将成千上万个与生命相关的信息集成在 $1cm^3$ 的芯片上，以进行生物、医学科学中所涉及的各种生物化学反应，达到对基因、蛋白质、活体细胞和组织等测试、分析的目的，从而得到大量有重要意义的信息。

生物芯片采用光导原位合成或微量点样等方法将大量核酸片段（寡核苷酸、cDNA、基因组 DNA 和 RNA）或多肽分子，甚至细胞、组织等生物样品，有序地固定于支持物（玻片、硅片、PAGE 和尼龙膜等载体）的表面，组成密集的二维分子排列，然后与已标记的待测生物样品中靶分子杂交，通过特定的仪器，如激光共聚焦扫描或电荷偶联摄影像机（CCD）对杂交信号的强度进行快速、并行和高效地检测分析，从而判断样品中靶分子的数量改变。由于常用硅片作固相支持物，且在制备过程模拟了计算机芯片的制备技术，故称为生物芯片技术。

依芯片上固定的探针或生物样品的不同，生物芯片可分为基因芯片、蛋白质芯片、细胞芯片及组织芯片等。根据原理不同，生物芯片还可分为元件型微阵列芯片、通道型微阵列芯片和生物传感芯片等。通常 DNA chip、gene chip 和 DNA microarray 是指点阵密度很高的玻片基质或胶膜基质的微阵列，而 macroarray 则指点阵密度较低的尼龙膜基质微阵列，这是因为膜及上面的每个点的面积较大的缘故。

（二）基因芯片

基因芯片是生物芯片中最重要的一类芯片，具体又可分为寡核苷酸芯片、cDNA 芯片和基因组芯片（genomic chip）。基因芯片包括2种模式：一是将靶 DNA 固定于支持物上，适合于大量不同靶 DNA 的分析；另一种是将大量探针分子固定于支持物上，适合对同一靶 DNA 进行不同探针序列的分析。生物芯片是对传统的核酸印迹杂交（Southern blot 和 Northern blot）的深刻革命，克服了其技术复杂、自动化程度低、检测的分子数量少及低通量等不足。生物芯片在很多方面都有其应用价值，如基因表达谱测定、突变检测、单核苷酸多态性分析

(single nucleotide polymorphism，SNP)、基因组文库作图和杂交测序等，为后基因组计划时代基因功能的研究以及现代医学科学、医学诊断学的发展提供强大的工具。

以基因芯片为例，简述该技术的流程。如果不是自制芯片，使用芯片的技术流程应该说并不十分复杂。首先，从待测样品中提取总 RNA 或 mRNA，用反转录酶从提取的 RNA 中制备 cDNA 探针，对探针的标记可采用反转录反应直接标记或用 PCR 扩增方法标记，也可用随机引物法对 cDNA 进行标记。标记物分同位素与非同位素两类，后者常用的有荧光和生物素-dUTP，生物素可用化学发光法检测。将 cDNA 探针与芯片杂交，芯片杂交属固－液相杂交，与常规的 Southern 杂交相似，经高严格度（high stringent）洗涤后，进行结果检测。如用同位素标记或非同位素标记化学发光法检测，需 X 线摄像压片、曝光和显影，然后进行扫描记录，再选用相应软件进行数据分析；也可选用磷屏成像系统代替 X 线摄片，直接成像。通过比较芯片上相同位置的基因（同一基因）与不同样品的杂交信号，就能获得样品中该基因的表达信息。以玻片为基质的大规模基因芯片通常采用荧光标记，虽然没有同位素标记敏感，但便于整个过程的自动化操作。

（三）蛋白及组织芯片

1. **蛋白芯片** 除了常用的基因芯片外，蛋白芯片也是非常重要的一类芯片，其原理简单，即利用蛋白间的相互作用，如抗体与抗原、配基与受体、蛋白质与蛋白质、酶与底物以及 DNA 与蛋白质相互作用的原理。基因芯片的制作过程包括：载体的制备、蛋白质的预处理、芯片的点印、蛋白质的固定芯片的封阻、进行反应和芯片检测、分析等。

2. **组织芯片** 这种芯片包括成百上千、甚至上万的小圆盘样组织标本（直径约 1 mm），固定和排列在一张玻片上，用于特定分子的分析。例如，对于 DNA 和 RNA 的原位杂交及蛋白质免疫染色，分析来自于疾病不同阶段的几百个组织样本基因改变发生在哪个特定阶段及其改变的频率。组织芯片可用作回顾性研究，能快速将分子标志物的表达与不良预后联系起来；还能筛选许多不同种疾病。

近些年来，除了传统的生物芯片外，新型的芯片不断涌现，如电子芯片、流式芯片（flow-thru chip）和三维芯片等；尤其是后几种芯片突破了传统芯片的范畴，为芯片技术的发展拓宽了思路，目前还处于研发阶段。

3. **生物芯片的应用** 芯片的应用极其广泛，可用于基因表达水平的检测、基因诊断、药物筛选及药物毒性预测、DNA 测序以及生物信息学研究等。目前，生物芯片应用最多的是肿瘤发生机制的研究。急性髓细胞白血病（AML）与急性淋巴母细胞性白血病（ALL）在形态上较难区分，研究者研究了这两者的基因表达谱，从 38 例患者的骨髓细胞中提取了 mRNA，并标以生物素，与点有 6800 个人类基因探针的芯片杂交，发现有 50 个表达差异明显的基因，根据这些差异，可以确定患者患 AML 还是 ALL，该结果与这 38 例患者的临床诊断相附。而且，进一步在另一组 36 例的患者中得到验证。

（龚平生　李　戈　王剑锋　关　锋　龚守良）

参 考 文 献

[1] 龚守良. 医学放射生物学. 第4版. 北京：中国原子能出版社，2015：106-146.

[2] 龚守良. 辐射细胞生物学. 北京：中国原子能出版社，2014：273-327.

[3] 杨恬. 细胞生物学. 第2版. 北京：人民卫生出版社，2010：192-210.

[4] Abilev SK'Sal'nikova LE, Rubanovich AV. Candidate gene association study of the radiosensitivity of human chromosomes with candidate gene polymorphisms upon exposure to gamma-irradiation in vitro and in vitro. Gig Sanit，2011，(5)：14-18.

[5] 姜恩海，王桂林，龚守良. 放射性疾病诊疗手册. 北京：中国原子能出版社，2012：190-201.

[6] 秦宏冉，田梅，刘建香. 网织红细胞微核作为辐射生物剂量计的探讨. 中华放射医学与防护杂志，2011，31(2)：246-248.

[7] 刘丽波，张俭，刘宇光，等. 辐射诱导小鼠外周血网织红细胞微核与骨髓嗜多染红细胞微核的剂量－效应关系. 中华放射医学与防护杂志，2011，31(2)：122-125.

[8] Liu Libo, Liu Yuguang, Ni Guangying, et al. Flow cytometric scoring of micronucleated reticulocytes as a possible high-throughput radiation biodosimeter. Environ Mol Mutagen，2010，51(3)：215-221.

[9] 齐雪松，吕慧敏，王春燕，等. γ射线诱发人外周血淋巴细胞T细胞受体基因突变剂量－效应和时间－效应关系. 中华放射医学与防护杂志，2011，31(3)：286-289.

[10] 马娅，侯殿俊，刘伟，等. TCR基因突变分析技术对癌症放疗患者生物剂量估算价值的探讨. 中华肿瘤防治杂志，2011，18(19)：1541-1543.

[11] 郭海卓，齐忠志，武宁，等. 辐射诱导人外周血淋巴细胞DNA损伤反应相关基因表达变化的实验研究. 中华放射医学与防护杂志，2011，31(2)：130-133.

[12] 倪冠英，武宁，郭海卓，等. 辐射对Jurkat细胞P21蛋白及ICR小鼠胸腺细胞p21基因表达的影响. 中华放射医学与防护杂志，2011，31(2)：134-137.

[13] 张忠新，刘建功，张淑贤，等. 电离辐射对人外周血线粒体编码基因mRNA表达的影响. 癌变·畸变·突变，2013，25(1)：22-25，30.

[14] Blakely WF, Madrid JP, Sandgren DJ. Biodosimetry medical recording-use of the Biodosimetry Assessment Tool. Health Phys，2010，99(Suppl)：5S184-191.

[15] Ossetrova NI, Sandgren DJ, Gallego S, et al. Combined approach of hematological biomarkers and plasma protein SAA for improvement of radiation dose assessment triage in biodosimetry applications. Health Phys，2010，98(2)：204-208.

[16] Blakely WF, Ossetrova NI, Whitnall MH, et al. Multiple parameter radiation injury assessment using a nonhuman primate radiation model-biodosimetry applications. Health Phys，2010，88(3)：153-159.

[17] Jacob NK, Cooley JV, Yee TN, et al. Identification of Sensitive Serum microRNA Biomarkers for Radiation Biodosimetry. PLoS One，2013，8(2)：e57603.

[18] Templin T, Young EF, Smilenov LB. Proton radiation-induced miRNA signatures in mouse blood：Characterization and comparison with ^{56}Fe-ion and gamma radiation. Int J Radiat Biol，2012，88(7)：531-539.

[19] Cui WC, Ma JF, Wang YL, et al. Plasma miRNA as Biomarkers for Assessment of Total-Body Radiation Exposure Dosimetry. PLoS One，2011，6(8)：e22988.

[20] Templin T, Paul S, Amundson SA, et al. Radiation-induced micro-RNA expression changes in peripheral blood cells of radiotherapy patients. Int J Radiat Oncol Biol Phys，2011，80(2)：549-557.

[21] Shaffer LG, Schultz RA, Ballif BC. The use of new technologies in the detection of balanced translocations in hematologic disorders. Curr Opin Genet Dev，2012，22：1-8.

[22] 焦炳华，孙树汉．现代生物工程．北京：科学出版社，2010：603-614.
[23] 李玉林．分子病理学．北京：人民卫生出版社，2002：480-482.
[24] 刘及．辐射血液学．北京：原子能出版社，1991：316-350.
[25] 陈德富，陈喜文．现代分子生物学实验原理与技术．北京：科学出版社，2010：43-113.
[26] 章静波．组织和细胞培养技术．北京：人民卫生出版社，2002：160-170.
[27] 卢圣栋．现代分子生物学实验技术．北京：中国协和医科大学出版社，2001：458-467.
[28] 王冠军，李薇，崔久嵬．血液病学．长春：吉林大学出版社，2013：332-355.
[29] 陈文彬，潘祥林．诊断学．第6版．北京：人民卫生出版社，2004：266-303.
[30] 万学红，卢雪峰．诊断学．第8版．北京：人民卫生出版社，2015：268-279.
[31] 中华人民共和国卫生部，中国国家标准化管理委员会．GB/T28236-2011染色体畸变估算生物剂量方法．北京：人民卫生出版社，2011.

第 4 章

造血系统的重建

造血组织受到严重的损伤，造血细胞赖以增殖与分化的主体网架结构也受到破坏，基质成分损伤，大量造血实质细胞变性、分裂障碍及坏死。病程发展到极期，髓腔内呈现空虚状态，完全丧失原有的结构与功能。理论上认为，此时造血干细胞（hematopoietic stem cell，HSC）几乎降至零；此时，造血系统不仅失去正常功能，而且缺乏自身修复能力。在这种情况下，最有效的办法是 HSC 移植（HSC transplantation，HSCT），通称骨髓移植（bone marrow transplantation，BMT）。随着受者（宿主）造血组织网架结构，尤其是微血管系统的恢复，供体 HSC 便可在其中增殖与分化，以代替宿主造血重建（hemopoietic reconstitution）。

第一节 造血重建机制及造血干细胞来源

1950 年，Jacobson 和 Lorence 等应用骨髓移植方法，发现受致死剂量照射小鼠由于输入骨髓或脾细胞可免遭由骨髓等造血组织衰竭所导致的死亡。1955 年，证实这种抗致死性照射的保护效应是由于供体的骨髓细胞在受体造血组织内再增殖的结果。并且，人们逐渐认识到，在骨髓移植时供体与受体间的主要组织相容复合物（major histocompatibility complex，MHC）相同才可避免排斥反应。据此，Thomas 等对几百名血液病患者进行了骨髓移植，获得了意想不到的满意效果。由于干细胞研究的进展，人们清楚地认识到骨髓移植的显著疗效实际上是 HSC 的归巢、增殖与分化的结果。经过半个多世纪的不断探索，HSCT 已成为临床重要的有效治疗方法。HSCT 是指对患者进行全身照射、化疗和免疫抑制预处理后，将正常供体或自体的造血细胞（包括 HSC 和 HPC）经血管输注给患者，使其重建正常的造血和免疫功能。目前，骨髓移植已广泛地应用在急性白血病、再生障碍性贫血、严重联合免疫缺陷病及重度骨髓型急性放射病等疑难病的治疗。

一、造血重建机制

造血重建是指将供体 HSC 输入造血功能衰竭并丧失自我修复能力的机体内，使其在受体造血组织内定居，继而增殖、分化，达到造血恢复并可取代受体造血的目的。完成这样的过程，必须具备下列条件：①受体造血－免疫功能完全缺陷，也就是说受体不具备对外来组织的排斥作用，并可提供外来 HSC 定居的场所和增殖与分化环境；②在重建的造血过程中，形成的免疫活性细胞对供体与受体双方的细胞和组织 MHC 均具有免疫耐受性，形成骨髓移植嵌合体（bone marrow transplantation chimera，BMTC）或淋巴造血嵌合体，即不排斥受体和供体组织皮片而对无关第三者皮片与正常状态一样发生完全排斥。这就要求供体的骨髓细胞与受体组织的免疫遗传性无差异。就受照射机体而言，一般认为全身受照剂量达到 800～1200cGy 时，机体的造血功能受到彻底破坏，很难自行恢复，可以实施骨髓移植。

选择适宜的移植时机是确保造血重建的重要因素之一。实验研究表明，在照后数小时至 1 d 进行 BMT，造血重建成功率高。人的急性放射损伤的病程较动物长，多在照后头几天移植，最迟不应超过 1 周。由于 BMT 后 10～15 d 才能发挥造血功能，因此移植时间不宜拖的太迟。尽管理论上 1 个 HSC 可完成造血重建过程，但实验表明移植足够数量的 HSC 是保证造血重建的基本条件。骨髓细胞的采集到输注的时间间隔不宜太长，多主张边采集边输注，以确保 HSC 活性。

二、造血干细胞来源

骨髓是主要的造血组织，其中含有较多的 HSC 是最常用获取 HSC 来源的组织。但骨髓干细胞移植程序较为复杂，人们期待拓宽 HSC 来源，目前主要是胎肝细胞、外周血及脐带血等。随着干细胞性质的深入研究和克隆动物的问世，尤其是干细胞可塑性的阐明，用自身的体细胞向胚胎细胞逆转并诱导分化成 HSC 的研究也在深入地展开。

（一）骨髓 HSC

骨髓 HSC 按骨髓来源不同可分为自身骨髓 HSC、同种骨髓 HSC 和异种骨髓 HSC 等。

1. **自身骨髓 HSC**　是指其取自自身骨髓。因不存在免疫遗传学差异，所需干细胞数量较少；不存在排斥反应，容易植活而且不发生移植物抗宿主病（GVHD），移植效果最好。尽管获取困难，但由于细胞超低温保存技术和冷冻储存装置的日趋完善，预先储备骨髓细胞进行自身骨髓 HSC 移植的应用会有较大的发展。

2. **同种骨髓 HSC**　是指人类不同个体的骨髓 HSC。按供体与受体之间免疫遗传学差异程度，又可分为下列几种。

（1）同基因 HSC：这是指同卵孪生者之间的骨髓细胞，其供体和受体之间免疫遗传学无差异，与自身 HSC 相似，骨髓移植容易成功且无移植物抗宿主病发生。

（2）HLA 相合 HSC：人的白细胞抗原（human leucocyte antigen，HLA）代表人的主要组织相容抗原，因此其相合干细胞移植即是主要组织相容性相合的移植，这是目前同种干细胞移植中最多的一种。但由于 HLA 的多态性，在无血缘关系的人群中很难找到相合者（仅为＜0.01%）。根据遗传学规律，此种骨髓供体主要在亲兄弟姐妹中寻找，HLA 相合概率为 25%。虽然此种类型干细胞移植 HLA 相合，仍然存在因次要组织相容抗原系统和未知抗原的差异，较自身干细胞移植的成功率为低，仍会发生不同程度的移植物抗宿主反应（graft versus host reaction，GVHR）。

（3）HLA 不全相合及 HLA 单倍体相合的骨髓 HSC：在供体和受体之间 HLA 部分位点

相合的干细胞称为 HLA 不全相合，供体多为亲属。HLA 单倍体相合，系指供体和受体之间 HLA 有一个单倍体型相合的干细胞，又称 HLA 半相合。根据遗传学规律，父母与子女间均为 HLA 单倍体相合，在同胞间有 50% 为单倍体相合。由于免疫抑制疗法的进展，用这类细胞进行移植疗法有所增加。因并发症多且严重，疗效欠佳。

（4）HLA 表现型相合干细胞：这种干细胞系指无关供体骨髓干细胞，HLA 表现型相合系指 HLA 各倍点均相合，但在染色体上的位置分布则不一致。此种供体骨髓细胞均由骨髓移植志愿者提供。因不少国家和地区已建立了志愿供髓者 HLA 资料库，人数有的多达 10 万人，找到 HLA 表现型相合的干细胞机会明显增多。此类型干细胞移植的疗效稍逊 HLA 相合的同胞间骨髓移植，而明显好于 HLA 单倍体相合或不全相合间的移植。

（5）HLA 不相合干细胞：由于供体和受体之间 HLA 不相合，移植后几乎均发生严重的致死性的 GVHD，目前已不考虑用此类型细胞进行移植。

（二）胎肝 HSC

许多研究表明，胎肝 HSC 具有增殖与分化的双重功能，在 4～5 个月胎龄的肝中，CFU-GM 的产率和总量都达到最高水平 $[(3～6)\times10^6]$，从数量上看可以满足干细胞移植的需要。大量动物移植实验表明，除小鼠外，其他动物的胎肝 HSC 植活率都很低。在人胎肝细胞移植证实，短期存活率在 30% 以下，很少见长期稳定植活者。目前，大多数学者认为，将胎肝细胞移植成年人时，可能存在两种屏障：一是个体发育屏障，即将在胎肝发育的 HSC 移植到成年人造血组织中，微环境的骤然变化影响其功能的发挥；二是存在组织相容性屏障，即胎肝造血细胞的供体和受体间的免疫遗传学差异。当然，随着干细胞可塑性的阐明和调控条件的不断完善，应用胎肝细胞进行移植是有前途的。

（三）外周血 HSC

随着血液学研究的进展，人们发现 HSC 除主要存在于骨髓外，也有少量分布在外周血中。外周血 HSC 的性能与骨髓中的性能有很多相似之处。外周血 HSC 较多地处于增殖能力稍弱和分化水平稍晚状态，其含量远低于骨髓；要达到移植所要求的造血细胞的数量和质量，主要使用 HSC 动员剂提高外周血干细胞（或祖细胞）含量或采取更多的外周血有核细胞数。

（四）脐带血 HSC

大量的研究证实，脐带血中含有相当数量的 HSC 或 HPC，其中的多种表面抗原表达较弱，所含淋巴细胞分化程度较低，移植性能近似骨髓 HSC，优于外周血 HSC。其表面抗原检测表明，脐带血中 $CD34^+ CD38^-$ 细胞亚群明显高于骨髓和外周血，$CD34^+$ 细胞及其亚群的增殖和分化能力也明显高于骨髓和外周血，可形成更多的各系造血细胞集落和维持更久的造血活动，提示脐带血可能是 HSC 移植的新来源。

由于单份脐带血 HSC 含量有限，移植多应用于小儿。脐带血干细胞移植临床观察表明，其急性和慢性移植物抗宿主病发生率和程度明显轻，疗效较好。脐带血非血缘 HLA1-2 位点不相合移植疗效相当于骨髓非血缘 HLA 相合移植的治疗效果，深受研究者关注。许多学者用体外扩增的方法增加造血干细胞（或祖细胞）数量，以求达到成年人移植的需要。

近几年，通过建立急性放射病（ARS）实验动物模型，发现骨髓前体细胞的输入是一种桥梁疗法。这些细胞有效地保护暴露于致死剂量电离辐射的动物。这些骨髓前体细胞可以从骨髓中活化，进入血液循环进行造血系统的重建。有学者推荐 α- 生育酚琥珀酸盐作为前体细胞的有效激动剂，其作用效果堪比临床上常规联合使用的粒细胞集落刺激因子 rhG-CSF/Neupogen® 和 AMD3100（plerixafor/Mozobil）的作用。

（五）胎盘 HSC

胎盘是胎儿与母体血液交换的场所，含有非常丰富的血液微循环。胎儿在宫内发育阶段，胎盘是首先形成的器官之一。胎盘中含有大量的早期干细胞，包括数量丰富的 HSC。这些干细胞在胎盘中行使造血的功能。婴儿出生后，剥离的胎盘内所含的 HSC，可以分化形成各种血细胞（红细胞、白细胞和血小板等），注射到体内可以发挥造血功能。

胎盘组织中 HSC 的含量是脐带血中 HSC 含量的 8～10 倍，可提供给多例患者的应用。胎盘 HSC 移植能有效解决骨髓或动员后外周血 HSC 来源以及脐带血中 HSC 数量不足。胎盘 HSC 移植可以用来治疗多种血液系统疾病和免疫系统疾病，包括血液系统白血病、骨髓异常增生综合征、血红蛋白病、骨髓造血功能衰竭（如再生障碍性贫血）和自身免疫性疾病等。

第二节　造血干细胞移植

一、造血干细胞移植的分类和选择

（一）HSC 移植的分类

按照造血细胞取自不同体，分为异体 HSCT（allogeneic HSC transplantation，allo-HSCT）和自体 HSCT（autologous HSCT，auto-HSCT）。前者再分为同种异基因 HSCT 和同基因 HSCT（syngeneic HSCT，syn-HSCT）；后者指遗传基因完全相同的同卵孪生间的移植，供、受者间不存在移植物被排斥和移植物抗宿主病（GVHD）等免疫学问题。

按照 HSC 取自不同部位，分为骨髓移植（BMT）、外周血干细胞移植（peripheral blood stem cell transplantation，PBSCT）和脐血移植（cord blood transplantation，CBT）。

按照供、受者的血缘关系，分为血缘移植（related transplantation）和无血缘移植（unrelated donor transplantation，UDT）。按照人白血病抗原（HLA）配型相合的程度，分为 HLA 相合移植、部分相合移植和半相合移植（identical transplantation）。

按照移植前的预处理强度，分为清髓性移植（myeloablative transplantation）和非清髓性移植。按照对移植物的净化处理的不同，分为一般 HSCT、去 T 细胞移植和纯化 $CD34^+$ 细胞移植。

（二）HSCT 移植的选择

对于职业性血液病，应用 HSCT，主要涉及异基因 HSCT，包括恶性血液病（如急性白血病、慢性髓细胞白血病、慢性淋巴细胞白血病和骨髓增生异常综合征等）、非恶性血液病和职业性放射血液病等。

对于急性白血病（acute leukemia，AL），中危和高危急性淋巴细胞白血病（acute lymphoblastic leukemia，ALL）患者，争取在第 1 次完全缓解期接受 allo-HSCT；低危急性髓细胞白血病（acute myoloblastic leukemia，AML）患者，可在第 2 次完全缓解期进行 allo-HSCT。未缓解的患者，应用 allo-HSCT 效果差。获得第 2 次缓解，且治疗后持续残留微小病灶的急性前髓细胞白血病（acute promyoloblastic leukemia，APL）患者，也可考虑应用 allo-HSCT。

对于慢性髓细胞白血病（chronic myoloblastic leukemia，CML），慢性期 CML 患者，应首选蛋白酪氨酸激酶抑制药治疗；年轻者，如有合适供者，可选择 allo-HSCT。如应用酪氨酸激酶抑制药治疗失败或不耐受者，应进行 allo-HSCT 治疗。患者在加速期和急变期，宜接受 allo-HSCT，但疗效不如慢性期。

对于慢性淋巴细胞白血病（CLL），经嘌呤类似物治疗无效或早期复发（12 个月内），包含嘌呤类似物的联合治疗或 allo-HSCT 治疗后 24 个月内复发，以及 TP53 缺失或突变（del 17p-）等高危者，可考虑进行 allo-HSCT 治疗。

对于骨髓增生异常综合征（myelodysplastic syndrome，MDN），在中、高危及药物治疗无效的低危患者，尤其是伴有骨髓纤维化和疾病进展期患者，可考虑进行 allo-HSCT 治疗。

对于非恶性血液病，如重型再生障碍性贫血（severe aplastic anemia，SAA），可考虑进行 allo-HSCT 治疗。对于职业性放射血液病，应进行 allo-HSCT 治疗。

二、造血干细胞移植前准备

（一）HLA 配型

HLA 属于主要组织相容性复合物（major histocompatibility complex，MHC），其基因位于第 6 号染色体短臂远端（6p21）。HLA-Ⅰ和 HLA-Ⅱ类抗原与骨髓移植密切相关。HLA-A、HLA-B 和 HLA-Cw 为 HLA-Ⅰ类抗原，HLA-DRB1、HLA-DQB1 和 HLA-DPB1 为 HLA-Ⅱ类抗原。临床上，常用 HLA 配型的 3 种抗原为 HLA-A、HLA-B 和 HLA-DRB1。近年研究证实，HLA-Cw 和 HLA-DQB1 位点与移植患者的长期生存有一定相关性。HLA 基因命名的原则：如 HLA-A * 0202 和 HLA-DRB1 * 0901，其中 A 和 DR 分别表示 HLA-Ⅰ类基因的 A 位点和 HLA-Ⅱ类基因的 DR 位点；B1 表示 DR 位点基因上 β 链的特异性；HLA-A * 02h 和 HLA-DRB1 * 09 分别表示血清学特异性，称为 DNA 的低分辨分型；HLA-A * 0202 和 HLA-DRB1 * 0901 分别表示等位基因亚型，即 DNA 的高分辨分型。

无血缘关系的配型，必须用高分辨的分子生物学方法进行检测，因为 HLA 配型相合程度直接影响骨髓移植成功率。如 HLA 配型不合，会发生 GVHD 和宿主抗移植物反应（host-versus-graft reaction，HVGR）。

（二）供体的选择

对于 HLA 全相合的同胞供者，属于首选。其次，选择 HLA 高分辨配型相合的非血缘关系供体或有核细胞数 > 2×10^7/kg 的脐血。再次，选择 HLA 配型 1~2 个或 3 个位点不合的同胞供体单倍型移植,其中优先选择未遗传母亲抗原者的同胞间移植。再其次,选择子女与父亲之间的单倍型移植。最后,选择子女与母亲的移植。

(三)供体移植的评估

对于供体移植的评估,应了解供体的健康状况,是否存在某种潜在的疾病,能否胜任提供 HSC。因此,需要详细询问既往史(包括输血、疫苗接种、已知的过敏史、感染病史、自身免疫性疾病史及遗传疾病史,还有女性妊娠史),进行体检和相关的实验室检查。

(四)HSCT 的预处理

在 HSCT 前,需要进行清髓性预处理,其目的包括清除基础疾病和抑制受者免疫功能,以排斥移植物。大多数患者,尤其是年轻的恶性病患者,常采用传统的清髓性预处理;对于重型联合免疫缺陷病患者,进行 HLA 相合同胞移植,无须预处理。采用的预处理方案,应尽可能选择药理作用协同而不良反应无重叠的药物。

1. 预处理方案　经典预处理方案包括放疗、细胞毒药物和免疫抑制药。放疗可选择单次全身照射(total body irradiation,TBI)、分次全身照射或全淋巴结照射。细胞毒药物多用大剂量环磷酰胺(cyclophosphamide,CPA)、白消安(busulfan,Bu;myleran)、苯丙氨酸氮芥(melphalan,Mel)、足叶乙苷(vepeside,VP16;etoposide)、阿糖胞苷(arabinocytidine,Ara-C)、卡莫司汀(carmustine;bis-chloroethylnitrosourea,BCNU)、司莫司汀(semustine)、洛莫司汀(lomustine)和塞替派(thiotepa)等。常用的免疫抑制药包括氟达拉滨(fludarabine,Flu)、抗胸腺细胞球蛋白(ATG)和抗淋巴细胞球蛋白(anti-lymphocyte globulin,ALG)等。此外,一些分子靶向药物,如抗 CD20 单抗、抗 CD3 单抗、抗 CD52 单抗和蛋白酶抑制药等,也参与预处理方案中。

预处理方案的选择对于骨髓移植的成功至关重要。应用于临床的方案较多,各具优缺点。目前,制订骨髓移植预处理方案时,在遵循基本原则的前提下,应提倡个体化。例如,白血病或骨髓增生异常综合征选用 CPA/TBI 和 Bu/CPA 预处理方案,再生障碍性贫血选用 CPA/ATG 预处理方案。常见疾病的经典预处理方案如表 4-1 所示。

表 4-1　常见血液病的经典骨髓移植预处理方案

方案		每日用量	天数
CPA/TBI	CPA	6 mg/kg	-6,-5
	TBI	2~2.4 Gy(每天 2 次)	-3~-1
Bu/CPA	Bu	4 mg/kg	-9~-6
	CPA	50 mg/kg	-5~-2
BACT	BCNU	200 mg/m²	-6
	Ara-C	200 mg/m²	-5~-2
	CPA	50 mg/kg	-5~-2
	6-TG(6-巯基鸟嘌呤)	200 mg/m²	-5~-2
BVAM	BCNU	300 mg/m²	-6

(续表)

方　案		每日用量	天　数
	VP16	150～200 mg/m²	－5～－2
	Ara-C	200～400 mg/m²	－5～－2
	Mel	140 mg/m²	－1
CBV	CPA	1.2～1.8 g/m²	－5～－2
	BCNU	100～200 mg/m²	－8～－6
	VP16	250～800 mg/m²	－8～－6
CPA/ATG	CPA	50 mg/kg	－5～－2
	ATG	30 mg/kg	－5～－3

2．预处理中毒性反应的防治　骨髓移植经预处理后，可能在全身各器官和系统发生中毒性反应，应引起注意，并给予及时的有效治疗。对于预处理的患者，几乎不同程度地出现胃肠道反应。环磷酰胺可致心脏病发生，剂量较大时（＞200 mg/kg）发生出血性心肌炎的机会增加；其代谢产物丙烯醛（acrolein）对膀胱黏膜有毒性作用，引起出血性膀胱炎，白消安也易引起此病。另外，注意肝静脉闭塞综合征（hepatic veno-occlusive syndrome）和间质性肺炎的发生，虽然发病率不高，但其前者死亡率高。出现上述中毒性反应，除了胃肠道反应一般进行对症处理外，其他中毒性疾病根据其各自的特点进行不同的合理的治疗。

（五）骨髓和外周血 HSC 的采集和回输

1．骨髓 HSC 的采集　采用连续硬膜外麻醉或全身麻醉下采集 HSC，应在手术室操作。在双侧髂后上棘区域为抽吸点，抽取 5～10 ml 骨髓血；再换点、换方向，在不同深度抽取。将抽取的骨髓血置于肝素化的培养基内，通过不锈钢网去除凝块、脂肪滴和骨质颗粒等。按患者每千克体重 $(2～4)×10^8$ 单个核细胞（mononuclear cell，MNC）为一般采集目标值。为维护供髓者血流动力学稳定,确保其安全,一般抽髓日前 2 周，预先储备供者自体血，在手术中回输。少数情况下，供者需输异体血液时，必须将血液辐照 25～30 Gy，经灭活淋巴细胞后方可输注。供者和受者红细胞血型不合时，应根据具体情况和输血原则，去除骨髓血中的红细胞和（或）血浆。一般，采集后不经保存，直接通过中心静脉管输注给患者。对于 auto-HSCT，采集的骨髓需程控降温，深低温保存，待移植时进行复苏，并迅速回输。

2．外周血 HSC 的采集　外周血 HSC 少，仅为骨髓 HSC 的 1%。一般，在采集外周血 HSC 前 4～5 d，开始应用 G-CSF，动员骨髓中 HSC/HPC（CD34$^+$ 细胞）进入外周血。当其数量增加后，用细胞分离机采集供者外周血单个核细胞。

（六）HSC 的回输及证据

1．HSC 的回输　抽取的骨髓血应在采集后 6 h 内回输。回输时，应将每袋的最后 10 ml 弃去，以避免脂肪栓塞。因骨髓血容量较大，加入的抗凝肝素也较多，要用等量的鱼精蛋白中和。采集的外周血和脐血 HSC，可以直接回输。通过液氮冷冻保存的骨髓，外周血和脐血 HSC 可在回输前置于 40 ℃水浴中快速融化，然后回输。

2. HSC 移植的证据

（1）直接证据：①出现供者的性染色体，其 DNA 可变重复区（D1S80 等）顺序或 DNA 片段多态性分析与供者一致；②出现供者 HLA 抗原、红细胞抗原或同工酶；③受者血型转为供者血型。

（2）间接证据：①出现 GVHD；②原发病缓解。

三、骨髓移植的主要并发症

（一）移植物抗宿主病

1. 发病机制　移植物抗宿主病（GVHD）是骨髓移植后，由于供体和受体之间存在免疫遗传学差异，植入的供体骨髓中的免疫活性细胞（主要是 T 细胞）在受体内增殖到一定程度时，进而识别和攻击受体靶组织而发生全身性疾病。移植物抗宿主病的发生与人的 MHC 有密切的关系。人的 MHC 是 HLA 系统。骨髓供、受体之间 HLA 相合程度对 GVHD 的发生有决定性影响。自 HLA 配型技术问世以来，由于选择 HLA 相合的同胞做供髓者，GVHD 的发生率降为 50% 左右，移植效果则明显提高。因 HLA 系统仅为 MHC，机体还存在其他组织相容性抗原和次要组织相容性抗原系统，即使 HLA 相合，仍有部分患者发生不同程度的 GVHD。此外，供受体性别、年龄和 ABO 血型的差异对 GVHD 的发生也有一定影响。

大量的研究证实，骨髓中的淋巴细胞（主要是 T 细胞）含量与 GVHD 的发生和严重程度有密切的关系。若移植的骨髓有核细胞数过多或骨髓采集时被外周血严重稀释，其中含有的 T 细胞数量多，GVHD 发生率也增高且更严重。若在移植前将淋巴细胞分离去除或灭活，可降低 GVHD 的发生率和严重程度。给予抑制 T 细胞的药物，可减轻 GVHD 的症状。因此，大部分学者认为，T 细胞是引起 GVHD 的主要效应细胞。

移植骨髓中的供体 T 细胞与宿主抗原递呈细胞相互接触而被激活后，可产生多种细胞因子，进而激活巨噬细胞等多种免疫活性细胞，引发多种细胞因子瀑布式释放，造成 GVHD 靶组织的各种病理变化。已知多种细胞因子，如 IL-1、IL-2、TNF-α 和 IL-6 等及其调控网络，都与 GVHD 的发生密切相关。GVHD 的病理组织学分度见表 4-2，这是一种十分复杂的病理过程，多种细胞活性因子参与此过程并对其产生不同的影响。

表 4-2　GVHD 的病理组织学分度

分度	皮肤	肝	肠道
+	基底层细胞空泡样退行性变和（或）坏死	叶间胆小管退行性变和（或）坏死 < 25%	腺体扩张，个别上皮细胞坏死
++	基底层细胞空泡样退行性变和（或）坏死，海绵层水肿和上皮细胞坏死	上述改变占 25%～50%	腺体扩张，个别上皮细胞坏死，肠腺坏死或脱落
+++	基底层细胞空泡样退行性变和（或）坏死，灶性上皮与真皮分离	上述改变占 50%～75%	腺体扩张，个别上皮细胞坏死，灶性黏膜裸露
++++	明显上皮缺失	上述改变 > 75%	弥漫性黏膜裸露

GVHD依发生时间和严重程度又可分为急性和慢性2种。急性GVHD多发生在移植后90 d内，发病急，累及的器官组织较多，病情较重，常可危及生命。慢性GVHD多发生在移植90 d以后，以皮肤损害为主，间有肝损害，不常累及肠道，病情发展缓慢，危害较急性轻（表4-3）。急性GVHD发病率高且危害性大，是影响骨髓移植治疗效果的主要临床问题，本文主要阐述急性GVHD的问题。

表4-3　GVHD的临床受损情况

损害程度	皮肤改变	胆红质量（mg/ml）	腹泻量（ml/d）
+	斑丘疹小于全身面积的25%	<2～3	>500
++	斑丘疹占体表面积的25%～50%	3～6	>1000
+++	全身广泛的红斑丘疹	6～15	>1500
++++	全身广泛的红斑丘疹，伴水疱和脱屑	>15	严重腹泻、腹痛或合并肠梗阻

2. 急性GVHD的主要表现　皮肤、肝和肠道是GVHD的主要靶组织。皮肤损害是急性GVHD最常见和最早出现的病理改变，主要有皮肤红斑、斑丘疹，一般仅见于耳后、手（足）掌面、面部或前胸的皮肤；可散在分布，有时出现大片皮肤红斑和斑后疹，严重者可发生皮肤水疱和皮肤剥脱等。皮肤损害常是GVHD最先出现的临床表现，有助于早期诊断。

肝损害在较轻的急性GVHD时可不出现症状，重者可出现肝区痛、肝大和黄疸等表现。肝功能障碍是GVHD肝损害的主要表现，胆红素、碱性磷酸酶及ALT含量均有不同程度的升高。

肠道损害多见于严重急性CVHD。骨髓移植成活并发挥造血功能时再度出现恶心、呕吐和腹泻等症状，即是GVHD胃肠损害的表现。严重的病例可呕吐胆汁和发生血性腹泻，个别患者可出现肠梗阻。此外，还常见细菌和病毒感染，一过性或进行性体重降低，周期性或持续性发热及外周血象的大幅度波动或下降等征象。合理地应用免疫抑制药是治疗GVHD的重要措施。

对于急性GVHD，根据累积的器官程度，分为Ⅰ～Ⅳ度；其中，Ⅲ～Ⅳ度为重度GVHD，与死亡率显著相关（表4-4，表4-5）。

表4-4　急性GVHD器官受损严重度

严重度	皮肤（皮疹）	肝（胆红素）	胃肠道（腹泻）
+	<25%体表面积	34～50 μmol/L	>500 ml/d
++	25%～50%体表面积	51～102 μmol/L	>1000 ml/d
+++	全身皮疹	103～255 μmol/L	>1500 ml/d
++++	全身皮疹，伴水疱、皮肤剥脱	>255 μmol/L	严重腹痛，伴或不伴肠梗阻

表 4-5　急性 GVHD 分级诊断标准

分级	器官受损严重度			
	皮肤	肝	胃肠道	一般状态
Ⅰ（轻）	+～++	0	0	0
Ⅱ（中）	+～+++	+	+	轻度下降
Ⅲ（重）	++～+++	++～+++	++～+++	中度下降
Ⅳ（极重）	++～++++	++～++++	++～++++	重度下降

（二）放射性间质性肺炎

放射性间质性肺炎是骨髓移植后早期的一种严重并发症，发生率在 30% 左右；因缺乏有效的治疗方法，也是影响移植效果和造成患者死亡的主要原因之一，因此倍受关注。骨髓移植并发放射性间质性肺炎的病因学和发病机制十分复杂，肺部受照剂量过大（尤其高剂量率照射）可能是发生放射性间质性肺炎的关键性因素。当肺部受照剂量 < 600 cGy 时，很少发生此种并发症。巨细胞病毒和卡氏肺囊虫感染是放射性间质性肺炎诱发和加重的因素。免疫抑制过强、原患白血病化疗时间过长及发生 GVHD 等，对放射性间质性肺炎的发生也有一定影响。

放射性间质性肺炎的表现主要为中等程度的咳嗽、干咳少痰、呼吸急促或进行性呼吸困难、发热和发绀等，呼吸的幅度加大，有时出现举肩式呼吸。在发病早期，患者动脉血氧分压降低，一般由正常的 12.7～13.3 kPa（95～100 mmHg）降至 9.3 kPa（70 mmHg）以下。约 30% 患者的痰和尿中可查到巨细胞病毒或腺病毒。约 50% 的死亡病例尸检肺组织培养可查到巨细胞病毒。放射性间质性肺炎多发生在骨髓移植后的第 2～3 个月，重者多在发病后 10～15 d 死亡，死亡率在 50% 左右。存活者常有肺纤维化和肺功能不全。放射性间质性肺炎治疗较为困难，应以预防为主。目前多采用对症治疗。

（三）植入综合征

植入综合征（engraftment syndrome）也称毛细血管渗漏综合征（capillary leak syndrome，CLS），是 HSC 移植常见的一组症状和体征，其主要表现是发热、红皮样皮疹及非心源性肺水肿。目前，大多数研究显示，与植入综合征发生相关的危险因素包括基础疾病、移植前治疗模式及移植类型等方面。

1. 诊断标准

（1）主要标准：①体温 ≥ 38.3 ℃，无明确感染病因；②红皮样皮疹 ≥ 体表面积的 25%，且非药物所致；③心源性肺水肿，表现有广泛的肺浸润及缺氧。

（2）次要标准：①肝功能受损，总胆红素 ≥ 34 μmol/L 或转氨酶 ≥ 2 倍正常值；②肾功能受损，血清肌酐 ≥ 2 倍基础水平；③体重增加 ≥ 2.5% 的基础体重；④短暂的脑病，不能用其他疾病来解释的脑病。符合以上 3 条主要标准或 2 条主要标准加 1 条次要标准，即可确诊为植入综合征。

2. 治疗 ①轻度的植入综合征，如发热及出现皮疹等，对症治疗即可；②较重者，可加用糖皮质激素；③有毛细血管渗漏综合征或有急性呼吸窘迫综合征患者，除对症治疗及给予糖皮质激素治疗（可大至 10 mg/kg）外，应插管及呼吸机加压给氧治疗，并加用利尿药及抗生素治疗。一般，植入综合征为自限性疾病，轻症患者不治疗可以自行恢复，但是发生呼吸衰竭需要气管插管呼吸机辅助通气治疗的患者病死率较高。植入综合征在临床上较常见，准确把握其诊断标准，尽早预防、尽早诊断及有效治疗，对减少移植相关病死率、增加移植成功率有重要意义。

（四）HSCT 后感染的防治

1. HSCT 后感染的原因 由于下列原因，可能发生 HSCT 后感染：①在 HSCT 预处理时，可致中性粒细胞下降；②预处理时，可致黏膜屏障的损害；③由于中心静脉插管等操作，可致皮肤、黏膜不完整；④应用大量的抗生素所致；⑤预防和治疗用免疫抑制药，如应用环孢素（cyclosporin）、抗胸腺细胞球蛋白（anti-thymocyte globulin, ATG）和糖皮质激素等；⑥并发症，如 GVHD。

2. HSCT 后感染的特点 ①临床表现常不典型；②感染发生有一定的规律性，如植活后至移植后 3 个月，最常见的致病微生物为革兰氏阳性菌、真菌（尤其是曲霉菌）和病毒；③混合性感染或一个部位以上的感染较常见；④病情进展常较快；⑤机会性感染多见。

3. HSCT 后感染的防治 HSCT 后感染的发生率高，病原菌复杂，混合感染多见，临床表现不典型，进展较快；如不积极治疗，死亡率较高。在移植的过程中，重视预防感染，即通过药物防止体内原有病原体的激活，并通过保护患者及无菌操作而减少外源病原菌感染的可能性。

移植后的患者，尤其是 allo-HSCT 患者，对感染要格外重视。移植后早期，中性粒细胞减少，细菌感染高发；如中性粒细胞 $< 0.5 \times 10^9$/L 时，即考虑应用抗生素预防。200～400 mg/d 氟康唑，可预防念珠菌感染。更昔洛韦（ganciclovir, DHPG）的预防性应用或抢先性治疗，会明显减少抗体血清学阳性患者巨细胞病毒（cytomegalovirus, CMV）疾病的发生率。预防性应用复方磺胺甲噁唑，在移植前 1 周开始，一旦骨髓植活再恢复服药，可以预防卡式肺囊虫肺炎（pneumocystis carinii pneumonia, PCP）的发生（表 4-6）。

表 4-6 HSCT 后常用药物及用法

方　案	药　物	剂　量	给药途径	用药时间（d）
GVHD 治疗	甲氨蝶呤	（15 mg/m²）+ 1 d （10 mg/m²）+ 3 d, + 6 d, +11 d	静脉注射	1～4
	环孢素	1.5 mg/kg 2.5 mg/kg	静脉注射	−9～−2 −1
	霉酚酸酯	1 g/d	口服	7～100
	抗胸腺细胞球蛋白	5 mg/(kg·d)	静脉注射	−4～−1
	他克莫司	0.03 mg/kg	静脉注射	−1
	甲泼尼龙	1～2 mg/kg	口服	根据急性 GVHD 病情而定
	抗 CD25 单抗	20 mg/d	静脉注射	

(续表)

方案	药物	剂量	给药途径	用药时间（d）
病毒治疗	更昔洛韦	9 mg/d	静脉注射	
	膦甲酸钠	4 mg/d	静脉注射	
真菌治疗	米卡芬净钠	100 mg/d	静脉注射	
	伏立康唑	200 mg/kg, q12 h	静脉注射	
	氟康唑	400 mg/d	静脉注射	
	伊曲康唑	200 mg, q12 h	静脉注射	
	脂质体剂型两性霉素 B	3～5 mg/(kg·d)	静脉注射	
	卡泊芬净	50 mg/d	静脉注射	

（五）HSCT 后的实验室检查

1. 植入鉴定　患者接受预处理后，外周血白细胞进行性下降，约在 1 周降至最低点；然后，植入 HSC 分化的细胞逐渐出现在外周血中，当连续 3 d 中性粒细胞达到 0.5×10^9/L 时，即达到髓系植活的标准。当脱离输注血小板，能保持在 20×10^9/L 时，称为巨核系统植活；网织红细胞达 0.5%，称为红系植活。植活的快慢与采用骨髓还是外周 HSC 有关，骨髓 HSCT 一般在 2～4 周植活；外周血 HSCT 植入较快，较骨髓 HSCT 可能提前 7～10 d。HSCT 后，采用造血刺激因子（G-CSF 或 GM-CSF）可加快植活。植活的快慢还可能受 GVHD 预防方案的影响，含甲氨蝶呤的方案可能植入略晚。

除了上述标准，allo-HSCT 的植入还应通过遗传学证实，检测的方法分为生物化学、细胞遗传学和分子遗传学分析，根据受者和供者的具体情况选择不同的检测手段。例如，应用生物化学方法，检查白细胞抗原系统（HLA 分型）、免疫球蛋白的同种异型及细胞内同工酶；应用细胞遗传学分析法，检测染色体性别核型的转化、肿瘤标志性染色体的消失及染色体带型的多态性；应用分子遗传学分析法，检测 Y 基因（含原位杂交）、限制性片段长度多态性（restriction fragment length polymorphism，RFLP；包括 DNA 指纹图）及聚合酶链式反应（polymerase chain reaction，PCR）。如果供者成分在 90% 以上，称为全部植入；供者成分在 90% 以下，称为嵌合植入，在非清髓早期，可能观察到嵌合植入。

2. 微小残留病　对于白血病，经治疗后的肿瘤负荷下降，白血病细胞减少，应用一些常规方法不易检出。然而，一些方法可以检测微小残留病变，如细胞形态学检测，敏感性差；经典的中期细胞遗传学方法、荧光原位杂交（fluorescence in situ hybridization，FISH）、免疫残留检测和 PCR 等，其敏感性和优缺点各不相同。应用错配修复检测（mismatch repair detection，MRD），如分析 DNA 突变，可观察到微小残留病。

（六）HSCT 预后

1. 非恶性血液系统疾病　应用同基因 HSCT 治疗重型再生障碍性贫血（SAA），总体生存率达 90% 以上，主张尽早移植。对 < 40 岁患者，采用环磷酰胺/抗胸腺 T 细胞球蛋白预处理，HLA 相合的同胞供者给予 HSCT 后，治愈率高达 90%。

2. 恶性血液系统疾病　HSCT 治疗恶性血液系统疾病的疗效与许多因素有关，如疾病种类、患者年龄和病情、供者类型和 HSC 来源、移植时机、移植模式及移植经验等。

（1）急性白血病：本病在第 1 次缓解期（CR1）进行同基因 HSCT，3 年无病生存率和复发率分别为 42% 和 52%。对化疗无效的急性白血病，allo-HSCT 治愈率仅为 15%～29%；对于第 2 次缓解期（CR2）或第 1 次复发的急性髓细胞白血病（AML）患者的治愈率为 30%～35%，而 CR1 患者的治愈率为 55%～60%；对于急性淋巴细胞白血病（ALL），CR2 的 HSCT 治愈率为 30%～50%，而 CR1 为 55%；对于 Ph^+ ALL，CR1 的 HSCT 患者无病生存率为 38%～49%，而非 CR1 患者的无病生存率仅为 5%～11%。急性白血病 auto-HSCT 后，其复发率比 allo-HSCT 高得多；auto-HSCT 的非复发率较低，5 年总生存率可达 30%～50%。在同样 HSCT 模式下，稳定期的急性白血病患者移植后，其存活率较非稳定期患者为好；配型相合比不合的移植存活率高，年轻患者预后较好。

（2）慢性髓细胞白血病（CML）：本病慢性期 HSCT 后，无病生存率可达 50%～90%；1 年以内的慢性期患者，HLA 相合的 HSCT 后，3 年总生存率为 59%。既往 CML 加速期或急变期患者，因 HSCT 后复发率可高达 50% 以上，allo-HSCT 后的 5 年总生存率只有 15%～40%。

（3）骨髓增生异常综合征（MDS）：异基因 HSCT 可能治愈 MDS，对非晚期或低危 MDS（骨髓中原始细胞数＜5%），进行 HLA 相合的相关或无关供者移植，3 年生存率可达到 65%～75%；对晚期或高危 MDS（骨髓中原始细胞数≥5%），HSCT 后的复发可能性在 10%～40%，无复发生存率更低。

四、基 因 治 疗

（一）基因治疗概念

基因治疗（gene therapy）是随着 DNA 重组技术的成熟而发展起来的，是以改变人的遗传物质为基础的生物医学治疗技术，一般是指在基因水平上将治疗基因，即正常有功能的基因或其他有治疗作用的基因通过基因转移方式导入到生物体内，表达出功能正常基因产物或原来不存在或表达很低的外源基因产物，从而赋予生物体新的抗病功能。确切地说，基因是指遗传物质信息相关的特异性 DNA 序列的转移，是一项高度集成、综合性高难度的生物技术。基因治疗最初以治疗单基因遗传病为主，而现在已广泛应用于许多种疾病治疗领域的研究。基因治疗一般涉及目的基因、载体和受体细胞 3 个方面。有效的基因治疗依赖于外源基因高效而稳定的表达。基因治疗的策略，即达到基因置换、基因增补、基因修饰、基因抑制或封闭。

（二）HSC 的基因治疗

HSC 具有自我更新和向各系血细胞分化的潜能，是基因治疗理想的靶细胞，其优点在于：①目的基因产物可通过血液循环而到达靶器官；②HSC 具有自我更新能力，目的基因导入 HSC 后如果能长期表达，机体可终身受益；③HSC 具有定向分化能力，由其分化的细胞可随血液循环分布到身体各处，有利于其所携带的外源基因更大限度地发挥治疗作用；④HSC 分离纯化技术、体外扩增、培养技术以及移植技术日趋成熟，为其在基因治疗中的应用提供了技术保证。

HSC 的基因治疗关键是能有效地将目的基因转入 HSC 并使其长期稳定表达。为此，许多研究者从造血干细胞（祖细胞）的纯化，选择合适的基因转移方法及转基因造血细胞的体外扩增等方面做了大量工作，试图解决这一关键问题。

为改善放射损伤小鼠受抑制的造血功能，采用基因治疗的方法，将小鼠 IL-3 基因 cDNA 与反转录病毒载体重组，转染包装细胞 PA317，用其分泌的含 IL-3 cDNA 的复制缺陷反转录病毒感染、转化 NIH-3T3 细胞，种植到放射损伤小鼠体内，受体小鼠血清中检出了 IL-3 活性，其外周血白细胞计数升至 1.5×10^9 /L，以成熟中性粒细胞为主，肝和脾内有大量各个分化阶段的中性粒细胞。这些结果表明，可利用基因治疗技术，在体内表达 IL-3，改善机体的造血功能。IL-11 是一种具有广泛生物学功能的造血生长因子，具有显著的促进造血作用。构建含人 IL-11 cDNA 反转录病毒载体，并转染小鼠成纤维细胞系 NIH-3T3，用高表达 IL-11 的转染细胞作为载体细胞，种植到放射损伤小鼠体内，能显著提高正常小鼠外周血血小板水平，明显缩短亚致死量放射损伤小鼠白细胞降低的时间，促进外周血白细胞、血小板和血细胞比容的恢复。另外，rhBMP-2 cDNA 转染的 NIH-3T3 细胞和转 EPO 基因工程细胞 Myo/BPO 及 Fib/EPO 均显示对小鼠放射损伤后的造血恢复具有潜在的应用价值。有研究表明，SCF/IL-3 和 SCF/IL-3/IL-6 联合应用能显著提高小鼠 HSC 的基因转染率。转染了人突变 dhfr 基因的第二代小鼠骨髓能有效地重建经致死剂量照射的第三代小鼠造血功能。

（三）基质细胞基因治疗

1994 年，Fukushima 提出了基质细胞基因治疗的设想，认为将造血生长因子或微环境中缺损的基因转入基质细胞，使其能表达微环境缺损的成分，将其与 HSC 一起进行骨髓移植，可能加速骨髓移植的造血与免疫功能的重建。这种转基因基质细胞单独输入造血微环境缺损的患者，可以重建其造血微环境。

照射剂量偏大的极重度骨髓型急性放射病多采用异体 HSC 移植进行治疗。异体 HSC 移植时，由于移植物中含有免疫活性细胞，供体和受体的组织相容性不同。因此，供体的免疫细胞会对受体的组织细胞产生的 GVHD 是异体 HSC 移植后的主要并发症和死亡原因。与单纯 HSC 移植相比，输入骨髓基质细胞可避免发生移植物抗宿主病。同时，由于受体受到照射后免疫功能低下，对移植的骨髓基质细胞不产生移植排斥反应或仅产生弱的反应。因此，机体受到辐射时，输入骨髓基质细胞等造血细胞增殖所必需的微环境成分，尽可能地刺激机体内自身残留的 HSC 增殖，是一个有效的、值得探讨的治疗放射损伤的新方法。

（孙丽光　刘　扬　程光惠　龚守良）

参 考 文 献

[1] 王冠军，李薇，崔久嵬. 血液病学. 长春：吉林大学出版社，2013：281-297.
[2] 王存邦，白海. 造血干细胞移植的研究进展. 国际输血及血液学杂志，2014，37(5)：469-473.
[3] York A. Gene therapy：the state of the art. Lancet Oncol，2005，6(4)：196.

[4] Lungwitz U, Breunig M, Blunk T, et al. Polyethyleniminebased nonviral gene delivery systems. Eur J Pharm Biopharm, 2005, 60(2): 247-266.
[5] 冀振华, 赵平. 肿瘤临床综合治疗新概念. 北京: 清华大学出版社, 2006: 387.
[6] 龚守良. 医学放射生物学. 第4版. 北京: 中国原子能出版社, 2015: 250-256.
[7] 龚守良. 肿瘤基因放射治疗学基础. 北京: 人民军医出版社, 2013: 197-209.
[8] 陈家佩, 毛秉智. 辐射血液学——基础与临床. 北京: 军事医学科学出版社, 2002: 206-253.

第三篇

物理化学性血液损伤与临床

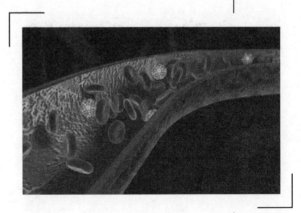

第 5 章

放射性血液损伤效应

电离辐射损伤在造血系统方面的表现，主要是造血细胞的大幅度减少和功能障碍，出现造血急性辐射损伤效应。

第一节 造血组织的辐射损伤效应

造血器官的骨髓、胸腺、脾和淋巴组织均属高度辐射敏感器官。因此，造血免疫功能在辐射后可明显受到抑制，中性粒细胞和淋巴细胞数量减少，功能减弱，加上机体非特异性的防御能力下降，使机体极易罹患感染并发症。血小板数量下降和血液凝固系统障碍，导致出血综合征的发生。血管的辐射损伤可迁延甚久，后期可有血管壁增厚，管腔狭窄，纤维增生，胶原沉积，进而发生局部纤维化和硬化的改变。

一、急性辐射的造血组织损伤效应

一次或短时间（数天）内分次受到大剂量外照射所引起的损伤称为急性辐射损伤。当机体受到 > 1.0 Gy 照射后，随剂量的增加可出现骨髓型放射病、肠型放射病和脑型放射病。当剂量在 1～10 Gy 时，出现血细胞生成抑制和全血细胞减少等造血系统损伤为其关键病变，病程发展具有明显的阶段性，可分为初期、假愈期、极期和恢复期 4 期。根据剂量大小、病程特点和严重程度，急性放射损伤又可分级为轻度、中度、重度和极重度 4 度。当照射剂量 10～50 Gy 时，造血系统损伤更严重，但胃肠道损伤上升为主要威胁生命的病变；严重、频繁的呕吐和腹泻，可引起水、电解质代谢紊乱和酸碱平衡失调，导致机体较快死亡。迄今，尚无肠型放射病治愈的报道。照射剂量 > 50 Gy 时，神经系统损伤成为重要病变，可出现意识定向障碍、共济失调、抽搐和震颤等严重神经症状，患者可在短时间（数小时到数十小时）死亡；造血系统和胃肠系统损伤严重，但来不及表现出来。本章主要描述 1～10 Gy 急性辐射损伤的变化。

（一）骨髓的辐射损伤

骨髓对射线高度敏感，电离辐射作用后可发生明显的病变，主要病理变化可经历早期破坏、清除、空虚及恢复诸阶段。照射后 0.5 min，骨髓便可出现荧光微坏死灶，表明造血细胞核蛋白已有明显损伤；分裂细胞数减少、消失，细胞退行性变不断加重，变性细胞数量不断增多，主要变化为核固缩、核碎裂、核形不整、核分叶过多、核溶解及细胞溶解等。照后骨髓细胞的退行性变化一般最早出现在红系幼稚细胞，很快粒系和巨核系幼稚细胞也发生类似的变化。同时，可见血窦充盈，小血管扩张，血流减缓，少数蛋白性血栓形成和少量渗出、出血，并逐渐发展到血窦崩塌，弹性纤维和网状纤维断裂和明显出血、水肿。早期破坏阶段持续数天，相对应于急性放射损伤的初期和假愈期。

造血细胞坏死、凋亡发生早，死亡细胞清除速度也很快。辐射数天后，骨髓腔内死亡崩解的造血细胞明显减少，骨髓病理变化进入严重空虚阶段。髓腔内造血细胞极度减少，脂肪细胞充填各处，还可见少许浆细胞和网状细胞。血窦结构模糊，窦壁崩毁，大片出血。此时，髓腔内神经末梢可萎缩、脱髓鞘等。此阶段相当于急性放射损伤的极期。

能度过骨髓严重空虚阶段者即可进入再生恢复阶段，随着骨髓血管长入和静脉窦形成，造血灶开始出现，新生造血灶多位于骨小梁附近、骨内膜下和小血管周围。红系造血最早出现，粒系与巨核系造血出现其后，也可见混合造血灶。骨髓微循环结构重建不断完善，骨髓腔内造血灶日渐增多，各系统各阶段造血细胞比例、数量、形态及功能渐次恢复。整个过程可持续数月甚至超过 1 年。同时，造血可有残留的辐射损伤，如各系统造血细胞比例失常，出现巨核血小板、淋巴细胞恢复滞后等。本阶段相当于急性放射损伤的恢复期以及其后时间。

（二）胸腺的辐射损伤

小鼠受 1.5～2.0 Gy 全身照射后，胸腺重量迅速降低，1 周后即开始回升，2 周内可恢复。4.0～5.0 Gy 照射后 24 h，小鼠胸腺重量降低更剧，5～12 d 可有回升，但有第 2 次下降和回升。胸腺细胞的有丝分裂指数也有类似的双谷改变。在胸腺内分化并获得免疫活性 T 细胞的病理变化主要是以凋亡为主的死亡。

胸腺皮质与髓质中胸腺细胞的辐射敏感性不同。皮质的胸腺细胞辐射敏感性高于髓质的胸腺细胞，其原因可能是与其分化和成熟有关。大剂量照射后，胸腺损伤重，再生受抑制，恢复较为缓慢。

（三）脾的辐射损伤

致死剂量照射后 1～2 h，脾体积明显缩小和重量显著减轻。由于小鼠脾淋巴细胞占 60%～70%，其他 30%～40% 为巨噬细胞、浆细胞和各系分化不同的造血细胞，因后几种细胞辐射敏感性不如淋巴细胞高，故同样剂量照射后脾重下降幅度不如胸腺明显。5.0 Gy 照射后脾重可降至 40%，脾内 T 细胞和 B 细胞数均迅速减少。

形态学观察，照后脾体积缩小，脾被膜出现皱褶，质地变软。脾切面上脾小体缩小或消失。光镜下可见白髓中各类淋巴细胞的核固缩、核碎裂、核肿胀、空泡变和细胞坏死，淋巴小结中有大量核碎片及被巨噬细胞吞噬现象，网状细胞、成纤维细胞和浆细胞增多，脾窦扩张、充血、渗出和出血等。电镜下可见淋巴细胞核染色质凝聚、核膜增厚、核内空泡及线粒体肿胀、线粒体嵴破坏、空泡形成等，脾内血液循环障碍到处可见。辐射损伤进入恢复期，淋巴细胞开始在原脾小体位置上集中，有丝分裂旺盛，生发中心逐渐形成，血液循环障碍减轻或消失，脾索结构逐渐恢复；红髓再生可在照后 2 周内启动，同时可见到红系、粒系、巨核系和混合型造血灶；与其他淋巴组织相比，脾在再生修复期间常以红髓出现髓外造血为其特点。

（四）淋巴组织的辐射损伤

致死剂量照射后，淋巴结体积缩小，重量减轻，呈灰褐色，切面有明显出血。光镜下可见淋巴细胞核的固缩、碎裂和细胞崩解，此种改变以淋巴滤泡生发中心为最重；皮质、髓质的淋巴窦中和髓索中可见大量红细胞及吞噬淋巴细胞碎片和红细胞的巨噬细胞，也可见较多含铁血黄素。

淋巴组织的再生从淋巴滤泡开始，有丝分裂旺盛，幼稚淋巴细胞增殖活跃。淋巴组织损伤后的恢复速度早于或晚于脾报道不一，但干细胞移植可加速其恢复过程。

（五）肝组织的辐射损伤

肝（liver）是机体最大的实质性腺体，重要的代谢和造血器官。全身 5～10 Gy 照射后几小时，肝内动脉有不匀称扩张。电镜下显示，肝细胞内质网发亮，其膜肿胀并出现空泡，嗜俄性增强，糖原减少；小叶中心部线粒体明显肿胀，有破碎，数量减少；胞内溶酶体增多。组织化学等方法证明，胞质中 RNA 增加，DNA 下降，以后两者均减少；核转录活性升高，照射 18 h 后降低；酸性磷酸酶及某些脱氢酶和氧化酶的活性增加；糖原减少，1～2 d 后有恢复；中性脂肪、磷脂代谢障碍。以后，除了肝循环紊乱外，淋巴管、小胆管及窦状隙扩张，血管周围组织水肿；肝细胞变性，出现双核、巨核。肝功能也随之发生改变，如吞噬功能下降，清除胶体金的能力降低。

肠型放射病时，肝小叶中心静脉出现明显的弥漫性充血。极期时，肝小叶中心失去正常结构，肝小血管、中央静脉与门管区静脉均极度充血扩张。窦状隙和间质水肿，常有微小出血灶。有时细菌在肝内积聚，但无炎细胞反应。肝细胞中氧化还原酶和酸性磷酸酶活性下降，而碱性磷酸酶活性增高；肝糖原再次下降。电镜显示，细胞器破坏，胞内出现一些色素，胞质空泡化、核固缩、肿胀及大小不等。恢复期时，肝细胞核分裂象增多，有双核。各种病变逐渐消除，大多肝功能逐渐恢复正常。

大鼠受 0.168、0.206 C/kg 及 0.245 C/kg（650、800 R 及 950 R）全身照射后 3 d，肝还原皮质醇 A 环和 17，21- 双羟基 20- 酮基侧链的功能显著降低，这是急性放射病极期以后血浆皮质类固醇浓度增高的因素之一，可以解释此时血浆皮质激素水平上升的幅度超过肾上腺皮质分泌激素增多幅度的现象。

局部肝 10～20 Gy 照射后 24～48 h，动物肝除了具有全身急性照射形态改变的同时，代谢功能也发生障碍，总类脂质、磷脂和固醇含量明显增加，脂肪在肝内从小叶中心开始向小叶外围推进；此时，肝细胞胞质中有嗜俄酸脂粒沉积，常位于线粒体附近或线粒体中。肝受到每 4 周 >35 Gy 剂量照射时，3～6 周后发生致死性肝炎。大鼠肝局部 30 Gy 照射可诱发放射性肝纤维化病变，其病理病程分为急性放射性肝炎、肝纤维化前、肝纤维化和肝硬化 4 个阶段。在照后 1 个月内，肝内小血管及肝窦扩张、充血及出血，肝细胞点状嗜酸性变；电镜下肝窦血浆蛋白渗出，窦状隙水肿，肝细胞胞质内线粒体肿胀，糖原颗粒减少，网状纤维稍有增多。照后 1～3 个月，门管区、肝窦及中央静脉周围成纤维细胞增多，肝细胞点灶状坏死；电镜下成纤维细胞及贮脂细胞粗面内质网轻度扩张，胞质内及细胞周围存在胶原纤维，部分肝细胞线粒体结构模糊，糖原颗粒明显减少。照射后 6 个月，肝纤维化，肝内纤维结缔组织大量增生，肝细胞片状变性坏死，大面积糖原减少或消失；电镜下肝细胞胞质内有胶原纤维。照射后 9～12 个月，肝内结缔组织明显增多，少数肝细胞结节状再生，发生肝硬化，胶原纤维大片状增多，肝细胞大面积坏死，肝细胞胞质内糖原明显减少或消失。

电离辐射明显诱导人肝细胞凋亡。采用 $^{60}Co\ \gamma$ 射线照射人正常肝细胞，在 8 Gy 剂量范围内，其细胞凋亡率呈明显的剂量-效应关系。第 1 次照射后，将存活的细胞进行培养、克隆，再给予 2 Gy 的第 2 次照射。检测结果发现，第 2 次照射后的细胞凋亡率与第 1 次照射剂量存在明显的剂量-效应关系，传代细胞的凋亡率也与第 1 次照射剂量存在明显的剂量-效应关系。提示，电离辐射使肝细胞敏感性增加，所产生的损伤使整个基因组处于一种不稳定状态，可以传递到子代中，将持续影响子代细胞的遗传效应。

二、慢性辐射的造血组织损伤效应

人体小剂量慢性照射一般为长期接触射线的职业性照射，多指经常受超允许剂量（低剂量率）的慢性照射。由于接触低剂量率的长期照射，机体对损伤的修复能力得以充分地表达，常常在慢性辐射变化中含有破坏与再生的复杂现象。随着受照剂量的增加，累积剂量达到一定程度，才表现出以慢性损伤为主的变化。慢性放射损伤时，造血器官在初期不出现明显变化，只有在Ⅱ度以上慢性放射损伤的中期，才见有明显的形态变化。

（一）骨髓的变化

Ⅰ度慢性放射损伤的骨髓，始终见不到明显损伤；而Ⅱ度和Ⅲ度慢性放射损伤才有渐趋明显的变化。根据临床观察和动物实验资料，其血液学变化呈现一定的分期性，因而也可将慢性放射损伤分为 4 期。①初期（或不稳定期）：外周血细胞成分上下波动，有时白细胞减少并贫血，有时白细胞增多；②抑制期：白细胞、血小板及网织红细胞均比正常减少 30%～50%；③代偿期：外周血有形成分的指标基本上接近正常；④终前期：造血功能明显衰竭，外周血液出现高度贫血等一系列严重变化。

在前 3 期，骨髓大体和镜下均无显著的改变。只在终前期，才见有骨髓的明显变化；此时，肉眼可见骨髓干燥、苍白；病变分布不均，如在大片萎缩的脂肪组织中，还有活跃的骨髓造血灶，各部的充血程度也常不一致。骨髓结构的破坏并不像急性放射损伤时那样严重，除能见到脂肪细胞和间质水肿、网状细胞肿胀外，还可见到造血细胞团，其中有的以红细胞系为主，常伴有退化型和巨型幼红细胞；有的以粒细胞系为主，也有分化很差的原血细胞和浆细胞型细胞。此外，尚可见有正常造血细胞成分；巨核细胞很少，即使见到，也是较小、畸形的细胞。此时，骨髓中尚见红系和粒系细胞的崩解，部分网状细胞吞噬红细胞及组织内含铁血黄素沉积现象。由于病程较长，间质及脂肪组织常发生明显水肿和萎缩。久之，尚可发展为骨髓的纤维性硬化。

利用骨髓体外培养方法观察 X 射线和 γ 射线工作者的染色体畸变，发现其淋巴细胞染色体畸变率远较一般人员为高，从事中子工作的人员也有类似表现。例如，开始阶段每天接受射线的照射量较大（每天数毫戈以上），骨髓内幼红细胞首先出现明显减少，幼粒细胞也显著降低，干细胞数也减少。但在一段时间后，可见恢复现象，如有丝分裂增多等。这表明，骨髓的病变是损伤与抗损伤修复现象同时存在、交错出现的，这也说明机体具备强有力的抗御适应性功能。但应当指出，如继续接受较大剂量，骨髓便不能出现真正的恢复，以至于造血细胞数持续在较低水平而无明显的增多。

可见，慢性放射损伤时，骨髓的病理变化与急性放射损伤相似，也可出现循环障碍、造血细胞成分的退行性变和异常造血细胞等变化。但病变的发展过程、严重程度和类型与急性者有所不同。

归纳起来，慢性放射损伤时有以下几个特点：①分期不如急性放射损伤时明显，在相当长的时间内骨髓不出现明显变化；②骨髓的病变可出现损伤与修复同时、交错存在的现象，即在同一骨髓内可见造血细胞的严重减少区与造血细胞的活跃增生区同时存在的情况；③骨髓病变的分布极不一致，即或在终前期，也可见到在脂肪增生的组织内仍有较多的骨髓造血灶，同时各处充血程度也不一致；虽在临床上已出现极明显的骨髓抑制现象，但骨髓结构仍见不到有如急性放射时那样严重的破坏。

（二）淋巴结和脾的变化

淋巴结和脾对射线虽很敏感，但在小剂量慢性照射时，病变发展却很缓慢。接触小剂量射线的人员，1～2 年见不到淋巴结和脾的明显病变。

长期遭受小剂量外照射的人员，淋巴结中淋巴细胞的生成过程在早期逐渐降低；淋巴结也逐渐萎缩，其数目也减少。当终前期骨髓发生严重萎缩时，淋巴结也可明显的萎缩；在淋巴结内，可见明显的噬红细胞和含铁血黄素沉积现象，也可出现较多的棱形网状细胞，从而逐渐形成纤维化。此外，随着骨髓造血抑制的发展，有的淋巴结中也可发生髓外造血灶、网状细胞灶状增生和浆细胞的集聚；若发生白血病，其淋巴结内常可见幼稚型造血细胞。在终前期，也常见血管扩张充血，甚至出现出血等循环障碍变化。

在慢性放射损伤的初期，有时可见脾增生性反应，噬红细胞和含铁血黄素沉积现象也很明显。终前期，淋巴细胞可大为减少，甚者可见脾萎缩和纤维化。

（三）肝的变化

电离辐射可诱发肝细胞子代一系列基因表达的改变。实验用人正常肝细胞分别接受 2 Gy、4 Gy 和 6 Gy ^{60}Co γ 射线照射后，存活细胞克隆，继续传代培养至 15 代。实验结果发现，随着照射剂量的增加，子代细胞差异表达的基因也增多，涉及细胞周期、细胞骨架和运动、细胞凋亡、DNA 结合、细胞信号转导、代谢及 DNA 复制和修复等基因；其中，RAN、CDT1 和 RAD51AP1 等基因在受照射肝细胞子代中均显示出特征性的差异表达，揭示了基因组不稳定性涉及复杂的调控基因。

慢性照射的晚期，肝轻度充血，肝细胞板萎缩，中央静脉和门静脉隙变小。有少量再生的肝细胞小结节，某些细胞板呈灶性增厚。中央静脉小，常有胶原物质替代而使管腔消失。很多小叶变形、萎陷。可见小叶中央到门静脉隙或中央到中央伸展的纤维性桥。

第二节 造血和外周血细胞的辐射损伤效应

不同类型、不同分化程度的造血细胞辐射敏感性不同。从形态学上看，基本上遵循着 Bergonic 和 Tribondeau 定律，辐射敏感性与细胞分裂能力成正比，而与分化程度成反比；也就是，幼稚细胞较成熟细胞敏感，进入细胞周期的细胞较静止期（G_0 期）细胞敏感。综合来看，各系统造血细胞辐射敏感性顺序为：淋巴细胞＞幼红细胞＞单核细胞＞幼粒细胞；其中，淋巴细胞辐射敏感性最高，但其机制尚不十分清楚。

一、造血干细胞的辐射损伤效应

造血干细胞是造血细胞更新系统最原始细胞，是维系机体正常造血功能的重要保障，也是造血辐射损伤得以重建的关键细胞。尽管目前尚无识别 HSC 形态的方法，难以连续观察辐射损伤后数量和结构的改变，但近几十年来通过检测较成熟的干细胞（或祖细胞），如 CFU-E、CFU-G、CFU-MC 及 BFU-E、CFU-GM、BFU-MK、CFU-mix 等，对 HSC 的辐射损伤的变化也有了一定的了解。

急性大剂量辐射损伤后，HSC 遭到严重破坏，而其一旦开始再生，其增长速度较快。经亚致死剂量或较小剂量（1.5～2.0 Gy）照射，虽然造血组织改变较轻，但 CFU-S 在数量上的恢复却比较缓慢，可持续长时间；低剂量率连续照射，HSC 变化取决于剂量率的大小。在剂量－存活曲线中，CFU-S 存活率随照射剂量增加呈指数下降；局部照射可大大增强 HSC 的迁徙（migration）能力，促进造血再生的增强。恢复中的 CFU-S 增殖与分化功能是相互影响的，即造血组织中存在根据干细胞数量来调控干细胞增殖与分化的机制。电离辐射所致 HSC 残留损伤（residual injury）的存在，很可能导致辐射远后效应（如粒细胞性白血病等）的发生。

人 HSC 对电离辐射极其敏感，1 Gy 照射就可以杀伤 50％ 的细胞，血管内皮生长因子（VEGF）某种程度上保护 HSC 免于死亡。电离辐射诱导 HSC 凋亡具有剂量依赖性和时间依赖性，Bcl-2 家族在保持凋亡和细胞存活两者的平衡方面起重要的作用，还依赖于 p53 和 ASPP1。p53 基因对于清空辐照后 HSC 龛有重要作用。1～10 Gy 电离辐射照射后，DNA 损伤诱导 p53 基因表达增高，进而激活 p53 上调凋亡调控因子（p53 upregulated modulator of apoptosis，Puma）的表达，启动线粒体凋亡程序，引起 HSC 死亡。然而，趋化因子 CXCL12 通过浓度改变，引导移植的外源表达 CXCR4 受体的 HSC 进入到 HSC 龛。

（一）HSC 的辐射敏感性

利用 CFU-S 剂量－存活曲线的研究，可为阐明 HSC 放射敏感性、损伤细胞的修复及细胞放射损伤程度与照射剂量间相互关系提供有意义的资料。

1. 不同细胞周期中的放射敏感性　Till 等用小鼠脾结节法测定 CFU-S 存活曲线，D_0 = 0.95 Gy，n = 1.5；体外照射骨髓细胞时，D_0 = 1.05 Gy，n = 2.5。以羟基脲进行同步处理后，CFU-S 在 M 期和 G_2 期放射敏感性较高，S 期则较低。由于 CFU-S 周期的状态会引起增殖和分化的变化，因而也会影响其放射敏感性。

2. 不同发育阶段的放射敏感性　胎肝中 CFU-S 的抗辐射能力是骨髓中 CFU-S 的 1.3～1.5 倍，这可能与胎鼠尚未获得成年鼠的辐射敏感性特征有关。出生 28 d 以后不同周龄的 C57BL/6 及 CBA 小鼠的 D_0 值及 n 值之间未见明显差异。

3. 不同能量辐射的放射敏感性　若以 250 kV X 射线作为参比时，^{182}Ta γ 射线照射小鼠骨髓 CFU-S 存活率的相对生物效能（relative biological effectiveness，RBE）等于 0.87；0.43 MeV 中子最大，RBE 为 2.85。但中子能量增加至 1.8 MeV 时，无明显变化；进一步提高至 5.7 MeV 时，RBE 明显减小；再升高至 13.4 MeV 时，则其效应反比 250 kV X 射线还小。

4. 较低剂量照射的放射敏感性　当照射剂量 < 1 Gy 时，CFU-S 存活曲线约 35% 为指数型：D_0 = 0.09 Gy；而抗辐射的 CFU-S 为 S 型：D_0 = 1.8 Gy，D_q = 1.3 Gy。以 γ 射线和 0.85 MeV 的中子照射时，CFU-S 的 D_0 值分别为 1.02 Gy 和 0.34 Gy，此时中子的 RBE 为 3。

5. 不同种系小鼠的放射敏感性　尽管不同种系小鼠的 CFU-S 总放射敏感性有明显差别（LD50/30 由 5.57～7.81 Gy），但从造血细胞平均致死剂量 D_0 值看来，7 种品系小鼠 [包括 BALB/c、无系小鼠、DBA、C3H、C57BL/6、CBA 和 F1（CBA×C57BL/6）] 间差别未超过 D_0 值的 20%，其辐射敏感性仍属同一等级。

6. 放射敏感性总的趋势　① CFU-S 剂量 - 存活曲线大多为 S 形或在半对数坐标图中有"肩区"；② D_0 值介于 0.6～1.3 Gy，一般约为 0.9 Gy，脾和骨髓具有相近的 D_0 值；③骨髓的 n 值于 1～2.5，脾接近 1；④ D_0 和 n 值一般随射线能量的增加而减少，只有中子在 0.7～0.95 Gy 剂量外。

（二）HSC 的放射损伤与修复

HSC 具有较高的辐射敏感性，一旦修复开始，其增长速率较快。小鼠在大剂量照射后，经 1～2 d 的分裂停滞后，骨髓 HSC 便开始增殖。

1. 大剂量电离辐射　大剂量电离辐射作用于机体后，由 HSC 损伤或死亡所致数量的减少，在照射停止后仍将持续一段时间，即辐射后效应（post-irradiation effect），这是辐射损伤的累积过程。照后早期，CFU-S 的剂量 - 存活曲线均为 S 形，这实际上反映了细胞对亚致死损伤的修复能力。小鼠经 X 射线 3 Gy 一次全身照射后 14～42 d，外周血及脾中 CFU-S 数已超出正常水平；而骨髓恢复较慢，照后 28 d 左右才接近正常。经 ^{3}H-TdR 掺入实验证实，辐射损伤后的骨髓中，处在细胞周期中的 CFU-S 的比例是逐渐增高的。

以上可见，3～4 Gy 照射后，HSC 的再生从照后 1～2 d 开始，再生趋势大体上是指数形式，倍增时间约为 32 h。以后，HSC 数目可超过正常水平，至 20 d 后便可逐渐接近正常范围（图 5-1）。

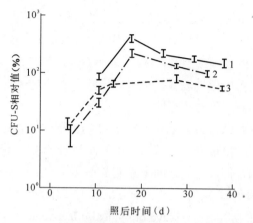

图 5-1　3 Gy X 射线照射后小鼠各部 CFU-S 含量的变化
1. 外周血；2. 脾；3. 骨髓

HSC 在放射损伤恢复过程中的增殖与分化功能是相互制约的。当 HSC 大量破坏时，必须通过其自身的增殖来补充其数量；同时，也限制其分化速度，以加快其数量的恢复。若在致死剂量全身照射小鼠时，屏蔽其一侧大腿，照后屏蔽区的 HSC，能向受照部位造血组织迁移，可见到受照射造血组织中 HSC 的恢复过程，其主要途径是自身复制（self replication），而向红系细胞等的分化则受到一定的限制；在照射后 5 d 内，给受照射小鼠注射促红细胞生成素（erythropoietin，EPO）或用缺氧法刺激内源性 EPO 产生的增加，均不能加强骨髓的红系造血。

2. 分次照射　分次照射研究证明，小鼠 CFU-S 的生长速率与第一次照射剂量大小有关。如果首次照射剂量 < 2 Gy，照后 CFU-S 的倍增时间约为 31 h，而且对受照动物骨髓红细胞中 ^{59}Fe 的掺入率影响较轻，恢复也较快。但当首次照射剂量 > 3 Gy 时，则照后生长过程中的 CFU-S 数量倍增时间大大缩短，仅为 16 h；同时，在一段时间内可见受照动物骨髓中幼红细胞利用 ^{59}Fe 的能力几乎完全被抑制。可见，HSC 的增殖和分化是互相影响和制约的。当干细胞池中的干细胞数量减少不严重时，HSC 仍然可以同时通过增殖和分化两种过程进行恢复，其中分化速率甚至还可高于增殖速率。而当干细胞池继续缩小到一定程度时，则干细胞的自身更新速度就不断增加，甚至超过分化速率，以保证干细胞的再生。在干细胞遭受更严重破坏的情况下，其数量急剧降至阈值水平，此时干细胞的增殖速率很快超过分化速率，甚至分化几乎处于暂时抑制状态。以上结果及一些实验提示，干细胞池正常容量的 10% 可能是阈值界限，说明造血组织中存在一个调控干细胞池大小的机制，根据造血组织中干细胞数量的增减对其增殖和分化进行调控。

以上述及，受照射动物的 HSC 一方面通过增殖恢复其数量，另一方面不断向各系骨髓细胞分化，以满足机体对功能血细胞的需求。HSC 向粒系或红系骨髓细胞的分化，往往不是均等的，多半是向红系细胞方向分化占优势。例如，小鼠经 0.7 Gy/d 低剂量率 γ 射线连续照射 45 d，停止照射后，可见 EPO 反应细胞（erythropoietin responsive cell，ERC）迅速恢复，而 CFU-C 的恢复则较缓慢。同样，大鼠经 2 Gy X 射线一次全身照射后，在红细胞再生能力（erythrocytic repopulating ability，ERA）和粒细胞再生能力（granulocytic repopulating ability，GRA）的恢复过程中，GRA 明显迟于 ERA。

二、造血祖细胞的辐射损伤效应

造血祖细胞是 HSC 分化成形态可辨认的幼稚血细胞之间所经历的中间发育阶段的细胞，基本丧失了 HSC 的特有自我更新能力；但在多种因子调控下，尚有分裂和向有限几个方向分化的能力。根据其分化方向不同，可分为各种祖细胞，是由年龄结构、生理状况和各亚群组成的不均一的细胞群体，对射线相当敏感。例如，粒系祖细胞中的 CFU-G、CFU-M 和 CFU-GM，红系祖细胞中的 CFU-E、BFU-E 和 per-BFU-E，巨核系祖细胞中的 CFU-MK 和 BFU-MK 等。

（一）造血祖细胞的剂量-存活曲线

图 5-2 为小鼠、犬和人 CFU-GM 的剂量-存活曲线。由图可知，按曲线斜率的大小排列，小鼠骨髓 CFU-GM＞人骨髓 CFU-GM＞犬骨髓 CFU-GM＞犬血 CFU-GM。与 CFU-S 的剂量-存活曲线比较形态相似，肩区较明显。电离辐射种类及同一种射线的不同能量均可影响 CFU-GM 的剂量-存活曲线，但其形态基本相似（图 5-3）。

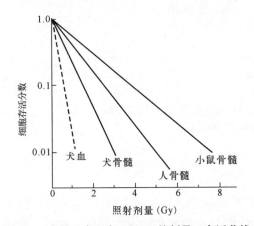

图 5-2 小鼠、犬和人 CFU-GM 的剂量-存活曲线

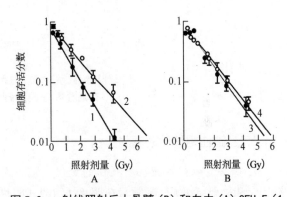

图 5-3 γ 射线照射后人骨髓（B）和血中（A）CFU-E（1 和 3）及 CFU-GM（2 和 4）的剂量-存活曲线

注：1、2、3 细胞和 4 细胞 D_0 值分别为 0.93、1.46、1.27 和 1.36 Gy

人骨髓 CFU-E 的剂量-存活曲线的斜率略小于骨髓 CFU-GM（图 5-4）；巨核造血祖细胞的剂量-存活曲线斜率较大，n 值接近 1（图 5-5）；而红系祖细胞和粒系祖细胞的曲线斜率较小，n 值较大。

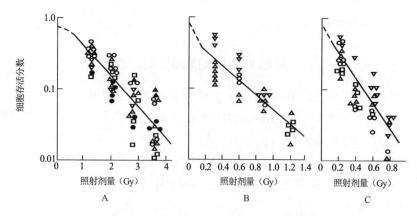

图 5-4 小鼠骨髓 CFU-GM 剂量 - 存活曲线

A. γ 射线；B. 0.85MeV 中子；C. 0.35MeV 中子

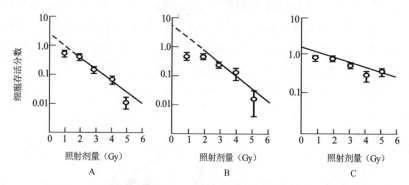

图 5-5 小鼠肝组织红系（A）、粒系（B）和巨核系（C）各祖细胞存活分数与 γ 射线照射剂量的关系

（二）造血祖细胞的辐射损伤

1. 粒系造血祖细胞辐射损伤的变化　粒系造血祖细胞受电离辐射作用后，具有明显的即刻效应和辐射后效应，其数量在照后 1～2d 明显减少，减少程度与照射剂量呈正相关。而后，粒系祖细胞以指数速度开始回升，回升速度与照射剂量有关，似有剂量大回升早的趋势。其原因除与剂量大辐射后效应持续相对较短、回升较早可能有关外，也可能与细胞群体倍增时间的变化有关。Testa 等以 300 kV X 射线 4.5 Gy 照射 C3H×AKR 小鼠，照后 3～10d，骨髓 CFU-S 和 CFU-GM 细胞群体倍增时间分别为 28 h 和 24 h，脾中 CFU-S 和 CFU-GM 细胞群体倍增时间均为 18 h，但其动态变化两者基本相似（图 5-6）。由图 5-6 可见，尽管 CFU-GM 的辐射敏感性略低于 CFU-S，但照射后 3 d，CFU-GM 数的减少程度明显低于 CFU-S；随后，紧随 CFU-S 上升曲线，达正常水平的时间还略早于 CFU-S。这可能是 CFU-GM 在照后再生期的细胞群体倍增时间比 CFU-S 短（24 h 和 28 h）有关。脾内 CFU-GM 数在 4.5 Gy X 射线照射后第 5 天，几乎比 CFU-S 多一个数量级；照射后 17 d 已超常恢复，可达正常水平的 20 倍，而后缓慢回到正常水平。

2. 红系造血祖细胞辐射损伤的变化　刘福陆等观察 5 Gy γ 射线全身照射后小鼠股骨中

CFU-E 和 BFU-E 的动态变化,结果如图 5-7 所示。BFU-E 有类似 CFU-S 和 CFU-GM 的辐射后效应。5 Gy 照后 1~2 d,可降到正常值的 0.8% 以下,而后指数式恢复;照后 15 d 缓慢上升,25 d 略低于正常水平。CFU-E 在照后下降幅度虽大于 BFU-E,但无照射后效应,出现即刻效应后立即进入指数增长,照射后 10 d 已达正常水平,并维持到观察的 25 d。

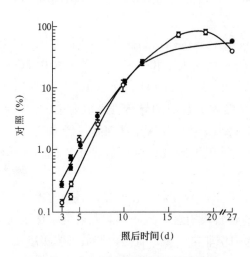

图 5-6 4.5 Gy X 射线照后小鼠骨髓
CFU-S(●)和 CFU-GM(○)变化

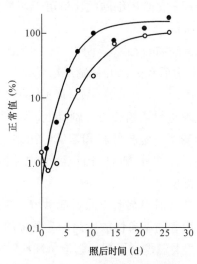

图 5-7 5 Gy γ 射线照后小鼠股骨
CFU-E(●)和 BFU-E(○)变化

低剂量率长期连续照射的损伤效应,若以 0.7 Gy/d γ 射线连续照射小鼠 45 d,停止照射后,骨髓 CFU-S 数在经过辐射后效应阶段而立即开始恢复,与急性照射不同。在随后的 1 个月内,CFU-S 恢复缓慢,1 个月才达到正常水平的 50% 左右。CFU-GM 照后恢复趋势大致与 CFU-S 相同。CFU-E 则在停止照射后以极快的速度回升,第 5 天已达正常水平(图 5-8)。

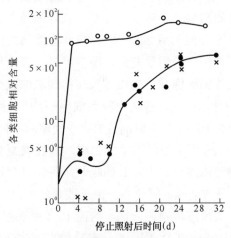

图 5-8 小鼠连续照射 45d 后骨髓各种干细胞(或祖细胞)数的恢复情况
○. CFU-E;●. CFU-S;×. CFU-GM

三、骨髓前体细胞的辐射损伤效应

(一) 骨髓象的辐射后变化

1. 较低照射剂量 照射剂量较低，骨髓有核细胞总数、红系细胞和粒系细胞比例以及各系列不同发育阶段细胞的比例可无明显变化，但可观察到骨髓红系和粒系幼稚细胞的有丝分裂指数降低。

不同动物的 $LD_{50/30}$ 不同，同一剂量照射引起不同动物骨髓损伤的程度也不同。例如，3 Gy γ射线照射后数天，犬骨髓严重受损，甚至发生空虚；而对大鼠和小鼠，其损伤达中等程度，甚至轻度。一般，正常犬骨髓细胞的间接分裂指数是 6.13‰±1.14‰；1～10 Gy 照射后 3 h 内，呈现与剂量相关的急剧降低，而后降低速度变缓。分裂象的异常可表现为染色体粘连、断裂和畸变，胞核肿胀和溶解，出现巨细胞和双核细胞等。有些异常细胞可经血窦进入血液循环，致使外周血中出现巨型中性粒细胞、双核淋巴细胞及有微核形成和各种染色体畸变的血细胞。

2. 较大照射剂量 照射剂量较大时，骨髓损伤严重，骨髓象变化明显，且呈时相性。中度和重度骨髓型急性放射病，骨髓象的变化相似，但程度有轻、重不同。照射剂量达到可引发极重度骨髓型或肠型、脑型急性放射病时，骨髓损伤非常严重，骨髓内造血细胞极度稀少，微血管破坏所致渗出、出血明显，骨髓失去正常鲜红、较稠的半凝固状而成为血性稀液，有时因荷脂细胞的出现而呈灰黄色液态。

中度或重度骨髓型急性放射病，骨髓象的时相性变化大致分为 4 个阶段，即早期破坏阶段、暂时回升或清除好转阶段、严重空虚阶段和恢复阶段。轻度骨髓型急性放射病可无暂时回升阶段和严重空虚阶段，可由早期破坏阶段直接进入恢复阶段。极重度以上的急性放射病，可能早期破坏阶段连同严重空虚阶段，无暂时回升阶段，也可能因死亡而不能进入恢复阶段。

(1) 早期破坏阶段：这一阶段骨髓中有核细胞总数明显减少，有丝分裂指数下降。骨髓切片中可见胞核固缩、破裂和溶解及胞膜损伤性凋亡或坏死现象。同时，受损细胞被吞噬清除的现象陆续出现，有的甚至在照射后 24～48 h 即可使骨髓腔内造血细胞数大减。随着造血细胞凋亡和坏死的同时出现，血管明显充血，镜下可见血窦结构的各种改变，毛细血管外渗出，甚至出血。这一阶段骨髓细胞减少主要是较幼稚细胞的减少，而较成熟细胞的比例相对较高。另外，红系细胞的变化最早，继之为粒系细胞；因此，两者的比值变小。这一阶段末期的损伤有所好转，历时约 1 周，视照射剂量的大小而略有不同。

(2) 暂时回升或清除好转阶段：照射后 1～2 周，骨髓细胞有丝分裂指数回升，红系和粒系细胞数有所增加，骨髓腔内渗出、出血开始吸收，骨髓外观有所好转。这是以外周血白细胞为基础而过渡到暂时回升或清除好转阶段。由于残存的 HSC 经历照射的即刻效应和照射后效应，开始恢复，并以很快速度增殖、分化，约需 10 d 可观察到骨髓前体细胞的变化；待成熟细胞进入血液循环，又需 1～2 d。因此，这一阶段多发生在外周血白细胞开始暂时性回升时相之前的 1～2 d。由于电离辐射抑制 HSC 的增殖、分化功能，使其在分裂一至数次后死亡或不增殖，加上造血微环境和造血因子调控网络的损伤尚未恢复完善，因此骨髓造血的回升是暂时的。

(3) 严重空虚阶段：在暂时回升阶段后，骨髓辐射损伤进入严重空虚阶段。在这一阶段，血细胞生成严重受抑，红系和粒系幼稚细胞锐减，甚至消失；较成熟细胞也明显减少，浆细胞和破骨细胞等大量出现，荷脂细胞堆积，骨髓外观黄色，稠度降低。镜下可见造血细胞稀少，呈空虚状态。与早期破坏阶段相似，出现严重的多种细胞凋亡和坏死。

(4) 恢复阶段：如果能顺利度过骨髓损伤的严重空虚阶段，即可进入恢复阶段。在这一阶段，骨髓中出现新生造血岛和造血细胞。一般，红系细胞的有丝分裂指数首先迅速上升，幼红细胞增多，继而出现幼稚单核细胞和成熟单核细胞，成为造血恢复的前奏。随后，各发育阶段粒系细胞相继出现，并逐渐增多。巨核系细胞恢复较晚，速度较慢；开始恢复时，巨核细胞体积偏小，胞核倍性低，形成血小板的能力弱，以后才逐渐出现形态和功能基本正常的巨核细胞。淋巴系细胞辐射损伤后，开始恢复的时间并不晚，但其数量和功能的损伤可迁延数月，甚至更久，成为免疫功能长期低下的重要原因。骨髓有核细胞总数在此阶段逐渐恢复到正常水平，有丝分裂指数也由低而高，最后接近正常水平。

照射剂量较大时，骨髓损伤严重，骨髓象变化明显，骨髓中造血实质细胞数量的变化和形态、功能的变化的过程中，同时有造血微环境各成分的相应变化；而且，造血微环境各成分，如血窦内皮细胞和微血管系统等的某些病变可能迁延更久。

(二) 各系骨髓前体细胞的辐射效应

1. 红系骨髓前体细胞的辐射效应 在骨髓早期破坏阶段，骨髓内有核细胞总数明显减少，红系细胞的变化尤为显著。较幼稚的红系细胞，如原红细胞和早幼红细胞比例，降低到难以观察到；而中幼红细胞和晚幼红细胞较为多见。红系细胞有丝分裂指数剧减后，升高，再降低到几乎近于零。

以 5.16×10^{-2} C/kg（200 R）全身照射大鼠后，即见原红细胞和早幼红细胞急剧减少，前者在照后 18h 减少到最低值，后者稍晚降到最低值，很快两者即回升，接着第 2 次下降和第 2 次回升。中幼红细胞和早期晚幼红细胞的变化趋势也如此，但整个过程后延。同时，骨髓中晚期晚幼红细胞、网织红细胞和红细胞在幼稚原始红细胞减少时，其数量可有非常明显的增多，这是早期细胞不再生成新的后代，但照射时存在于骨髓的细胞继续成熟的缘故。照射后 3～4 d，可波动于照前水平。当增加照射剂量，骨髓腔内出血，渗出严重；红系细胞的增殖、分化和成熟均发生障碍，细胞数大减，恢复延后；严重者由早期破坏阶段直接进入严重空虚阶段，红系细胞进行性减少而无新生迹象；最终，骨髓空虚，机体死亡。

在暂时回升阶段，早期阶段的红系细胞数有所回升，有丝分裂指数也见增高。但进入严重空虚阶段后，各发育阶段的细胞数均显著减少，有丝分裂指数可降至零，凋亡和坏死细胞极多，清除缓慢；血管病变更剧烈，结构破坏严重，渗出和出血显著。随后，逐渐恢复而进入恢复阶段。红系细胞常首先恢复，有丝分裂指数可高于正常。

2. 粒系骨髓前体细胞的辐射效应 照射后，在骨髓早期破坏阶段，粒系细胞的变化较红系细胞稍晚，较幼稚粒细胞先行减少，较成熟粒细胞相对比例开始较高，而后相继出现死亡的规律大致与红系骨髓前体细胞的变化相似。15.48×10^{-2} C/kg（600 R）照后 12 h 内，早幼粒细胞和中幼粒细胞数可下降 50% 以上；而晚幼粒细胞、带状核粒细胞和分叶核粒细胞的减少较滞后，甚至有短暂增多的现象。照射后 72 h，能增殖的幼稚粒系骨髓前体细胞和不能增殖的较成熟粒系细胞数均明显减少，可低达正常水平的 20% 左右，核右移现象基本消失。

在骨髓损伤进入暂时回升阶段，粒系细胞的间接分裂指数由明显降低而有所恢复，粒系细胞增多。这一阶段的暂时恢复程度与照射剂量有关。照射剂量小者，恢复明显，且较持久；剂量大者，恢复不明显，很快进展到严重空虚阶段。在严重空虚阶段，幼稚粒系细胞可完全消失，成熟阶段的粒系细胞也较前明显减少；此时，淋巴细胞数相对较多，所占比例可达骨髓造血细胞总数的 90% 以上；网织细胞、浆细胞、脂肪细胞和组织巨细胞相对或绝对增多。如动物活存，症状好转，骨髓辐射损伤进入恢复阶段。继红系细胞恢复之后，粒系细胞渐见增多；幼稚阶段及原始阶段细胞再现，有丝分裂指数上升，各发育阶段细胞数及比例渐次转为正常；嗜酸系粒细胞增多可超常，并维持较长时间；淋巴细胞相对比例下降。

3. 巨核系骨髓前体细胞的辐射效应　照射后，巨核细胞在骨髓中消失较晚，在一段时间内其生成血小板的能力未受明显影响，这与巨核系祖细胞的辐射敏感性低于红系祖细胞和粒系祖细胞是一致的，骨髓中各系细胞辐射敏感性的高低顺序为：淋巴细胞＞红系幼稚细胞（原红细胞、早幼红细胞）＞粒系幼稚细胞［原粒细胞、早幼粒细胞和（或）中幼粒细胞］＞单核细胞＞巨核细胞。实际上，骨髓中巨核细胞数在照后也有明显地减少；照射剂量较大时，5 d 之内几乎无新生的原巨核细胞。巨核系细胞照后开始减少的时间随动物种属不同而稍有变化，其变化程度与照射剂量有关。

在亚致死剂量到超致死剂量全身照射后，造血组织中巨核细胞数减少，形成血小板的能力降低，可诱发出血症候群，严重者可致死。通常，全身照射后数天内，大鼠骨髓巨核细胞开始下降，其改变的程度与照射剂量有关。照射的剂量越大，骨髓巨核细胞开始下降的时间趋前，速度越快，达最低时间越早。有时，在 $LD_{50/30}$ 照射后最初 1～2 d，巨核细胞绝对数开始减少，但因红系和粒系细胞照后降低发生更早而使巨核细胞的相对数高于正常。

巨核系细胞的不同发育阶段，其辐射效应也不同。5.16×10^{-2} C/kg（200 R）照射后，原巨核细胞即减少，照射后 6 h 降到最低值。随着照射时间的推移，成熟程度大于原巨核细胞的嗜碱性巨核细胞、含颗粒巨核细胞和成熟巨核细胞相继减少，甚至消失。最成熟的巨核细胞比较成熟的巨核细胞，减少早，而且剧烈；成熟巨核细胞通常绝对数降低，而相对数有可能增高。一般，成熟巨核细胞对辐射不敏感，受照后仍保留其继续分化和生成血小板的能力。由于没有新生巨核细胞的补充，成熟巨核细胞渐次减少，血小板的生成趋于停止。

应用 ^{35}S 体内掺入法观察巨核细胞照后血小板生成量的变化。实验结果表明，2～8 Gy γ 射线照射后 2 d 内，巨核细胞生成血小板的量趋于增多；照射后 4～10 d，开始减少，其程度与照射剂量呈正相关。照射 8 Gy 和 10 Gy，血小板生成量可降至零。2～10 Gy 照射后，血小板生成量降到最低值的时间均在照射后 7～8 d，唯最低值水平随照射剂量的增大而降低。2～6 Gy 照射后，血小板生成量有可能恢复到正常水平；2 Gy 和 4 Gy 照射，可能有一短暂超常的恢复时相。

同样受 5.16×10^{-2} C/kg（200 R）照射，巨核细胞降到最低值的时间不同，豚鼠和大鼠分别为 6 d 和 7 d，人则稍晚。照射后，巨核细胞可出现周边空泡化，且随照后时间的推移而加剧；幼稚巨核细胞有丝分裂减少或停止，甚至死亡。

四、外周血细胞的辐射损伤效应

外周血血细胞是更新系统的终末细胞,在执行自身功能的同时,不断衰亡和丢失,机体为保证其功能池细胞的质量与数量的恒定,调控幼稚细胞旺盛增殖和分化。由于该系统中幼稚细胞对辐射非常敏感,其辐射损伤必然反映到功能池细胞的改变。当然,功能池内终末细胞的寿命和自身的辐射敏感性等对细胞的辐射损伤的变化也具有重要的影响。一定数量的射线作用后,可引起不同程度的外周血象的变化,其中最明显和重要的是中性粒细胞和淋巴细胞及血小板数量与质量的变化。因其变化程度与照射剂量和放射损伤临床经过关系密切,也是导致放射损伤发生感染并发症和出血综合征的原因。因此,了解这些细胞的辐射变化规律及发生机制,也是其防治的关键。

(一)外周血各类血细胞数量的变化

1. **中性粒细胞的变化** 如图 5-9 所示,照射后中性粒细胞数的下降,略晚且略轻于淋巴细胞。因为,尽管其在血中的循环时间较短,但其前体细胞的放射敏感性较淋巴细胞低,在骨髓内有多量较不敏感的已分化的幼中性粒细胞至成熟细胞耗竭前,可继续向血中供给中性粒细胞。中性粒细胞的变化可分为以下 5 个时相。

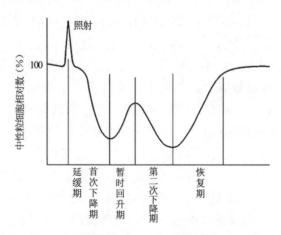

图 5-9 急性放射损伤时中性粒细胞数的变化时相

(1)延缓期(lag phase):此期是从粒细胞数早期升高至明显减少的最初阶段。照射后数小时起,血中粒细胞即增多,增多的程度和持续时间与受照剂量成正比。重度放射损伤者的粒细胞可升高达 6～8 倍,以后则降至正常或稍低。这一时期一般为 7～9 d。

早期粒细胞的增高,主要是由于骨髓血窦损伤而引起的成熟和释放加速;随后,发生组织广泛损伤后的应激反应,引发血液的再分布。此时,增殖池造血细胞发生急剧变化,如间期死亡、分裂障碍及 DNA 合成降低等,使增殖池向成熟池转送的造血细胞减少。在无新细胞形成的条件下,成熟的粒细胞只能在血中维持较短时间,随之出现粒细胞减少。

(2)首次下降期(first decline phase):继延缓期后,粒细胞继续下降,至 9 d 左右达最低值,其下降速度和最低值与受照剂量有密切关系。在本期内,粒细胞下降并不太快,其原因是增殖池的造血细胞仍有一部分可输送至成熟池。在本期下降后，中度急性放射损伤者粒细胞相继出现暂时回升。

(3) 暂时回升期（transient rising phase）：血中粒细胞数出现暂时增多的患者病情常较轻微。中度放射损伤时，骨髓 HSC 可存在以下 3 类，即①基本上正常，且有增殖力；②轻度损伤，但尚有增殖力；③严重损伤，并立即死亡、消失。此时，骨髓内有增殖力的干细胞便可出现波动性恢复，从而向增殖池输送造血细胞。这一期在受照后 10 d 左右开始出现，并非由于增殖池损伤细胞的恢复所致。当此有限的细胞增殖成熟后，干细胞及其子代细胞即又消失。故外周血中粒细胞数又下降。回升最高值的时间在照射后 15 d 左右。

(4) 第 2 次下降期（second decline phase）：如前所述，骨髓在严重损伤后，只有少数干细胞分裂，并转入增殖池而待其成熟；因缺乏后继的增殖池细胞，致使骨髓内幼粒细胞又减少，终于导致血中粒细胞的再次下降。其最低时间在照射后 20 d 左右。

(5) 恢复期（recover phase）：再次下降期之后，骨髓内未损伤的干细胞分裂增殖，并向增殖池输送造血细胞数量增多，致使增殖池和成熟池细胞数也相继升高，从而在一定时间后（约 35d），便可使血中粒细胞数逐渐恢复。恢复正常的时间常需照射后数周至数月。

应当指出，中度以上放射损伤时，中性粒细胞的变化幅度，尤其是早期的一时性升高和极期的最低值，是与受照剂量相平行的。如剂量越大，则早期暂时性增升越高，极期最低值也越低。另外，李德冠等实验用 $^{137}Cs\ \gamma$ 射线对 IRM-2、ICR 和 615 品系小鼠接受全身 4.0 Gy 照射，检测外周血白血病、骨髓有核细胞和 DNA 损伤的变化，发现 IRM-2 小鼠造血功能比其他 2 种品系小鼠恢复得快，说明不同品系小鼠造血功能损伤的恢复存在差异。

总之，放射损伤时粒细胞减少，主要是由于射线对干细胞及增殖池细胞作用后，抑制粒细胞造血的动态性变化。至于嗜酸性细胞及嗜碱性细胞的变化，因这两种细胞的数量少，且照后很快消失，研究的资料不多。临床上主要依中性粒细胞的变化进行诊断和判定其预后。

2. 红细胞数的变化　照射后，红细胞数的减少一直很轻。尽管其祖细胞放射敏感性较高，骨髓内幼红细胞过渡时间较幼粒细胞短，照后早期便有放射损伤和因毛细血管通透性增高而有漏出性出血，可丢失相当数量的红细胞；但因其存活时间（120 d）比其他血细胞长，并且红细胞造血的恢复也较早，故放射损伤时短时间内红细胞并不出现明显的数量、形态、血红蛋白量和血细胞容积等变化（图 5-10），一般在照射后 40 d 左右才出现贫血。其贫血的发生原因是干细胞及增殖池细胞来源一时断绝，血管破坏出血，红细胞损伤及衰老，三者中以前两者的作用较为重要。

放射损伤的早期，由于晚幼红细胞继续成熟，可能有网织红细胞和红细胞一时增多（严重呕吐、腹泻者，因脱水、血液浓缩，红细胞也可增多）的现象。其后，网织红细胞由于受强烈抑制即而逐渐减少或消失，至恢复期才开始回升。

骨髓内幼红细胞数的变化，原红细胞在照后很快降至最低值（约 24 h），中幼红细胞及晚幼红细胞则下降稍缓慢。此外，若以 ^{59}Fe 摄入量为指标进行观察时，则受照后红细胞生成很快降低，表现为 ^{59}Fe 摄入量明显减少。

由此可见，放射损伤时红细胞造血障碍，实质上也是 HSC 遭受损伤的后果。

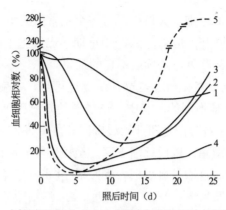

图 5-10 中等致死剂量（5Gy）照射大鼠后几种血细胞的变化
1. 红细胞；2. 血小板；3. 中性粒细胞；4. 淋巴细胞；5. 网织红细胞

3. 血小板数的变化　放射损伤时，由于血小板的严重减少，血管壁的完整性和凝血过程均受损害，故可发生出血综合征，常常造成致命的后果。因此，血小板变化也非常重要。

中度放射损伤时，因骨髓巨核细胞敏感性较淋巴细胞、幼红细胞和幼粒细胞均低，故血小板数的下降虽与巨核细胞相似，但较后者的下降时间约推迟 24 h。血小板在照射后前 2 周内下降很慢，这可能是由于血小板的寿命为 9～10 d，与即将成熟的巨核细胞在初期仍继续产生血小板所致。以后，骨髓巨核细胞大量减少，无来源补充（20 d 左右），血小板可下降至正常值的 10% 左右。至照射后 35～40 d，巨核细胞开始在骨髓内再生 1～3 d 后，血小板也开始回升。但血中达到正常值的时间，需照射后 49～56 d（图 5-11）。

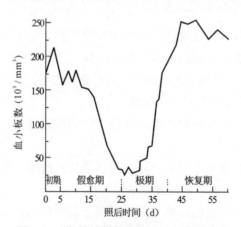

图 5-11 急性放射损伤时血小板数的变化

4. 淋巴细胞数的变化　淋巴细胞是对射线最敏感的细胞，可能与淋巴细胞的结构特点有关，如核大、胞质少、线粒体少且非终末细胞（可再转化）。据研究证实，各部淋巴组织所含有的淋巴细胞数量，可能相当于血中淋巴细胞的 40 倍。

急性放射损伤时，外周血中淋巴细胞数在照后迅速下降，并持续减少。目前，多以淋巴细胞数作为早期诊断的最灵敏指标之一。淋巴细胞数急剧下降的原因是由于血中的淋巴细胞可直接受到射线作用而发生细胞凋亡所致，更重要的是淋巴组织在受照后迅速破坏而中断了细胞再生的来源。极期时，淋巴细胞数最少，可降至正常值的 10% 以下。一般，淋巴细胞数在照射后 35～40 d 便开始回升。应当注意，如早期淋巴细胞下降过快，且迅速消失，则反映受照射剂量过大，损伤非常严重，是预后不良的征象。

5. 外周血各类血细胞数量变化的总趋势　从上述可见，中度（偏轻）急性放射损伤时，外周血各类血细胞数的变化是不同的。其中，最敏感的是淋巴细胞，受照后 3 d 即迅速下降至最低值（为正常值的 5% 左右）；恢复期开始缓慢回升，1 年左右才恢复正常。其次是粒细胞，受照后早期有一过性反应性增高，以后逐渐下降，至极期降至最低值（10% 以下）；恢复期开始回升，约数月后恢复正常。再次是血小板，受照射 14 d 内下降很慢，极期时才降至最低值 10% 左右；恢复期回升较快，照后 2～3 个月即接近正常。红细胞数下降最慢，早期无明显变化，极期最低值尚可保留相当数量（40%～50%），恢复期则很快回升到正常值。

从以上外周血细胞和血小板数量变化的趋势可以看出，具有重要生物学意义的是白细胞（包括中性粒细胞和淋巴细胞）和血小板的变化。因为白细胞的变化不仅可用于诊断和判定预后，而且在治疗上使机体保持较高水平的白细胞数，对改善机体抗感染和加强防御适应功能也有更重要的作用。血小板主要是在防治出血方面的作用较为突出。红细胞的变化虽然也可影响放射损伤的结局，但因变化缓慢且多发生在极期附近，同时又多系继发于其他变化（如出血）之后，故在致死因素中并非主要。所以，只要采取一般加强造血功能的措施，红细胞的变化便可同时获得纠正。因此，急性放射损伤时，人们的注意力仍应集中在外周血白细胞和血小板的变化及其治疗措施方面。

(二) 外周血中各类血细胞形态的变化

1. 中性粒细胞　中性粒细胞在受照后很快出现核左移，但很短时间后便转为核右移。假愈期可见大型和分叶过多的粒细胞；胞质中有毒性颗粒是毒性物质使胞质蛋白凝固而形成的嗜碱性颗粒，胞质及核内均可出现空泡。此外，尚可见核固缩、核碎裂、核溶解和细胞溶解等。核棘、胞体肿大及核肿胀等变化有时也可出现。

2. 嗜酸性粒细胞和嗜碱性粒细胞　嗜酸性粒细胞和嗜碱性粒细胞也可出现核溶解及细胞溶解等变化。

3. 红细胞　初期可见细胞大小不等、异型及多染性红细胞。贫血出现后，可见浓染大型和有核红细胞。恢复期幼红细胞也可在血中出现。

4. 网织红细胞　网织红细胞的计数与分类，对了解骨髓造血功能有重要意义。急性放射损伤初期，网织红细胞迅速减少并分类右移（衰老型网织红细胞增多），反映红细胞生成受抑制。至恢复期之前，网织红细胞数目仍增多及分类左移（幼稚型网织红细胞增多）。这表明，骨髓有核红细胞再生过程增强。

5. 淋巴细胞　淋巴细胞可见核固缩、核碎裂、核溶解、细胞溶解、双叶和双核等变化。双核淋巴细胞可能是细胞直接分裂增强的结果。此外，尚可见有非典型淋巴细胞，如单核样淋巴细胞和浆细胞样淋巴细胞等。

6. 单核细胞　单核细胞可见染色质溶解、核溶解和细胞溶解等变化，有时也可见胞核和胞质空泡。

7. 血小板　初期变性型血小板（固缩型、无结构型）增多，恢复期血中出现再生型血小板（大型、不整形，有微细颗粒）。此外，血小板在照后出现伪足消失，致密体减少，β颗粒膨胀、液化，α颗粒空泡化，进而颗粒溶解，透明质和颗粒质的界线不清等。

（三）外周血细胞的变化与造血器官功能的关系

根据造血原理，造血功能可以反映外周血细胞的数量和质量的变化；但其造血细胞种类多，放射敏感性各异，细胞增殖时间与存活寿命不一致，加之造血调节因素也较复杂，功能代偿能力也存在个体差异。因此，依外周血细胞的变化直接判断骨髓的功能改变很难得出确切的结论，必须对上述诸影响因素和条件——进行分析，再由外周血细胞的变化资料推测骨髓造血功能的状态。

在骨髓型放射病初期，由于淋巴细胞及中性粒细胞对辐射反应较灵敏，故照射后数日内淋巴细胞常急剧下降至10%左右，中性粒细胞则在24 h内增多（成熟加快及释放增多，再加组织破坏产物引起应激反应性血液重新分配）。照射4～5 d后，骨髓造血功能逐渐受抑制，外周血中性粒细胞数随之逐渐降低。由于淋巴结和脾组织的剧烈损伤，加之淋巴细胞放射敏感性很高，故外周血中淋巴细胞趋于消失。

在假愈期中，虽症状略有好转，但造血器官中的病变仍继续加剧，白细胞、血小板和红细胞均有程度不同的进行性减少，这是骨髓和淋巴组织的造血细胞大量破坏死亡及HSC严重抑制的结果。此时，外周血细胞本应所剩无几，但实际上却仍残存较多的粒细胞、红细胞及血小板等，甚至可出现粒细胞暂时性回升的现象。其原因是机体的代偿适应功能动员血细胞储备能力，包括动员部分干细胞恢复暂时性造血。不过，此时仍可见到血细胞形态上的明显退变（如核固缩、空泡变、染色质溶解等），表明其非真正的造血重建，而是受放射损伤后，这些细胞仍继续成熟并释放入血，但其功能异常。血小板下降较慢，主要由于骨髓中巨核细胞及成熟血小板的放射敏感性均较低，故可持续较长时间。虽然幼红细胞对放射较敏感，但红细胞始终残存较多，下降最慢的原因是其寿命最长且具有辐射抗性；若无多处或严重出血，红细胞下降得更慢。

临床极期时，造血器官放射损伤早已达到极期多日（近20 d），造血组织的功能已严重抑制，外周血中各血细胞成分都降至最低值。

恢复期时，骨髓和淋巴组织一般在临床极期中即已开始出现微造血灶，故一旦进入恢复期，外周血中血细胞数很快回升。但由于骨髓中红系和粒系造血细胞的再生短期内尚不易达到平衡，故在相当时期内血中各类血细胞的比例常出现波动。

由此可见，骨髓和淋巴组织中的病变或造血功能状态，在外周血中可以得到反映。反之，根据外周血细胞的变化资料也可基本确切地判定造血器官的功能状态，只是在判断时，要恰当地分析各类造血细胞的放射敏感性和细胞周期时间、各类血细胞的功能池寿命、机体的代偿适应功能反应规律及造血功能调节的规律等；此外，还要结合患者的临床症状和全身状态进行分析。例如，在临床极期，外周血中仍保存相当多的红细胞，其数量不像白细胞那样急剧降低。若依次判定骨髓功能时，便不能直接推断为骨髓红细胞生成功能良好；而只要未发现外周血有新生红细胞（网织红细胞）数目增加，就不能单纯依靠残存较多的红细胞而认为骨髓红细胞再生良好。因为红细胞的功能池寿命平均约为120 d，而且对放射又不敏感，外周血残有相当数量只是表面现象，实际上骨髓中红系造血早已陷入严重抑制状态。

同时也应指出，在骨髓型放射病的各时期中，造血系统均有不同程度及不同形式的组织、细胞或体液反应，这些反应大多都有利于造血器官和机体的恢复。因此，造血系统在机体放射损伤的恢复中起重要作用。利用这些反应，适时采取有力措施促进造血再生重建，在临床治疗上具有重要意义。

第三节 造血微环境的辐射损伤效应

20世纪90年代后的研究表明，造血调控的核心是HSC的自我增殖和分化的调控，主要反映在造血微环境（hemopoietic inductive microenviroment，HIM）对造血实质细胞增殖与分化的调控方面。目前来看，对造血微环境研究较多的是微循环系统、造血基质细胞系和造血因子等。

一、造血微血管系统的辐射损伤效应

电离辐射对血管系统，尤其是微血管的损伤，是导致急性放射损伤出血综合征发生的重要原因之一。由于造血组织微血管的特点及其对增生旺盛的造血细胞调控的重要作用，电离辐射所致造血组织的微血管损伤对实质细胞功能的影响非常重要。

电离辐射后，微血管出现形态结构、功能代谢等多方面损伤。从形态结构方面，可见小血管的舒张、充血和淤血，血管周围见细胞浸润，血管通透性增高，液体渗出增加、水肿和出血等，骨髓血窦先缩后舒、粗细不匀，血窦破坏，短路支增多，甚至发展成粗大管状和囊状结构。这种形态学变化在8.5 Gy全身照射大鼠骨髓30 min内即可见到，照射后3 d达高峰；尽管以后有所好转，渗出减轻，出现新生静脉窦，但进入临床极期时，微血管系统出现高度破坏性病变，并持续到动物死亡或随病情发展到恢复期而渐次恢复。骨髓静脉系呈现明显的时相性变化，即变性坏死、清除、基质细胞增生、血窦新生与造血灶出现的4个时期。细胞成分以血管内皮细胞退行性为主，常出现内皮细胞肿胀、核崩解、坏死与凋亡、弹性纤维变性、血栓形成和血管壁断裂等。这些变化随照射剂量的增加，微血管的损伤出现早，且严重而恢复慢。

形态学观察表明，早期位于损坏血窦周围和邻近的造血实质细胞的退行性变重于远隔部位或血窦结构尚属正常处的造血实质细胞。微血管的辐射损伤是造血细胞二次损伤的基础。后期，再生的造血灶均在背景清净、很少出血渗出及血窦结构比较完整的区域，即造血功能的恢复，不仅取决于造血细胞的再生，也有赖于骨髓微循环结构的修复。

二、造血基质细胞的辐射损伤效应

骨髓造血基质细胞（stromal cell）在正常情况下更新极慢，辐照后形态学变化及细胞退

行性变均显著低于造血实质细胞。但若以造血基质细胞的增殖能力及其支持血细胞生成能力来衡量,则其具有很高的辐射敏感性。Fridenstein 等首次提出体外培养造血基质祖细胞成集落的方法成功获得基质细胞集落,称为成纤维样细胞集落形成单位(fibroblastoid colony forming unit,CFU-F)。CFU-F 的集落数与植入的骨髓细胞数量呈良好的线性关系,在适宜的因子诱导下,幼稚细胞可向造血基质细胞的各类细胞分化,CFU-F 灶内细胞也具有干细胞性质;将其移植到肾被膜下,30～45 d 后可发生骨小梁和静脉窦等骨髓所特有的网状基质,中间散在粒系造血灶等。如果是脾来源的 CFU-F 的细胞移植,则生成类似淋巴滤泡的结构,其中嵌有淋巴细胞,说明其是具有能转移造血组织特有的造血微环境的造血基质干细胞(或造血基质祖细胞)。

(一) 骨髓间充质干细胞的辐射敏感性

骨髓间充质干细胞(mesenchymal stem cell,MSC)也称基质干细胞(stromal stem cell),是位于骨髓中的多效成年人干细胞。MSC 是 HSC 的重要组成部分,通过调节 HSC 的自我更新和功能来维持造血平衡。骨髓暴露在电离辐射中会引起对辐射敏感的 HSC 及其前体细胞快速消耗,最终导致造血失败、血小板减少、粒细胞缺乏症和淋巴细胞缺乏。异基因骨髓移植是唯一可以治疗电离辐射所致的造血功能衰竭的方法。骨髓暴露在电离辐射后,骨髓中 HSC 和祖细胞的枯竭会产生一个间隔,供 HSC 可以嫁接和重新构成造血系统。几项研究已经表明,这种造血重建是由来源于辐照而幸存宿主的 MSC。此外,这些宿主来源的 MSC 可以在异基因骨髓移植后仍然在骨髓中维持很久。因此,这些发现表明,骨髓内的 MSC 可以存活于使造血系统死亡的放射剂量中,表明其具有较强的辐射抗性。DNA 损伤在介导 MSC 辐射抵抗性中具有重要性,其辐射抵抗性对临床治疗具有潜在影响。

表达人端粒酶反转录酶(hTERT)的 MSC 与其表达阴性的 MSC 相比较,具有较低的辐射敏感性。只有较高剂量的照射,可引起 MSC 凋亡,降低其增殖和抑制其 DNA 合成,但是对细胞活力无影响。MSC 辐射抗性的相关机制包括 DNA 损伤修复、共济失调-毛细血管扩张症突变基因(ATM)蛋白磷酸化、细胞周期检测点激活、双链损伤修复和活性氧(ROS)解毒的抗氧能力。有趣的是,乏氧通常被认为具有辐射保护作用,但电离辐射后乏氧对促进 MSC 存活方面的作用不是很明显,其原因可能是体内的 MSC 生态环境本身缺氧,已经具有乏氧相关的保护机制。

MSC 本身的抗氧活性要比成纤维细胞和癌症细胞低至少 3 倍,这与电离辐射引起 MSC 衰老有关。一些最近的研究显示,电离辐射引起的 MSC 早衰与 P16 蛋白上调和 β-半乳核苷酶活性增加有关。MSC 受照射 1 d 后,p21 表达上调,并维持 6 d;照射后 6 d 后,p21 开始下降。人 MSC 接受 20 Gy ^{60}Co γ 射线照射后 13 d,其增殖明显降低。20 Gy 照射后 1 d,激活 P53 蛋白丝氨酸磷酸化;照射后 13 d 仍维持高水平,p21 增加,细胞周期 G_2 期阻滞,电离辐射诱导其过早衰老。

8 Gy 以下剂量照射人骨髓 MSC 则凋亡明显增加,而其坏死和死亡率降低缓慢;10 Gy 照射,其凋亡达峰值,而其坏死和死亡率也明显增加,但凋亡率的变化仍比坏死率明显。电镜可观察到,照射后聚集 MSC 自噬泡(autophagic vacuole),8 Gy 照射明显高于 10 Gy 照射。

照射后，beclin 1 和 LC3 mRNA 表达明显增高，8 Gy 照射也明显高于 10 Gy 照射。因此，电离辐射可诱导人骨髓 MSC 自噬，在一定剂量范围内能够保护其细胞的辐射损伤。

低剂量 X 射线照射（＜20 cGy）后，人骨髓 MSC 增殖能力明显增强，survivin 表达增加；然而，DNA 损伤呈剂量依赖性效应。50m Gy 和 75 mGy X 射线照射（100 mGy/min）大鼠 MSC，明显刺激其增殖，75 mGy 照射更为明显，S 期细胞比例明显增加；并且，mitogen-activated protein kinases（MAPK）/extracellular-signal-regulated kinases（ERK）信号通路的信号分子激活，包括 c-Raf、MEK 和 ERK。这些结果提示，低剂量辐射激活 MAPK/ERK 通路，刺激体外培养的 MSC 增殖。

（二）造血基质祖细胞的辐射敏感性

骨髓成纤维样细胞在体外液体培养体系中经 18～60 h 培养，可出现第一个 S 期；而后活跃增殖，约 20 h 分裂 1 次，经 1～2 周后即可观察到数十个成纤维细胞样细胞形成的 CFU-F。这些集落中的成纤维样细胞或平行紧密排列，或分散存在，胞质伸展略有变形，呈菊花状。小鼠骨髓的 CFU-F 中可杂有巨噬细胞等其他细胞。

文献报道的 CFU-F 辐射敏感性有较大差别，其 D_0 值可在 1.0～4.0 Gy，其原因与动物种类、品系和照射因素等条件不同有关（表 5-1）。文献统计显示，小鼠股骨骨髓 CFU-F 的平均 D_0 值为 (2.23 ± 0.23) Gy，n 值为 1.5 ± 0.3。与人皮肤和肺来源 CFU-F 的 D_0 均值 (1.23 ± 0.10) Gy 和 n 值 1.2 ± 0.2 比较，骨髓 CFU-F 的辐射敏感性稍低。总的来看，CFU-F 的辐射敏感性较造血干细胞（或造血祖细胞）低（图 5-12）。

表 5-1 股骨骨髓 CFU-F 的 D_0 值

照射源	动物	照射方式	D_0 值（Gy）	n 值
^{60}Co γ 射线	CBA×C57BL 小鼠	体外	2.16±0.13	1.13
250 kV，X 射线	BALB/C 小鼠	整体	2～4	~1
^{60}Co γ 射线	犬	整体	4	—
250 kV，X 射线	CF1 小鼠	体外	2.3	1.2
200 kV，X 射线	LACA 小鼠	体外	2.23±0.23	1.2
^{60}Co γ 射线	LACA 小鼠	整体	2.47	—

（三）造血基质细胞辐射损伤的动态变化

造血基质细胞辐射损伤的研究主要是检测辐射后基质祖细胞集落 CFU-F 生成以及造血基质细胞支持造血的功能状态的变化。陈家佩以 1.5、3、6 Gy 和 12 Gy 照射小鼠后不同时间观察股骨中 CFU-F 数的变化，发现其变化与照射剂量大小有关。1.5 Gy 和 3.0 Gy 照射后 1 d，骨髓 CFU-F 数有一过性增高，3 d 后开始低于正常并达低谷。照射后 7～10 d 趋向恢复，CFU-F 低值持续时间约 3 周。6 Gy 照射后，骨髓 CFU-F 数在照射后 1 d 即开始下降，直至照射后 3 周未见明显恢复趋势。12 Gy 照射骨髓 CFU-F 数下降更为明显，动物死亡前采取骨髓细胞，经体外液体培养 2～3 周，仅见极少数 CFU-F 形成，灶内细胞数也少。上述资料表明，轻度急性放射损伤骨髓造血基质祖细胞的增殖分化受抑，集落形成减少，恢复速度较慢。照射剂量加大，变化越显著，恢复程度越差。图 5-13 是 4.5 Gy 照射后小鼠骨 CFU-F 的动态变化及与 CFU-S 和 CFU-GM 变化比较，可见 CFU-F 损伤较轻且恢复相对较慢。

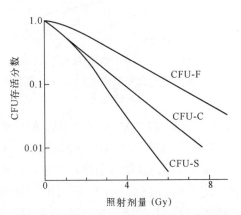

图 5-12　小鼠骨髓造血干细胞（或造血祖细胞）及基质祖细胞剂量-存活曲线

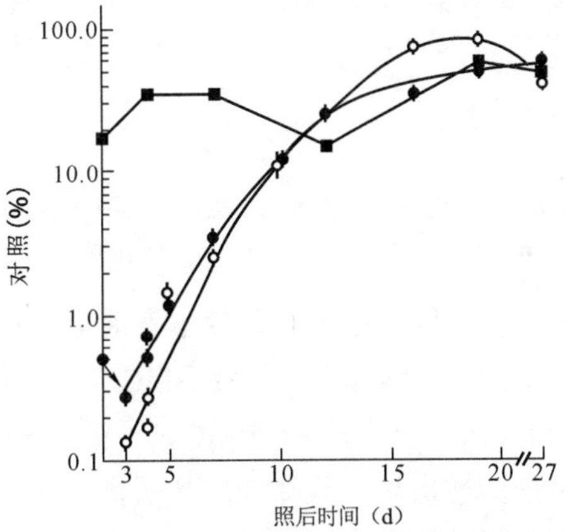

图 5-13　4.5 Gy X 射线全身照射小鼠后股骨 CFU-F 的变化
■ CFU-F；● CFU-S；○ CFU-GM

局部肢体大剂量电离辐射后，照射肢骨髓 CFU-F 数在照后 1 个月内始终很低，在很长时间内体外培养也不形成集落。提示，造血微环境的主体 CFU-F 是不能自动迁徙的，这是造血基质细胞损伤的修复有别于造血实质细胞的另一特性。HSC 损伤的修复，只要 HIM 功能好转，迁徙而来的 HSC 才可成功种植并重建造血。

三、造血细胞因子的辐射效应

具有调控血细胞生成作用的细胞因子（cytokine）很多，其中已鉴定的造血刺激因子，如 G-CSF、M-CSF、GM-CSF、EPO、SCF、FL、TPO、IL-1 及 IL-2；另外，还有 TGF、MIP 和某些趋化因子（chemokine）等造血抑制因子。陈娟娟等报道，血小板第 4 因子对急性辐射损伤人骨髓基质细胞具有保护作用，1 μg/ml 的 PF4 明显提高 5.0 Gy ^{60}Co γ 射线照射后骨髓基质细胞的存活率达 60% 以上，其调控机制可能与电离辐射所致细胞周期 S 期延迟和 p21 基因表达下调有关。

对于电离辐射所致造血细胞因子的变化规律，均通过体外培养观察其对 CFU-GM 和 CFU-E 等集落形成获得的。以小鼠血清培养体系进行 CFU-GM 培养显示，10% 正常小鼠血清能使 1×10^5 同系健康小鼠骨髓细胞生成 20～60 个 CFU-GM 集落。8.0 Gy γ 射线照射后 1、4、7、10 d 和 14 d 的小鼠血清所支持生长的 CFU-GM 数则分别为照前的 85%、70%、140%、140% 和 80%，即其刺激活性有先降后升，而后恢复的过程。3 Gy、5 Gy、7 Gy 和 9 Gy 照射后第 4 天的小鼠血清促粒系细胞活性均见降低（20%～30%）；照射后 7 d 增高，且有照射剂量越大，促粒系细胞活性越显著、越持久的趋势。肺和脾等分泌 CSF 的动态变化与血清改变基本相似（图 5-14 和图 5-15）。

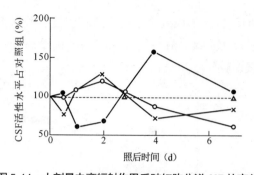

图 5-14 大剂量电离辐射作用后肺细胞分泌 CSF 的变化

●、×、○和△分别为 4、8、12 d 和对照

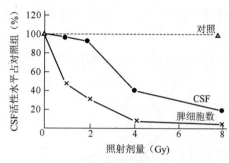

图 5-15 大剂量电离辐射作用后 48 h 脾细胞分泌 CSF 的变化

正常小鼠脾细胞的条件培养液可在不添加促红细胞生成素（EPO）和 BPA 因子的甲基纤维素半固体培养体系中促使 BMC 形成 CFU-E 和 BFU-E 集落，其产率分别为（238.8±41.8）/10^5 和（70.5±8.5）/10^5 BMC。小鼠经 8.0 Gy 照射后 1 d 和 4 d，脾细胞条件培养液的红系细胞刺激活性均见明显降低，其所支持的 CFU-E 产率仅为正常的 26%～67% 和 42%，BFU-E 产率为照射前的 6%～32%。照射后 7 d，红系细胞刺激活性回升接近正常水平，照射后 10 d 和 14 d 其水平可超过正常。可见，与粒细胞刺激因子辐射损伤后变化趋势基本一致。

脾细胞培养液在具有造血刺激活性的同时，在正常情况下也具有造血抑制因子。如表 5-2 所示，在具有 EPO 等红系集落刺激因子存在的体系中，CFU-E 和 BFU-E 生长良好，其产率分别为 361.7±35.2 和 60.5±11.1。在此体系中再加上正常小鼠脾细胞培养液后，CFU-E 产率上升到近 500 个集落，显示脾细胞培养液中有一定水平的 EPO 活性。若在上述体系中加入 8.0 Gy 照射后 1 d 和 4 d 的脾细胞培养液，CFU-E 产率明显下降，甚至还低于单用刺激因子的对照组。提示，此时的脾细胞培养液中含有某种阻碍 EPO 发挥刺激 CFU-E 形成的抑制因子。表中也显示，正常小鼠脾细胞培养液中就有红系细胞抑制性成分，因而加入到红系细胞培养体系中后，BFU-E 产率有非常显著的减少。这种抑制作用在照射后 10 d 和 14 d 已基本好转，但对 BFU-E 的生长阻碍的影响却持续较久。

表 5-2 8.0 Gy 照射小鼠细胞培养液对红系造血成集落的抑制作用

脾细胞培养液（CM）	CFU-E/10^5 细胞	BFU-E/10^5 细胞
正常对照	497.3±81.4	22.9±5.7△
照射后 1 d	394.3±86.1*	18.3±6.1△
照射后 4 d	341.1±55.5*	20.3±7.1△
照射后 7 d	452.4±16.7*	16.0±5.9△
照射后 10 d	456.5±29.2	40.3±6.6△
照射后 14 d	426.3±44.8	58.6±1.5
刺激因子对照	361.7±35.2	60.5±11.1

注：*. 与正常脾 CM 比，$P < 0.05$；△. 与刺激因子对照比，$P < 0.01$

第四节 免疫系统的辐射损伤效应

一、免疫组织的放射敏感性

免疫系统的所有细胞均来源于骨髓衍生的造血干细胞,与造血系统密切相关。

淋巴样组织对辐射十分敏感,较小剂量就足以引起改变。小鼠受亚致死剂量辐射作用后,胸腺、脾和淋巴结均发生萎缩,但发展进程各不相同。胸腺出现双相变化,照射后24 h内其大小和重量达最低点,于12 d内几乎恢复到正常水平,但在18~22 d出现再次下降,以后缓慢恢复。若在照射时屏蔽肢体或在照射后给予骨髓移植,则二次下降较轻,说明来源于骨髓的淋巴样细胞有利于胸腺的再生和恢复。

照射后脾萎缩的程度轻于胸腺,可能与脾有核细胞中只有70%左右为淋巴细胞有关。受照后脾B细胞富集区的细胞减少较T细胞富集区更为明显,生发中心最为敏感,前者较后者恢复晚。在胸腺和脾中,间质成分抗性较高,因而为存活的或外来的干细胞恢复提供适宜的微环境刺激。淋巴结在局部照射后再生非常迅速,而在全身照射后恢复慢于脾,但两者均可由骨髓移植而恢复加速。

可见,免疫器官具有较高的辐射敏感性,0.5 Gy以上的剂量可引起明显的结构破坏和功能障碍,但不同免疫器官中不同细胞成分的辐射敏感性又存在差别。在胸腺、脾和淋巴结的细胞成分中,辐射敏感性高低顺序为:淋巴细胞>树突状细胞和巨噬细胞>结缔组织细胞。淋巴细胞中B细胞比T细胞对辐射更敏感,而B细胞受抗原刺激后其辐射敏感性逐步降低,当其分化为抗体分泌细胞时可以耐受数十戈瑞剂量的照射。

(一)胸腺的放射敏感性

胸腺是机体的中枢免疫器官之一,淋巴细胞在此发育、分化和成熟,对辐射十分敏感。因此,胸腺细胞的辐射反应是辐射免疫学研究的重点之一。

1. 胸腺细胞各亚组的放射敏感性　胸腺细胞在其分化过程中,由未成熟的$CD4^-CD8^-$双阴性细胞,经$CD4^+CD8^+$双阳性细胞,向成熟的$CD4^+CD8^-$和$CD4^-CD8^+$单阳性细胞分化。胸腺细胞总体上对射线十分敏感,0.5 Gy以上的剂量全身照射后胸腺细胞计数呈剂量依赖性降低(图5-16),X射线全身照射后胸腺细胞及其亚组的计数呈剂量依赖性下降,4个亚组的放射敏感性顺序为:$CD4^+CD8^+ > CD4^-CD8^- > CD4^-CD8^+ > CD4^+CD8^-$。

2. 胸腺细胞周期各时相的放射敏感性　小鼠全身照射1.0~4.0 Gy,引起胸腺细胞S期细胞的比例下降,G_1和G_2/M细胞的比例升高,表明胸腺细胞的DNA合成受抑,出现G_1期和G_2期阻滞。但在低剂量照射后则情况显然不同,0.05 Gy使S期细胞的比例升高,0.1 Gy和0.2 Gy使G_2/M期细胞的比例下降。大剂量辐射的细胞周期效应机制研究表明,全身照射后cyclin D和CDK4蛋白表达下降及其mRNA转录水平下降,为G_1期阻滞的发生提供了分子生物学基础。

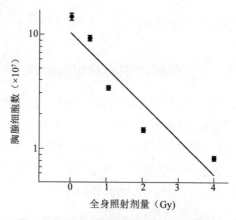

图 5-16　小鼠胸腺细胞剂量 - 存活曲线

3. 胸腺细胞凋亡的放射敏感性　全身照射及体外照射迅速诱导胸腺细胞凋亡是其辐射敏感性表现之一。实验证实，用几种不同检测方法——流式细胞术（flow cytometry，FCM）、荧光分光光度法和 TUNEL 法等，在小鼠胸腺细胞可发现 0.5 Gy 以上的较大剂量即可诱导剂量依赖性的免疫细胞凋亡增多，1.0 Gy 照射约增高 50%。而在 0.1 Gy 以内的低剂量照射时，则凋亡发生率反而低于对照（图 5-17），这可能是低剂量辐射激活了防卫机制，出现过度代偿作用，从而将凋亡细胞清除至对照以下。

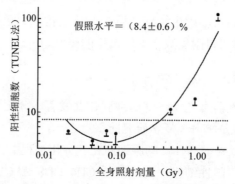

图 5-17　低剂量和高剂量辐射全身照射后 12 h 小鼠胸腺细胞凋亡率的剂量 - 效应变化

上述高、低剂量辐射所致细胞凋亡的相反效应，在分子水平已获佐证。促进凋亡的蛋白分子（P53、Bax、Bad、FasL 和 GADD45 等）的表达在低剂量（0.075 Gy）照射后下降，高剂量（2.0 Gy）照射后升高；而抗凋亡的蛋白分子（Bcl-2、Bcl-X_L 和 Bcl-2/Bax 比值、Bcl-x_L/Bad 比值）在低剂量辐射照射后升高，高剂量照射后下降（表 5-3），而且在基因转录水平（如 p53、Bcl-2 和 ICE）亦获得证实。

表 5-3 高、低剂量辐射全身照射后小鼠胸腺细胞凋亡相关蛋白表达水平的变化

蛋白分子	0.075 Gy 峰值（低谷）(h)	2.0 Gy 峰值（低谷）(h)
P53a	29.8（24）	194.0（8）
Bax	60.0（12）	140.0（12）
Bad	37.4（24）	455.7（24）
FasL	63.3（24）	149.9（48）
Gadd45	53.9（12）	153.4（24）
Bcl-2	129.1（12）	83.8（24）
Bcl-2/Bax 比值	233.3（12）	81.1（12）
Bcl-XL	125.2（48）	16.1（48）
Bcl-XL（PP）	260.8（48）	68.2（48）
Bcl-xL/Ba 比值	326.1（24）	7.4（24）

（二）脾的放射敏感性

脾是重要的外周免疫器官，其细胞成分较胸腺复杂，但其有核细胞的辐射反应与胸腺类似。在小鼠脾细胞测得其不同成分与功能的相对辐射敏感性，可见表 5-4 中几种免疫指标由小到大值，表明 B 细胞及相关功能辐射敏感性最高（D_{37} 值＜1），T 细胞及相关功能辐射敏感性居中（D_{37} 值在 1.03～2.53），而 ADCC 活性和 NK 活性具有很高的辐射抗性（D_{37} 值＞10）。

表 5-4 脾几种免疫指标的放射敏感性

免疫指标	D_{37} 值（Gy）
对 LPS 的反应	0.65
B 细胞计数	0.72
PFC 反应	0.95
有核细胞计数	1.03
IFN-γ 分泌	1.04
T_S 细胞计数	1.30
Th 细胞计数	1.53
对 Con A 的反应	1.60
IL-2 分泌	2.53
ADCC 活性	11.15
NK 活性	16.40

二、免疫细胞的放射敏感性

免疫细胞是实现免疫应答的基本成分,为复杂的非均质群体,包括B细胞、T细胞、吞噬细胞、抗原处理和抗原递呈细胞及自然杀伤细胞等。不同细胞成分的放射敏感性差异很大。巨噬细胞、NK细胞和成熟粒细胞属放射抗性较高的细胞,可耐受数戈瑞以上剂量的体外照射;自然杀伤性T细胞(NKT细胞)的放射敏感性与NK细胞相近;造血前体细胞和B细胞属于放射敏感性较高的细胞,其D_{37}值均< 1.0 Gy,但B细胞经抗原刺激,演化成浆细胞后,可耐受数十戈瑞的照射。

(一) 淋巴细胞的放射敏感性

淋巴细胞在中枢免疫器官内分化、成熟,其过程可由其表面抗原(标志)的表达进行检测。B细胞的成熟过程主要发生于骨髓内,T细胞的分化、成熟过程主要在胸腺内进行。上述两大类淋巴细胞的成熟、分化过程伴有相应的表型,细胞表面相继表达各种分子标志,称为免疫标志(immunologic marker)。近年来,对各种表面标志抗原制备了相应的单克隆抗体,均以CD(分化簇,clusters of differentiation)表示。

在淋巴细胞中,辅助性T细胞、细胞毒性T细胞和B细胞对辐射较敏感,而调节性T细胞对辐射具有抗性。

在胸腺细胞分化成为成熟T细胞过程中,发育的胸腺细胞约有1%离开胸腺,其余的就地死亡。不与自身抗原发生反应的胸腺细胞才能完成成熟过程。自身反应性胸腺细胞克隆在选择过程中经历程序化细胞死亡(programmed cell death,PCD)而被清除。在上述非抗原依赖性分化以后,成熟淋巴细胞保持休止状态,即处于细胞周期的G_0期,当其在体内循环与异抗原或"异常"自身抗原相遇,具有与该抗原互补的受体淋巴细胞发生增殖和分化,即为抗原依赖性激活。未接触到适宜抗原的淋巴细胞经过正常生存期以后死亡,从淋巴细胞池清除。

(二) 吞噬细胞及抗原递呈细胞的放射敏感性

哺乳动物体内有两大类吞噬细胞,即单核吞噬细胞(单核-巨噬细胞)和多形核吞噬细胞(小噬细胞),两者均起源于骨髓,在外周组织和血液中与淋巴细胞一起均属于白细胞系统的组成成分。单核细胞存在于血液中,经血液循环至组织中定位,并分化为成熟的巨噬细胞。组织中的巨噬细胞可在某一部位固定,亦可自由游走,分布于全身各处,其生存期较长。巨噬细胞有很强的抗原处理(antigen processing)能力和较弱的抗原递呈(antigen presenting)能力。分化成熟的树突状细胞(dendritic cell,DC)失去吞噬能力,但有很强的抗原递呈能力,称为专职性抗原递呈细胞,其主要功能是摄取、加工处理和提呈抗原,从而启动适应性免疫应答。巨噬细胞和分化成熟的树突状细胞均属于抗原递呈细胞(antigen presenting cell,APC),具有较高的辐射抗性。

(三) 自然杀伤细胞的放射敏感性

自然杀伤细胞(natural killer cell)称为NK细胞,是淋巴细胞中的特殊亚组,既不是T细胞,也不是B细胞,没有表面Ig和T细胞标志,而有其自身的分化抗原,一般将$CD3^-/CD56^+$/

CD16$^+$淋巴样细胞认定为NK细胞。

NK细胞和细胞毒T淋巴细胞（cytotoxic T lymphocyte，CTL）杀伤靶细胞（如癌细胞）主要是通过与后者接触，并向其分泌含有穿孔素（perforin）和粒酶B（granzyme B）的颗粒（CD107a）而发挥效应。此外，NK细胞有IgG的Fc受体，因此也可通过抗体发生抗体依赖性细胞介导的细胞毒作用（antibody-dependent cell-mediated cytotoxicity，ADCC），属于适应性免疫。NK细胞的辐射敏感性低于淋巴细胞。例如，小鼠全身照射后，NK细胞杀伤Yac-1瘤细胞和ADCC杀伤P815瘤细胞的活性分别在4.0 Gy和8.0 Gy以上剂量才出现明显的抑制。

NK细胞在杀伤病毒转化细胞、癌细胞（特别是白血病细胞）、移植物排斥、抗真菌及寄生虫等方面都发挥作用。近年来发现，NK细胞在淋巴系细胞分化的调控方面可能亦有重要影响。有研究表明，细胞毒T细胞前体（pre-CTL）演化成效应性CTL的过程不仅涉及APC的信号和细胞因子的作用，而且还需要来自NK细胞的信号，使其激活，最终成为效应性CTL，发挥溶解靶细胞的作用，导致后者的细胞凋亡（图5-18）。NK细胞的调节作用主要是促进pre-CTL的分化，使其具有特异的细胞毒活性，需要两者接触才能实现上述效应。在体外实验中发现，用电离辐射处理NK细胞可阻止pre-CTL的分化，而不影响其增殖。

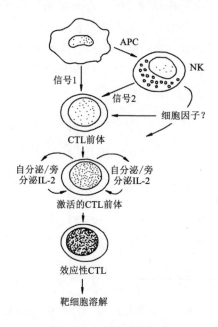

图5-18　NK细胞诱导CTL

总之，外周血的成熟细胞以淋巴细胞对电离辐射最敏感，其中B细胞的敏感性（D_{37}＜1.0 Gy）又高于T细胞。T细胞为非均质群体，各亚组间存在一定的放射敏感性差别，未受刺激Th的D_{37}值为1.0～2.0 Gy，Ts的D_{37}值为1.0～5.0 Gy，Tc中少数的D_{37}值为1.0～5.0 Gy，多数为＞10.0 Gy。Th和Ts在免疫刺激后放射敏感性降低，D_{37}值可达10.0 Gy以上。激活的淋巴细胞放射敏感性的降低随时间而变化，经数日后恢复到原先状态。可见，淋巴细胞群体的不同亚组存在放射敏感性差异，其功能状态又可明显影响放射敏感性的水平。此外，辐射损伤使淋巴细胞丧失其正常归巢功能（homing ability），显然与照射后数小时内发生的细胞膜损伤有关。有些长寿命再循环的 T 细胞，当其处于休止状态时可在照射后存活较长时间，倘若受到丝裂原刺激则发生增殖死亡（有丝分裂死亡）。

三、免疫细胞的辐射损伤效应

（一）胸腺和脾淋巴细胞

剂量－效应研究的资料表明，小鼠受不同剂量全身照射后其胸腺和脾淋巴细胞的反应一般不呈线性关系。图 5-19 显示倒 J 形剂量－效应曲线，由 32 个免疫学指标在不同剂量照射后 24h 的变化百分数的平均值组成。这些免疫学指标包括细胞计数、细胞功能（胸腺细胞增殖、脾细胞对 Con A 和 LPS 的反应、脾细胞 PFC 反应、NK 细胞活性及 ADCC 活性等）、细胞因子分泌（脾细胞分泌 IL-2 和 IFN-g 等）、表面分子表达（脾细胞 CD2、CD28、CD25 和 CD71 等）、信号分子变化（[Ca^{2+}]$_i$、cGMP 和 p38MAPK 等）以及 DNA 损伤修复（UDS、DNA 聚合酶活性和核糖核酸还原酶活性等）。免疫功能增强伴有这些指标的上升，低剂量辐射使这些指标上调，而高剂量辐射则使这些指标下调。

图 5-20 显示，J 形剂量－效应曲线由 20 个免疫学指标在不同剂量照射后 24 h 的变化百分数的平均值组成。这些免疫学指标包括细胞功能（G_2 期阻滞、细胞凋亡等）、表面分子表达（CTLA-4 等）、细胞因子分泌（IL-10、TGF-β1 等）及信号分子变化（cAMP、PKA 和 PLA2 等）。免疫功能增强伴有这些指标的下降，低剂量辐射使这些指标下调，而高剂量辐射则使这些指标上调。

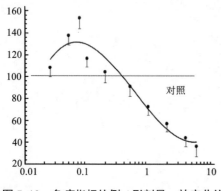
图 5-19 免疫指标的倒 J 形剂量－效应曲线

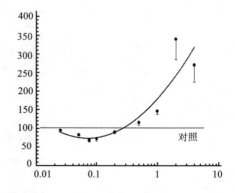
图 5-20 免疫指标的 J 形剂量－效应曲线

（二）巨噬细胞

抗原递呈细胞（包括巨噬细胞）对电离辐射的敏感性较低，其表面分子的表达和细胞因子的分泌对电离辐射的反应与淋巴细胞不同，表现为在中等致死剂量范围内呈现刺激现象。例如，全身照射后腹腔巨噬细胞 CD14、TLR4、CD80 和 CD86 的表达，胞质内接头蛋白 MyD88 的表达，转录因子 NF-κB 的核转位，以及 IL-1β、IL-12、IL-18、TNF-α 和 NO 的分泌等，为 0.05～4.0 Gy 剂量基本处于增高的水平。综合这些功能指标可以显现持续刺激的剂量－效应曲线（图 5-21）。

第 5 章 放射性血液损伤效应

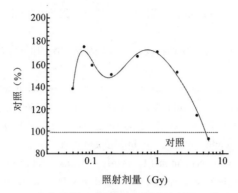

图 5-21　电离辐射对巨噬细胞作用的剂量-效应曲线

（王志成　方　芳　贾立立　龚守良）

参 考 文 献

[1] 龚守良. 医学放射生物学. 第 4 版. 北京：原子能出版社，2015：229-279.

[2] 陈家佩，毛秉智. 辐射血液学——基础与临床. 北京：军事医学科学出版社，2002：71-166.

[3] Sokolov M，Neumann R. Lessons learned about human stem cell responses to ionizing radiation exposures：A long road still ahead of us. Int J Mol Sci，2013，14(8)：15695-15723.

[4] Sugrue T，Lowndes NF，Ceredig R. Mesenchymal stromal cells：radio-resistant members of the bone marrow. Immunol Cell Biol，2013，91(1)：5-11.

[5] Dainiak N，Gent RN，Carr Z，et al. First global consensus for evidence-based management of the hematopoietic syndrome resulting from exposure to ionizing radiation. Disaster Med Public Health Prep，2011，5(3)：202-212.

[6] Prise KM，Saran A. Concise review：stem cell effects in radiation risk. Stem Cells，2011，29(9)：1315-1321.

[7] Singh VK，Singh PK，Wise SY，et al. Mobilized progenitor cells as a bridging therapy for radiation casualties：a brief review of tocopherol succinate-based approaches. Int Immunopharmacol，2011，11(7)：842-847.

[8] Gough MJ，Crittenden MR. Combination approaches to immunotherapy：the radiotherapy example. Immunotherapy，2009，1(6)：1025-1037.

[9] Harfouche G，Martin MT. Response of normal stem cells to ionizing radiation：a balance between homeostasis and genomic stability. Mutat Res，2010，704(1-3)：167-174.

[10] Chen Z，Bai H，Pan YZ，et al. X-ray induces autophagy in human mesenchymal stem cells. Chin J Hematol，2011，32(9)：602-605.

[11] Cmielova J，Havelek R，Soukup T，et al. Gamma radiation induces senescence in human adult mesenchymal stem cells from bone marrow and periodontal ligaments. Int J Radiat Biol，2012，88(5)：393-404.

[12] Wu B，Wei Y，Liu FQ，et al. Biological effects of low dose X-irradiation on human bone marrow mesenchymal stem cells. Chin J Exp Hematol，2011，19(5)：1214-1217.

[13] Liang X，So YH，Cui J，et al. The low-dose ionizing radiation stimulates cell proliferation via activation of the MAPK/ERK pathway in rat cultured mesenchymal stem cells. J Radiat Res，2011，52(3)：380-386.

[14] 李德冠，王月英，吴红英，等．电离辐射对不同品系小鼠造血功能的影响．中国辐射卫生，2010，19(3)：261-262.

[15] 陈娟娟，田琼，张小燕，等．造血负调控因子对骨髓基质细胞的调控作用．现代生物医学进展，2010，10(20)：3827-3830.

[16] Cary LH, Noutai D, Salber RE, et al. Interactions between endothelial cells and T cells modulate responses to mixed neutron/gamma radiation. Radiat Res, 2014, 181(6): 592-604.

[17] Heylmann D, Rödel F, Kindler T, et al. Radiation sensitivity of human and murine peripheral blood lymphocytes, stem and progenitor cells. Biochim Biophys Acta, 2014, 1846(1): 121-129.

[18] Wirsdörfer F, Cappuccini F, Niazman M, et al. Thorax irradiation triggers a local and systemic accumulation of immunosuppressive CD4+ FoxP3+ regulatory T cells. Radiat Oncol, 2014, 9: 98.

[19] Dong JC, Cheng GH, Shan YX, et al. Role of PLC-PIP2 and cAMP-PKA signal pathways in radiation-induced immune-suppressing effect. Biomed Environ Sci, 2014, 27(1): 27-34.

[20] Mohan Doss. Evidence supporting radiation hormesis in atomic bomb survivor cancer mortality data. Dose-Response, 2012, 10: 584-592.

[21] Beauchesne P. Three-times daily ultrafractionated radiation therapy, a novel and promising regimen for glioblastoma patients. Cancers, 2013, 5(4): 1199-1211.

[22] 魏履新．阳江高本底辐射地区流行病学研究概述．辐射防护通讯，2006，26(3)：1-5.

[23] 金晓东，李强．低剂量辐射超敏感性研究进展．原子核物理评论，2007，24(3)：228-233.

[24] 李坤，李小娟，王海军，等．阳江天然放射性高本底地区居民血清免疫学调查研究．中国预防医学杂志，2013，14(10)：774-778.

第6章

放射性血液损伤并发症

电离辐射所致造血损伤而引起的感染并发症（infection complication）和出血综合征（hemorrhagic syndrome），是辐射造血损伤的两大重要的并发症，如不及时进行适宜的治疗，其后果严重，可能是死亡的重要原因，因此必须给予足够的重视。

第一节 辐射感染并发症

当微生物侵入组织，在该处繁殖并引起宿主应答时，即造成感染。机体遭受大剂量全身照射后，随着造血和免疫功能障碍，组织通透性增高，机体对微生物抵抗力极度减弱，可发生辐射感染并发症。受照射机体的感染并发症经常发生于骨髓型急性放射病，是急性放射病极期的主要问题之一，也是引起机体死亡的一个重要原因。因此，深入了解电离辐射所致感染并发症的发病过程、特征和发生机制，对有效地治疗急性放射病具有重要的实际意义。

受照射机体引起的感染分为内源性感染（endogenous infection）和外源性感染（exogenous infection）。内源性感染也称自身感染（autoinfection），由正常寄居于体内的条件致病菌所引起。外源性感染由各种病原微生物（包括病毒、细菌、立克次体、真菌及寄生原虫等）经不同途径传至宿主引起。急性放射损伤时，易于发生内源性感染和加重外源性感染的病程，这是由于机体的防御功能降低，特别是由于免疫功能障碍所致。对于放射病引起的外源性感染，其感染过程表现出与一般引起的感染不同的特征，发生传染性疾病时其病程也较一般更为严重。

一、内源性感染

内源性感染是由寄居于皮肤、黏膜等处的条件致病菌引起的感染过程。在正常情况下，机体具有强大的防御功能，并且这些条件致病菌与机体存在共栖或互惠共生的关系，一般不引起感染，即使偶尔侵入组织，也很快被局限化，不引起全身性感染过程。急性放射损伤时，机体防御功能显著削弱，对条件致病菌抵抗力降低，敏感性增高，因此极易发生感染，而且往往发展为全身性感染过程，出现败血症。例如，给正常小鼠静脉注射变形杆菌并不引起死亡，细菌被迅速自血流清除；而小鼠受 0.103 2 C/kg（400 R）照射后第 3 天静脉注射上述细菌，导致血液中细菌增多，动物死亡。

正常机体的皮肤及口腔、呼吸道和消化道黏膜寄居许多条件致病菌，一般不致病。这些细菌主要为大肠埃希菌、副大肠埃希菌、变形杆菌、铜绿假单胞菌、产气杆菌、α-链球菌和葡萄球菌等。全身致死性照射后皮肤局部轻微损伤即可引发感染，形成溃疡，溃疡内滋生大量细菌。口腔内多在颊部、牙龈、舌、咽壁和口唇等处出现感染灶，形成溃疡，在坏死组织和渗出物内有大量细菌生长，且常向深层组织蔓延。在扁桃体、肺和肠道等处也有类似的局部感染灶。放射损伤时的局部感染部位的炎症反应异常，其损伤性成分加剧，防御性成分减弱，表现为水肿、坏死和出血严重，而白细胞游出和组织增生反应微弱或缺乏，故称为乏细胞性炎症或坏死出血性炎症。由于局部的屏障和局限作用减弱，细菌极易蔓延并侵入血行，可引起全身感染。放射损伤早期入侵的细菌主要为起源于上呼吸道和口腔的革兰氏阳性球菌，较晚期主要是起源于肠道的革兰氏阴性杆菌，而且在整个病程中有不同细菌交替感染的现象。

表 6-1 列出一组国内核事故引发的放射病患者粪便、咽喉和创面的细菌分布。放射损伤感染的早期多为一过性菌血症，血内短时间出现细菌，但器官无明显的病理变化，临床上亦无明显症状。极期则常有败血症，此时血中经常有细菌，产生毒素，引起明显的临床症状和各实质性脏器的细胞变性。在毒性症状十分明显时，往往出现高热、寒战、烦躁、萎靡、淡漠、头晕、头痛和虚脱等临床症状。当化脓菌在血行中繁殖时，则发生脓毒血症，播散于各内脏引起脓毒病灶。在放射病时这种病灶常不典型，在各脏器中只见到无细胞性菌团，周围有组织坏死、水肿和出血等病变。

表 6-1　一组放射病患者粪便、咽喉和创面的细菌分布

菌 种	菌株数			百分数（%）		
	粪 便	咽 喉	创 面	粪 便	咽 喉	创 面
革兰氏阴性杆菌	265	61	51	74.5	34.3	16.0
球菌	82	110	186	23.2	61.8	58.5
革兰氏阳性杆菌	7	7	81	2.1	3.9	25.5

由表 6-1 可见，粪便、咽喉和创面的细菌分布以革兰氏阴性杆菌居多，其中依次有埃希菌属、产气杆菌、中间型肠杆菌、铜绿假单胞菌属、变形杆菌属和粪产碱杆菌等。球菌中则以链球菌、细球菌属和奈瑟菌属为主。革兰氏阳性杆菌包括好氧芽孢菌和类白喉杆菌等。

电离辐射作用于机体后，细菌向组织和血液入侵的时间因动物种类和照射量而有所不同。例如，犬和小鼠受 0.116 1～0.154 8 C/kg（450～600 R）和家兔受 0.283 8～0.361 2 C/kg（1100～1400 R）致死剂量 X 射线全身照射，分别在照射后 4 d（犬）、2～3 d（小鼠）和 2～4 d（家兔）发生菌血症。

骨髓型急性放射病的病情越重，感染的发生率越高，发生越早，程度越重（表 6-2）；中度和重度骨髓型放射病，如不及时治疗，感染的发生率可达 75%～100%。极期发热是全身感染的主要临床表现。

表 6-2　犬骨髓型急性放射病感染发生率

病　情	动物数（只）	发　热		体表感染灶	
		n	%	n	%
轻度	49	2	4.1	3	6.1
中度	43	22	51.2	7	16.3
重度	40	39	97.5	21	52.5
极重度	24	23	95.8	14	58.3

骨髓型急性放射病的内源性感染过程一般可根据细菌侵入和扩散的途径分为4个时期，即 ①无菌期：相当于受照后最初阶段，细菌尚未侵入组织内，故此期各组织脏器培养不出细菌；②局部蔓延期：相当于放射病极期的前阶段，细菌已侵入到局部淋巴结，如肠系膜淋巴结；③防御功能相对代偿期（菌血症期）：相当于放射病的极期，此时细菌在血液内时有时无，数量较少，而脾内可培养出大量细菌，表明机体仍可以通过其防御功能清除血液中的细菌，但其单核吞噬细胞系统功能已经减弱；④防御功能代偿不全期：相当于死亡前的阶段，机体的防御功能严重抑制，体内细菌数量剧增，而且大量繁殖，发生败血症。当机体恢复时感染现象逐渐消失。

上述放射损伤的内源性感染过程的发展规律，主要是根据大鼠的实验性急性放射病（600 R，0.154 8 C/kg，全身照射）资料总结的（图6-1），对于其他动物也大体适合。但由于机体状态、辐照量等条件不同而不完全一致。在亚致死剂量和致死剂量范围内，随着辐射剂量增加，菌血症的发生率增多，发生时间提前，感染程度加重。而在脑型或肠型急性放射病（超致死剂量）时，死亡较早，并发感染一般尚未发展起来即已死亡。较小剂量电离辐射的慢性作用也可并发内源性感染，如每日照射 $30.96 \times 10^{-5} \sim 110.94 \times 10^{-5}$ C/kg（1.2～4.3 R）经1.5～2年即可并发此类感染。

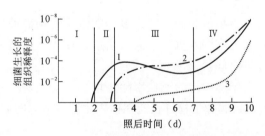

图 6-1　大鼠受 0.154 8 C/kg 全身照射后不同时期组织内细菌数量的动态变化
1. 肠系膜淋巴结；2. 脾；3. 血液

内源性感染是骨髓型急性放射病的典型表现之一。鼠类一般在 8 Gy 或较低的剂量范围内发生骨髓型急性放射病，超过此剂量时发生肠型急性放射病。患肠型急性放射病时，细菌侵入血行更早，但菌血症在此型放射病的发病机制中没有特殊意义。然而，在骨髓型急性放射病的发病机制中，自身感染起着重要的作用。Bond 对此提出了5个方面的根据，即①人类急性放射病的临床表现（日本和美国资料）中经常合并感染，表现为咽峡炎、溃疡性口腔炎、肺炎和发热等，受照射的大动物也有这些症状；②死亡率最高时期与菌血症出现的时间相吻合；③受照射动物对致病菌和条件致病菌的敏感性极度增高；④在无菌条件下，对没有菌丛的动物放射病研究表明，引起死亡的辐射剂量要高于一般动物的致死剂量，且其生存时间较长；⑤抗感染治疗，特别是抗生素疗法以及促进免疫恢复的措施（如骨髓移植）都有较好的疗效。以上说明合并感染在急性放射病发病学中的重要作用。

上述这些早期资料已被后来的研究和临床观察（其中包括国内对事故病例的观察）所证实。自身感染是放射损伤后机体免疫功能障碍的继发后果，合并感染又反过来加重急性放射病的主要病理过程，而且往往成为重要的直接死因。然而，自身感染只是急性放射病的并发过程，在无菌动物实验中排除了自身感染，放射损伤的基本病理过程仍旧进展。

二、外源性感染

外源性感染是由致病微生物引起的传染过程。受照射机体对大多数致病微生物的敏感性增高，而且发病潜伏期缩短，病情加重，其传染过程显示与一般不同的特点。

感染过程是机体与致病微生物发生相互关系，或者说相互斗争的过程。虽然不能忽视机体与致病微生物两者中的任一方面，但是机体的防御功能对感染过程显示重要的影响。放射损伤时由于机体防御功能障碍，感染过程表现出异常的特性，主要有以下5个方面。

（一）引起感染的微生物数量显著减少

引起感染的发生必须有一定数量的致病微生物。实验性放射损伤引起的感染所需的致病微生物数量较正常动物明显减少。例如，正常小鼠腹腔注射伤寒杆菌的LD_{50}值为3200万个细菌，0.103 2 C/kg（400 R）照射后其LD_{50}值降至550万个细菌，相差近6倍，这种抵抗力降低持续21 d。小鼠受同样剂量X射线照射后，腹腔注射痢疾杆菌的LD_{50}值由对照的5.3亿～5.5亿个细菌变为1.3亿～1.4亿个细菌。

（二）潜伏期缩短和病程加重

受照射机体遭到致病微生物侵袭后，感染过程的潜伏期明显缩短，病程加重。这主要因机体防御功能降低，致病微生物进入机体，大量繁殖，使体内组织破坏过程加剧、加速，其感染过程较一般严重，经过时间显著缩短，死亡发生早，死亡率高。图6-2显示，小鼠随X射线照射剂量的增加，感染流感病毒的死亡率随之增加。受照射动物发生严重感染，即使免于死亡，其恢复亦较缓慢，致病微生物可长期在体内生存，清除时间延长。

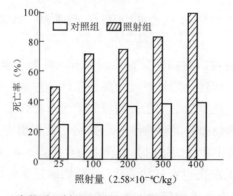

图6-2　小鼠受X射线照射后感染流感病毒死亡率的变化

(三) 反应异常

受照射机体遭到外源性感染时，无论是全身或局部对感染的反应特点都可能与正常机体不同，主要表现有以下 5 点。

1. **局部炎灶异常** 受照射机体感染所致的炎灶，防御性成分减弱，损伤性成分加重，使炎症具有乏细胞性和坏死出血性特征，削弱了正常条件下炎症反应杀灭和局限入侵微生物的作用，以致微生物大量繁殖，局部感染极易扩散，发展为全身感染。

2. **白细胞反应异常** 许多传染病患者伴有白细胞增多反应，临床上常以此作为体内是否有细菌感染的检验根据之一。机体受放射损伤后，由于造血功能障碍，感染时白细胞反应可能反常，特别是在急性放射病外周血白细胞减少阶段，并发的感染不仅不引起白细胞增多反应，反而使白细胞进一步减少。例如，实验性豚鼠感染气性坏疽后白细胞数明显减少（图 6-3）。

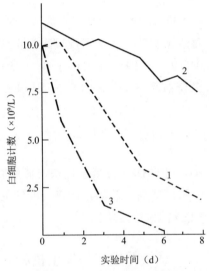

图 6-3 豚鼠感染气性坏疽后白细胞数的变化
1. 照射对照；2. 感染对照；3. 照射及感染

3. **热型异常** 大多数传染病患者都伴有发热，有些传染病还有特征性热型，这是临床上借以进行诊断和鉴别诊断的重要依据之一。放射损伤时，机体的体温调节功能障碍，并发感染时出现热型紊乱，甚至不显现发热反应或反而体温下降。

4. **皮肤变态反应异常** 对于某些传染病，由于抗原（变态反应原）的作用，机体的免疫反应性发生特异性改变，因此用该抗原皮内注射或皮肤划痕时，出现皮肤变态反应，有一定的诊断意义。放射损伤后，这类反应的特异性可能消失，未受感染的机体对相应的抗原也出现阳性反应。这种现象的发生可能与自身变态反应有关。表 6-3 表明，已免疫豚鼠和未免疫豚鼠随照射剂量增加，皮肤变态反应百分率均随之增加。

表 6-3　两组豚鼠的非特异性皮肤变态反应

照射量 (R)	已免疫动物（%）		未免疫动物（%）	
	照后 3 d	照后 7 d	照后 3 d	照后 7 d
25	15.3	25.0	15.3	26.9
200	18.7	43.7	16.1	51.6
500	42.8	92.8	34.4	79.1

注：1R=0.258mC/kg

综上所述，机体遭受放射损伤时，对外源性感染的反应性发生了多方面的明显变化。这种变化发生的基础是机体免疫功能的异常或抑制，其后果是加重感染，并使感染过程失去原有的特征。了解这些基本规律，对临床诊治和预防放射损伤的合并感染都有重要意义。

（四）潜在感染的活化

在电离辐射作用下，由于机体防御功能的降低，已局限化或呈慢性病程的感染可能活化，导致感染的扩散或转为急性。而活化的感染，又可反过来加重放射病的经过。例如，原患慢性潜在性痢疾的猕猴，当受 0.038 7～0.193 5 C/kg（150～750 R）的 X 射线照射后，可发生临床上明显的急性痢疾，甚至使血培养变为阳性。每天 $1.4×10^{-3}$ C/kg（5 R）的剂量长期多次照射也有类似的效应。

（五）中毒过程的改变

机体发生急性放射病时，不仅体内微生物繁殖加快，微生物数量剧增而加重感染过程，同时机体对细菌毒素的易感性也明显增高。例如，动物受亚致死剂量外照射后，对志贺痢疾杆菌外毒素、产气荚膜杆菌毒素的耐受力均急剧下降。

三、感染并发症的发生机制

机体感染的发生是常驻体内条件致病菌或外源致病微生物与机体相互作用的后果。微生物和机体之间的关系取决于微生物的特性和机体的反应机制，即微生物入侵能力和损害机体的特性以及机体对抗这些作用的各种防御机制。在正常情况下，机体具有强大的防御功能，能够战胜各种微生物的侵袭，因而机体的抵抗力居于主导方面而不发生感染或使感染局限化。但在机体的抗病能力由于各种因素而削弱，或是微生物的毒力在一定条件下增强增多时，致使微生物的侵袭和致病作用居于主导方面，导致局部或全身性感染的发生。放射损伤时正是发生了后一种情况：一方面机体抗病能力削弱；另一方面，体内寄居的微生物在质和量上都发生了改变，使其致病作用增强，因而即使在外源致病微生物不存在的情况下，体内寄居的条件致病菌也经常并发感染。

（一）机体方面

机体防御感染功能包括非特异性固有免疫和特异性适应免疫。正常机体具有强大的非特异性防御体系,包括皮肤黏膜屏障功能、炎症反应、单核巨噬细胞和多形核巨噬细胞吞噬作用、组织液生化物质的杀菌作用等,都是防止微生物入侵和扩散的重要因素。另一方面,机体受微生物侵袭后还可发生特异性适应免疫反应,这种获得性免疫通过细胞免疫和体液免疫功能消灭入侵的微生物。大剂量电离辐射对机体的非特异性防御功能和特异性免疫反应都有明显的抑制作用,这是机体发生放射病时对微生物抵抗力下降而并发感染的主要原因。

(二) 微生物方面

正常机体的体表和体腔内寄居许多正常菌丛,在一般情况下不造成对机体的损害。这是因为寄居于机体的这些微生物与机体处于平衡状态,保证了双方共同的生存、生长和繁殖,也就是达到了互惠共生的关系。但是,在受照射的机体内寄居的菌丛无论在数量、比例方面或是在侵袭力、致病性、毒性等生物学特性方面都发生了许多变化。这些变化不是辐射对微生物直接作用的后果,而是由于其寄居的环境改变所致。在机体受放射损伤而防御功能削弱的情况下,体内正常菌丛不仅大量繁殖,而且往往出现致病力强或对抗生素耐药性高的突变株,并成为优势的菌种。例如,大鼠经 0.154 8 C/kg(600 R)X 射线全身照射后,肠道总菌数于初期一度减少后逐渐增多,直至动物死亡;大肠埃希菌所占百分比也逐渐增大,当动物死亡时不仅大肠埃希菌已成为肠道菌丛中占优势的菌种,而且具有溶血性、分解蛋白质及生成有毒物质等致病性生物学特征。

第二节 辐射出血综合征

当机体受一定剂量照射后,可引起出血现象。急性放射损伤的出血是最严重的证候之一,也是机体死亡的主要原因之一,在发生时间、出血部位、严重程度、病理变化、临床表现及发病机制等方面均有一定的特点和规律,故称为辐射出血综合征(radiation hemorrhagic syndrome)。

一、出血综合征的一般特征

出血是急性放射损伤五大体征(出血、脱毛、口咽炎、发热和白细胞减少)之一,常表现为全身性,遍及各脏器、广泛性小血管出血,可给机体造成十分复杂的严重后果。

(一) 出血的程度

出血的严重程度与受照剂量有密切关系。一般,可将辐射出血综合征分为 4 种程度:Ⅰ度,只有实验室出血化验数据的变化,在伴有创伤时出血可能增加;Ⅱ度,可见散在性黏膜出血;Ⅲ度,可见体表散在出血点或斑片状的较广泛出血,在较轻创伤时及血流动力学的压力变化时身体各部位都会引起严重的出血;Ⅳ度,除体表有明显的出血外,身体其他各部位和器官也出现大出血,常可危及生命。辐射出血综合征越明显,病情越严重。但慢性放射损伤的出血不如急性者明显，但是在终前期的慢性放射损伤患者也常见到广泛的出血。极重度急性放射损伤患者由于早期死亡而来不及显现出血综合征。在实验动物研究中，根据急性放射损伤出血综合征的显著性和广泛性，可按下列动物出血逐渐减轻的次序排列：犬、豚鼠、羊、猴、猪、猫、兔、小鼠和大鼠。

（二）出血发生的时间

典型的急性放射损伤出血多发生在极期即将到来之前。最初为少数点状出血。极期开始后则出血逐渐加重，出现斑状或片状出血。至恢复期前，出血便逐渐减轻、消退。此外，早期也可见出血，在照后 6～24 h 骨髓、淋巴结、肠系膜和耳郭等处可出现出血。早期出血的发生不是由于血小板的功能、形态和数量的改变，而是由于微血管神经反应所致的血管通透性增高，或由于微血管的结构损伤和功能障碍而造成的血管脆性增高、抵抗力降低。早期出血有一定的好发部位，最易出现在微血管结构薄弱的部位或易受外界附加因素（如摩擦、加热）影响的部位。出血多为一时性点状出血，在假愈期便可消失。早期出血表现严重者，也可导致死亡。日本长崎原子弹受害死亡者中，照后 7 d 22% 的死亡病例出现辐射出血综合征。

（三）出血部位及范围

虽然重度急性放射损伤的出血可发生在全身各部，但临床和病理解剖证明，皮肤和黏膜是最多的好发部位。皮肤以胸部、颈部、背部、肩部、躯干、颜面及臀部为最多的好发部位，黏膜以牙龈、腭、颊、舌及扁桃体为多发部位。各脏器的出血则以胃肠、肺、心内膜和心外膜下、膀胱、肾、睾丸、脑、甲状腺、肾上腺、骨髓、淋巴结及脾等为常见部位。出血范围多为点状或斑状出血，也有时可发生大面积或片状出血。如肺部常可见到大片状甚至整个大叶的出血，也可见到整个骨髓出血、全淋巴结出血、肾上腺出血及脑灶状出血等。此外，也常见有鼻出血、咯血、呕血、便血、尿血、子宫出血及眼底出血等（表 6-4）。

表 6-4　一组急性放射损伤患者的出血情况

病例	剂量（Gy）	出血部位	照后出血时间(d)	照后严重时间（d）
1	80	胸部、颈部、腕部皮肤	11～12？	12（死）
		牙龈	10～12	
		呕血	10～12	
		便血	10～12	
2	40	牙龈	8～11	11（死）
		呕血	9～11	
		便血	10～11	
3	8	胸部、背部、臀部皮肤	10～30	24
		腭、颊、牙龈黏膜	10～30	
		鼻出血	24～32	
		月经过多	22～35	

(续表)

病例	剂量（Gy）	出血部位	照后出血时间(d)	照后严重时间（d）
4	6	胸部、躯干皮肤	15～27	22
		牙龈	23	
		便血	15～24	
		眼底	62～91	
5	4	胸部、颈部、面部、背部、肩部、臂部皮肤	17～32	20～24
		腭、唇、颊、舌、扁桃体、牙龈黏膜	10～32	
		鼻出血	24	
		睑结膜	?	

二、辐射出血综合征的发病机制

电离辐射所致辐射出血综合征的发病机制十分复杂，影响的因素也多，至今尚有许多问题未被完全阐明。在发病机制中，主要有3个方面：①血小板（platelet）数量和质量的异常；②血凝（coagulation）、抗凝（anticoagulation）和纤维蛋白溶解（纤溶，fibrinolysis）系统障碍；③血管壁的结构和功能异常。在后两个方面也都有血小板参与，因此血小板在整个辐射出血综合征的发生和发展中有特殊的重要作用。

（一）血凝障碍在辐射出血综合征中的作用

血凝、抗凝和纤溶系统的变化在电离辐射所致辐射出血综合征发病机制中起着非常重要的作用。在正常者体内，血凝、抗凝和纤溶系统之间相互配合，并保持动态平衡，使血液始终保持流动状态，血液循环得以进行。放射损伤后，血液凝固过程发生障碍、凝血因子水平降低、抗凝剂含量增高、纤溶酶致活以及血液凝固各环节中出现了变化。

1. 血凝、抗凝和纤溶系统

（1）血凝：血凝是血浆成分、血液和组织等多方参与而实现的复杂酶促反应过程，是生理性止血的重要步骤，也是机体重要的防御功能之一。

血浆和组织中直接参与凝血的物质，统称为凝血因子（coagulation factor）。凝血因子中已按国际命名法，依照发现的顺序用罗马数字编号的有12个（表6-5）。此外，凝血过程中还有前激肽释放酶（PK）、高分子量激肽酶（HMWK）和10余种血小板因子（其中血小板第3因子是一种磷脂，在凝血活酶的形成中起十分重要的作用，是固相凝血过程赖以进行的重要因子）。凝血因子除因子Ⅲ外，都存在于血浆中；除Ca^{2+}外，都属于蛋白质类。在血液中，因子Ⅱ、Ⅸ、Ⅹ、Ⅺ、Ⅻ和ⅩⅢ都以无活性的酶原形式存在，必须经有限水解、暴露或形成活性中心，才成为有活性的酶。

表 6-5 凝血因子命名

编 号	同义名	英文名
因子Ⅰ	纤维蛋白原	fibrinogen
因子Ⅱ	凝血酶原	prothrombin
因子Ⅲ	组织因子	tissue factor
	组织凝血致活素	tissue thromboplastin
因子Ⅳ	Ca^{2+}	
因子Ⅴ	血浆加速球蛋白	plasma ac-globulin, ACG
	不稳定因子	labile factor
因子Ⅶ	前转变素	proconvertin
	稳定因子	stable factor
因子Ⅷ	抗血友病球蛋白	antihemophilic globulin, AHG
	抗血友病因子甲	antihemophilic factor A
因子Ⅸ	血浆凝血致活素成分	plasma thromboplastin component, PTC
	克雷斯麦斯因子	Christmas factor
因子Ⅹ	斯多特-伯劳因子	Stuart-Prower factor
因子Ⅺ	血浆凝血致活素前质	plasma thromboplastin antecedent, PTA
因子Ⅻ	接触因子	contact factor
	海格曼因子	Hageman factor
因子ⅩⅢ	纤维蛋白稳定因子	fibrin stabilizing factor
未编号	前激肽释放酶	prokallikrein, PK
未编号	高分子量激肽原	high molecular weight kininogen, HMWK

血液凝固表现为血浆从流动的溶胶状态转变为不流动的凝胶状态,这是一系列蛋白质的有限水解过程,形成一种级联式或称瀑布式酶促过程(图 6-4)。凝血过程大体上可分为 3 个阶段,即凝血酶原激活物形成、凝血酶原激活成凝血酶及纤维蛋白原转变成纤维蛋白。在凝血酶激活物形成阶段,只依靠存在于血浆中的凝血因子便能活化因子 X 的通路(pathway),称为内源性通路;需要损伤组织释放因子Ⅲ参与才能激活因子 X 的通路,称为外源性通路。由内源性通路和外源性通路启动的凝血过程,分别称为内源性凝血系统和外源性凝血系统,前者反应较慢,后者较快。在生理性止血过程中,两条通路常被激活,两个凝血系统同时存在,密切联系。

(2)抗凝:在正常情况下,血液在血管内能保持流动,除其他原因外,血浆存在抗凝物质起到了重要作用。正常血浆中最重要的抗凝物质是抗凝血酶Ⅲ和肝素,其次是蛋白 C 和蛋白 S。

(3)纤维蛋白溶解:纤溶是指体内纤维蛋白凝块或沉积物重新液化的生理过程。这一过程是由许多因子参加的酶促反应,其作用主要是清除多余的纤维蛋白凝块、血管内血栓,保持血流的通畅。纤溶系统包括 4 种成分,即纤溶酶原、纤溶酶、激活物和抑制物。纤溶过程大致可分为 2 个阶段，即纤溶酶原的激活及纤维蛋白和纤维蛋白原的溶解。纤溶酶原在激活物作用下，形成纤溶酶，可直接引起纤维蛋白和纤维蛋白原的溶解，最终形成降解产物。相反，纤溶酶原或纤溶酶在抑制物存在时，纤维蛋白和纤维蛋白原的溶解受到抑制。

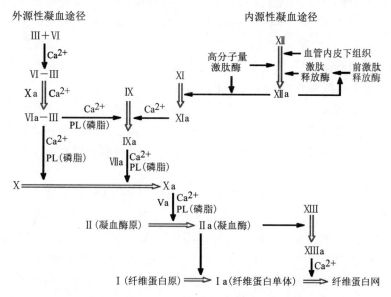

图 6-4　内源性凝血系统及外源性凝血系统的酶促过程
单线箭头：表示催化作用，双线箭头：表示变化的作用

2. 急性放射损伤时的凝血障碍　急性放射损伤时，凝血时间延长。但是，动物实验证实，在照射后初期（1～3 d）凝血时间稍有缩短，随后（一般在照射后 7～8 d）凝血时间延长，而且延长的比较持久。犬接受 0.168 C/kg（650 R）照射后，经过 8～36 个月，凝血时间仍稍延长。另外，凝血时间也随着照射剂量的增大而延长。用不同剂量全身照射大鼠，随着照射剂量的增大，凝血时间超过 8 min 的动物数也相应增多。通过大量实验证实，凝血过程的每个阶段都发生严重障碍。

（1）凝血前阶段障碍：机体受照后，由于骨髓造血严重抑制，细胞坏死分解产物的作用，使血小板数目减少，质量变差，即出现血小板黏滞性变性过程。在凝血前阶段，由于血小板形态和血小板因子水平降低，导致血小板功能不全，使其黏附性和聚集力降低，引起止血启动过程失常，不能正常开始凝血。

（2）凝血第一阶段障碍：正常凝血过程在此阶段中主要形成凝血酶原激活物。在形成过程中，血小板第 3 因子是必要条件。动物受照射的初期，在此阶段血小板数目减少及其功能降低的同时，血小板第 3 因子显著缺乏，一些血浆凝血因子也有变化。关键是第一阶段末期凝血酶原激活物形成明显减少，但在照射后 30 d 恢复期血中可达正常水平，而血小板数只恢复至正常水平的 25%～32%。因此，血中凝血酶原激活物减少的根本原因是由于血小板数减少和血小板第 3 因子缺乏。此外，抗凝剂类（肝素、抗凝血酶激活物）活性增高，抑制了凝血酶原激活物，可能也起一定的作用。实验证实，极期时血浆肝素含量最高，此时给予抗肝素物质，凝血时间则可恢复正常水平。血浆肝素含量增高可能与血小板第 4 因子（即抗肝素因子）不足有关。

(3) 凝血第二阶段障碍：此阶段中，正常凝血过程在凝血酶原激活物的作用下，凝血酶原转变为凝血酶。许多动物实验证明，照射后凝血酶原时间变化不大，但也有报道在照射后极期可见凝血酶原时间延长，活性降低。一般认为，凝血酶原的变化在电离辐射所致辐射出血综合征的发展中意义不大，因为血中通常含有大量过剩的凝血酶原，而止血时仅需正常血浓度 10%～15% 的凝血酶原。然而，急性放射损伤时，凝血第二阶段障碍主要与凝血酶原激活物活性降低及抗凝剂（肝素、抗凝血酶和抗凝血酶原激活物）增高有关。此阶段凝血时间延长，且与血浆中抗凝血酶物质增高、聚集有关。

(4) 凝血第三阶段障碍：此阶段正常凝血过程在凝血酶的作用下，纤维蛋白原转变成纤维蛋白，也受第一阶段和第二阶段的影响。患中度和重度急性放射损伤动物，此阶段的纤维蛋白原含量明显增高，性质发生了变化，黏度大增，紫外吸收光谱也有改变。这些变化可能是由于其分子中 SH 基被氧化所致。

分别给犬和大鼠照射 0.206 C/kg（800R）和 0.155 C/kg（600 R），血浆中纤维蛋白结构发生了改变。照射后 1 d，纤维蛋白结构出现多孔状，变粗、短；照射后 7 d，形成粗而短的网，多孔性增加，多次牵拉易断裂；照射后 15 d，不能形成纤维蛋白结构。此阶段在纤维蛋白原向纤维蛋白转变过程的障碍中，因血小板减少所致血中凝血酶原激活物下降也起一定的作用。

在极期，电镜下可见血凝块中纤维蛋白的纤维结构破坏，纤维蛋白网断裂、液泡化，纤维蛋白凝块变得疏松易碎。在此阶段，纤维蛋白形成异常，以至于由此而导致血凝块及血栓形成异常。其原因是凝血酶活性降低，可能与该酶合成障碍、直接受损或酶抑制剂活性变化等有关。因此，急性放射损伤时凝血第三阶段障碍，主要原因是纤维蛋白原质和量的变化，凝血酶原激活物和凝血酶活性降低，纤维蛋白结构和性质异常。

(5) 血块退缩异常：大鼠受 0.103 C/kg（400 R）照射后，血块退缩时间推迟，照射后 16 d 变化最为明显；剂量增大至 0.155 C/kg（600 R）时，血块退缩则发生不可逆变化。在血块退缩异常的同时，伴有血小板数减少及其黏附性降低。急性放射损伤时血块退缩异常除了与血小板数量和质量变化有关外，也与纤维蛋白原结构改变有关。

(6) 纤溶系统障碍：在生理情况下，纤溶因子（纤溶酶、纤溶酶激活物）与抗纤溶因子（抗纤溶酶、纤溶酶抑制物）之间存在着动态平衡。在急性放射损伤时，这一动态平衡受到破坏。在受照射的培养细胞中，纤溶酶激活物和抑制物活性发生了变化，前者增高，后者降低。这就意味着，照射后在纤维蛋白凝块坚固性明显减弱的同时出现纤溶性增高，可能使凝块更易破碎，这也是出血的主要原因之一。急性放射损伤时，血中出现纤溶产物，即纤维蛋白原降解产物（X、Y、E、D 及 A、B 肽）和纤维蛋白降解产物（D 碎片的二聚体和 E 碎片），在出血发病机制上有重要意义。这些物质既可阻碍血栓在血管壁损伤处形成，又可阻止终血栓的形成。这是由于这些产物既阻碍凝血酶与纤维蛋白原的相互作用，又抑制纤维蛋白单体的聚合过程，同时还对血小板功能产生不利的影响。阻止纤维蛋白原与纤维蛋白的溶解反应过程，从而破坏最终的纤维蛋白形成。

(二) 血小板变化在辐射出血综合征中的作用

血小板与生理性止血过程的关系十分密切。血小板受刺激后，发生变形、黏附、聚集和释放；所释放的 ADP、5-羟色胺（5-HT）和血栓素 A_2（thromboxane A_2，TXA_2）等物质又可正反馈地促进更多的血小板聚集，形成的血小板血栓具有初步止血效果。引起血小板聚集的 TXA_2 途径是其重要途径之一。血小板表面磷脂酶 A_2 被激活时，花生四烯酸（arachidonic acid，AA）从质膜的磷脂中分离出来，依次衍变为前列腺素 G_2、H_2（prostaglandin G_2、H_2；PGG_2、PGH_2）和 TXA_2。TXA_2 使血小板内 cAMP 减少，后者减少又引起血小板内游离 Ca^{2+} 增多，促使内源性 ADP 释放，因而具有很强的聚集血小板和收缩血管的作用。但 TXA_2 不稳定，可迅速变成无活性的血栓素 B_2（TXB_2）。在正常血管壁内皮细胞中可将 PGH_2 转化为前列腺环素（prostacyclin，PGI_2），后者可使血小板内 cAMP 增多，具有很强的抑制血小板聚集和血管收缩的作用。PGI_2 也不稳定，可迅速变成无活性的 6-酮-PGF1α。

血小板参与凝血过程。血小板膜表面可吸附许多凝血因子。α-颗粒含有纤维蛋白原、因子V和Ⅷ等。血小板自身提供 10 余种血小板因子（platelet factor，PF），其中 PF_2 和 PF_3 促进血凝，PF_4 可中和肝素，PF_6 则抑制纤溶。

急性放射损伤时，血小板的数量减少，形态改变，功能降低，可导致凝血障碍和血管壁功能障碍，这是辐射出血综合征发病机制的主导环节。

1. 血小板数量的变化　急性放射损伤时，骨髓造血抑制，巨核细胞再生停滞，血小板生成障碍，外周血中血小板数逐渐减少并降至最低水平。随着血小板数的进行性减少，出血现象也越来越重，待血小板数降到 $(30\sim50)\times10^9/L$ 以下时，出血斑点的面积逐渐扩大，分布广泛，出血达到高峰。此时，严重出血，如鼻出血、尿血、咯血和便血等均可能出现。日本原子弹爆炸受害者的出血，大多在血小板数降到 $55\times10^9/L$ 以下时发生。一组核事故患者，在血小板数降到 $50\times10^9/L$ 以下时发生出血。血小板数量减少的过程与急性放射损伤出血的发生和发展在时间上是一致的，而且与其出血指标大致相平行（图6-5）。实验证明，在血小板尚未降至很低前，出血已开始。例如，大鼠在照射后血小板仅减少至 65% 时，可见到出血。看来，除血小板数量减少之外，血小板质量（包括形态、功能等方面）的改变也是出血的重要因素之一。

2. 血小板形态的变化　电离辐射作用后，血小板在形态方面也发生明显的改变，而且发生在血小板数明显减少之前。照射后数小时，血中出现幼稚型血小板，内含有少数嗜苯胺蓝颗粒，这可能是骨髓加速释放的结果。照射后 4~5 d，成熟衰老型血小板比例增多，还可出现巨型血小板，反映了血小板功能障碍。电镜观察，照射后血小板发生多种形态变化，其中包括伪足消失或收缩，致密体内 5-HT 等活性物质减少，α-颗粒空泡化，β-颗粒肿胀、液化，进而颗粒溶解，边缘的透明区和中央的颗粒区分界不清等严重的退行性变。血小板形态变化的同时，也伴有功能的改变。

3. 血小板生化的变化　急性放射损伤时，血小板中细胞色素氧化酶、糖原、巯基和类脂质等物质含量剧减，分布异常，照射后血小板凝血酶原消耗降低，在血小板数未减少时即已出现。例如，犬经大剂量急性照射后 5 d，血小板数虽仍为 $280\times10^9/L$，但消耗凝血酶原的作用远比正常者低。极期时，血小板降至最低水平，凝血酶原消耗也降至最低水平。在恢复期，当血小板数回升还不明显时，凝血酶原消耗已基本恢复正常。照射后血小板数减少和结构损伤，使血小板各因子不足，造成凝血过程的障碍，也引起血块退缩不良。血小板第 3 因子缺少时，使凝血酶原消耗减少。

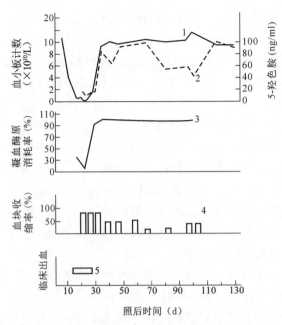

图 6-5　急性放射损伤时血小板数与一些出血指标变化的关系
1. 血小板；2. 5-羟色胺；3. 凝血酶原消耗率；4. 血块收缩率；5. 出血

von Willebrand 因子（vWF）是血小板 α- 颗粒的内容物之一。应用不同剂量 γ 射线照射血小板富集的血浆，当剂量＞5 Gy 时 vWF 浓度开始升高，达 10 Gy 后其浓度增高显著，这反映了血小板 α- 颗粒释放 vWF 功能增强（图 6-6）。GMP-140 是一种血小板 α- 颗粒膜糖蛋白，静止时不表达此抗原。当血小板富集的血浆受照后，随剂量的增加，α- 颗粒膜表面表达 GMP-140 分子数也随之增多，5 Gy 以上剂量显著增加，说明血小板活化程度增加。电离辐射后，血小板活化，vWF 释放功能增强，可能是导致机体出血的重要原因。

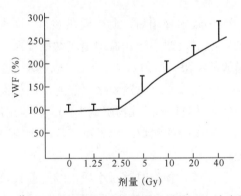

图 6-6　^{60}Co γ 射线照后血小板富集血浆内 vWF 浓度的变化

4. 血小板黏附和聚集功能的变化　血小板黏附（adhesiveness）特性是指其黏附于血管壁或其他异物的能力，聚集（aggregation）是指活化血小板之间相互黏着成团的特性。黏附是一种表面现象，一旦发生，血小板的聚集过程也随即发生。大量的人体组织病理和动物实验活体组织研究，发现微血管中微血栓的存在，可见 3～5 个或更多血小板黏附于血管内皮细胞形成的血小板团块，说明电离辐射后血小板黏附性发生了变化。一般，急性照射的早期，血小板黏附性增高；照射后 10～20 d，下降最为明显。血小板黏附下降，不利于血小板聚集及血栓的形成，容易使辐射受损的血管出血。

急性放射损伤时，血小板聚集功能的变化与其黏附性的变化一致。照射早期，血小板聚集功能增高，以后逐渐下降（图6-7）。小鼠 6 Gy 照射后 4 h，血小板聚集强度明显增强，照射后 7 d 开始明显下降。血小板聚集功能的变化与诱导血小板聚集的物质变化有关。大鼠 8 Gy 或 10 Gy 照射后 4 h，血浆和尿中 TXB_2 含量明显增高，照射后 5 d 明显降低；当 2.5 Gy 照射时，增高显著，而且随剂量的增加血浆内含量也随之增高（图6-8）。大鼠经 8.4 Gy 照射后 1 d，血小板转化外源性花生四烯酸或 TXB_2 的能力增强。同时，照射后早期，血管内皮细胞合成 PGI_2 受抑，因为血小板的聚集反应增高与 TXA_2 和 PGI_2 平衡失调有关。由此可见，照射后早期血小板合成和释放 TXA_2 的能力增强及血管内皮细胞合成能力降低，造成血小板聚集功能的增高，促使急性放射损伤早期血液高凝性改变；但随着照后时间的推移，血小板合成和释放 TXA_2 的能力逐渐减少，加之诱导血小板聚集的其他物质（尤其是 ADP）的减少，以及血小板高凝性反应时消耗血小板和许多凝血因子，血管壁受损和骨髓形成血小板障碍等，加重急性放射损伤极期的出血。照射后早期，TXB_2 增高的机制可能与脂质过氧化物的变化有关。有资料表明，照射后花生四烯酸从血小板质膜磷脂中释放增加，同时脂质过氧化物也增加，后者可通过激活环氧化酶促进花生四烯酸代谢途径，使 TXA_2 的生成增多。此外，照射后早期，血小板内 cAMP 含量降低，Ca^{2+} 水平增高，也促进 TXA_2 的生成。上述的改变均直接或间接地促进 TXA_2 途径的代谢过程，最终导致 TXB_2 水平增高。

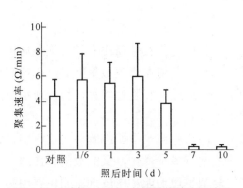

图 6-7　照射后全血血小板聚集速率的变化

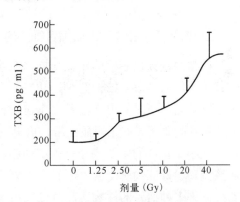

图 6-8　$^{60}Co\gamma$ 射线照后血小板富集血浆内 TXB_2 浓度的变化

5. 血小板对血管壁保护作用的变化　血小板数量和质量的正常是维持小血管的完整性及正常功能的重要因素之一。在正常生理情况下，血小板经常停留在血流的边缘，与血管壁内皮细胞有黏附的机会，形成宛如一层衬里，对血管壁发挥机械的保护作用。同时，血小板中的 5-HT 对维持血管壁的正常通透性和坚韧性也起一定的作用。5-HT 是缩血管物质，又可提高毛细血管壁坚韧性和降低通透性，并拮抗血浆中的抗凝血物质，加速纤维蛋白的形成，促进凝血过程。急性放射损伤时，血小板减少且功能不全，携带 5-HT 的能力降低，使这些保护血管壁的正常作用减弱，血管壁的通透性因而增高，造成血管壁功能障碍，引起出血，并且毛细血管内红细胞也大量漏入淋巴循环，导致胸导管淋巴液中的红细胞大量增多。在输入血小板后，这种现象便得以纠正。而且，还发现只有功能正常和形态完整的血小板才能纠正血管壁损伤和凝血障碍。实验证明，用超声波破碎的血小板，虽然也能在供给血小板第3因子而纠正凝血障碍，但却不能使血管壁功能障碍消除，输入后仍然存在红细胞漏出现象（图6-9）。这表明，完整而正常的血小板在保持血管壁功能方面所起的重要作用。

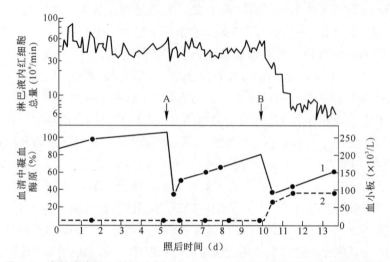

图6-9 完整或崩解血小板对犬0.129 C/kg（500R）照射后出血倾向的影响
上图：淋巴液中红细胞。下图：1. 血清中凝血酶原；2. 外周血血小板数。
A↓：输入崩解血小板 $12×10^{10}$/L；B↓：输入完整血小板 $13×10^{10}$/L

（三）血管变化在辐射出血综合征中的作用

同凝血系统和血小板的作用一样，血管壁的功能和结构变化在辐射出血综合征发病机制上也起重要作用。对于结构完整、功能正常的血管壁来说，即使血小板数量显著减少或凝血因子极其缺乏，短时间内不会发生出血。相反，如果血管通透性和脆性增大，虽然血小板数量和质量及凝血因子均无明显异常，仍可发生严重出血。

构成小血管壁的主要成分有内皮细胞、基底膜、外周细胞或平滑肌细胞。内皮细胞在维持血液流动、保证物质交换方面具有重要作用。内皮细胞有多种受体，又能吸附、传递及合成和分泌许多种血管活性物质，这些物质参与血管的复杂生理功能。内皮细胞间主要由黏多糖类物质充填、黏合，如透明质酸是其中的主要成分。基底膜也是由黏多糖类物质构成的一种支持和屏障结构。血管壁包含的基质、纤维和胶原等成分，是保证血管生理功能不可缺少的物质。血管的正常生理功能维持了血液的动态循环及血液和组织液的物质交换；而血液的成分也保证了血管的正常功能活动，如血小板保持血管壁的完整性及正常功能活动，沉积在血管内膜的纤维蛋白维持血管的通透性和坚韧性，循环中的血管收缩剂和舒张剂构成了血管舒缩的体液自动控制系统。

1. **血管组织学的变化**　急性放射损伤时，全身各器官组织的血管系统均可见到程度不同的病变，其损伤程度不仅取决于照射剂量，而且随照射后时间的推移而加重，但早期与晚期改变的性质不同。电离辐射引起皮肤微血管损伤的变化有一定的剂量阈值,大于阈值量(大鼠为 10～20 Gy)照射后,微血管损伤随剂量增加而加重。30 Gy 照射后,大鼠早期皮肤微血管明显扩张,墨汁充盈(此系通过腹主动脉灌注明胶墨汁混合观察皮肤微血管形态和分布情况的一种实验方法)的微血管增多且呈向心性分布。照射后早期,微血管通透性增加,其边缘模糊,血管周围水肿、血浆渗出、血管内皮细胞核肿胀和形成巨大细胞,胞内有空泡,部分内皮细胞坏死,部分增生。血管在照射早期的改变之后,损伤继续加重。血管内皮细胞肿胀、退变、坏死和血管弹性组织变性,平滑肌增生,胶原纤维肿胀、崩解,血栓形成,血管壁破坏,甚至管腔狭小或闭塞。血管壁的变化常以局灶形式发生,故也常见到点状、斑状或片状出血。电镜下可见毛细血管内皮细胞损伤严重,血管内皮细胞突入腔内,内皮细胞空泡化,线粒体和内质网扩张、水肿和坏死,内皮细胞连接处开放,基底膜聚合成粒状,血浆外溢、出血,血管闭塞。照射后晚期,血管损伤的组织学特点是退行性变,毛细血管进行性减少、扩张,血管完整性破坏,内皮细胞变性。小动脉迂曲蛇行,管壁玻璃样增厚,弹性纤维断碎,内膜细胞增殖,管腔变小。毛细血管壁的病变以骨髓、淋巴结和肠绒毛最为多见,而且受损严重,故可造成这些器官血管破裂,发生出血。

2. **血管舒缩功能的变化** 急性放射损伤时,微血管的舒缩功能出现明显的变化。照射后数分钟,微血管在交感神经兴奋的作用下收缩反应增强;同时,血管收缩物质,如血管紧张素Ⅱ、儿茶酚胺、5-HT 和血栓素等物质释放增多,加强血管收缩,使微血管管径变细,内皮细胞变形,管腔闭合等。待 30 min 到数小时后,微血管的紧张性降低,组织中酸性代谢产物堆积,转为舒张状态。小鼠 6 Gy 照射后 6 h,微血管明显扩张,血流速度减慢;照射后 24 h,管径比照射前增加 30%～40%。在微血管普遍舒张的基础上,血管显示粗细不均、扭曲、走行迂回及腊肠样改变等,这是由于微血管的节段性收缩和舒张所致。

微血管舒缩功能的改变可能与血管壁 α 和 β 受体功能改变有关。血管离体实验证明,8 Gy γ 射线照射大鼠后 6 h 及 1、3、5 d 和 7 d,胸主动脉对去甲肾上腺素的反应性降低,表明血管的舒缩功能与血管壁的受体功能改变有关,即照射后 α 受体功能降低,β 受体功能相对增高,因而对舒血管活性物质显示舒张反应。待照射 6 h 后(或可能在 30 min 后),微血管由收缩状态转为舒张状态。此外,血管壁对非特异性刺激 K^+ 的收缩反应也显示降低,说明平滑肌本身的收缩能力降低也可能是血管舒张的原因之一。微血管收缩功能异常导致血管管径改变。对于微循环来说,细动脉舒张使毛细血管灌注量明显增加,内压增加;细静脉舒张使微循环后阻力增加,血液淤滞。上述因素成为血流减慢、毛细血管通透性增高、血浆外渗及出血的重要原因。

3. **血管通透性和脆性的变化** 血管通透性是指某种物质通过血管壁的能力;而脆性则指血管壁受损,坚韧性降低,易破性增高,致使血液成分漏出血管外的性质。急性放射损伤时,微血管组织学变化及毛细血管内压增高等因素导致微血管壁通透性和脆性增高,使血浆外渗,甚至出血。大剂量照射,在数小时至 1 d,毛细血管通透性即明显增高,以后又波动增高;尤其到极期前,血管通透性增高更为明显,同时伴有脆性增高。

大剂量照射后,早期微血管通透性增高可能是神经调节失衡所致血管紧张性降低及受损伤的组织释放组胺、类组胺等物质增多而引起血管扩张。在极期前,微血管通透性和脆性增加的原因比较复杂。照射后，微血管壁组织学已发生严重改变，结构异常，这是其重要的原因。同时，组胺及类组胺等物质释放持续增多，5-HT 缩血管物质呈时相性减少。血液循环中透明质酸酶活性增高，透明质酸类黏多糖物质解聚，基质含量下降，血管壁内皮细胞紧密连接受到破坏，基底膜的理化性质也发生严重改变。此外，电离辐射引起的血液凝固及纤溶系统障碍，使血管壁纤维蛋白减少；加之辐射激活蛋白水解酶及单胺氧化酶等，均可造成血管通透性和脆性增加。还有，肝解毒功能受损，毒性物质在体内积聚，也是引起血管通透性和脆性增高的原因。

（张　萱　王珍琦　刘淑春　龚守良）

参 考 文 献

[1] 刘树铮. 医学放射生物学. 第3版. 北京：原子能出版社，2006：205-250.
[2] 陈家佩，毛秉智. 辐射血液学——基础与临床. 北京：军事医学科学出版社，2002：167-178.
[3] 毛秉智，陈家佩. 急性放射病基础与临床. 北京：军事医学科学出版社，2002：17-57.
[4] Ziablitskiĭ VM, Starosel'skaia AN, Romanovskaia VN, et al. An experimental study of the hemostatic system in acute radiation sickness exacerbated by skin burns. Radiats Biol Radioecol, 1997, 37(1)：68-75.
[5] Moriarty AP, Crawford GJ, McAllister IL, et al. Severe corneoscleral infection. A complication of beta irradiation scleral necrosis following pterygium excision. Arch Ophthalmol, 1993, 111(7)：947-951.
[6] Baluda VP, Volodin VM, Sushkevich GN. Pathogenesis of the radiation hemorrhagic syndrome. Med Radiol (Mosk), 1979, 24(9)：87-71.
[7] 龚守良. 医学放射生物学. 第4版. 北京：中国原子能出版社，2015：256-310.
[8] 龚守良，刘晓冬. 核辐射及其相关突发事故医学应对. 北京：原子能出版社，2006：84-88.
[9] 刘强，李峰生，等主译. 国际辐射防护委员会118号出版物. 北京：原子能出版社，2014：7.

第7章

外照射骨髓型急性、亚急性和内照射放射病临床

电离辐射是引起放射损伤的特异因子。外照射引起的急性放射病（acute radiation sickness，ARS）及亚急性放射病（subacute radiation sickness）是由穿透力较强的射线，如X射线、γ射线和中子流由体外大剂量照射机体所致，可能由于核武器爆炸照射、异常照射和医疗照射等原因引起该病。

在辐射源失去控制条件下，工作人员或公众所接受的可能超过为他们规定的正常情况下的剂量限值的照射称异常照射（abnormal exposure）。异常照射可分为事故照射（accident exposure）和应急照射（emergency exposure）。事故照射是在事故情况下受到的异常照射的一种，是指非自愿的意外照射，不同于应急照射。应急照射是异常照射的一种，是在事故发生之时或之后，为了抢救遇险人员，防止事态扩大或其他应急情况，有组织地自愿接受的照射。事故照射造成人员受到大剂量照射的情况包括核反应堆事故、核燃料回收事故、加速器事故、放射治疗机或辐射装置事故及放射源丢失事故。

当今，受到人工辐射源的照射中，医疗照射居于首位，电离辐射在医学领域的应用与日俱增，已经成为诊断和治疗的重要手段。医疗照射来源于X射线诊断检查、体内引入放射性核素的核医学诊断、放射肿瘤及介入等治疗过程。在全民电离辐射集体剂量负担中，来自医疗照射的份额比核能生产及放射性职业照射高几个数量级。因此，医疗照射防护问题必须给予足够的重视。

第一节 骨髓型急性放射病临床

人体一次或短时间（数日）内分次受到大剂量外照射引起的全身性疾病，称为外照射急性放射病（acute radiation sickness from external exposure）。

一、分型与发病机制

(一) 分型

根据受照剂量、基本病理改变和临床特点，将外照射急性放射病（acute radiation sickness，

ARS）分为3型。

1. **骨髓型急性放射病**（bone marrow form of ARS） 本病又称造血型急性放射病（hemtopoietic form of ARS）。机体受到 1～10 Gy 剂量照射，以骨髓造血组织损伤为基本病变，临床表现主要为白细胞数减少、感染和出血，具有典型阶段性病程的急性放射病。

2. **肠型急性放射病**（intestinal form of ARS） 机体受到 >10 Gy 剂量照射，以胃肠道损伤为基本病变，临床表现主要为频繁呕吐、腹泻、腹痛、血水便及水、电解质代谢紊乱的严重急性放射病。

3. **脑型急性放射病**（cerebral form of ARS） 机体受到 >50 Gy 剂量照射，以脑组织损伤为基本病变，临床主要表现为意识障碍、定向力丧失、共济失调、肌张力增强、抽搐和震颤等中枢神经系统症状的极其严重的急性放射病。

（二）发病机制

对于外照射急性放射病，组织和器官受损的轻重取决于照射剂量的大小以及受损伤的细胞多少、范围和受照的部位。照射的剂量大，受损伤的细胞多，特别受照分裂增殖（对放射敏感）的细胞多，则细胞死亡快，组织器官（如淋巴组织、造血组织、生殖细胞、肠黏膜和皮肤等）受损严重。剂量小，对细胞的损害就小，而且易恢复。一般认为，放射的直接损伤表现为细胞的死亡，不能再增殖新的组织，抵抗力降低，血管破裂出血，组织崩溃，出、凝血时间延长等。

造血组织损伤是外照射骨髓型急性放射病的特征，贯穿疾病的全过程。骨髓在照射后几小时即见细胞分裂指数降低，血窦扩张、充血。随后，骨髓细胞坏死，造血细胞减少，血窦渗血和破裂、出血。血细胞减少红系早于粒系，最初是幼稚细胞减少，以后成熟细胞亦减少。骨髓变化的程度与照射剂量有关，照射剂量小者，血细胞仅轻微减少，出血亦不明显；照射剂量大者，造血细胞严重缺乏，以至完全消失。仅残留脂肪细胞、网状细胞和浆细胞，淋巴细胞可相对增多，其他如嗜碱细胞、破骨细胞和骨细胞亦增多，并有严重出血，呈骨髓严重抑制现象。骨髓被破坏以后，若保留有足够的造血干细胞（hematopoietic stem cell，HSC），还能重建造血。骨髓造血的恢复可在照射后第3周开始，明显的再生恢复在照射后4～5周。若照射剂量很大时，造血功能往往不能自行恢复。

淋巴细胞（主要来自于脾和淋巴结）的变化规律与骨髓相似，亦以细胞分裂抑制、细胞坏死及减少和出血为主，其发展比骨髓快，恢复亦比骨髓早，但完全恢复需要较长的时间。

随着造血器官病变的发展，外照射骨髓型急性放射病的临床过程有明显的阶段性，可划分为初期、假愈期、极期和恢复期。尤以中度和重度分期为明显。

二、临床表现

对于外照射骨髓型急性放射病，按受照剂量的大小和病情的严重程度分为轻度、中度、重度和极重度4度。

（一）轻度

多发生在受 1～2 Gy 射线全身照射后，患者的临床症状较少，一般不太严重。照射后的最初几日可能会出现头晕、乏力、失眠、恶心和轻度食欲缺乏等症状。约1/3的患者无明显症状。

一般不会出现脱发、出血和感染等临床表现。部分患者照射后 1～2 d，白细胞总数可一过性升高至 10×10^9/L 左右，此后逐渐降低，照后 30 d 前后可降至 $(3～4)\times10^9$/L。照射后 1～2 d，外周血淋巴细胞绝对值可降至 1.2×10^9/L 左右。照后 50～60 d，血象逐渐恢复正常或有小的波动。

（二）中度和重度

当人体受到 2～4 Gy 或 4～6 Gy 照射时，可发生中度或重度骨髓型急性放射病。两者临床经过相似，但病情严重程度不同，病程发展具有明显的阶段性，可分为初期、假愈期、极期和恢复期。

1. **初期（prodromal phase）** 初期发生在照射后当日至照射后 4 d，出现症状至假愈期开始前的一段时间，一般持续 3～5 d。患者可出现头晕、乏力、食欲缺乏、恶心和呕吐等神经系统及胃肠功能紊乱症状。有的患者还可发生颜面潮红、腮腺肿大、眼结合膜充血和口唇肿胀。一些患者还可能出现心悸、失眠和体温上升（38 ℃左右）等表现。

照射后数小时至 1 d，外周血白细胞可升至 10×10^9/L 以上；重度患者白细胞升高较显著，早期白细胞增高是射线照射后引起的机体应激反应，使白细胞释放增多，并出现其再分配。照射后 1～2 d，外周血淋巴细胞绝对值急剧下降，中度患者可降至 0.9×10^9/L 左右，重度患者多降至 0.6×10^9/L。

2. **假愈期（latent phase）** 发生在照后 5～20 d。在此期内，除稍感疲乏外，其他症状缓解或基本消失，但造血功能继续恶化，病理变化还在发展。外周血白细胞和血小板数进行性下降。假愈期有无或长短是判断外照射急性放射病严重程度的重要标志之一（表 7-1）。

表 7-1 假愈期长短、淋巴细胞数和白细胞数与外照射急性放射病的关系

分 型		假愈期	淋巴细胞数（$\times10^9$/L）		白细胞数（$\times10^9$/L）	
		持续周数	照射后 1～2 d	照射后 3 d	照射后 7 d	照射后 10 d
骨髓型	轻度	>4	1.2	1.00	4.5	4.0
	中度	3～4	0.9	0.75	3.5	3.0
	重度	2～3	0.6	0.50	2.5	2.0
	极重度	1～2	0.3	0.25	1.5	1.0
肠型		<1	0.3～0	0.25～0	<1.0	<1.0
脑型		无	0	0	—	—

在假愈期末，患者可出现不同程度的脱发，脱发前 1～2 d 往往出现头皮胀痛。开始脱发的时间和脱发的多少随照射剂量的增加而提前和加重。重度患者或头面部受照剂量较大者，在 1～2 周头发几乎全脱光。若照射剂量 >10 Gy，患者死亡较早，一般不出现明显的脱发。全身的毛发包括睫毛、眉毛、胡须、腋毛、阴毛和头发均可脱落，但以脱发最为常见。

3. **极期（main phase，critical phase）** 发生在照射后 20～35 d。极期是急性放射病临床表现最为明显的时期，也是关系患者生死存亡的时期。在造血功能严重障碍的基础上，患者多发生明显的感染和出血。极期持续时间越长，表明病情越严重。

（1）极期开始的标志：①患者精神、食欲等一般情况再度变差；②出现明显脱发；③皮肤

和黏膜出现小出血点;④红细胞沉降率加快,白细胞数降至2×10^9/L,血小板降至20×10^9/L。当出现发热、明显出血和再度呕吐等临床表现,则提示病程已进入极期。近年来,因合理有效的治疗,对重度以下急性放射病病程中常无明显极期表现,此时判定假愈期进入极期可参照血象持续降低(白细胞数$<1.0\times10^9$/L,中性粒细胞数$<0.5\times10^9$/L,血小板数$<10\times10^9$/L)及出现明显脱发作为标志。

(2) 极期的临床表现:主要有以下6种。

1) 全身一般状态恶化:极期时患者再度出现精神变差,明显的疲乏,食欲不佳,有淡漠或全身衰竭。重度患者可发生明显的呕吐、腹泻和拒食等。体重进行性下降。

2) 造血功能严重障碍:骨髓等造血器官严重破坏,骨髓增生程度低下或极度低下,外周血出现明显白细胞减少和血小板下降。中度患者可出现轻度或中度贫血,红细胞数可降至2.5×10^{12}/L以下;重度患者可出现中度或重度贫血。血细胞出现明显质变。

3) 感染:因造血功能衰竭,皮肤黏膜屏障功能破坏,免疫功能低下,易产生感染并发症。早期主要是以口腔革兰氏阳性球菌为主,易出现牙龈炎、咽喉炎、扁桃体炎、舌及口腔溃疡和坏死,口腔感染可引起局部疼痛、进食困难。局部感染灶如处理不当,可能发展为全身性感染;晚期则以革兰氏阴性杆菌多见,还可发生肺炎、尿路感染和肠道感染等。在重度患者极期发生的感染症状较严重时,易发生败血症。感染多发生在$<2\times10^9$/L的白细胞数,白细胞数越低,感染发生率越高,且程度越重。感染后,患者可出现周身不适、畏寒,体温升高。除细菌感染外,重度患者常发生口腔和口唇单纯疱疹病毒感染,很少发生其他病毒和真菌感染。

全身感染可加重造血功能障碍,加重出血、胃肠紊乱和物质代谢失调等临床表现,使患者的全身状态恶化。感染是造成患者死亡的主要原因。

4) 出血:出血是外照射骨髓型急性放射病极期另一种常见的临床表现,也是常见的致死原因。极期开始时,中度或重度患者血小板计数$<20\times10^9$/L时常发生出血。口腔黏膜和皮肤常见点状或斑片状出血。重度患者可发生严重出血,如鼻出血、尿血、便血、咯血、呕血和子宫出血等。出血可累及脏器,如肺出血、肾上腺出血、心肌出血和脑出血等。另外,在发生感染的部位多伴发出血。出血可造成贫血,加重造血障碍、促进感染,造成全身或局部代谢紊乱,从而加重病情。重要器官大出血是死亡的主要原因。

5) 胃肠道损伤:由于胃肠道上皮细胞出血、坏死、脱落和绒毛裸露,大量液体渗漏,肠内细菌和毒素入血。患者出现恶心、呕吐、腹胀、腹泻、便血和大肠埃希菌败血症。重度以上急性放射病时,胃肠道损伤较严重。腹部照射剂量过大时,可发生肠套叠或肠麻痹等严重并发症。

6) 物质代谢紊乱:由于感染、高热及呕吐、腹泻,可引起电解质紊乱和酸碱平衡失调,患者表现脱水、低血钾、酸中毒、血清总蛋白含量降低、血非蛋白氮和肌酐含量升高等。

4. 恢复期(recovery phase, convalescent period) 此期出现在照后35~60 d。中度和重度骨髓型急性放射病患者经治疗后,一般都可度过极期,在照后5~7周进入恢复期。照射后第4周末,骨髓造血功能多开始恢复,外周血白细胞数和血小板数逐渐回升;照射后50~60 d,白细胞计数可恢复至$(3\sim5)\times10^9$/L,血小板计数恢复至5×10^9/L以上。随着造血功能的恢复，患者自觉症状也逐渐减轻或消失，出血停止，体温逐渐恢复正常，精神状况和食欲明显好转，渐至正常，体重增加。部分重度患者恢复较慢，仍有轻度乏力等症状。照后第 2 个月末，毛发开始再生，逐渐恢复正常。经 2～4 个月，免疫功能和贫血才基本恢复至照前水平。性腺恢复最慢，精子损伤变化在照后 7～10 个月最明显，1 年以后才开始恢复，2 年以后才能恢复生育能力；6 Gy 以上照射后可造成绝育，重症患者生育功能很难恢复（图 7-1）。

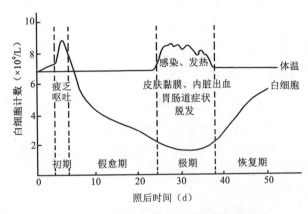

图 7-1 中度急性放射病临床症状变化

（三）极重度

极重度外照射骨髓型急性放射病与重度患者的临床经过和主要症状大体相似，唯病情更为严重，临床症状更多、更重，发生的时间更早，且持续时间更久，病程发展更快，自行恢复的可能明显降低，死亡率显著增高。其主要临床特点如下：①受照射剂量多为 6～10 Gy。②发病快，假愈期不明显，在照射后 1 h 内出现恶心、反复呕吐、面部潮红、精神变差、食欲减退或拒食，经 2～3 d 假愈期后很快进入极期。③造血损伤更为严重，部分患者造血不能自行恢复，照后数小时外周血白细胞数可升高至 10×10^9/L，然后很快下降；照射后 7～8 d 可降至 1×10^9/L 以下，无暂时性回升；照射后 1～2 d 外周血淋巴细胞绝对值可降至 0.3×10^9/L 左右；外周血小板数也很快下降，照射后第 2 周末降至 1×10^9/L 或接近 0。④临床症状重，照射后 1～2 d 进入极期，出现精神衰竭、拒食、反复呕吐，腹泻发生早，出现黑粪或稀水便，高热和明显出血，脱水、电解质紊乱，酸中毒比较明显。多发生严重的真菌（fungus）感染，其中最多见者为肺曲霉菌（aspergillus）和白念珠菌（Candida albicans）感染。还可发生病毒性感染，如疱疹病毒（herpes virus）和巨细胞病毒（cytomegalo virus，CMV）等感染。部分患者发生放射性间质性肺炎（radiation interstitial pneumonia，RIP），多由于超致死剂量、高剂量率一次性照射而合并 CMV 和细菌性感染，在 2～3 d 发生进行性呼吸衰竭、低氧血症性昏迷，是致死的重要原因。

（四）不均匀照射的临床特点

事故性照射条件下，因照射源不同，受照者体位及与源之间距离不同，致使患者身体各部位照射剂量的分布不均匀，造成临床表现和病情变化有其如下特点。

1. 早期症状变异较大　不均匀照射所致外照射急性放射病的临床表现有一定变异，部分症状偏重。例如，头面部及上半身照射为主的患者，照射后呕吐发生较早、程度重及次数较多。若以腹部照射为主，可出现较严重的腹泻、腹痛及水、盐代谢紊乱等。局部皮肤受到大剂量照射后，常出现早期红斑、水肿等反应，极期多发生皮肤黏膜溃疡。

2. 部分骨髓损伤较轻有利于造血恢复　在受照剂量偏低部位骨髓受损较轻，保留了一些造血细胞。该部位造血细胞增殖、分化及迁移，从而促进造血功能的恢复。正常成年人存活骨髓在不同部位的比例是头颅 7%、上肢 4%、肋骨 19%、胸骨 3%、颈椎 4%、胸椎 10%、腰椎 11%、骨盆 30% 和下肢 11%。在人类似乎保护 10% 存活的骨髓，对 $LD_{50/60}$ 剂量照射几乎全部存活。

（五）中子所致骨髓型急性放射病

不同剂量中子辐射同样可引起外照射脑型急性放射病、肠型急性放射病和骨髓型急性放射病，其基本特点与 γ 射线引起的急性放射病相似。中子骨髓型急性放射病亦可分为轻度、中度、重度和极重度，其病程亦可分为早期、假愈期、极期和恢复期。动物受亚致死剂量或致死剂量中子或中子 -γ 射线混合照射，引起的中度和重度骨髓型急性放射病，能较好地反映中子急性放射病的临床特点。

1. 早期死亡较多、临床分期不明显　平均能量 1.43MeV 裂变中子照射犬，发生中度至极重度骨髓型急性放射病时，有 1/4 以上的动物活存时间不超过 1 周，最短仅存活 3.5 d。大多数发生呕吐、腹泻等较严重的胃肠道症状。一般病程经过严重，部分动物临床分期不明显，由初期直接进入极期，不出现假愈期。

2. 胃肠道损伤严重　中子照射后，发生中度以上骨髓型急性放射病（照射 2.33～3.50 Gy）的犬，在照射后早期即可出现明显的胃肠道反应，出现厌食、拒食、呕吐和腹泻，并常出现喷射状血水便；经＞7 Gy γ 射线照射的犬，可出现喷射状血水便。胃肠道损伤严重的另一表现是肠套叠发生率高。中子照射后，小肠收缩功能明显抑制或节段性收缩功能紊乱。在抑制的基础上紧张性增强，出现幅度很大的强有力的阵发性强收缩。这种阵发性的、不同肠段发生的强收缩，给肠套叠的形成提供了条件；而单纯 γ 射线照射后死亡犬，肠套叠发生率仅为中子照射的 1/10。中子照射犬肠套叠多发生在照射后 1～2 周，较高剂量 γ 射线则发生在照射后 2～4 周。

3. 外周血白细胞下降快　中子照射后 1 周左右，白细胞可降至最低值，同等剂量 γ 射线则需 2 周左右才降到最低值。中子照射后淋巴细胞下降更急剧。

4. 感染开始早、程度较重　中子照射后，由于造血功能严重抑制和免疫功能明显降低，造成局部感染灶发生多，口腔感染严重，有时并发多处感染。出现局部感染及全身发热的开始时间，均比 γ 射线照射动物提前 3～6 d。

5. 引起外照射急性放射病的剂量　引起外照射骨髓型急性放射病，轻度、中度、重度和极重度的中子辐射剂量是＜1 Gy、1.5～2.5 Gy、2.6～3.0 Gy 和 3.0～4.0 Gy。引起肠型急性放射病，中子辐射剂量为＞4.5 Gy。与 γ 射线引起急性放射病比较，中子致急性放射病辐射剂量，随病情加重，差距加大，肠型急性放射病时，γ 射线剂量是中子剂量的 2.2 倍。

三、诊断和鉴别诊断

(一) 诊断原则

对于外照射骨髓型急性放射病,必须依据受照史、受照剂量的估算结果、临床表现和实验室检查所见,并结合患者受照前健康状态综合分析,对受照个体是否造成放射损伤以及伤情的严重情况做出正确的判断。

(二) 受照剂量的估算

1. 了解致伤条件,粗估照射剂量 通过询问和实地调查了解放射源的种类和强度、不同距离的照射剂量率、患者的体位及与放射源的距离、受照射的时间和屏蔽条件等情况,以此来初步估计照射剂量,现场模拟试验是估计照射剂量的常用方法。

2. 照射剂量测量方法 照射剂量与病情轻重有直接关系,照射剂量估计是临床诊断依据之一。目前,照射剂量测量方法主要有物理测量法和生物剂量测量法2种。前者可以较快给出受照剂量且无剂量大小限制,但有一定的不准确性,具体方法参考辐射剂量学专著;后者利用来自受照机体的生物样品进行检查和分析,准确性较好,主要是淋巴细胞染色体畸变分析法,但照射剂量 > 6 Gy 时不适用,主要应用于外照射骨髓型急性放射病的剂量估计。在辐射事故时外周血淋巴细胞微核率适用于急性外照射事故受照人员的剂量估算,此方法的剂量为 0.1 ~ 5 Gy。

(三) 诊断

对于外照射骨髓型急性放射病,受照后引起的主要临床症状、病程和实验室检查所见是判断病情的主要依据,其严重程度、症状特点与剂量大小、剂量率、受照部位范围以及个体情况有关。对多次和(或)高度不均匀的全身照射病例,更应注意其临床表现的某些特点。临床观察应在受照后早期尽快进行。病情较重者,每天应全面检查 4 ~ 5 次,以便及时发现病情变化。

经过 1 次或短时间(数日)内分次接受 1 ~ 10 Gy 的均匀或比较均匀的全身照射,可诊断为外照射骨髓型急性放射病。早期可参照表 7-2 和图 7-2 做出初步的分度诊断。

表 7-2 外照射骨髓型急性放射病初期反应和受照剂量下限

分度	初期表现	照射后 1 ~ 2 d 淋巴细胞绝对数最低值($\times 10^9$/L)	受照剂量下限(Gy)
轻度	乏力、不适、食欲减退	1.2	1.0
中度	头晕、乏力、食欲减退、恶心,1 ~ 2 h 后呕吐,白细胞数短暂上升后下降	0.9	2.0
重度	1 h 后多次呕吐,可有腹泻、腮腺肿大、白细胞数明显下降	0.6	4.0
极重度	1 h 内多次呕吐和腹泻、休克、腮腺肿大、白细胞数急剧下降	0.3	6.0

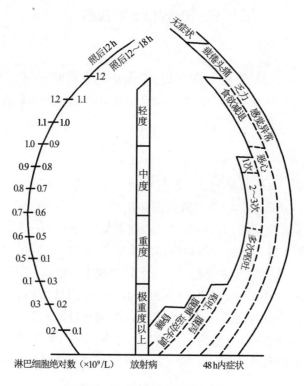

图 7-2　急性放射病早期诊断图

注：按照射后 12 h 或 24～48 h 淋巴细胞绝对值和在该时间内患者出现过的最重症状（图右柱内侧实线下角）做一连线通过中央柱，柱内所标志的程度就是患者可能的诊断；如在照射后 6 h 对患者进行诊断时，则仅根据患者出现过的最重症状（图右柱内侧实线的上缘）作一水平横线至中央柱，依柱内所标志的程度加以判断，但其误差较照射后 24～48 h 判断时大。第一次淋巴细胞检查最好在使用肾上腺皮质激素或抗辐射药物前进行

某些早期体征与吸收剂量的关系：① 6 h 内眼球结膜充血，受照射剂量 ≥ 2 Gy。② 6～20 h 面部皮肤潮红，受照射剂量 ≥ 4 Gy。③ 8～20 h 腮腺肿大，受照射剂量 ≥ 2 Gy。④ 皮肤红斑或感觉异常时，如在 12～24 h 出现，局部受照射剂量 8～15 Gy，8～15 h 出现，则可能局部受照射 15～30 Gy，＜3～6 h 出现，局部受照射剂量 ＞ 3 Gy。⑤ 与体温升高的关系，照射后 1～3 h 体温升高，受照射剂量 2～4 Gy；1～2 h 体温升高，受照射剂量 4～6 Gy；＜ 1 h 内高热，受照射剂量 ≥ 8 Gy。上述照射剂量值是一个群体估计值，对具体病例还应考虑个体差异和照射均匀度等的影响。

对高度不均匀照射病例，如头面部或腹部受照射剂量较大时，呕吐发生早且严重。高剂量率照射时，呕吐症状也有所加重、时间提前及次数增多。例如，1990 年上海辐射事故，4 例患者分别受到 12、11、5.2 Gy 和 4.1 Gy 照射，比较均匀高剂量率在 0.2～4.7 Gy/min。呕吐均发生在照射后 1h 内。

在全面检查和严密观察病情发展的过程中，可参照表 7-3 进行综合分析，进一步确定临床分度及分期诊断。

第 7 章 外照射骨髓型急性、亚急性和内照射放射病临床

表 7-3 外照射骨髓型急性放射病临床诊断依据

分 期	评估指标	轻 度	中 度	重 度	极重度
初 期	呕 吐	−	+	++	+++
	腹 泻	−	−	−〜+	+〜++
极 期	开始时间（d）	极期不明显	20〜30	15〜25	< 10
	口咽炎	−	+	++	++〜+++
	最高体温（℃）	< 38	38〜39	> 39	> 39
	脱 发	−	+〜++	+++	+〜+++
	出 血	−	+〜++	+++	+〜+++
	黑 粪	−	−	++	+++
	腹 泻	−	−	++	+++
	拒 食	−	−	±	+
	衰 竭	−	−	++	+++
	白细胞最低值（×10^9/L）	> 2.0	1.0〜2.0	0.2〜1.0	< 0.2
受照剂量下限（Gy）		1.0	2.0	4.0	6.0

注：+. 轻度；++. 中度；+++. 重度

从上表可以看出极期的开始时间对诊断有一定意义；某些症状具有较大的诊断价值。①明显脱发：若成束地脱落，则病情在中度以上；②照射后 10 d 内发热多属极重度，20 d 内发热多为重度，30 d 内发热多为中度以上；③明显皮肤黏膜出血为中度以上，黑粪出现提示重度以上；④明显腹泻多为重度以上，严重吐泻为极重度；⑤出现拒食、衰竭为重度以上，出现早者为极重度。

（四）极重度各型外照射急性放射病鉴别诊断

外照射急性放射病分型诊断的重点是肠型急性放射病与极重度骨髓型急性放射病及肠型急性放射病与脑型急性放射病的鉴别。

1. 早期症状有助于分型诊断　照射后 3 d 内，主要临床症状的发生有明显差别，可供分型诊断时参考。根据初期症状进行分型诊断的要点是：①照射后 1 h 内，如发生频繁呕吐、共济失调和肢体震颤等症状，可基本诊断为脑型急性放射病；在除外脑外伤的情况下，如发生抽搐则可确诊为脑型急性放射病。②照射后 1〜2 h 出现多次呕吐，3〜5 d 出现频繁腹泻，未发生中枢神经系统症状者，可能为肠型急性放射病；出现血水便，便中有肠黏膜脱落物，则可确诊为肠型急性放射病。③照射后 2 h 前后出现呕吐，2〜3 d 后出现稀便、食欲下降，但无血水便，全身症状尚可，多半为骨髓型放射病；如 1 周内未进入极期，未发生严重肠道（血水便）和中枢神经系统症状，则可诊断为骨髓型急性放射病。

2. 肠型与极重度骨髓型急性放射病的鉴别要点　①照射后 1 d，白细胞数和血红蛋白含量均增高至照前的 110% 以上者，多为肠型急性放射病；②照射后 2 d 内，发生明显腹泻者，多为肠型急性放射病；③照射后 2〜4 d，出现拒食、频繁呕吐，呕吐物为胆汁者，符合肠型

急性放射病；④照射后 2～4 d，出现全身衰竭和低体温者，符合肠型急性放射病；⑤出现血水便是肠型急性放射病特征性症状；⑥照射剂量＞9 Gy 者为肠型急性放射病。

根据受照后临床表现、受照射剂量及病程即可区分 3 型急性放射病（表 7-4）。

表 7-4　3 型急性放射病的临床鉴别诊断要点

临床表现	极重度骨髓型急性放射病	肠型急性放射病	脑型急性放射病
共济失调	-	-	+++
肌张力增强	-	-	+++
肢体震颤	-	-	++
抽搐	-	-	+++
眼球震颤	-	-	++
昏迷	-	+	++
呕吐胆汁	±	++	+～++
血水便	-	+++	+
黑粪	+++	-～++	±
腹痛	-	++	+
血红蛋白升高	-	++	++
最高体温（℃）	＞39	↑或↓	↓
脱发	+～+++	-～+++	-
出血	-～+++	-～++	-
受照剂量（Gy）	6～10	10～50	＞50
病程（d）	＜30	＜15	＜5

近些年，由于促进造血、抗感染和抗出血等临床治疗技术的进展，使急性放射病的某些临床表现发生较大的变异，失去了原有的剂量-效应关系，给临床诊断带来一定困难。有些局部放射损伤的临床表现，如脱毛、皮肤损害、黏膜变化、眼部改变及性腺病变等，受治疗措施的影响较少，可以反映受照剂量和效应的本来情况，有助于临床诊断。另外，有些放射损伤后期效应对临床诊断也有一定的参考意义（表 7-5）。

表 7-5　引起某些局部症状的最小照射剂量或剂量范围

部位	局部症状	局部最小剂量范围（Gy）
头发	8～10 d 开始脱发	6
	10～15 d 开始脱发	4～6
	16～20 d 开始脱发	2～4
	少量脱发	3
	大量脱发、全秃	6～7
	永久脱发	＞7

(续表)

部位	局部症状	局部最小剂量范围(Gy)
皮 肤	早期一过性轻度充血	2~4
	早期一过性中度充血	4~6
	早期明显充血	>6
	红斑	3~10
	干性表皮炎(脱屑)	10~15
	渗出性表皮炎(水疱)	12~25
	溃疡坏死性皮炎	>25
口 腔	干燥症(唾液分泌停止)	10
	黏膜溃疡、坏死	10
眼	眼睑皮肤轻度色素沉着	3
	明显色素沉着	4~6
	结膜充血	>5
	白内障	2~5
	青光眼急性发作	>60
睾 丸	精子中度减少	0.15~0.2
	精子明显减少	0.5
	精子严重减少	1
	精子消失	2~6

四、治疗原则

(一) 轻度的治疗

对于轻度外照射骨髓型急性放射病,一般无须特殊治疗,可采取对症处理,加强营养,注意休息,给予高热量、高蛋白、高维生素及易消化的软质饮食。对症状较重或早期淋巴细胞数较低者,必须住院严密观察和给予妥善治疗,施行简易保护性隔离措施,工作人员戴口罩、帽子,穿隔离衣和拖鞋。

(二) 中度的治疗

对于中度外照射骨髓型急性放射病,根据病情采取不同的保护性隔离措施,并针对各期不同的临床表现,制订相应的治疗方案。

1. 初期反应期　①照射后 1 d 内尽早使用抗辐射药物,如 "500" "523" 或 "408" 等药物。②改善微循环:给予右旋糖酐 - 40(500 ml/d)、复方丹参注射液(6~8 ml/d)、维生素C、地塞米松(2~4 mg/d)及酚磺乙胺等,静脉滴注,连用 3 d 以防止红细胞聚集,减少骨髓内血窦渗出、出血及防止血流中微小血栓形成。③对症治疗:恶心、呕吐可用舒必利(消呕宁)、昂丹司琼（枢复宁），兴奋不安、烦躁者给予镇静药地西泮及艾司唑仑等。④刺激造血：对受到 3～8 Gy 照射，中度、重度骨髓型和偏轻的极重度骨髓型急性放射病患者，估计造血功能可自身恢复或造血功能不能自身恢复而给予骨髓移植的患者，宜给予造血生长因子治疗，并尽早应用。国内外发生辐射事故中，应用非格司亭（G-CSF）和沙格司亭（GM-CSF），收到一定的效果。在照射后 4～5 d，可开始使用非格司亭，成年人每天用量为 300～400 μg（7 μg/kg），缓慢静脉滴注或皮下注射，直到白细胞计数恢复至 5×10^9 /L，逐渐减量和停药；如出现发热等不良反应；应用小剂量地塞米松多可缓解。

2. 假愈期　①加强营养：给予高热量、高蛋白、高维生素和易消化的软质饮食，口服多种维生素。②消除潜在的感染灶：及时发现和处理口腔溃疡、龋齿、牙龈炎、足癣、皮肤疖肿或小伤口、中耳炎、鼻窦炎等，以防局部炎症扩散为全身症状，如发生放射性烧伤或口腔炎症应积极治疗。③预防感染：照后早期，口服新霉素和庆大霉素，制霉菌素控制肠道菌丛。当出现皮肤、黏膜出血、红细胞沉降率加快、局部感染及外伤，白细胞计数 $<3.0\times10^9$ /L 等指征之一时，即开始预防性服用复方磺胺甲噁唑（每次 1 片，每天 2 次）或青霉素、庆大霉素等。④预防出血：将刷牙改为灭菌溶液轻拭和含漱，避免碰撞引起皮肤出血，口服维生素 C 和芦丁等。女患者月经前 5～7 d，每天肌内注射丙酸睾酮 50～100 mg。

3. 极期　①抗感染：配伍原则是抗革兰氏阳性细菌抗生素与抗革兰氏阴性细菌抗生素相结合，用量宜大，以静脉给药为主。常用抗生素有青霉素、庆大霉素、氨苄西林、阿米卡星和妥布霉素等，重症患者还可选用头孢他啶、头孢曲松、头孢呋辛等；在应用抗生素时，要根据感染控制情况和细菌培养药敏试验结果及时更换有效药物，注意维持药物有效抗菌浓度；注意真菌和病毒感染的防治，除肠道局部灭菌外，还可以用制霉菌素漱口、雾化吸入，全身可口服酮康唑、氟康唑或伊曲康唑，阿昔洛韦（无环鸟苷，acyclovir）可防止疱疹病毒等感染；适量输注全血，中度偏重者可应用大剂量丙种球蛋白 2 g，每 1～2 天静脉滴注 1 次，对控制感染和提高机体被动免疫力有效。②抗出血：静脉注射大量维生素 C 或其他止血药物，如酚磺乙胺、氨基己酸、氨甲环酸和口服芦丁等，当血小板降至 20×10^9 /L 时，输注血小板悬液 300 ml（含血小板 3×10^9 /L），注意对女患者月经期的处理。③注意及时纠正酸中毒和水、电解质紊乱。

4. 恢复期　继续促进造血功能恢复。可给予叶酸、维生素 B_{12} 或强壮补气益血的中药，有缺铁性贫血时补铁。白细胞计数稳定在 3×10^9 /L 以上，体温正常连续 3 d 以上时，可停用抗生素。

（三）重度的治疗

重度骨髓型急性放射病的治疗原则和中度骨髓型急性放射病相同，但治疗措施要加强。

1. 严密保护性隔离　有条件时，患者住进层流洁净病房（laminear air flow clean room，LAFR），施行全环境保护，以防止外源性感染。这种病房装有一个分层气流简易装置，可滤除流通气体中含有 0.33 μm 以上微尘 99.99%，保证流入病房的空气清洁无菌。此外，患者进入病房前必须进行清洁处理：剪短头发，剃去腋毛和阴毛，修短指甲，擦洗鼻腔和外耳道，用抗菌药液（1:2000 氯己定溶液 20 min）进行全身洗浴，换上无菌衣服。一切用品均要严格灭菌，食品要高压灭菌 20 min，水果用 0.5% 氯己定或 0.5‰ 过氧乙酸浸泡 30 min。咽部和肠道消毒，注意口腔卫生，暂停刷牙，用 1:2000 氯己定漱口，每次便后洗会阴部和手，用 1∶2000 氯己定软膏涂鼻腔，每天 3 次；咽部及外耳道用氯己定溶液喷雾，每日 3 次。

2. 实施双腔导管插管　及早进行锁骨下静脉或颈外静脉 Hickman 双腔导管插管，减少静脉穿刺及便于输血、输液。

3. 抗感染　极期抗感染措施更为重要，特别注意抗真菌、抗病毒（如巨细胞病毒）措施，后者可用更昔洛韦（丙氧鸟苷，ganciclovir）等。对严重出血的患者，可用巴曲酶（立止血）1 克氏单位（kU）静脉注射，必要时每 2～3 天用药 1 次，止血效果较好。应用止血药未能控制的严重出血，可输注新鲜全血或血小板悬液。

（四）极重度的治疗

在外照射重度骨髓型急性放射病治疗的基础上，加强下列治疗措施。

1. 加强早期治疗　注意改善微循环，防止小血管渗出和出血。初期除静脉滴注右旋糖酐 -40 外，可适当给予肝素。从照射后 3 d 起给予血管强化药，大剂量维生素 C、芦丁等以及抗出血药，如卡巴克洛（安洛血）和酚磺乙胺（止血敏）等。中子剂量所占比例较大者，注意防止早期（照后 5～7 d）因肠道损伤严重而引起的死亡。

2. 防治出血　输注血小板悬液，使血小板计数维持在 $>20\times10^9$/L。根据化验结果调节凝血和纤溶药物，可能发生弥散性血管内凝血（disseminated intravascular coagulation，DIC）时，应给予肝素（2500～5000 U）静脉滴注。极期治疗时，注意感染与出血互相加重，应放宽输血指征，每隔 1～3 d 输 150～200 ml 经 15～25 Gy γ 射线照射的新鲜全血。照射后数天内，静脉输注丙种球蛋白，每天或隔日输注 2～4 g。

3. 其他防治措施

（1）控制胃肠道症状，维持水、电解质平衡。

（2）保证营养，早期即禁食，实行肠道外补充营养。

（3）防止各种严重并发症，注意保护心、肺、肾功能。

外照射急性放射病的诊断治疗是一项很复杂的课题。参阅表 7-6 全面可了解外照射骨髓型急性放射病的临床特征、治疗及预后。

表 7-6　外照射骨髓型急性放射病的临床特征、治疗及预后

项目	1 Gy 至轻度骨髓病急性放射病	2 Gy 至中度骨髓病急性放射病	4 Gy 至重度骨髓病急性放射病	6 Gy 至极重度骨髓病急性放射病
初期症状	照射后几小时或 1 d 发生 1～2 次呕吐，持续时间＜1 d	照射后 1～2 h 或 3～5 h 多次呕吐，持续 1 d	照射后 1h 后或 2h 内出现频繁呕吐、腹泻，持续 1～3 d	照射后 1 h 内呕吐、腹泻，极度衰竭，持续 2～3 d
假愈期持续周数	＞4	3～4	2～3	1～2
照射后 1～2 d 淋巴细胞值（$\times10^9$/L）	1.2	0.9	0.6	0.3
极期症状特点	症状少，分期不明显，体温＜38 ℃（30 d 内）	典型分期，脱发、出血、口咽炎，体温 38～39 ℃（30 d 内）	典型分期，脱发、出血严重，口咽炎，体温＞39 ℃（20 d 内），黑粪、腹泻	无明显分期，脱发、紫癜、口咽炎、腮腺肿大，体温＞39 ℃（10 d 内），腹泻，黑粪

(续表)

项目	1 Gy 至轻度骨髓病急性放射病	2 Gy 至中度骨髓病急性放射病	4 Gy 至重度骨髓病急性放射病	6 Gy 至极重度骨髓病急性放射病
开始时间（照后）	30 d 或无	20～30 d	15～25 d	< 10 d
白细胞最低值（$\times 10^9$/L，照后）	> 3.0	1.0～3.0（35～45 d）	0.2～1.0（25～35 d）	< 0.2（< 21 d）
血小板（$\times 10^9$/L）	> 50	10～50	< 10	1 或接近 0
红细胞（$\times 10^{12}$/L）	正常	轻度下降或 < 2.5	< 2.5；重度贫血	
治疗	心理治疗、对症治疗、观察	输血，抗生素	输血，抗生素	造血干细胞移植，输血小板
病程、预后	几周恢复，病程 1～2 个月	5～8 周开始恢复，3～4 个月基本恢复，亦可死于出血、感染（1.5～2 个月）		死于出血、感染，< 30 d

（五）特殊治疗

1. 造血生长因子（hematopoietic growth factor，HGF）的应用　1987 年，巴西对 ^{137}Cs 辐射事故的外照射骨髓型急性放射病患者首次应用沙格司亭，8 例患者除 1 例无明显反应外，其余患者的白细胞数均有升高。我国对 1992 年山西忻州 ^{60}Co 源放射事故患者及同年武汉"92113"放射事故患者应用了沙格司亭进行治疗，对 1996 年吉林事故患者应用非格司亭（G-CSF）进行治疗，取得了缩短粒细胞减少期约 1 周的疗效。另外，动物实验结果证明，沙格司亭不会增加肿瘤细胞的染色体畸变率，重复给药和二次照射的结果未促进 HSC 和（或）造血祖细胞（hematopoietic progenitor cell，HPC）库的耗竭。

（1）适应证：国际原子能机构在《辐射损伤的诊断和治疗》2004 年修订版（草稿）中指出，当受照后 48 h 内淋巴细胞数 < 1.5×10^9/L，并且照射后 5 h 内伴有呕吐、腹泻、厌食和虚弱无力等症状时，应考虑使用造血刺激因子治疗；估计吸收剂量 > 2 Gy 时，应尽早使用非格司亭或沙格司亭及促红细胞生成素（erythropoietin，EPO）。2004 年，美国国家战略储备辐射工作组对在 ARS 治疗中使用造血刺激因子提出，全身或身体大部分吸收剂量 > 3～10 Gy，合并其他损伤时的吸收剂量为 2～6 Gy，青少年和 60 岁以上的老年患者吸收剂量达到 2 Gy 时，即可使用造血刺激因子；并应于受照当天尽早使用。

国家《造血刺激因子在急性放射病治疗中的应用规范》中标准的适应证：①全身或身体大部分吸收剂量为 3～10 Gy；②60 岁以上的老年人、12 岁以下的儿童及合并其他损伤的患者吸收剂量可减低到 2 Gy；③当缺少剂量结果时，可以依据白细胞数目，即白细胞数 < 2.0×10^9/L 时，即可开始使用造血刺激因子。非格司亭和沙格司亭也可应用于 HSC 移植（HSC transplatation，HSCT）后。

（2）种类：如重组人粒-巨噬细胞系集落刺激因子（rhGM-CSF）、重组人粒系集落刺激因子（rhG-CSF）、巨核细胞系集落刺激因子（Meg-CSF）和 EPO 等，其中以 rhM-CSF 和

rhGM-CSF临床应用较成熟。另外,可应用TPO、IL-3和IL-11,IL-3与GM-CSF、G-CSF和M-CSF或EPO联合应用,具有协同作用,IL-11与G-CSF联合应用也具有协同作用。TPO与EPO联合应用时,可以促进幼红细胞系前体细胞的分化和增殖,还可以抑制HSC和幼稚巨核细胞的凋亡。

(3) 剂量和疗程:使用造血刺激因子治疗在时间上应有一个限制,不是时间越长越好。当中性粒细胞绝对数 $> 1.0 \times 10^9$ /L时可停用;如停用后其绝对数降至 0.5×10^9 /L,可再次使用。另外,造血刺激因子的使用剂量与年龄、妊娠史及既往病史有关;还可以用于HSCT,加速预处理后的造血重建。rhG-CSF或rhGM-CSF的推荐用量是 $5 \sim 7$ μg/(kg·d);IL-11的临床推荐用量是 $25 \sim 50$ mg/kg,TPO及IL-11一般连续应用14 d;用药过程中监测血小板计数,待其恢复至 $> 100 \times 10^9$ /L或血小板计数绝对值升高至 $\geq 50 \times 10^9$ /L时即应停用。

2. 骨髓造血干细胞移植

(1) 当人体全身受到大剂量(> 9 Gy)照射后,导致骨髓严重受损,体内固有的HSC难以再生;如无合并其他严重损伤,无体内放射性核素污染,此时行骨髓HSCT是治疗ARS合理的积极选择。在物理剂量与生物剂量未能确定时,下列症状与体征预示骨髓造血功能衰竭,需行骨髓HSCT:①照后0.5 h内出现呕吐;②照后 $1 \sim 2$ h出现腹泻;③照后 $24 \sim 36$ h腮腺肿胀;④照后1周内出现外周血动态变化,预测骨髓衰竭(bone marrow failure)为不可逆性(表7-7)。对急性放射病患者进行骨髓HSCT时,应选择免疫遗传学差异小者作供体。如有同卵孪生子作供体,移植效果最好。其次,进行骨髓HSCT治疗ARS,首先要有人类白细胞抗原(human leukocyte antigen,HLA)相合或半相合的供者,在同胞间选择HLA相合者作供体,即进行同种异基因骨髓HSCT(allo-HSCT),也可收到较好的效果。如能在HLA配型资料库中选择到HLA表现型相合者,亦可进行移植治疗。无关供者易发生移植物抗宿主病(graft versus host disease,GVHD)。一般,要求移植的骨髓有核细胞数为 $(2 \sim 3) \times 10^8$ /kg。照后 $1 \sim 2$ d及早做HLA配型,在照后1周内尽快移植。HSCT后 $21 \sim 28$ d,外周血粒细胞计数仍未稳定($> 0.2 \times 10^9$ /L),则为移植失效。

表7-7 外照射急性放射病按诊断积分值估算骨髓造血抑制程度

照后症状或照后血象	诊断积分	照后症状或照后血象	诊断积分
(1) 呕吐开始时间(照后h)		第2天	
$0 \sim 0.40$	+8	$0 \sim 0.20$	+6
$0.41 \sim 0.80$	+4	$0.21 \sim 0.40$	+2
$0.81 \sim 1.20$	+2	$0.41 \sim 0.60$	-2
$1.21 \sim 1.60$	-2	$0.61 \sim 0.80$	-8
$1.61 \sim 2.00$	-6	> 0.80	-15
> 2.00	-10	第3天	
(2) 淋巴细胞数($\times 10^9$ /L)		$0 \sim 0.10$	+8

(续表)

照后症状或照后血象	诊断积分	照后症状或照后血象	诊断积分
0.11~0.20	+2	(3)网织红细胞平均值(×10^9/L)	
0.21~0.30	-2	第3~5天	
0.31~0.41	-9	0~8.0	+2
>0.41	-10	8.1~10.0	0
第4天		10.1~14.0	-4
0~0.10	+4	14.1	-18
0.11~0.20	+2	18.1	-20
0.21~0.30	0	(4)中性粒细胞最低值(×10^9/L)	
0.31~0.70	-2	第6~7天	
0.71~0.80	-3	0~0.3	+12
0.81~0.90	-8	0.31~0.60	+5
第4~7天		0.61~0.90	0
0~0.1	+5	0.91~1.20	-3
0.11~0.20	+2	1.21~2.40	-6
0.21~0.30	-1	2.41~3.00	-8
0.31~0.40	-5		
0.41~0.50	-13		
>0.50	-15		

注：所有诊断积分相加，总分＞10分可能为不可逆性骨髓抑制；总分＜-10分可能为可逆性骨髓抑制；如总分为-10~+10分则结论不肯定，误差＜±10%

（2）HSCT治疗外照射急性放射病的方法：有清髓性与非清髓性（小移植）HSCT两种方法。前者为传统的治疗方法，临床应用得较多，已积累了许多有益的经验。后者是近几年才在临床开展，其中关键是预处理中使用免疫抑制药的剂量和种类如何掌握，对于药物种类和用药多少的选择、剂量大小的应用及T细胞抑制的程度，往往在临床预处理中免疫抑制程度掌握上有不同的意见。日本东海村核临界事故救治中总结出"自身造血功能恢复后的严重免疫抑制"问题值得关注，上海"6.25"辐射事故救治的经验也值得参考。

（3）HSCT治疗外照射急性放射病的时机：应当是越早越好，但由于选择供、受者HLA配型和对供者进行HSC动员及采集干细胞等需要一定的时间等原因，应选择照射后7 d内进行HSCT；而肠型急性放射病整个病程短（仅约2周），因而更应在照射后的最初几天内进行HSCT。

（4）HSCT的数量：移植足够数量的HSC是移植成功或失败的关键条件，移植中输注的有核细胞数要满足（2~3）×10^8/kg。为满足此项要求，临床常对供者进行HSC动员，应用造血生长因子非格司亭或沙格司亭，或非格司亭加沙格司亭皮下注射。

(5) 移植前的预处理：有学者认为，辐射事故时患者已受到照射（尤其是全身受照剂量＞9 Gy 者），在进行 HSCT 时就不需要另外再做处理。从上海"6.25"辐射事故中 2 例骨髓型极重度急性放射病患者骨髓移植过程和效果看，给予适当的预处理有重要意义。日本东海村核临界事故救治中，总结出"自身造血功能恢复后严重免疫抑制"问题，值得重视。笔者认为，给予环磷酰胺 60 mg/kg 可以起到较好的免疫抑制作用。

(6) 预防早期并发症：急性放射病是一全身性疾病，在此基础上再实施 HSCT 势必引起更加复杂的病理变化，造成各种并发症。

1）出血性膀胱炎（HC）：出血性膀胱炎是由预处理中使用的药物（环磷酰胺）直接毒性或尿道病毒感染引起，表现为尿痛和血尿。

预防方法：在预处理同时给予水化治疗，每日液量 3 L/m^2。保证尿量 100～150 ml/h。治疗除给予水化外加用血小板输注；用生理盐水持续冲洗膀胱或用 1% 白蛋白、地诺前列酮及沙格司亭缓慢膀胱滴注；应用高压氧及雌二醇治疗。

2）急性移植物抗宿主病（aGVHD）：aGVHD 是异基因移植的重要并发症，是供者成熟 T 细胞和受者抗原递呈细胞（APC）相互作用而导致靶器官受损。一般发生在移植后 100d，靶器官多为皮肤、肠道和肝。皮肤呈斑丘疹，多始发于手掌及足跟，局部有瘙痒或疼痛，严重时可出现水疱。肝改变，表现为胆管内皮受损引起胆源性肝病，可有黄疸，胆红素升高及丙氨酸转移酶（alanine transferase，ALT）改变。胃肠道表现为恶心及墨绿色水样便，腹泻严重程度可用来评价肠道 aGVHD 的严重程度。

aGVHD 的预防：环孢素＋短疗程甲氨蝶呤（methotrexate，MTX），第 1～30 天用环孢素（CsA）1.5～3 mg/(kg·d)；第 30～180 天改用口服环孢素；第 1 天用甲氨蝶呤 15 mg，第 3 天、第 6 天和第 11 天用甲氨蝶呤 10 mg。他克莫司（FK-506）0.03 mg/(kg·d) 持续静脉滴注，也可联合短疗程甲氨蝶呤来预防 aGVHD。甲泼尼龙（甲基强的松龙）是治疗 aGVHD 的常规药，用量为 2 mg/(kg·d)；与环孢素联合治疗 2 周，若症状完全缓解可缓慢减量。

HSCT 后的并发症临床表现非常复杂，除上述常见并发症外，还有移植后感染、神经系统并发症、肝静脉闭塞综合征、口腔黏膜炎及肺、肾、心脏并发症等。

（六）远后效应医学随访原则

1. 急性放射病的远后效应　急性放射病的远后效应是指机体在短时间内受到大剂量辐射照射，且急性放射病临床治愈半年以上或若干年，甚至几十年后所表现出来的损伤效应。该效应取决于全身受照剂量的大小及局部组织吸收剂量的均匀度。远后效应主要表现在基因谱的改变和常染色体畸变。远后效应可由于造血组织损伤而导致骨髓增生异常综合征（marrow hyperplasia syndrome，MDS）、白血病、免疫功能低下、实体瘤、白内障、生殖能力异常、内分泌系统和神经系统改变等，严重者肢体致残。

2. 医学随访原则

（1）远后效应随访是一系统工程，需要多单位、多学科、有组织和分工明确的大协作，共同努力才能完成的任务。

（2）随访要取得患者的密切配合与长期合作。

(3) 随访内容以造血功能和生殖系统改变为主。

(4) 随访效应是在全面体格检查的基础上，包括内科、外科、五官科、妇科、皮肤科、眼科、心电图、腹部 B 超、X 线胸片及有关生化检查等。

(5) 随访对象除受照者外，还应包括其下一代。

(6) 每一次随访后，要做出客观的结论及医学处理意见。

第二节 亚急性放射病临床

人体在较长时间内（数周至数月），连续或间断受到较大剂量的外照射引起的全身性疾病，称为外照射亚急性放射病（subacute radiation sickness from external exposure）。

一、发病情况及临床特点

1962 年以来，国内外先后发生 6 起在数周或数月内遭受较大剂量照射的病例，部分人员发生了外照射亚急性放射病；其中，4 起事故为放射源丢失，引起较长时间内受照的家族性意外事故（表 7-8）。

(一) 发病情况

表 7-8 6 次亚急性放射病情况介绍

时间地点（年）	事故原因	累积剂量（Gy）	受照射时间（d）	受照人数	死亡人数	注 释
墨西哥（1962）	1 名儿童拾到 120 GBq 钴源，放在裤袋带回家中厨房内	10～52	24～106	5	4	外照射亚急性放射病 4 例均死亡
阿尔及利亚 Setif（1978）	探伤用 930 GBq ^{192}I γ 源在运输中失落，被 2 名儿童拾到带回家中	10～14	35	7	1	外照射亚急性放射病 4 例，重度急性放射病 1 例（死亡），局部损伤 2 例
摩洛哥（1984）	拾到 1 TBq ^{192}I γ 源，带回家中	0.5～7	15～45	26	8	
中国牡丹江（1985）	3 名儿童打开铅容器，取出 320 GBq ^{137}Cs 源，卖给另一农民，存放家中	8～15	150	3	2	均患重度外照射亚急性放射病，1 例 26 个月死于 MDS，1 例照后 9 年死于急性白血病
俄罗斯（1995）	意外受 ^{137}Cs 源 48 GBq（1.3 Ci）照射 5 个月	7.9±1.3	150	1	1	1996 年 9 月，照射诱发 MDS；1997 年 4 月 24 日患病毒性肝炎，当年 4 月 27 日死于肝性脑病
中国广州（2002）	因他人陷害，受 ^{192}I γ 源照射，源强 3.52×10^{12} Bq（约 95 Ci）	1～3	70	1	0	轻度外照射亚急性放射病

(二) 临床特点

1. **起病缓、病程长** 外照射亚急性放射病起病缓，无明显临床分期，病程较长。照后数周至数月逐渐发生头晕、乏力和食欲减退等症状。病程较长，多在 1 年以上。

2. **造血功能障碍及淋巴细胞畸变率增多**

（1）造血功能障碍：本病可继发再生障碍性贫血（aplastic anemia），出现血液学改变，发生全血细胞减少，出血和感染较轻。骨髓早期粒系细胞较先恢复，与急性照射后红系幼稚细胞较先恢复不同。

（2）外周血淋巴细胞染色体畸变率明显增多：本病发生的淋巴细胞染色体畸变率增多，在畸变类型中，非稳定性染色体畸变（unstable chromosome aberration，Cu）和稳定性染色体畸变（stable chromosome aberration，Cs）均存在；表明此类患者既有近期受照所诱发的非稳定性染色体畸变，同时又有早期受照残存的稳定性染色体畸变（表 7-9）。

表 7-9　4 例患者染色体畸变

病例	分析细胞数	畸变细胞数	畸变细胞率（%）	非稳定性染色体畸变	稳定性染色体畸变
1	500	173	34.6	117	56
2	500	144	28.8	66	78
3	500	124	24.8	65	59
4	100	9	9.0	6	3

3. **血液和免疫功能检查**

（1）外周血：对于外照射亚急性骨髓型急性放射病轻者，白细胞减少或白细胞、血小板减少；重者全血细胞减少。经治疗，血象恢复时往往白细胞最先回升，血小板迟迟不能恢复正常。

中性粒细胞碱性磷酸酶活性升高，阳性率及积分均升高，当向骨髓增生异常综合征转化时则下降。

（2）骨髓：骨髓有核细胞减少，增生减低或重度减低，3 系中 1 系或 2～3 系血细胞增生减低，红系细胞抑制往往重于粒系细胞，非造血细胞增加，粒细胞可见胞体肿大、核肿胀、染色质疏松、胞质空泡和胞质中颗粒分布不均，红系细胞则可见双核、畸形核和点彩等形态学改变。有丝分裂指数低于正常（6.3‰～10.2‰，平均 8.8‰），无论红系或粒系细胞的分裂指数均降低。

（3）免疫功能：E-玫瑰花结、淋巴细胞转化及 CD4/CD8 T 细胞比值均降低。

4. **明显的微循环等变化** 我国牡丹江事故中，3 例均可见眼底血管渗出、出血；甲皱微循环管袢异常弯曲、细长、数量减少、局部扩张、丛状排列和乳头呈尖峰状。个别管袢可见红细胞聚集，血流缓慢。额部阻抗式容积波可见血管阻力加大或血管扩张。

本病严重者，可出现免疫功能及生殖功能低下，凝血机制障碍。

二、诊断与鉴别诊断

（一）诊断标准

本病的诊断标准包括：①在较长时间（数周至数月）内连续或间断累积接受大于全身均匀剂量 1 Gy 的外照射；②全血细胞减少及出现有关症状；③淋巴细胞染色体畸变中既有近期受照射诱发的非稳定性畸变，同时又有早期残存的稳定性畸变，两者均增高；④骨髓检查增生减低，如增生活跃伴有巨核细胞明显减少及淋巴细胞增多；⑤能除外其他引起全血细胞减少的疾病，如阵发性睡眠性血红蛋白尿、骨髓增生异常综合征中的难治性贫血、急性造血功能停滞、骨髓纤维化、急性白血病和恶性组织细胞病等；⑥一般抗贫血药物治疗无效；⑦可伴有下列检查的异常，如微循环障碍、免疫功能低下、凝血机制障碍和生殖功能低下。

（二）分度标准

1. 轻度

（1）发病缓慢。贫血、感染和出血较轻。血象下降较慢，骨髓有一定程度损伤。

（2）血象：血红蛋白，男 < 120 g/L，女 < 100 g/L；白细胞计数 < 4×10^9/L；血小板计数 < 80×10^9/L。早期可能仅出现其中 1~2 项异常。

（3）骨髓象：骨髓粒系、红系和巨核系中 2 系或 3 系减少。至少有 1 个部位增生不良、巨核细胞明显减少。

（4）脱离射线，充分治疗后，可望恢复。

2. 重度

（1）发病较急，贫血进行性加剧，常伴感染、出血等症状。

（2）血象：血红蛋白 < 80 g/L，网织红细胞 < 0.5%，白细胞计数 < 1.0×10^9/L，中性粒细胞绝对值 < 0.5×10^9/L，血小板计数 < 20×10^9/L。

（3）骨髓象：多部位增生减低，粒系、红系和巨核系的 3 系造血细胞明显减少，如增生活跃伴有淋巴细胞增多。

（4）脱离射线，经充分治疗后，恢复缓慢或不能阻止病情恶化，有转化为骨髓增生异常综合征或白血病的可能，预后差。

（三）鉴别诊断

1. 与急性放射病和慢性放射病区别　本病剂量率相对低于急性放射病而又高于慢性放射病，其临床表现既不同于外照射急性放射病，也不同于外照射慢性放射病（表 7-10）。

表 7-10　3 种外照射放射病的区别

类　型	急性放射病	亚急性放射病	慢性放射病
受照射时间	一次或数日内	数周至数月	数年
剂量率	较大	较小	小
累积剂量	> 1.0 Gy	> 1.0 Gy	> 1.5 Gy
起病方式	1 d，数日内	数周、数月	数年

(续表)

类 型	急性放射病	亚急性放射病	慢性放射病
初期反应	有，不明显或无	无	
临床分期	有，少数轻度及极重度以上不明显	无	无
主要临床表现	初期恶心、呕吐、腹泻，极期发热、感染、出血、腹泻，水、电解质紊乱，衰竭	头晕、乏力、出血等全血细胞减少的相应症状	无力型神经衰弱综合征及血细胞减少相应症状
染色体畸变	双着丝粒+环增多	非稳定性染色体畸变和稳定性染色体畸变增多	总畸变率增多
治 疗	抗感染、抗出血，纠正水、电解质紊乱，刺激造血	刺激造血	调节神经，对症治疗，刺激造血
预 后	重度以下可恢复	不易全恢复	症状较顽固

2. 与原发性再生障碍性贫血区别 外照射亚急性放射病有明确的致病因素，存在明显的染色体畸变、微循环障碍、免疫及生殖功能异常等。

三、治疗原则

本病的治疗原则包括：①脱离射线接触，禁用一切不利于造血功能的药物；②保护并促进造血功能的恢复，应用雄性激素或蛋白同化激素和改善微循环功能的药物，如山莨菪碱等；③纠正贫血，补充各种血液有形成分以防治造血功能障碍所引起的并发症；④增强机体抵抗力，肌内注射丙种球蛋白或免疫增强药；⑤白细胞计数 $< 1.0 \times 10^9$/L 时，实行保护性隔离；⑥给予其他抗感染、抗出血治疗；⑦注意休息、加强营养，给予心理治疗。

第三节 内照射放射病临床

放射性物质经任何途径（呼吸道、消化道、皮肤、黏膜和伤口）进入人体，其放射性核素的含量超过其自然存在量时，称为放射性核素内污染（internal contamination with radionuclides）；这仅是一种状态，而不是一种疾病，基本没有任何临床表现。但当极大量的放射性核素进入体内构成内照射源，对人体产生持续性内照射，使组织或器官吸收剂量达到或超过而导致严重确定性健康效应的剂量阈值时，则引起内照射放射病（radiation sickness from internal exposure）。这是一种由放射性核素沉积于人体某些器官（靶器官）和系统所致的全身性疾病，但因摄入的放射性核素不同（理化特性不同），在体内的分布和代谢规律亦不同。临床上，可表现为以放射性核素靶器官的局部损伤为主，其中沉积于骨骼和网状内皮细胞系统的放射性核素主要引起造血功能障碍的临床表现，还有类似外照射放射病的全身性损伤的表现。迄今为止的世界范围，内照射放射病的发生极为罕见，也就十几例，且多发生在自杀、投毒、误注或极特殊的情况。

一、病因与发病机制

(一) 病因

内照射放射病是由放射性核素内污染转变而来的。在放射性核素开放性应用领域的意外事故、核战争和核恐怖活动等情况下，存在放射性核素内污染的潜在危险。其来源按其应用领域主要为以下几个方面。

1. **失于防护** 在核反应堆运行、核燃料后处理及放射性核素开放性生产中，工作人员不注意防护或违规操作导致意外事故，可造成体内污染或内照射放射病。例如，1986年苏联切尔诺贝利核电站事故和2011年日本福岛核电站事故，导致抢险人员和工作人员发生外照射放射病和内照射放射病。核反应堆事故释放的具有重要毒理学意义的放射性核素有 ^{131}I、^{144}Ce、^{137}Cs、^{90}Sr、^{235}U 和 ^{239}Pu 等。

2. **意外事故** 放射性核素在医学、科研和工农业等领域的开放性应用中发生意外事故，如放射源丢失、医学诊断或治疗中放射性核素剂量的误注，可能导致内照射放射病的发生。通常涉及的放射性核素为 ^{125}I、^{131}I、^{90}Sr、^{90}Y、^{198}Au、^{179}Tm、^{147}Pm 和 ^{32}P 等。

3. **长时间暴露** 核战争和核武器试验的核爆炸后，在没有防护的情况下，在沾染地区停留过久或长期处于核爆炸后的下风向及早期、晚期落下灰沉降区；或地下核试验的"冒顶"或其他事故，放射性尘埃（主要为 ^{137}Cs 和 ^{90}Sr）可造成人体严重内污染，导致内照射放射病的发生。

4. **人为释放** 当今社会最受关注的是核恐怖活动，利用放射性扩散装置（RDD，俗称"脏弹"）人为造成放射性物质释放，是导致放射性核素内污染或内照射放射病的又一重要因素。RDD 中可能使用的放射性核素是难以预测的，但根据放射性核素获得的难易程度和造成最大的恐怖影响来推测，使用 ^{90}Sr、^{90}Y、^{137}Cs、^{192}Ir、^{60}Co、^{241}Am、^{125}I、^{131}I、^{234}U、^{235}U、^{238}U、^{239}Pu、^{226}Ra、^{3}H、^{32}P 和 ^{103}Pd 等放射性核素的可能性较大，它们主要来自核废物处理车间、核电站、大学研究机构、核医学治疗机构或工业合成物等，而且大部分为多种核素的混合物。恐怖分子也可能采取破坏核设施，导致放射性物质释放的方法，进行恐怖活动。

5. **其他** 如自杀和投毒事件等。例如，1960年苏联一名技术人员主动口服 ^{226}Ra 后发生内照射放射病；2006年11月苏联特工在伦敦被投毒（^{210}Po）致内照射放射病死亡。

(二) 发病机制

不同放射性核素在人体内的吸收量、蓄积部位和排出速度，因核素的理化特性和进入体内的途径不同而有很大差别，它们是决定内照射剂量和可能的健康后果的重要因素。而且，进入体内的放射性物质所致电离密度的大小亦是导致内照射损伤效应差异的关键因素，α 衰变的核素危害性最大，β 和 γ 衰变核素次之；重要的是，体内的放射性核素成为一种放射源，对机体产生持续照射，是内照射区别于外照射的显著特点，使内照射放射病比外照射放射病更为复杂，表现为原发反应和继发效应同时存在及并发交错地发展。总之，放射性核素进入体内后致内照射损伤的程度随内照射剂量增大而加重。

放射性核素在体内的吸收、分布和排泄过程较为复杂，在人体内的吸收和代谢规律如下。

1. 机体对放射性核素的吸收 放射性核素能通过呼吸道、消化道、皮肤黏膜和伤口进入人体。

(1) 经呼吸道进入：放射性核素可以气态、气溶胶或微小粉尘的形式存在于空气中。气态放射性核素（氡、氙、氪）易经呼吸道黏膜或透过肺泡被吸收入血。粉尘或气溶胶状态的放射性核素在呼吸道内的吸收取决于粒径大小及化合物的理化性质。一般，粒径越大（>1 μm），附着在上呼吸道黏膜上越多，进入肺泡内越少，沉积在上呼吸道的放射性灰尘大部分通过咳痰排出体外或吞入胃内，仅少部分吸收入血；粒径在 0.01～1 μm 的危害最大，大部分沉积在肺部（包括细支气管、肺泡管、肺泡和肺泡囊），部分吸收入血，部分被巨噬细胞吞噬后滞留在肺内成为放射灶。难溶性化合物在肺内溶解度很低，多被吞噬；而可溶性化合物则易被肺泡吸收入血。

(2) 经消化道进入：放射性核素可经过污染的手或食用被污染的水、食物和药品等，以及通过食物链经消化道进入体内。放射性核素吸收率最高的是碱族元素（钠、钾和铯）和某些非金属元素（碘和碲），可达 90% 以上；其次是碱土族元素（锶和钡），吸收率为 10%～40%；镧系和锕系元素的吸收率最低，为 0.01%～0.1%。

(3) 经伤口和皮肤黏膜进入：大部分放射性核素的皮肤吸收是通过伤口或被动扩散进入体内。放射性物质对皮肤的渗透速率取决于其脂溶性和水溶性，如氚水和放射性碘易于渗透皮肤进入体内；婴儿皮肤因上皮层薄，故易于渗透；皮肤的创伤、烧伤和化学损伤可增加皮肤的渗透率。因此，伤口和皮肤黏膜沾染放射性核素后，若不及时洗消，可导致核素内污染。

2. 放射性核素在组织器官内的分布 放射性核素在全身均匀分布或选择性蓄积于某些器官，造成靶器官的严重损伤。

(1) 全身均匀分布的核素：主要为碱族元素，如氚、钠、钾、铷和铯等，以 ^{137}Cs 为例，人静脉注射后各组织中的比活性基本相近。

(2) 亲骨型核素：主要为碱土族元素，如 ^{90}Sr 和 ^{226}Ra，理化特性类似于钙，与骨组织的结合能力很强。还有一些锕系核素，如 ^{239}Pu 等，主要沉积于骨骼，对骨髓造血功能和骨骼造成严重损伤，晚期可诱发骨肿瘤。

(3) 沉积于网状内皮系统的核素：如 ^{210}Po、^{198}Au 及部分锕系和镧系核素（如 ^{232}Th、^{144}Ce 和 ^{147}Pm 等）主要蓄积于肝，对肝、脾和骨髓造成严重损伤，可引起中毒性肝炎和肝硬化，晚期可诱发肝肿瘤。

(4) 亲肾型核素：如 ^{238}U、^{106}Ru、^{65}Zn、^{106}Ru、^{129}Te 和 ^{106}Rh 等，可引起肾损害，出现肾功能不全。

(5) 沉积于甲状腺的核素：如 ^{131}I 参与机体的碘代谢，选择性地蓄积于甲状腺。

(6) 同一放射性核素因化合物的理化性质不同，在体内的分布也有很大的差异：如氯化钚进入体内水解成氢氧化钚胶体，约 70% 沉积于肝，8% 沉积于骨骼；柠檬酸钚以络合物形式进入体内，主要沉积于骨骼，约占 57%，而肝约 10%。同样，氯化钍主要沉积于肝（63%），骨中沉积甚少（1%），而柠檬酸钍主要蓄积于骨骼（66%），肝甚少（4%）。

3. 放射性核素从体内排出 放射性核素从体内排出的途径、速度和排出率与放射性核素的理化性质和代谢特点有关，除了主要经胃肠道、呼吸道和泌尿道排出外，还可随唾液和汗液排出,也可能随乳汁排出。

(1) 经胃肠道排出:经口摄入或吸入后转移到胃肠道的难溶性或微溶性放射性核素,在最初的 2~3 d,主要由粪便排出体外。如 ^{144}Ce、^{239}Pu 和 ^{210}Po 由粪便可排除 90% 以上。

(2) 经呼吸道排出:气态放射性核素(如氡和氚)以及挥发性放射性核素,主要经呼吸道排出;而且,排出率高,速度快。例如,氡和氚进入体内后,在最初 0.2~2 h 大部分经呼吸道排出。停留在呼吸道上段的放射性核素,可随痰咳出。

(3) 经泌尿道排出:经各种途径进入体内吸收入血的可溶性放射性核素,主要经肾随尿排出。例如,^{24}Na、^{131}I 和 ^{3}H 等进入体内后第 1 天,尿中排出量占尿总排出量的 50% 左右,3 d 内尿中排出量占尿总排出量的 90% 左右。

(4) 机体中某些代谢产物,能影响放射性核素在体内的蓄积和排出,如胆酸、乳酸和柠檬酸等。

(5) 沉积在体内的放射性核素自体内排出的速度以"有效半减期"(effective half-life,Te)表示,是指体内放射性核素沉积量经放射性衰变和生物排出使放射性活度减少一半所需要的时间。放射性核素的有效半减期取决于该核素的物理半衰期(physical half-life,Tp)和生物半排期(biological half-life,Tb),其相互关系以下式表示:Te =(Tp×Tb)/(Tp + Tb);式中,物理半衰期(Tp)是指该放射性核素自身衰变一半所需要的时间,生物半排期(Tb)是指该放射性核素通过生物代谢排泄一半所需要的时间。

国际辐射防护委员会(ICRP)和美国国家辐射防护委员会已建立了人体呼吸道和消化道模型,可估计放射性核素在呼吸道和消化道内的沉积与滞留、在组织器官中的分布及其排出(图 7-3)。

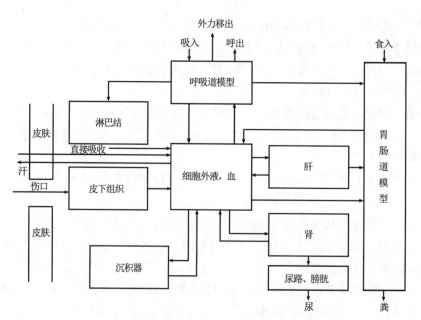

图 7-3　人体放射性核素摄入、转移和排泄途径模式

二、临床表现

由于内照射放射病极其少见,目前认为无必要将其分为急性和慢性两种类型。

(一) 内照射放射病的临床表现与放射性核素在体内的分布相关性

内照射放射病的临床表现与放射性核素在体内的分布密切相关,还与放射性物质进入和排出体内的途径有关。

1. 均匀或比较均匀地分布于全身的放射性核素引起的内照射放射病,其临床表现与急性或亚急性外照射放射病相似,以造血功能障碍为主要表现,同时伴有神经衰弱症候群。

2. 选择性分布的放射性核素以靶器官的损害为临床表现,同时伴有神经衰弱症候群和造血功能障碍等主要全身表现。靶器官的损害因放射性核素种类而不同,如 ^{90}Sr、^{226}Ra 和 ^{239}Pu 等核素主要蓄积于骨骼,除了引起骨质疏松、病理性骨折和骨肉瘤等外,还导致造血功能障碍;稀土元素和以胶体形式进入体内的放射性核素引起网状内皮系统的损害,除表现为中毒性肝炎、肝硬化和肝癌等外,亦导致造血功能障碍,见表 7-11。

表 7-11 放射性核素摄入导致严重确定性健康效应的剂量阈值

疾 病	靶器官	照射类型	RBE	30d 待积 RBE- 加权吸收剂量 $AD_T \cdot {}_{05}(\Delta^b)/(Gy \cdot Eq)$
造血综合征	红骨髓	α 辐射体吸入或食入	2	0.5～8
		β/γ 辐射体吸入或食入	1	0.5～8
肺 炎	肺(肺泡区)	α 辐射体(S 或 M 型)吸入	7	30～100
		β/γ 辐射体(S 或 M 型)吸入	1	30～100
消化综合征	结 肠	α 辐射体吸入或食入	—	—
		β/γ 辐射体吸入或食入	1	20～24
急性甲状腺炎	甲状腺*	吸入或食入放射性核素	0.2～1#	60
甲状腺功能衰退	甲状腺*	吸入或食入放射性核素	0.2～1#	2

*. 甲状腺产生确定性效应,外照射的效能比 ^{131}I 内照射高出 5 倍,所以 ^{131}I 的 RBE 为 0.2,而其他放射性核素的 RBE 为 1

\#. 内照射放射病的临床表现以外照射急性或亚急性放射病相似的全身表现为主;因放射性核素动力学特征不同而往往伴有以该放射性核素靶器官和源器官的损害,并有放射性核素初始进入体内部位和代谢途径(如肺、肠道和肾)的损伤表现。上述血液系统改变有利于诊断

3. 难转移的放射性核素初始进入体内的途径出现局部损伤表现,如吸入难转移的放射性核素所致的损伤主要表现在呼吸道;当通过皮肤伤口污染进入体内,局部皮肤可出现干燥、皲裂和角化过度,甚至出现长期不愈合的溃疡或放射性皮肤癌。

(二) 内照射放射病的临床分期与放射性核素在体内的持续性照射有关

1. 内照射放射病的临床分期与急性或亚急性外照射放射病相似,临床上可分为初期、极期和恢复期或转为慢性,可有不典型的初期反应,主要表现为自主神经功能紊乱的症状,出

现乏力、厌食；极期主要表现为造血功能障碍、感染、出血、胃肠道症状和代谢紊乱等。

2. 内照射放射病的临床分期有其自身的特点，无假愈期，而且对有效半减期较长的放射性核素所致的内照射损伤，一般无初期反应或初期反应不明显且延迟，极期后延，无明显的恢复期。这是由于内照射持续时间较长，一般相当于该放射性核素在体内有效半减期的6倍，从进入体内到全部排出体外或衰变完全为止的时期，以致病程迁延。

三、诊断标准与鉴别诊断

（一）诊断

1. 内照射放射病的诊断标准必须根据过量放射性核素摄入史、放射性核素摄入的剂量估算和临床表现等进行综合分析，排除其他因素方能做出诊断。因此，诊断必须满足上述3个条件。

2. 放射性核素一次或较短时间（数日）内进入人体，或在相当长的时间内，放射性核素多次、大量进入人体，经直接测量（全身计数器测量全身，外部计数器测量器官或组织的放射性）或间接测量（由测量尿、粪、空气和其他环境样品分析推算）证实，放射性核素摄入量达到或超过阈值摄入量（表7-11）。

（二）鉴别诊断

内照射放射病患者造血功能障碍和全血细胞减少的临床表现并无特异性，易和其他造血功能损伤的疾病相混淆，应加以鉴别。

1. 体内污染监测和内照射剂量估算是鉴别内照射放射病与急、慢性外照射放射病和其他疾病的关键因素。

2. 数年后出现的造血抑制应与慢性苯中毒、血小板减少症、缺铁性贫血以及感染、某些疾病（肝炎、脾功能亢进等）、某些药物和化学物质引起的血液学改变相鉴别。

四、治疗方案

根据病情，暂时脱离射线或调离放射工作。除了像急性或亚急性外照射放射病一样采取中西医综合治疗措施外，还要采用减少吸收和加速放射性核素排除的特殊治疗，以减轻或防止内照射损伤。

（一）一般治疗

主要是加强营养，注意休息。给予高蛋白饮食，补充各种维生素、叶酸、肌苷、核苷酸及辅酶A等，必要时可给予滋补类中药制剂，如六味地黄丸、生脉散和四物汤之类方剂。心理疏导和精神上的安慰是至关重要的。

（二）对症治疗

根据患者情况，实施综合对症治疗，在促进造血功能恢复、抗感染和抗出血的同时，还要对症治疗靶器官，如甲状腺功能、肝功能和肾功能的损伤，提高机体抵抗力。

(三) 特殊治疗

阻止放射性核素吸收入体内和加速体内放射性核素的排出,这是免除或减轻内照射损伤的重要治疗手段。值得注意的是,目前有效的促排药物多是早期应用效果佳,晚期应用效果差,因此,如果抓住"快"和"早"的时机,可取得良好的促排效果。

1. 消除体表和伤口沾染　对沾染皮肤或伤口的放射性核素,应及时清洗或清创手术等去污处理;立即脱去沾染的手套、去除衣裤,剔去毛发、胡须等,并按所沾染的放射性核素的性质、体表状况和去污程序进行。去污的原则是尽快尽早去污,去污时避免对皮肤的损伤,不应使用可能促进放射性物质穿透皮肤的去污剂,避免放射性核素经眼、口、鼻和耳等孔腔进入体内。

2. 减少呼吸道、胃肠道和甲状腺的吸收

(1) 减少呼吸道的吸收:首先用湿棉签拭去鼻腔内的污染物,剪去鼻毛,向鼻咽部喷洒血管收缩药,如0.1%的肾上腺素或1%的麻黄碱溶液,然后用大量生理盐水反复冲洗,以减少上呼吸道内放射性核素的吸收。为减少下呼吸道的吸收,一般可口服祛痰药,如10%氯化铵糖浆,促使核素随痰咳出。当吸入大量难转移性放射性核素时,可酌情应用洗肺疗法。

(2) 减少胃肠道的吸收:可采用催吐、洗胃、灌肠或缓泻等非特异性措施使食入的放射性核素尽快排出;还可采用特异性措施,口服吸附剂和沉淀剂,使残留在胃肠道内的放射性核素变成胶体或难溶物而阻止吸收。如口服褐藻酸钠或磷酸铝凝胶可用于阻止锶、钡和镭等核素从肠道吸收;普鲁士蓝配成糖水服用,可减少 ^{137}Cs 的吸收。

(3) 减少甲状腺吸收放射性碘:碘化钾可阻止从各种途径进入体内的放射性碘沉积于甲状腺,同时促进已蓄积于体内放射性碘的加速清除,但其效果与服药时间有关。一般,在摄入放射性碘同时或摄入前24 h内服用效果最佳,污染后2 h和4 h用药则效果下降,污染24 h以后用药基本无效。因此,用药时间越靠近受污染的时间,效果越好;而服用过早或过晚,甲状腺将不能得到有效防护。但是,在放射性碘持续或多次进入机体内的情况下,服用碘化钾的时间可不受上述限制。在给予碘化钾保护甲状腺的同时,应严格防范高剂量服用所诱发的不良反应或副作用。应根据服药效果与时间的关系及用药不良反应等因素进行代价利益分析,如果达到医学干预水平,则应服用碘化钾。

3. 加速放射性核素自体内排出　应在内污染早期,当放射性核素尚未蓄积在相应的靶器官或与组织结合尚不牢固时进行促排治疗,才能取得最佳效果。治疗措施包括强制性饮水和应用祛痰药、利尿药、螯合剂和中药治疗等;如氚水内污染时,强制性大量饮水,同时加用利尿药,可使尿氚排除增加;稀土(^{90}Y、^{140}La、^{144}Ce 和 ^{147}Pm 等)和锕系核素(^{239}Pu、^{241}Am、^{242}Cm、^{252}Cf 和 ^{232}Th 等)内污染时,可用喷替酸钙钠和新促排灵进行促排治疗,疗效显著;二巯丁二钠和二巯基丙烷磺酸钠对 ^{210}Po 均有较好的促排效果,且毒性小;酰丙胺膦(S186)和中药鸡内金水煎液可用于核素 ^{90}Sr 的促排治疗,疗效优于国外同类排锶药物 BADE-CaNa$_3$。

(四) 医学随访

1. 对患者建立登记建卡制度,并长期妥善保存。
2. 定期进行尿中放射性核素的监测,估算累积受照剂量和体内残留活度。

3. 定期进行健康体检，尤其对辐射造血损伤的远后效应，如贫血、白血病、骨髓增生异常综合征以及免疫功能低下或偏低等进行随访观察，同时对放射性核素沉积靶器官的功能进行检查。必要时，对内照射放射病患者所生子女进行定期医学随访观察。

（刘丽波　朴春姬　孙世龙　陈红红　龚守良　姜恩海）

参 考 文 献

[1] 吴德昌. 放射医学. 北京：军事医学科学出版社，2002：109-124，156-185.

[2] 中华人民共和国卫生部. GBZ104-2002 外照射急性放射病诊断标准及处理原则. 北京海淀区疾病预防控制中心网，http：//www.hdcdc.org/Publichealth/2014-01-16/20140116085218.html，2002.

[3] 中华人民共和国国家质量技术监督局.GB/T18199-2000 外照射事故受照人员的医学处理和治疗方案.北京：中国标准出版社，2000.

[4] 中华人民共和国卫生部. GBZ/T217-2009 外照射急性放射病护理规范. 北京：人民卫生出版社，2009.

[5] Hall EJ，Giaccia AJ；卢铀，刘青杰，主译. 放射生物学——放射与放疗学者读本. 北京：科学出版社，2015：105-118.

[6] 金璀珍. 放射生物剂量估计. 北京：军事医学科学出版社，2002：140-164.

[7] 毛秉智，陈家佩. 急性放射病基础与临床. 北京：军事医学科学出版社，2002：38-39，299-300.

[8] 叶根耀. 国内外辐射事故的临床诊治新进展. 中华放射医学与防护杂志，2004，24(1)：81-84.

[9] 龚守良，刘晓冬. 核辐射及其相关突发事故医学应对. 北京：原子能出版社，2006：210-228.

[10] 克晓燕，贾廷珍，王继军，等. 医源性急性放射病的临床探讨. 中华放射医学与防护杂志，2006，26(1)：15-19.

[11] 刘惠芳，辛旺堂，梁健君，等. "4.11"钴源超剂量照射事故医学救治报道. 中国辐射卫生，2012，21(1)：69-70.

[12] 李艳波，李进. 邢志伟，等. 造血干细胞移植与 SDF-1 在急性放射病治疗中的研究进展. 医学综述，2012，18(3)：348-350.

[13] Donnelly EH，Nemhauser JB，Smith JM，et al. Acute radiation syndrome：assessment and management. South Med J，2010，103(6)：541-546.

[14] Reeves G. Overview of use of G-CSF and GM-CSF in the treatment of acute radiation injury. Health Phys，2014，106(6)：699-703.

[15] 邢志伟，姜恩海，王桂林，等.《造血刺激因子在急性放射病治疗中的应用规范》解读. 国际放射医学核医学杂志，2012，36(4)：234-237.

[16] 龚守良. 医学放射生物学. 第 4 版. 北京：中国原子能出版社，2015：398-416.

[17] IAEA. TECDOC-1432. Development of an Extended Framework for Emergency Response Criteria：Interim Report for Comment，Vienna：IAEA，2005.

[18] FAO，IAEA，ILO，PAHO，WHO. Criteria for use in preparedness and response for a nuclear or radiological emergency. No. GSG-2. Vienna：IAEA，2011.

[19] 中华人民共和国卫生部. GBZ96-2011 内照射放射病诊断标准. 北京：中国标准出版社，2011.

[20] 刑志伟，姜恩海，杜建颖，等.《内照射放射病诊断标准》解读. 国际放射医学核医学杂志，2012，36(5)：313-316.

[21] 贾廷珍，赵文正. 辐射事故医学救治手册. 北京：卫生部核事故医学应急中心，2000：85-92.

[22] 中华人民共和国卫生部. GB/T 18197-2000. 放射性核素内污染人员医学处理规范. 2000.

[23] Marcus CS. Administration of decorporation drugs to treat internal radionuclide contamination. RSO

Magazine, 2004, 9(5): 9-15.

[24] U.S. Department of Health and Human Services, Food and Drug Administration (FDA), Center for Drug Evaluation and Research. Potassium Iodide as a Thyroid Blocking Agent in Radiation Emergencies. Available at http://www.fda.gov/cder/guidance/4825fnl.htm.

[25] U.S. Department of Health and Human Services, AHRQ Publication No. 06(07)-0056. Pediatric Terrorism and Disaster Preparedness. Available at http://www.ahrq.gov/research/pedprep/index.html.

[26] Jefferson RD, Goans RE, Blain PG, et al. Diagnosis and treatment of polonium poisoning. Clin Toxicol, 2009, 47(5): 379-392.

[27] Malátová I, Vrba T, Bečková V, et al. Twelve years of follow up of cases with old 241Am internal contamination. Health Physics, 2010, 99(4): 495-502.

[28] 中华人民共和国卫生部. GBZ/T 216-2009. 人体体表放射性核素污染处理规范. 北京: 人民卫生出版社, 2009.

第8章

低剂量、过量和慢性照射的血液损伤临床

第一节 低剂量辐射对造血系统的影响

低水平电离辐射（low level radiation）系指低剂量、低剂量率电离辐射。就人群照射而言，0.2 Gy 以内的低 LET 辐射或 0.05 Gy 以内的高 LET 辐射被视为低剂量辐射，当其剂量率在 0.05 mGy/min 以内时，则称为低水平电离辐射。低水平电离辐射在人类生活环境中无处不在，无时不有。在正常情况下，人体内也含有一定量的放射性核素。近地球表面的宇宙射线因海拔高度而成比例地增加。

自人类生存 400 多万年以来，天然放射性水平从总体上未曾有大的变化。地球上最初有生命出现时，天然辐射比现今可能高出 10 倍以上。环境中除了放射性以外还有其他因子共同作用，这些低水平环境因子与生命的相互作用方式及其在生命演化过程中所起的作用，尚未完全被科学揭示。环境中低水平辐射来自天然辐射和人为辐射两个方面。天然辐射包括宇宙辐射、陆地辐射、萃取工业辐射；人为辐射包括能源生产、核试验、医疗照射、职业照射、放射性核素生产和使用、事故照射。

人类环境中长久以来就存在电离辐射。与人类同在的低水平辐射，在不同地区由于地理分布（包括纬度和海拔高度等）不同或在不同工作岗位由于职业原因，不同人群所受的照射水平有一定的差别。特别是由于核能的发展，在核能设施周围不同距离的居民所受辐射剂量将有微小的增加。这些将给人类健康带来什么影响，是公众、政府和学术界十分关心的问题。

国际辐射防护委员会（ICRP）60 号出版物中虽已注意到低水平辐射可以刺激多种细胞功能，但认为"由于低剂量下的统计等困难，这种通常称为兴奋效应（hormesis）的实验数据未成定论"。近年来，多数学者认为，环境本底辐射可引起分子水平的变化，但不足以造成损伤、损害或危害，0.2 Gy 以内的低传能线密度（LET）辐射在多数情况下也不至于引起损害或危害，而且低水平辐射在适应和防卫反应及其他方面可能引起兴奋效应。118 号出版物称为免疫功能紊乱。

一、低剂量辐射对造血系统的影响

初步研究发现，低剂量辐射（low dose radiation，LDR）对造血祖细胞增殖有显著的

兴奋性效应，这种效应与造血刺激因子升高有关。间充质干细胞（mesenchymal stem ceils，MSC）是指一群具有向成骨细胞、成软骨细胞、成脂肪细胞、骨髓基质、肝细胞和神经细胞等多种分化潜能的多能干细胞。MSC 及其分泌的细胞外基质构成造血微环境的空间构架，参与调节造血干细胞（hematopoietic stem cell，HSC）在骨髓中增殖、分化及归巢，还表达多种支持促进造血的生长因子。

（一）低剂量辐射血液兴奋效应

1. 增强 HPC 再殖及在外周血的动员　许多实验证实，LDR 可诱导造血系统的兴奋效应，增强造血祖细胞（hematopoietic progenitor cell，HPC）再殖及在外周血的动员。小鼠接受 25～100 mGy X 射线照射，检测骨髓和外周血 HPC（包括 BFU-E、CFU-GM 和 c-kit$^+$ 细胞，后者为造血干细胞或造血祖细胞数），应用狭槽印迹杂交和 Northern 印迹方法检测 GM-CFU、G-CFU 和 IL-3 蛋白和 mRNA 表达，以评价 LDR 刺激和动员 HPC，并通过白细胞（WBC）计数和脾集落形成单位（CFU-S）检测 LDR 后 HPC 移植使致死性照射的外周血细胞再增殖。75 mGy X 射线照射后 48 h，诱导骨髓 HPC（CFU-GM 和 BFU-E 形成）增殖最为明显；并且，在照射后 48～72 h，通过 CFU-GM 形成和 c-kit$^+$ 细胞在外周血单核细胞比例证实，动员 HPC 进入外周血明显增加。75 mGy X 射线照射诱导脾细胞 G-CSF 和 GM-CSF mRNA 表达和血清 GM-CSF 水平增加非常明显。为了进一步解释这些造血刺激因子在 HPC 外周血动员的重要作用，直接给予 G-CSF [300 μg/(kg·d) 或 150 μg/(kg·d)]，能够明显刺激 GM-CFU 形成和外周血 c-kit$^+$ 细胞在单核细胞比例的增加。更重要的是，75 mGy X 射线照射与 150 μg/(kg·d) 的 G-CSF 联合处理，产生类似于 300 μg/(kg·d) 的 G-CSF 单独应用的效应。而且，LDR 动员供者 HPC 再增殖血细胞的能力，在致死性照射的小鼠通过计数外周血白细胞和 CFU-S 得到证实。这些结果提示，通过 HPC 增殖和外周血动员证实，LDR 诱导造血系统的兴奋效应，这为 HPC 外周血动员的临床应用提高了潜在的治疗手段。

另外的实验也证实，LDR 对骨髓基质祖细胞具有兴奋效应。采用体外液体单层和半固体培养方法，小鼠骨髓细胞在受到 25～100 mGy 照射后，骨髓基质祖细胞集落形成单位（CFU-F）有不同程度增多，其中 50 mGy 和 75 mGy 照射有显著的统计学意义；并且，CFU-F 基质层对粒系祖细胞集落形成单位（CFU-GM）的支持作用明显增加，对骨髓细胞的黏附能力在 50 mGy 和 75 mGy 照射有显著提高。

2. LDR 促进 SCF 分泌升高　在 LDR 对 BM-MSC 刺激效应中，表现为细胞生长加速，同时在一定时间内可以使造血生长因子表达量增多。在培养 24 h 和 48 h 后，干细胞因子（stem cell factor，SCF；采用 ELISA 方法检测）分泌量均有升高趋势；仅 75 mGy 照射后 48 h，SCF 分泌量明显升高（$P < 0.05$）；50 mGy 和 75 mGy 照射后 24 h 和 48 h，100 mGy 照射后 24 h，IL-6 分泌量明显升高（$P < 0.05$）。50、75 mGy 和 100 mGy 照射 BM-MSC 后，与同一时间假照组比较，除 50 mGy 照射后 72 h 外，M-SCF 分泌量在照射后 24、48 和 72 h 均明显升高（$P < 0.05$），以 75 mGy 照射后 72 h 升高最明显。

3. LDR 对细胞周期时相的影响　在 75 mGy X 射线全身照射后 2～72 h，骨髓细胞周期各时相细胞百分数未发生明显变化。然而，50、75 mGy 和 100 mGy X 射线照射（剂量率为

12.5 mGy/min）人 BM-MSC（体外传代培养的第 4 代和第 5 代 BM-MSC）后，hBM-MSC 从 72 h 开始生长明显加快；LDR 照射 hBM-MSC 后，在 G_0 期或 G_1 期百分率逐渐减少，S 期百分率在照射后 48 h 和 72 h 逐渐明显增多，以 75 mGy 照射后 72 h 的 S 期百分率增多最明显（为 68.88%）；而细胞凋亡于 LDR 24 h 和 48 h 后有增多趋势，72 h 后有减少趋势。看来，在体照射和离体照射所获得的效应不同，在体照射因素复杂，不能产生细胞周期时相的明显改变。

4. LDR 对骨髓造血干细胞（或造血祖细胞）某些蛋白表达的影响　利用双向凝胶电泳方法，建立 LDR 后不同时间点小鼠骨髓造血干细胞（或造血祖细胞）与相应假照组细胞蛋白质组二维凝胶电泳图谱，用图像分析软件分析照射组与假照组差异表达蛋白，并利用生物质谱对差异蛋白质进行鉴定分析。其结果表明，LDR 后骨髓造血干细胞（或造血祖细胞）中表达上调的蛋白 26 个，表达下调的 4 个，消失的 4 个。其中，鉴定获得碳酸酐酶Ⅱ、蛋白二硫键异构酶、层粘连蛋白受体、嘌呤核苷磷酸化酶、谷胱甘肽过氧化物酶、氯化琥珀胆碱细胞内信号通道蛋白、中心体肌动蛋白 2α、磷酸葡萄糖脱氢酶、原纤维蛋白和丝氨酸蛋白酶抑制剂等 22 种蛋白。研究表明，LDR 使骨髓造血干细胞（或造血祖细胞）某些蛋白表达上调或下调，并鉴定出与 LDR 作用机制相关的蛋白质。

5. LDR 促进骨髓细胞表面 CSF 受体的表达　实验观察 LDR（25～250 mGy）作用于小鼠所致肺细胞和胸腺细胞分泌集落刺激因子（CSF）及骨髓细胞表面 G-CSF 受体数变化。其结果表明，低剂量 X 线照射后 48 h，肺细胞在 75 mGy 照射后 CSF 分泌水平明显增高（$P<0.05$），胸腺细胞反应更为敏感；50～250 mGy 各剂量点照射后 CSF 分泌均明显增加（$P<0.05$ 或 $P<0.01$），且 50 mGy 照射后 CSF 活性最高；^{125}I-G-CSF 与骨髓细胞表面受体特异结合在 37 ℃、60 min 内完成，3×10^5 骨髓细胞表面的 ^{125}I-G-CSF 最大结合量（Bmax）为 15.1 pmol/L，解离常数为 78.6 pmol/L，推算细胞表面 G-CSF 受体数约为 3100 个；50、75 mGy 和 100 mGy 照射后 G-CSF 受体数明显增加，分别达对照的 161%、169% 和 342%。由此可见，LDR 促进机体 CSF 分泌水平增高，同时促进骨髓细胞表面 CSF 受体表达，最终产生对造血细胞增殖的刺激作用。

6. LDR 促进骨髓移植后受体造血功能的重建　在骨髓移植前，用 ^{3}H-TdR 掺入法确定对供体小鼠骨髓细胞给予最佳刺激剂量的照射，然后将被照射的骨髓细胞输入受体小鼠内，最后动态监测受体小鼠的外周血细胞和骨髓单个核细胞数量。在离体情况下，经 6 cGy 和 8 cGy 照射的小鼠骨髓细胞增殖能力明显增强，将其骨髓细胞进行移植后，受体小鼠骨髓单个核细胞数和外周血细胞计数高于相应的对照组。提示，LDR 可促进小鼠骨髓移植后受体造血功能的重建。

（二）长期 LDR 对人体外周血细胞效应

近年来，随着放射防护条件逐步完善以及生活水平的提高，放射工作人员的人均年有效剂量逐年降低，长期 LDR 对人体生物效应越来越受到人们的关注。国内一些调查证明，职业受照人群的外周血细胞效应以中性粒细胞为主的白细胞减少，淋巴细胞相对增高及血小板、血红蛋白下降。庄晓玲等观察结果显示，放射组白细胞数低于对照组，但两者比较无显著性差异；中性粒性粒细胞、嗜碱性粒细胞和淋巴细胞比例两组间比较无显著性差异；红细胞数、红细胞分布宽度和嗜酸性粒细胞比例高于对照组,但单核细胞比例低于对照组,两组间比较有显著性差异。放射人员的外周血幼稚粒细胞和巨大血小板的检出率与对照组比较有显著性差异,有核红细胞和粒系分叶白细胞过多的检出率虽无显著性差异,但是在正常人外周血中这些异常细胞均应无法检出。提示,尽管放射防护非常完善,但长期低剂量电离辐射后,造血系统血细胞的释放存在紊乱现象,且外周血液的中性粒细胞过度衰老,对其所具有的生理功能也可能会产生影响。观察证实,放射人员的巨大血小板检出率达到20%,明显高于对照组,认为 LDR 可以应激性生成巨大血小板,其活性和功能更强大,故长期 LDR 对造血系统的影响依然不容忽视。

在成都市 2010－2012 年 4150 例放射工作从业者中,对 681 例从业者的年受照剂量与血常规检测指标做相关分析证实,男性红细胞、血红蛋白及血小板 3 项指标异常率高于女性（$P<0.05$）;工龄≥20 年组血小板异常率高于 <20 年组。长期接触 LDR 对从业者造血系统有一定的损伤作用,并且男性辐射损伤风险大于女性。

二、低剂量率连续照射对血液系统的影响

低剂量率连续照射所致的血液系统效应,不同于高剂量率连续照射,也不同于大剂量一次性照射,可能需要较长的时间才表现出血液系统的变化;如果剂量率极低,可能不发生造血功能的变化。

（一）低剂量率越低所致血液系统效应越低

有研究者给大鼠每天 23 h 的 γ 射线连续照射,剂量率分别为 1.76、0.84、0.50 Gy/d 和 0.16 Gy/d。外周血象的结果表明,其中最大剂量率（1.76 Gy/d）的连续照射,血细胞减少的趋势与急性致死剂量一次照射后的效应相似,淋巴细胞首先下降,随之血小板和中性粒细胞下降;连续照射 15 d,累积剂量 >26 Gy 后,这些敏感细胞几乎接近零,血红蛋白也开始明显下降;再经过 1～2 d,大鼠因肠道和淋巴结等处广泛内出血而死亡。

如连续照射的剂量率降到 0.84 Gy/d,血细胞数减少放缓;连续照射 5 d,累积约 4 Gy,淋巴细胞数减少 70% 以下,并继续缓慢下降,直至连续照射 20 d 左右（累积约 17 Gy）。继续连续照射 40～50 d,累积照射 33～41 Gy 时,大鼠相继死亡,血细胞下降接近零。连续照射 5 d 后,血小板也下降,与淋巴细胞同时降到最低值。中性粒细胞在连续照射前 20 d,缓慢下降,以后又超过正常水平,最后才明显减少到低水平。血红蛋白在连续照射 30 d 内,无明显变化,大鼠死亡前才有所降低。此剂量率连续照射大鼠,所致死亡的原因是骨髓衰竭和肠道及淋巴结的广泛出血。

每天 0.5 Gy 连续照射后,血细胞数有一定范围的波动,但基本接近正常水平;然而,大鼠仍可发生死亡,并在死亡前未见血细胞数的明显下降,其死亡原因并非骨髓造血功能低下所致。剂量率更低（0.16 Gy/d）的连续照射,外周血象也无明显变化;仅个别大鼠在连续照射后期,血红蛋白进行性减少和中性粒细胞的异常增多;最终,有的死于肿瘤,有的自然死亡。

从以上的实验结果可以看出,随着剂量率的下降,连续照射所致血液系统效应逐渐减轻;

并且证实,高剂量率连续照射的致死原因可能主要是骨髓衰竭,而低剂量率连续照射的致死原因可能会引起肿瘤的发生。

(二)种属间的效应差异

实验采用更低剂量率(0.034 5～0.115 Gy/d)连续照射犬、豚鼠、家兔、大鼠和小鼠,在照射 500 d 后,淋巴细胞数可降至 50% 以下,似乎无种属的差异。但是,豚鼠对低剂量率连续照射敏感,通过 0.101 2 Gy/d 连续照射,甚至 0.025 3 Gy/d 连续照射,也会引起造血功能低下,血小板数明显减少。提示,种属间可能存在差异;因此,将动物的实验结果推算到人,应十分慎重。

(三)造血细胞的辐射敏感性

低剂量率连续照射后,造血功能的损伤程度主要取决于照射的剂量率和累积剂量,但造血细胞本身的辐射敏感性也起到较大的作用。

1. 低剂量率连续照射后骨髓有核细胞总数和 CFU-S 数变化的差异　给予 LACA 小鼠 0.7 Gy/d 剂量率 γ 射线连续照射后,骨髓造血功能随累积照射剂量的增加而其损伤程度不断加重;但骨髓有核细胞总数的下降幅度不大,连续照射 10 d,累积照射 7 Gy,仅减少约 60%。然而,涉及骨髓造血的 CFU-S,在连续照射的前 4 d 内,呈现指数式下降;以后虽下降速度稍缓,减少的最低数为正常水平的 1.6%(图 8-1)。骨髓淋巴细胞在低剂量率连续照射,其数量逐渐减少,7～10 d 后可减少到正常值的 20% 左右。

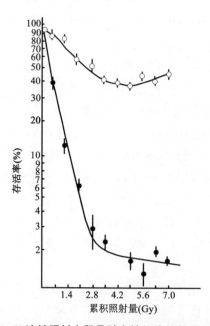

图 8-1　0.7 Gy/d 连续照射小鼠骨髓有核细胞总数和 CFU-S 数的变化
●. CFU-S;〇. 骨髓有核细胞数

2. 低剂量率连续照射后骨髓 CFU-GM 和 CFU-S 数变化的差异　骨髓有核细胞中除了 0.1%～0.5% 为 CFU-S,还有大量各系不同发育阶段的造血细胞和造血基质细胞。将分别观察各系各阶段造血细胞在 0.7 Gy/d 剂量率连续照射条件下的变化结果分别绘成图 8-2 和图 8-3。在图 8-2 中，在 0.7 Gy/d 剂量率连续照射前 2 d，CFU-GM 和 CFU-S 以同样的斜度下降，其 D_0 值分别为 0.721 Gy 和 0.774 Gy，但后者继续以指数式减少，前者下降已开始减慢；随后，两者虽均下降缓慢，但前者的变化折线始终在后者的折线之上，两者数量相差 5 倍。骨髓增殖性粒细胞（包括原粒细胞、早幼粒细胞和中幼粒细胞）的变化与 CFU-GM 相近，而骨髓内成熟的中性粒细胞的减少在连续照射 10 d 内未低于正常水平的 50%。

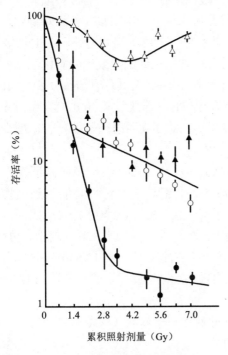

图 8-2　0.7 Gy/d 连续照射小鼠骨髓 CFU-S 和有核系造血细胞数的变化

●. CFU-S；○. CFU-GM；▲. 增殖性粒细胞；△. 中性粒细胞

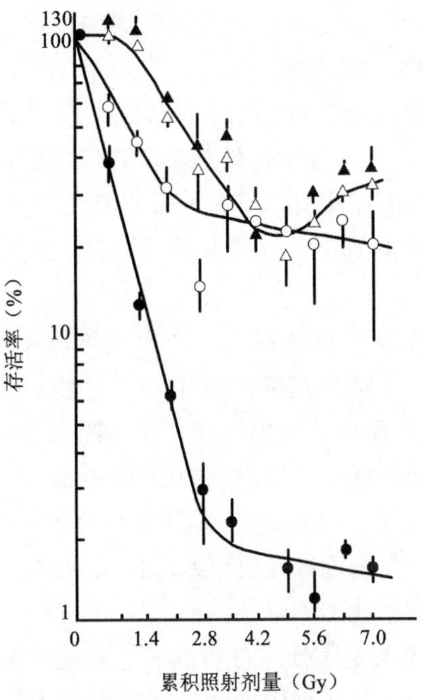

图 8-3　0.7 Gy/d 连续照射小鼠骨髓 CFU-S 和各阶段红系造血细胞数的变化

●. CFU-S；○. CFU-E；▲. 增殖性红细胞；△. 有核红细胞

3. 低剂量率连续照射后骨髓 CFU-E 和 CFU-S 数变化的差异　通常，在急性一次照射后，CFU-E 的下降斜度非常大，D_0 值常低于 CFU-S。在低剂量率连续照射的最初 3 d，CFU-E 的减少幅度低于 CFU-S，D_0 值为 2.138 Gy，高于 CFU-S 的 0.774 Gy；最后的曲线始终在 CFU-S 之上，两者相差 13 倍，其差距大于 CFU-GM，其数不低于正常水平的 20%。骨髓增殖性红细胞（包括原红细胞、早幼红细胞和中幼红细胞）或有核红细胞（包括原红细胞、早幼红细胞、中幼红细胞和晚幼红细胞）随连续照射累积剂量增加而进行性减少的趋势与 CFU-E 相似，但下降幅度较小，且在连续照射 7～10 d 有一定的回升。与急性一次性照射比较，0.7 Gy/d 剂量率连续照射后 CFU-S、CFU-GM 和 CFU-E 的 D_0 值和 n 值的结果见表 8-1。表 8-1 显示，CFU-S 的辐射敏感性高于 CFU-GM 和 CFU-E，这是急性一次照射和低剂量率连续照射后 CFU-S 剂量-存活曲线较 CFU-GM 和 CFU-E 曲线低的原因。另外，值得注意的是，CFU-S 和 CFU-GM 的 D_0 值，急性一次照射高于低剂量率连续照射，而 CFU-E 相反。

表 8-1　急性一次照射和 0.7 Gy/d 连续照射后 CFU-S、CFU-GM 和 CFU-E 的 D_0 值和 n 值

^{60}Co γ 射线照射	CFU-S		CFU-GM		CFU-E	
	D_0 (Gy)	n	D_0 (Gy)	n	D_0 (Gy)	n
急性照射（1.03 Gy/d）	1.034	1.02	1.737	0.92	1.342	0.90
连续照射（0.7 Gy/d）	0.774	0.80	0.721	1.05	2.138	0.80

4. 低剂量率连续照射后 CFU-S、CFU-GM 和 CFU-E 的增殖和分化　研究发现，在低剂量率连续照射小鼠 2 d 后，CFU-S 生长增殖速率相对较高，有 30% 的 CFU-S 在细胞周期内，而正常小鼠骨髓中仅 10% 进入细胞增殖周期。连续照射 3～10 d，CFU-S 数相对稳定，说明其分化速率也相应增高。从以上 3 个图（图 8-1、图 8-2 和图 8-3）可以看出，CFU-GM 和骨髓中增殖性粒细胞约为 CFU-S 的 5 倍，CFU-E 和骨髓中增殖性红细胞或骨髓有核红细胞数约为 CFU-S 的 13 倍。提示，低剂量率连续照射，红系和粒系 HPC 及其具有增殖分裂能力的后代，其增殖能力有所提高，分裂次数也有所增加。小鼠 0.7 Gy/d 连续照射 20 d，停照 30 d，骨髓有核细胞数类似正常对照水平；但 CFU-S 显著减少，且随连续照射天数的延长，减少的更加明显。

5. 低剂量率连续照射对造血实质细胞和造血微环境的作用　进一步研究证实，开始以 0.7 Gy/d 低剂量率连续照射 49 d，骨髓 CFU-S 减少，骨髓造血微环境功能受到损伤，停照后 30 d 这种损伤效应仍存在。在停照后 30 d 给予第 2 次急性一次全身 7.5 Gy 照射，并输入 $1×10^7$ 个正常同系小鼠骨髓细胞后 30 d，致使输入的外源性骨髓细胞在其中增殖、分化缓慢，骨髓中 CFU-S、CFU-GM 和 CFU-E 分布只有单独一次急性大剂量照射的 40%、57% 和 31%。因此，低剂量率连续照射可致造血实质细胞和造血微环境同时受损，最后表现为 HSC 自我更新能力及增殖能力的降低。

6. 相同剂量急性照射和低剂量率连续照射对骨髓造血干细胞（或造血祖细胞）的损伤效应　实验发现，急性照射和低剂量率连续照射的总剂量均为 4.9 Gy，并均在照射后 30 d，两者骨髓 CFU-S 数基本恢复到接近同龄正常小鼠水平。但是，正常小鼠骨髓 CFU-S 数随年龄的增长而缓慢增多；而照射小鼠的增长，尤其是急性照射小鼠，大多低于正常同龄小鼠。连续照射的时间延长，累积剂量高达 17.5 Gy，尤为明显；停止照射后 1 年内，CFU-S 数始终偏低，无恢复到正常水平的趋势。而且，这些 HSC 的自我更新能力减弱，移植给致死剂量照射受体后，自我更新能力又进一步降低。同时，发现连续照射 25 d，累积达 17.5 Gy 后，1 年中骨髓有核细胞总数和粒系细胞数能够恢复到接近正常水平，而红系细胞恢复得明显不佳，致使骨髓粒系细胞和红系细胞的比例偏高。这些结果提示，低剂量率连续照射也影响 HSC 向红系细胞的分化。

当 0.7 Gy/d 连续照射的累积剂量达 17.5 Gy 时，停止照射 3 个月，骨髓 CFU-S 数只能恢复到同龄正常小鼠的 50% 左右。如停照连续照射，给予 $1×10^7$ 个非同系正常小鼠骨髓细胞，对 CFU-S 数的恢复无作用；如输注 $1×10^7$ 个同系正常小鼠骨髓细胞，可使其恢复加速，其水平可达正常值的 80% 左右，加大骨髓细胞的输入量则恢复更佳。这些结果充分说明，低剂量率连续照射后，造血功能低下的重要原因是 HSC 的损伤。

7. 低剂量率连续照射对外周血细胞的损伤效应　小鼠经 0.7 Gy/d 连续照射后，体重渐次减轻，外周血红细胞、白细胞、中性粒细胞和淋巴细胞逐渐下降。连续照射 25 d，血象已达

危险境界，白细胞数降低到 0.833×10^9/L，淋巴细胞数降低到 0.216×10^9/L。再继续照射，小鼠将会死亡。此时，停止照射后 100 d 内，唯有同系正常小鼠骨髓细胞的输入方可促进低剂量率连续照射 25 d 小鼠外周血红细胞、白细胞、中性粒细胞和淋巴细胞数的恢复，使血象接近正常水平。然而，输入同样数量的异种小鼠的骨髓细胞，其血象的变化仍与不治疗的照射对照相似。

（四）低剂量率损伤细胞与其修复的关系

HSC 的慢性放射损伤和修复与急性者有许多不同点。首先，低剂量率 X 射线或 γ 射线连续照射引起机体死亡所需累积剂量，比急性大剂量照射时高许多倍。例如，急性照射时，小鼠和大鼠的 $LD_{50/30}$ 剂量约为 6 Gy，而低剂量率或分次照射引起死亡所需累积剂量可增加至 10～100 Gy。其次，在低剂量率射线连续照射下，造血组织的放射敏感性并不像大剂量照射时那样属于最敏感组织，而是介于性腺和小肠上皮之间，造血组织的放射损伤是和其中 HSC 的损伤紧密相关的。图 8-4 表明，小鼠在低剂量率连续照射条件下，骨髓 CFU-S 的损伤程度与累积照射剂量的关系具有典型的双相特征，此时骨髓组织也表现出相应的时相性变化，如细胞分布不均和循环障碍的轻重变化等。最后，低剂量率连续照射时剂量－存活曲线的开始部分与急性照射时也不相同，不存在任何肩形部分。CFU-S 的存活率随照射剂量的增加呈指数下降，$n=1$，但 D_0 值仍与 γ 射线急性照射时近似 $[D_0=(0.797\pm0.1)\text{ Gy}]$。根据靶学说，细胞的放射损伤与照射的剂量率有关。随着剂量率的降低，损伤细胞的修复机会应该趋于增加，剂量－存活曲线中的肩部理应加宽，但实际上却相反。其原因有以下两点。

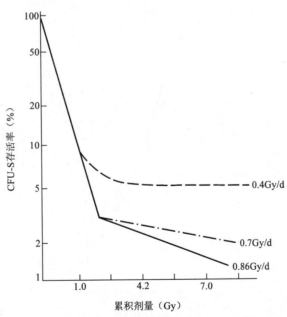

图 8-4 各低剂量率连续照射小鼠股骨骨髓中 CFU-S 的动态变化

1. **在低剂量率连续照射条件下 HSC 的生理状态发生转变** 小鼠在低剂量率（0.7 Gy/d）γ 射线连续照射下，HSC 逐渐由正常的低增殖活动状态转入较高的增殖活动状态。此时，

^{3}H-TdR 对 HSC 的杀死率由正常状态下的不足 10% 增至 20%（表 8-2）。这种增殖活动的加强，可提高射线对细胞的损伤效应，是构成曲线肩部消失的原因之一。

表 8-2　低剂量率连续照射时 ^{3}H-TdR 对 CFU-S 的杀伤效应

连续照射时间	每股骨 CFU-S 产额	^{3}H-TdR 致死率（%）	CFU-S 存活率（%）
正常小鼠	5100±400	6.2	69.2
照射 1 h	4600±400	0	64.9
照射 4 h	4370±330	0	67.5
照射 8 h	3970±220	22.6±21.2	53.5
照射 14 h	3340±270	1.3	70.2
照射 24 h	2015±100	10.5	70.8
照射 48 h		28.3	52.0
照射 6 d		27.8	50.2

2. 低剂量率连续照射后早期持续存在放射后效应　从图 8-5 可以看出，小鼠每天接受 0.7 Gy γ 射线分次照射时，每次照射后即刻和照射后 24 h（即下次照射前，图中 X 处）股骨中 CFU-S 数量的测定结果表明，在照射后的最初 4 d 内，明显地存在着放射后效应，即在每次照射停止后，股骨骨髓中 CFU-S 仍有一个继续下降的过程，即图中的短虚线在 4 次照射前的各段。若把放射后效应和放射即刻效应相加，就可见到在分次照射与低剂量率连续照射的不同情况下，剂量-存活曲线具有相似的斜率，而且都没有肩形部分。因此，可以认为在低剂量率连续照射的 3～4 d，同时存在着对 CFU-S 的即刻效应和类似急性照射时的后效应。两者的持续存在和重叠也是造成肩部消失的原因。

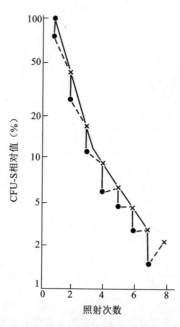

图 8-5　分次急性照射小鼠骨髓 CFU-S 含量的动态变化

小鼠 0.7 Gy/d γ 射线连续照射 45 d，在停止照射后，HSC 立即开始恢复。这与急性照射后需隔相当时日才能恢复的过程是不同的，但 CFU-S 的恢复速率仍较缓慢。停止照射后 1 个月，仍停留在正常动物的 50% 水平。若比较 CFU-S、CFU-E 和 CFU-C 的各自恢复的动力过程，则见三者具有不同的特点：CFU-C 和 CFU-S 恢复缓慢，在停照后 1 个月只达到正常水平的 50% 左右；而 CFU-E 在终止照射后 5 d 便一跃而接近正常水平。

三、低剂量辐射对免疫功能的影响

（一）低剂量辐射增强免疫功能

1. 抗体形成　在小鼠脾细胞体外空斑形成细胞（plaque forming cell，PFC）反应中，以羊红细胞（sheep red blood cell，SRBC）为抗原，加入抗原后不同时间照射，0.25 Gy 和 0.50 Gy 照射的 PFC 反应增强，2.0～4.0 Gy 照射的反应抑制，1.0 Gy 照射的反应基本保持对照水平。上述实验资料中所用照射剂量有的已超出低剂量范围，如此较大剂量引起抗体形成反应增强，显然与动物的原先免疫状态有关。照射前 2～2.5 d 免疫小鼠，免疫活性细胞已经激活，并已有较大比例的细胞转变为抗体分泌细胞，其辐射抵抗力较高。

全身 LDR 后，腹腔注射 SRBC 免疫 C57BL/6J 小鼠，免疫后 4 d 检查脾 PFC 数。单次 X 射线全身照射 25～250 mGy（剂量率为 12.5 mGy/min）后，25～75 mGy 照射的脾细胞 NK 细胞活性增高，PFC 反应增强，以 75 mGy 照射者最明显。当小鼠接受慢性照射（γ 射线剂量率为 15 mGy/min），累积剂量为 32.4 mGy 和 65 mGy 时，脾细胞 PFC 反应增强；当累积剂量超过 260 mGy 时，则 PFC 反应受抑。以上实验资料说明，低剂量全身单次 X 射线照射和慢性 γ 射线照射均可使 PFC 反应增高，两者的刺激剂量比较接近（分别为 75 mGy 和 65 mGy）。

2. 淋巴细胞反应性　小鼠受低剂量 X 射线或 γ 射线照射，使脾和胸腺淋巴细胞对丝裂原的反应性增高。在 0.1 Gy 以内的 X 射线全身照射后，脾细胞对半刀豆球蛋白 A（concanavalin A，ConA）的反应增强，大于其对脂多糖（lipopolysaccharide，LPS）的反应。大鼠受低剂量 X 射线照射后 4 h，其脾细胞对 ConA 的反应亦明显增强，刺激效应发生于 50 mGy。此外，小鼠全身照射 50 mGy 后，其脾细胞的混合淋巴细胞反应（mixed lymphocyte reaction，MLR）亦受到刺激，表明 T 细胞对同种异系抗原的反应性升高。

人体 LDR 后淋巴细胞反应性变化的研究亦显示类似的结果。广东阳江高本底地区居民（辐射剂量为对照地区的 3 倍）外周血淋巴细胞对植物凝集素（phytohemagglutinin，PHA）刺激的反应性升高，表现为淋巴母细胞转化率上升。日本原子弹爆炸受照剂量 < 0.5 Gy 的人群（移居美国），其外周血淋巴细胞对 PHA 的反应，平均值高于对照。

3. 抗肿瘤的细胞毒作用　低剂量 X 射线全身照射，C57BL/6J 小鼠皮下接种 Lewis 肺癌细胞和恶性黑色素瘤细胞后的肿瘤生长受抑，静脉注射上述癌细胞后肺内播散明显减少。低剂量全身照射使荷瘤小鼠的免疫抑制减轻，抑瘤效应的增强与免疫活性细胞的肿瘤杀伤作用增强有关。小鼠全身照射后，脾 NK 细胞对 Yac-1 细胞的细胞毒活性随剂量而变化，当剂量 < 1.0 Gy 时，细胞毒活性增强，尤以 0.5 Gy 最为明显；当剂量 > 1.0 Gy 时，则 NK 细胞的杀伤肿瘤细胞的效应下降。以不同效应细胞和靶细胞比值（效靶比）进行实验，全身照射 25～200 mGy X 射线后 24 h，脾细胞对 Yac-1 细胞的细胞毒作用均高于对照，以效靶比为 200∶1 和 100∶1 者更为显著。

LDR 对人体 NK 细胞活性也可能有刺激作用。日本原子弹爆炸幸存者中受照射剂量 < 0.5 Gy 的人群移居美国后与美籍日本后裔对比,NK 细胞活性检测以 K562 瘤细胞为靶细胞,以外周血分离的淋巴细胞为效应细胞,效靶比为 10∶1,受低剂量照射居民 58 例,对照居民 61 例。受照射组的 NK 活性为对照组的 174%,$P < 0.03$。广岛放射线影响研究所进行的研究表明,日本原子弹爆炸幸存者外周血 NK 细胞活性的变化与受照时的年龄有关。共检查 66 名原子弹爆炸幸存者和 60 名对照者,按受照射时的年龄分为 < 14 岁、15～24 岁和 > 25 岁 3 个亚组。分离外周血淋巴细胞,以 K562 瘤细胞为靶细胞,效靶比为 20∶1。受照射者又分为 0.01～1 Gy 和 1 Gy 两组。结果表明, < 14 岁受照射者两个剂量组 NK 细胞活性的均值均低于对照组,但无统计学意义;15～24 岁受照射者, > 1 Gy 剂量组 NK 细胞活性显著高于同龄对照组($P < 0.05$); > 25 岁受照射者,两个剂量组 NK 细胞活性均增高,0.01～1 Gy 组 $P < 0.05$, > 1 Gy 组 $P < 0.01$。这一资料中的原子弹爆炸幸存者受检时的年龄为 50～60 多岁,表明中、小剂量照射后很长时间人外周血 NK 细胞活性仍可检出刺激效应。

抗体依赖性细胞毒活性(ADCC)的辐射反应的实验研究表明,C57BL/6J 和昆明系小鼠受 1～16 Gy X 射线全身照射后,脾有核细胞 ADCC 活性的测定(以 S180 为靶细胞)表明,其辐射抗性较高,4 Gy 照射后 24 h 才有明显抑制。当全身照射剂量为 25～250 mGy 时,则出现刺激效应,以 75 mGy 和 100 mGy 照射者比较显著。小鼠受 75 mGy X 射线全身照射后腹腔巨噬细胞对 P815 瘤细胞的杀伤活性增高 53%($P < 0.05$)。上述动物实验和人体检测资料证实,低剂量辐射可以增强免疫系统对肿瘤细胞的杀伤活性。

4. 细胞因子的分泌　低剂量全身照射刺激某些细胞因子分泌增多,是 LDR 增强免疫功能的重要表现。LDR 后,巨噬细胞分泌的 IL-1β、IL-12 和肿瘤坏死因子 α(TNFα)在 0.075 Gy 全身照射后均明显增多;而淋巴细胞分泌细胞因子的水平则因细胞因子种类不同而异,其中 IFNγ 和 IL-2 在低剂量全身照射后分泌水平上升,IL-10 和 IL-4 与之相反。上述细胞因子分泌的变化说明低剂量全身照射促使 T 细胞向 Th1 分化的趋势增强。LDR 后细胞因子表达上调的峰值出现于 2～24 h,其下调的低谷出现于 24～48 h。这些数值与低剂量照射后小鼠免疫功能增强通常出现于 24～48 h 基本一致。

在免疫放大效应的发生中,IL-2 分泌增多同时伴有其受体(IL-2R)表达的上调。小鼠受 75 mGy 全身照射后 24 h 胸腺细胞 IL-2Rα(CD25)表达显著高于对照。而且,低剂量 γ 射线照射累积剂量达 65 mGy 时,小鼠脾细胞对 IL-2 刺激的增殖反应增强,达对照的 185%,间接说明 IL-2 受体的表达升高。当 T 细胞激活时,IFNγ(IFN-γ)的分泌经常伴随着 IL-2 的分泌。在 75 mGy 和 100 mGy 全身照射后,干扰素 -γ 的活性呈现刺激效应,其活性增高 50% 和 51%($P < 0.05$)。上述资料说明,低剂量辐射刺激 IL-2 和 IFN-γ 的分泌以及 IL-2Rα 的表达。

(二)低剂量辐射增强免疫功能的发生机制

1. 免疫功能激活的细胞和分子基础　LDR 通过提升抗原呈递细胞(APC)和 T 细胞表面分子表达及细胞因子分泌,加强免疫细胞间的相互作用,增强对 T 细胞的 CD3/CD28 共刺激效应,并引起双向激活,促进 APC 和 T 细胞在照射后业已启动的信号传导进一步活化。

免疫细胞间反应增强导致 T 细胞信号转导过程活化,主要表现为细胞内游离钙离子浓度

（[Ca^{2+}]i）增高和蛋白激酶C（PKC）激活及cAMP/cGMP比值下降，这些可能是LDR促进T细胞激活和增殖的重要因素。LDR诱导胸腺细胞内信号分子变化的时序表明，最早检测到胸腺即早反应基因c-fos转录水平在0.075 Gy照射后15 min即开始上升，30 min达峰值，为对照的433.9%；脾c-fos转录水平也在0.075 Gy照射后15 min开始上升，2 h达峰值。用原位杂交检测mRNA水平，也见到胸腺细胞和脾细胞内c-fos基因的表达分别于1 h和2 h上升至峰值，分别为对照的183.3%与180.7%。即早反应基因c-fos作为重要的信号分子，其转录水平与细胞内游离钙浓度的变化对启动淋巴细胞的激活过程具有重要意义，此两者与细胞核内κ基因结合核因子（NF-κB）上升均发生于LDR后1 h之内，提示其始动作用。

全身受0.075 Gy照射后蛋白激酶C（PKCα、PKCβ1和PKCβ2）的表达在4 h开始上升，PKA和PLA_2的表达在4 h开始下降，均于12～24 h达最高或最低水平。关于正常人$CD4^+$ T细胞和Jurkat细胞的近全基因组（near genome-wide）芯片扫描的研究表明，CD3/CD28共刺激、PHA刺激或A23187/PMA（豆蔻酰佛波醇乙酯）双刺激诱导3000多种基因的表达，约占全部微阵列基因的17%，其中有关Ca^{2+}信号和PKC通路激活在CD3/CD28共刺激诱导的T细胞增殖反应中起到关键作用。CD3/CD28共刺激和A23187/PMA双刺激的效应基本一致（A23187为钙离子激动剂，PMA为PKC激活剂）。有实验表明，昆明小鼠受0.075 Gy全身照射后12 h，胸腺$CD4^+$ T细胞体外受ConA作用后，其游离钙浓度在6 min即增高至原始水平的210%，而此时胸腺细胞游离钙浓度对CD3单克隆抗体的反应则仅为对照的135%，说明ConA对细胞游离钙的动员作用明显大于单独刺激CD3的作用，因为ConA刺激等同于CD3/CD28的共刺激效应。另一方面，CD3单独刺激诱导CD74和Bcl-6的上调，CD3/CD28的共刺激则可抵消这种效应。CD74抑制IL-2的表达，Bcl-6则有抗增殖作用。CD28的信号激活使CD74和Bcl-6的表达下降，0.075 Gy全身照射促进CD28的信号激活，显然有利于细胞增殖和IL-2表达。这些资料与上述细胞表面分子和信号分子对低剂量辐射反应及其免疫调节作用的实验结果完全吻合。

LDR后，胸腺细胞和脾细胞部分纯化的蛋白组分具有保护染色体和增强淋巴细胞增殖的双重作用，提示LDR诱导适应性反应与增强免疫功能两者之间可能存在共同分子基础。已知PKC抑制剂TMB-8可抑制LDR诱导的适应性反应，研究发现TMB-8也具有阻止LDR激活淋巴细胞增殖反应的作用，而且钙离子拮抗剂calphostin C也可抑制这两种兴奋效应。这些研究资料提示，此两种效应可能具有共同的分子基础。

2. 免疫激活的神经内分泌调节 在完整机体内，免疫系统从多方面受到整体调节的制约。神经内分泌调节在LDR所致免疫系统功能上调的发生机制中发挥多方面的作用。根据现有资料，在免疫功能的神经内分泌调节网络中至少有两个方面可能具有重要的影响，一是下丘脑－垂体－肾上腺皮质（HPA）轴，二是松果腺（pineal gland）。

HPA轴与免疫系统间存在双向调节的关系。在正常情况下，HPA轴保持对免疫系统的张力性约束，防止其过度增生和过度反应。致死性照射和亚致死性照射引起HPA轴功能亢进，而0.075 Gy全身照射则使HPA轴功能下调，表现为下丘脑阿黑皮素（POMC）基因转录水平降低，血清促肾上腺皮质激素（ACTH）及皮质类固醇含量下降，同时淋巴细胞内糖皮质激素受体（GCR）减少。这些变化都发生于照射后的24 h，可持续数日。其中，ACTH及皮质类固醇含量于照射后 24 h 分别较对照减少 30% 和 70% 以上。已证实，亚生理水平的皮质酮（< 10^{-10} mol/L）增强正常淋巴细胞的增殖反应，可使受 LDR 小鼠的胸腺细胞和脾细胞对 ConA 的增殖反应进一步升高。

松果腺内分泌效应主要通过其分泌的褪黑素（melatonin）实现，对免疫系统有明显的影响。实验研究提示，松果腺可能是 LDR 诱导兴奋效应机制中的重要调节器之一，而褪黑素则可能是实现这种调节的重要信号分子之一。全身 0.075 Gy 照射引起的松果腺变化，包括细胞 DNA 合成增强、细胞凋亡减少以及腺体内褪黑素和 cGMP 含量升高。用激光束切除松果腺的小鼠受低剂量照射后，其血清皮质酮含量上升，而不是正常小鼠受 LDR 后的下降，同时胸腺细胞和脾细胞的增殖反应显著减弱。给切除松果腺的小鼠注射褪黑素或向切除松果腺的小鼠脾细胞培养内加入褪黑素，均可恢复 LDR 增强胸腺细胞和脾细胞增殖反应。

第二节 过量外照射血液损伤临床

在人类辐射效应研究中，通常将 1.0 Gy 的受照剂量看成是小剂量照射（low dose exposure）的上限，用以区别产生急性效应的大剂量照射。中华人民共和国国家标准（GB18871-2002）对职业性照射剂量限值规定，任何 1 年中的有效剂量为 50 mSv。从上述资料看出，小剂量照射下限区域生物效应表现比较复杂，在 0.2 Gy 以内可能出现兴奋效应，对机体有益；> 0.25 Gy 可能对造血器官或其他主要器官造成损伤。对小剂量研究还有许多问题不清楚，由于剂量小，效应反应轻微，个体差异比较大，剂量-效应关系不明显，尚待今后深入研究。小剂量照射包括事故照射、应急照射、职业照射、医疗照射、高本底辐射或因多次高空飞行而受到宇宙射线照射等。

自 20 世纪 80 年代初开始经常使用"过量照射"（over exposure）一词，国家标准（核科学技术术语辐射防护与辐射源安全 GB/T4960.5-1996）给出这样定义："应急或事故照射情况下，所受剂量超过年有效剂量限值的照射。还可以按全身均匀照射 100mSv 为界划分轻度过量照射与明显过量照射"。过量照射在具体应用中，因学者的用意和统计的需要，可能做出不同数值的限定，如国际原子能组织（International Atomic Energy Agency，IAEA）汇总 1945 – 1999 年世界范围主要辐射事故时，将过量照射具体定义为"外照射源对全身造血器官或其他主要器官的照射剂量 > 0.25 Gy，对局部皮肤约 6 Gy，其他组织或器官约 0.75 Gy"。

从前述内容可以看出，过量照射和小剂量照射均指超过剂量限值的照射，指的是同一段受照剂量区域，但没有具体数值规定。其区别是，过量照射是以超过剂量限值，即从下限起步的；而小剂量照射是从上限加以限定的，即把不至于引起急性放射病的受照剂量（≤ 1.0 Gy）作为其上限值。

一、急性过量照射血液损伤临床

（一）临床症状

受照当时或最初几天出现症状，可持续数天。一般在 0.25 Gy 以下照射，临床症状不明显；

第8章　低剂量、过量和慢性照射的血液损伤临床

＞0.5 Gy 少数受照者出现头晕、乏力、失眠、食欲减退、口渴和易出汗等。剂量再大时，可能出现恶心、呕吐。由于受照后精神等因素的干预，因此在分析判断早期临床症状时必须结合照射剂量和实验室检查综合判定。

（二）血液学改变

1992 年，我国过量效应研究报道了 77 例小剂量急性受照人员 10～21 年的观察结果。外照射组 56 例，受照剂量为 10～46.8 cGy；^{137}Cs 内照射组 21 例，受照剂量为 10～32.9 cGy，并设 79 例为对照组。全部为男性。照后 3 个月内检查表明，照射剂量＜10 cGy 者，血象基本正常；10～24 cGy 受照者，1～5 周白细胞总数及淋巴细胞绝对数照后先略低后升高，12 周后恢复正常；25～46.8 cGy 受照者，白细胞总数及中性粒细胞平均值在正常平均水平之下波动；淋巴细胞绝对数比正常水平略低。在以后 10～21 年进行的 4 次随访中，白细胞总数、淋巴细胞绝对数、血小板数和血红蛋白均在正常范围内波动。但照后 12 年，有 22.2% 的人员嗜酸性粒细胞增多。根据国内对小剂量外照射人员的医学观察，白细胞数和淋巴细胞绝对数是确定人体辐射损伤程度的一项指标，其中又以照射后 24 h 发生的淋巴细胞减少最为重要。0～0.25 Gy 吸收剂量照射，淋巴细胞数量变化不明显；0.25～1.0 Gy 可表现淋巴细胞减少（表 8-3）。

表 8-3　过量急性外照射人员外周血象变化

剂量（Gy）	外周血象变化
＜0.1	白细胞有时一过性升高，但多数在正常范围内波动
0.1～0.2	白细胞计数无明显变化，部分人员血细胞数、淋巴细胞绝对数和血小板计数暂时性轻度降低，1～20d 恢复正常
～0.25	白细胞计数、淋巴细胞数和血小板计数略低于正常值，但白细胞计数一般 ≥ $5.0×10^9$/L
～0.5	白细胞先升高后降低，但一般 ≥ $5.0×10^9$/L，约照射后 2 个月恢复至正常水平，淋巴细胞数的变化规律类似
～1.0	白细胞计数明显降低，淋巴细胞数降低更明显，甚至可降到照射前的 50%，恢复缓慢

骨髓细胞检查，剂量＜0.25 Gy 时骨髓检查无明显变化；0.5～1.0 Gy 呈线性关系，随剂量增多，有核细胞数减少。

（三）淋巴细胞染色体畸变和微核率的变化

淋巴细胞染色体畸变是一项很敏感的指标，当血液学检查无变化时，染色体畸变显示增多。例如，1 例受到 0.07 Gy 照射，照后早期畸变率为 6%，高出正常值 5 倍。染色体畸变不仅在照后早期增高，而且在照后若干年稳定性畸变仍增多并与剂量相关，一般在 0.5～5.0 Gy 有明确的剂量-效应关系。

电离辐射主要诱发染色体型畸变（chromosome type abberation）。健康人染色体型畸变自发率很低，双着丝粒＋环＜0.03%，畸变细胞率和总畸变率几乎相等，平均为 0.2%～0.3%，染色体型畸变率 95% 可信限范围为 0～2.0%，若 ≥ 2.5% 应视为异常（表 8-4）。各类染色体畸变率与年龄有显著相关关系，与性别无显著差异。

表 8-4　健康国人染色体畸变自发率均值

作 者	例 数	染色体畸变自发率均值（%）					
		分析细胞数	双＋环	无着丝粒	稳定性畸变	畸变细胞	总畸变
陈德清，等	99	19 800	0.02	0.30	0.005	0.32	0.33
王知权，等	447	85 765	0.01	0.11	0.001	0.12	0.12
张秀珍，等	156	29 246	0.01	0.21		0.22	0.22
白玉书，等	480	96 000	0.03	0.13	0.004	0.15	0.16

根据过量-效应研究证实，急性小剂量照射后48h双着丝粒＋环、无着丝粒畸变及畸变细胞均非常显著地升高（$P<0.01$），畸变细胞率与剂量高度相关（$P<0.01$）；照后6年，双着丝粒＋环接近对照组，但无着丝粒畸变与畸变细胞仍显著升高，与剂量相关性已不复存在（$P>0.05$）；照后22～31年随访，无着丝粒畸变和畸变细胞与对照组比较差异仍非常显著（$P<0.01$）。这与Awa等报道日本原子弹爆炸幸存者观察的结果一致。该作者调查213例原子弹爆炸幸存者，发现照后23～24年染色体畸变仍高于对照组。

总结过量急性照射染色体畸变有如下特点：①除重视双着丝粒＋环的改变外，更要注意无着丝粒畸变（包括无着丝粒断片、微小体、无着丝粒环，表8-5和表8-6）；②畸变细胞与总畸变几乎相等。

表 8-5　不同剂量照射后人体各类染色体畸变比例

剂量（Gy）	照射后时间	分析细胞数	总畸变		双＋环		无着丝粒畸变		其他畸变	
			数	百分率（%）	数	百分率（%）	数	百分率（%）	数	百分率（%）
5	90 min	150	477	100	269	56.4	205	43.0	3	0.6
0.16	48 h	6400	133	100	22	16.5	105	79.0	6	4.5
0.17	4～15 年	8866	62	100	18	29.0	41	66.1	3	4.8

表 8-6　小剂量照射后不同时期双＋环伴随断片情况

剂量（Gy）	照后时间	分析细胞数	双＋环	伴随断片		不伴随断片	
				数	百分率（%）	数	百分率（%）
0.16	48 h	6400	22	20	90.9	2	9.1
0.17	4～15 年	8866	18	4	2.2	14	77.8

正常情况下，微核（micronucleus）细胞率与微核率基本相同，不同方法的正常值不同。直接法微核率正常均值为0.1‰～0.3‰，范围0～1.0‰，达到1.5‰或以上可视为异常。常规培养法正常值各学者报道不一。CB法正常均值为10‰～20‰，上限为30‰。小剂量（0.1～0.47 Gy）照射人员淋巴细胞微核率明显高于对照组，但微核与照射剂量间无相关性。亦有报道，0.25～1.0 Gy剂量范围内淋巴细胞微核与剂量间呈线性相关，认为可作为一项简易的生物剂量参考指标。

二、慢性过量照射血液损伤临床

(一) 临床症状

由于接受低剂量率长期照射，机体对电离辐射作用可出现一定的代偿性反应，并对造成的损伤有修复能力。因此，只有剂量较高的慢性照射，累积剂量达到一定程度，机体失去代偿、修复能力时，才出现慢性损伤。临床症状多出现在接触射线几个月，甚至几年，表现为疲乏无力、头晕、睡眠障碍、记忆力减退、食欲减退和性功能障碍等。1982年，全国医用X射线工作者剂量与效应关系研究协作组对2484例累积剂量均值为45 mGy的医用诊断X射线工作者的调查结果显示，疲乏无力、记忆力减退、睡眠障碍、脱发、心悸和牙龈出血等临床症状的发生率均显著高于对照组。

(二) 血液学变化

慢性过量照射后，血液学变化不明显，大多数在正常范围内波动；当剂量率及累积剂量较大时，可出现白细胞减少，少数人白细胞增多。国际放射防护委员会（ICRP）41号出版物提出，电离辐射非随机性效应的阈值取决于剂量率，每年0.4 Sv引起造血抑制，每年2.0 Sv引起致命性骨髓再生不良。1982年，对全国2869例医用诊断X射线工作者的调查结果显示，白细胞总数、中性粒细胞和淋巴细胞绝对数及血小板等项指标与对照组比较均有统计学意义的减少；单核细胞、嗜酸性粒细胞和嗜碱性粒细胞的相对值高于对照组。而且，外周血细胞变化与累积剂量、年剂量及放射工龄均相关，但仍在正常范围内。在我国核工业系统接触小剂量射线外照射的23人中，累积剂量当量1.0 Sv以上，受照后短期内白细胞下降者6例，一过性升高者2例，其余均在正常范围内波动，血小板数较就业前降低。

(三) 淋巴细胞染色体畸变与微核率变化

慢性放射损伤为较长时间分次的小剂量低剂量率照射，常诱发染色体的一击畸变，无着粒断片是唯一的一击畸变，每个细胞多含1个畸变，很少见含2个或2个以上畸变的细胞，故慢性放射损伤时染色体畸变的特点是以无着丝粒断片为主，畸变细胞和总畸变几乎相等。慢性照射由于淋巴细胞受照后时间较久，大部分细胞至少经过一次有丝分裂，导致伴随性断片丢失，使双着丝粒体多无伴随性断片。而有些淋巴细胞寿命较长，数年不分裂一次，远期仍可见到非稳定性畸变。小剂量慢性照射染色体畸变特点与小剂量急性照射远期染色体变化相似。

因照射条件复杂多变、照射剂量小、畸变细胞少和受检细胞要求较多，在实际工作中常达不到统计学要求；另外，受照个体由于畸变细胞丢失和机体的修复机制常常使染色体畸变率不能表示出受照剂量的大小。因此，主张采用G-显带法检查稳定性染色体畸变（stable chromosome aberration，CS），可明显提高畸变细胞检出率。对职业性过量受照人员，以G-显带法分析染色体畸变率，其结果参见表8-7。

表 8-7 职业性放射工作者 G- 显带法测定染色体畸变

累积剂量分组 （Gy）	分析细胞（数）	畸变细胞发生率（%，数）		
		非稳定性畸变	稳定性畸变	总畸变
< 0.5	513	0.19（1）	0.39（2）	0.58（3）
0.5～1.0	688	1.30（9）	1.60（11）	2.91（20）
> 1.0	200	1.50（3）	6.00（12）	7.50（15）

稳定性染色体畸变随累积剂量增加而增加；非稳定性畸变也随剂量增加而增加，但不如前者明显。新近发展的荧光原位杂交技术（FISH）特别适用于易位、微小缺失和插入等染色体畸变分析，对慢性照射的早先剂量估算较为准确和方便。淋巴细胞微核率分析比较简单、易掌握，更适于较大人群剂量估算，可作为慢性放射损伤综合诊断中一项辅助染色体检查的参考指标。

我国医用 X 射线诊断工作者淋巴细胞微核（直接法）与剂量关系的研究结果表明，受照组（1387 例）累积剂量，男平均 55.7 mSv，女平均 48.2 mSv，微核率比对照组（899 例）有显著意义的增加，并与累积剂量、放射工龄及年剂量相关。但亦有学者报道，用培养法分析 25 例小剂量外照射人员的淋巴细胞微核率与累积剂量和年剂量无关，而与区间年剂量相关（$P < 0.05$，表 8-8）。

表 8-8 受照剂量与微核率关系

组 别	例 数	微核率（‰）	r 值	P 值
累积剂量（Gy）				
0.79～	9	3.21		
1.0～	12	5.01	0.438	> 0.05
1.3～	4	2.25		
平均年剂量（Gy）				
0.019 8	4	2.67		
0.03～	15	3.72	0.874	> 0.05
0.05～	6	4.00		
区间年剂量（Gy）				
< 0.05	5	2.67		
0.05～	8	3.13		
0.07～	3	4.00	0.982	< 0.05
0.09～	9	4.56		

注：将每个人工作量较大、防护条件较差及剂量率连续超过国家标准（年剂量限值 50 mGy）的这段时间称为区间受照时间，在此区间所受照射剂量称为区间剂量，在这区间年平均剂量为区间年剂量

第三节 外照射慢性放射病血液损伤临床

慢性放射病（chronic radiation sickness，CRS）是指机体在较长时间内连续或间断受到超剂量限值的电离辐射作用，引起以造血系统损伤为主的全身性疾病，如由外照射所致的则称为外照射慢性放射病（chronic radiation sickness from external exposure）。

一、职业性照射和事故性照射

（一）职业性照射

1. Mayak 联合企业材料　1946 年，苏联在距离莫斯科以东约 1450 km 乌拉尔山的车里雅宾斯克，建立了制造第一颗原子弹钚分离工厂，即 Mayak（马亚克）联合企业，包括反应堆厂（A 厂）和放射化学分离厂（B 厂）两部分。这个企业职工中发生了 1596 例慢性放射病，工作期间的总剂量分别为 2.64 Sv（A 厂）和 3.4 Sv（B 厂），最大年剂量分别为 1.27 Sv（A 厂）和 1.5 Sv（B 厂）。然而，这个企业健康年轻男性受到年剂量 < 0.25 Gy 和累积剂量 1.0~1.5 Gy 的 γ 射线外照射，并未发现造血功能减退。较高的年剂量在 0.25~0.5 Gy 和总剂量 1.5~2.0 Gy 时，可导致血小板减少和不稳定的白细胞减少。总剂量最高达 2~9 Gy 时，可导致白细胞和血小板数降低至基线水平的 50%~65%。有些工作人员同时暴露于 ^{239}Pu 气溶胶，估计其红骨髓吸收剂量 ≤ 0.45 Gy。年剂量 > 2.0 Gy 和累计剂量 > 6.0 Gy，可导致显著的淋巴细胞数减少。

白细胞计数随着照射的终止而逐渐恢复，至第 5 年达到基线水平的 80%~85%，至第 20~25 年达到基线水平的 88%~95%。但是，即使在受照射 40 年后，白细胞计数仍只有基线水平的 88%~95%，这种白细胞数减少在红骨髓累积剂量 > 2.0 Gy 的工作人员中更为普遍。终止照射 5 年后，累积剂量 < 6.0 Gy 的工作人员血小板计数恢复到正常水平，对于累积剂量较高的工作人员，血小板计数正常化需要长达 10 年的时间。

累积剂量为 2~9 Gy（年剂量 > 1.0 Gy）的工作人员在受照后 35~40 年，仍有 7% 的工作人员存在中度骨髓增生不良现象。在年剂量 > 2.0 Gy 的情况下，骨髓细胞的减少量最大，但在稍后时间内未发现与剂量依赖性相关的骨髓增生不良现象。其余的骨髓增生不良和粒细胞减少症可能是由干细胞和（或）祖细胞池减少引起的。大多数粒细胞增殖不良的工作人员都存在 ^{239}Pu 的体内蓄积。

2. 国内材料　从我国各省级放射病诊断鉴定组不完全统计，1991 年前诊断慢性放射性疾病 371 例，1991—1997 年诊断 290 例，1998—2000 年诊断 63 例；从放射工作者的年代分布，已诊断的病例仍以 20 世纪 60—70 年代参加放射工作人员为主，共占全部病例的 77.8%，其中慢性放射病约占 50%。

对国内 29 例慢性放射病患者剂量估算值（表 8-9）统计结果显示，引起慢性放射病的平均红骨髓吸收剂量为 1.3 Gy，平均年剂量 0.17 Gy。

表8-9　29例慢性放射病患者剂量估算值

射线种类	例	胸部表皮累积剂量（Gy）		红骨髓吸收剂量（Gy）		平均年剂量（Gy）	
		均值	范围	均值	范围	均值	范围
X射线	25	3.5	3.0～4.0	1.2	1.1～1.4	0.10	0.06～0.14
γ射线	4	3.6	1.7～5.5	1.7	0.8～2.6	0.64	0.10～1.20
合　计	29	3.5	3.1～4.0	1.3	1.1～1.5	0.17	0.09～0.26

介入治疗是近20多年来发展起来的新兴学科，即介入放射学，是融放射诊断学和临床治疗学于一体的学科；特别是心脏导管介入术可能成为较高的受照来源，这种方法不仅包含X射线照相和荧光透视法，有时还需要X射线电影照相术。在实施X射线电影照相术时，桌面的空气比释动能率可达到0.2～1 Gy/min。虽然一次检查的X射线电影照相时间可能仅需要30～40 s，但对工作人员的总体剂量可能是较高的。杨新芳等调查了10家医院的介入放射学工作者，介入工作者无防护时主要器官均接受较高剂量照射，超出国家标准限值的10余倍，年受照剂量范围为0.96～62 mSv；介入放射工作者的血象和免疫功能都出现异常。已经发现，有些介入放射工作人员，因多年超剂量照射，导致血常规值很低，再加上其他症状，被迫脱离了工作岗位。因此，从事介入放射工作的人员有发生慢性放射病的可能，需引起重视。

（二）事故性照射

Mayak联合企业在1949－1956年约有$11.1×10^{16}$ Bq（3 mCi）废弃物排入捷科河（Techa），使沿岸12.4万人受到γ射线外照射，以及从食物及水源而来的亲骨性核素^{90}Sr和^{137}Cs混合性慢性内、外照射，确诊慢性放射病66例。红骨髓累积剂量，约8%（2000人以上）的居民超过1.0 Gy，最高照射的村（Meltino）居民，平均有效剂量当量为1.7 Sv，个别上限达5.0 Sv。由于事故性照射引起的慢性放射病，这是国际社会唯一的病例。

二、临床表现

1. **自觉症状**　以无力型神经衰弱症候群为主要表现，大多数患者有乏力、头晕、头痛、睡眠障碍、记忆力减退、食欲缺乏、易激动和心悸等。随病情进展，可出现性功能障碍、出血倾向及脱发等症状。

2. **体征**　由于毛细血管脆性增加等原因引起牙龈出血、鼻出血、皮下瘀点和瘀斑等出血倾向，束臂试验多为阳性，并出现皮肤干燥、脱屑粗糙、角化过度无弹性、指纹模糊及指甲改变。少数患者，眼部晶状体可见混浊点，较重者可见早老现象。心电图可见低电压、心动过缓等指征。

3. **实验室检查**

（1）造血系统检查：造血系统改变是慢性放射病最常见的客观改变，外周血象的改变早于骨髓象，尤以白细胞变化为最早。可能因为慢性放射病初期骨髓增生、分化功能正常以及骨髓储存池释放障碍或边缘池分布增多有关。

白细胞总数有以下3型的改变。①增高型：接触射线后，白细胞总数逐渐增多，直至高于正常值，维持数月至数年，此型少见；②波动型：接触射线后，先增多以后逐渐减少，在正常范围内或在 $3.5×10^9$/L 上下波动；③减少型：接触射线后逐渐减少，持续低于正常范围以下。这 3 型血象变化可能并不独立存在，为血液学变化的不同阶段所致。

白细胞分类的主要改变是中性粒细胞比例减少，淋巴细胞相对增多，嗜酸性粒细胞和单核细胞亦可增多。此外，白细胞形态出现异常。血小板和红细胞早期无变化，晚期可见到血小板减少和贫血。

骨髓检查早期无明显改变；稍晚出现粒细胞系统成熟障碍、增生不良；晚期粒细胞、红细胞及巨核细胞系统均再生低下。免疫系统的细胞免疫功能及体液免疫功能均低下。

(2) 细胞遗传学检查：淋巴细胞染色体畸变分析对慢性放射病具有辅助诊断价值。一般认为，染色体畸变率＞3% 或双着丝粒≥1%；稳定性畸变≥1%；断片≥3% 时，3 项指标中有 2 项成立，即有诊断意义。微核率和微核细胞率对诊断亦有辅助诊断价值。

(3) 其他检查：内分泌系统和生殖系统发生相应的改变。

三、诊断和鉴别诊断

慢性放射病的诊断是一项专业性、技术性较强的工作，本病的诊断由于目前缺乏特异性指标，必须根据超剂量照射史、个人剂量档案、受照累积剂量、临床表现和实验室检查，排除其他疾病后才能诊断。慢性放射病可分Ⅰ度和Ⅱ度。

(一) 诊断步骤

1. **综合分析** 由于 CRS 临床症状多，阳性体征少，目前仍缺乏特异性诊断指标，所以必须根据超剂量阈值的照射史、个人剂量档案、受照累积剂量（含年剂量）、临床表现和实验室检查，结合健康档案进行临床综合分析，排除其他因素和疾病，方能做出诊断。

2. **病史采集** 必须有明确的长期接触超过剂量限值（年剂量＞0.15 Gy），且数年内累积剂量达到 1.5 Gy 以上的历史。应详细调查患者接触射线的经历：射线性质、强度、工作条件、操作方法、防护条件、接触射线的实际工龄和同工种人员的健康情况，并估算出可能受照的剂量。参加放射工作前身体健康，工作一定时间后，首先出现神经衰弱症状，以后相继出现血液系统、内分泌系统及代谢系统的改变或症状，常伴有出血倾向或皮肤营养障碍。这些症状的消长又与接触射线相关。

3. **体格检查** 与常规内科查体相同。

4. **实验室检查** 外周血多次动态观察证明造血功能异常，白细胞数自身对照有进行性降低，并较长时间（6 个月以上）持续在 $3.5×10^9$/L 以下或有血小板和血红蛋白降低，骨髓增生活跃或低下，或有细胞生成不良或成熟障碍；可伴有下列系统客观检查异常，肾上腺皮质功能、甲状腺功能、生殖功能、免疫功能降低或物质代谢紊乱。脱离射线和积极治疗后，可减轻或恢复。

(二) 慢性放射病Ⅰ度

1. **一般情况** 有长期连续或间断超剂量限值照射史，平均年剂量＞0.15 Gy，或最大年剂量≥0.25 Gy，累积剂量≥1.5 Gy。接触射线以前身体健康，接触数年后出现明显的无力型神经衰弱症状，其症状消长与脱离及接触射线有关。可有出血倾向。

2．造血功能改变　接触射线以前造血功能正常，接触数年后，血象经多次动态观察证明造血功能异常（采血部位应固定，以便自身对照）。

白细胞总数自身对照有进行性降低，并较长时间（6～12个月）多次检查（10次以上）持续在$3.5×10^9$/L以下，可伴有血小板数长期<$80×10^9$/L，红细胞数减少（男性<$3.5×10^{12}$/L；女性<$3.0×10^9$/L）和血红蛋白降低（男性<110 g/L；女性<100 g/L）。骨髓增生活跃或偏低下；或某一系列细胞生成不良或成熟障碍。

3．可伴有下列1个系统客观检查异常

（1）免疫力降低：具备下列1项异常者为免疫力降低。①体液免疫功能降低；②细胞免疫功能降低；③淋巴细胞转化功能降低，易于感染，全身抵抗力下降。

（2）生殖功能降低。

4．脱离射线和积极治疗　经脱离射线和积极治疗后，症状可减轻或身体恢复。

（三）慢性放射病Ⅱ度

1．Ⅱ度诊断指标　除具备慢性放射病Ⅰ度射线接触史外，并有下列各项者可诊断为慢性放射病Ⅱ度。①有较顽固的自觉症状，有明显的出血倾向。②白细胞数持续在$3.0×10^9$/L以下；白细胞数持续在$(3.0～3.5)×10^9$/L兼有血小板数和（或）血红蛋白量持续减少。③骨髓增生低下。④具有慢性放射病Ⅰ度3个系统中1个系统或1个系统以上异常。⑤脱离射线及积极治疗后恢复缓慢。

2．参考指标　外周血淋巴细胞染色体型畸变率显著增加和外周血淋巴细胞微核率显著增加；有慢性放射性皮肤损伤或放射性白内障，可作为诊断的参考指标。

3．鉴别疾病　在慢性放射病的诊断过程中，估算人累积剂量有一定难度，而临床表现和实验室检查又缺乏特异性，故必须和其他相似临床表现的疾病相鉴别。造血系统的改变应与慢性苯中毒、血小板减少症、缺铁性贫血、再生障碍性贫血、营养不良性贫血和脾功能亢进等，以及流行性感冒、病毒性肝炎等病毒性感染，某些药物和化学物质引起的血液学改变等相鉴别。临床症状应与神经衰弱、内耳眩晕症和更年期综合征等疾病相鉴别。

4．慢性放射病与放射反应及观察对象的鉴别　①放射反应系指接触射线时间不长（一般几个月到2年），受照剂量不大或短期超剂量照射，出现某些无力型神经衰弱症状；自身对照白细胞数增多或减少，或波动幅度较大；分类可有嗜酸性粒细胞和嗜碱性粒细胞增加，而又无其他原因可寻者，短期脱离射线即可恢复。②观察对象系指放射工龄较长，受到一定剂量照射，具有某些神经衰弱症状，实验室检查显示有某些改变，但尚未达到外照射慢性放射病Ⅰ度诊断标准者。暂时脱离射线，密切观察，对症治疗并定期随访。观察1年后，根据病情进行诊断和处理。放射反应与观察对象均非放射性职业病。其待遇和处理参照国家有关规定办理。

（四）鉴别诊断

在慢性放射病诊断过程中，常因缺少个人剂量档案，20世纪60－70年代无个人剂量监测，估算个人受照剂量多是回顾工作量，所以估算个人累积受照剂量有一定难度；另外，CRS 临床表现和实验室检查又缺乏特异性，故必须与其他能引起相似临床表现的疾病相鉴别，在排除其他疾病的基础上方能做出正确的诊断。其共同的鉴别要点是有长期接触超过剂量阈值的照射史、有稳定性和非稳定性染色体畸变率的增多。

1. **慢性辐射损伤效应**

（1）在我国放射性疾病诊断标准中，GBZ105-2002 "外照射慢性放射病诊断标准"附录中列出了放射反应和观察对象，但明确规定放射反应与观察对象均为非职业性放射性疾病，在外照射慢性放射病鉴别诊断时应予以注意。

（2）放射反应：指接触射线时间不长（一般几个月至 2 年），受照剂量不大或短期超剂量照射，出现某些无力型神经衰弱症状，自身对照白细胞数增加或减少，或波动幅度较大，分类可有嗜酸性粒细胞或嗜碱性粒细胞增加，而又无其他原因可寻者，短期脱离射线即可恢复。

（3）观察对象：系指放射工龄较长，受到一定剂量照射，具有某些无力型神经衰弱症状，实验室检查显示有某些改变，但尚未达到外照射慢性放射病Ⅰ度诊断标准者。暂时脱离射线，密切观察，对症治疗并定期随访。观察 1 年后，根据病情进行诊断和处理。

2. **再生障碍性贫血** 本病为多种因素所致的造血功能障碍，以全血细胞减少为主要表现的一组综合征，分先天性再生障碍性贫血和获得性再生障碍性贫血两大类；以后者多见，可分原发性再生障碍性贫血和继发性再生障碍性贫血两型。在继发性再生障碍性贫血的发病因素中，药物和化学毒物排在前列，其次为电离辐射、病毒感染、免疫因素、遗传因素及其他。以上因素都可引起全血细胞减少。Ⅱ度 CRS 应与原发性再生障碍性贫血和其他继发性再生障碍性贫血相鉴别，但除受照剂量外，很难单纯从临床上加以区分。但有明确的职业受照史，病程具有一定特点，如外照射慢性放射病主要是先白细胞数减少，减少工作量或脱离射线工作后白细胞数可以恢复，再次接触射线白细胞数再次减少，这些特点可以有利于鉴别诊断。

3. **骨髓增生异常综合征**（myelodysplastic syodrome，MDS） 这是一组造血干细胞（HSC）疾病，临床表现以贫血为主，可合并感染和出血倾向。血液学特点是外周血表现 1 系、2 系或 3 系血细胞减少，骨髓大多增生活跃，少数患者增生减低，这些都很难与 CRS 相鉴别，但 MDS 有 2 系或 3 系病态造血，部分患者最终进展为急性白血病，故曾命名为白血病前期。这些特点有利于鉴别诊断。

4. **血小板减少性紫癜** 其症状为皮肤黏膜瘀点、瘀斑和束臂试验阳性。但本病特点为骨髓涂片可发现巨核细胞数增多；而周围无血小板形成，慢性型女性青年多见。CRS 时，最先发现白细胞数进行性减少，骨髓中巨核细胞减少。由于 CRS 患者放射工龄一般较长，故常在中年以后发病。

5. **缺铁性贫血** 本病有需铁量增加而摄入量不足或多量失血史，为小细胞低色素性贫血，血清铁蛋白及血清铁降低，血清铁结合力增加，骨髓铁减少或消失。经补铁治疗效果好。CRS 则无以上变化。

6. **白细胞减少症** 本病可分化学药物和物理、病毒等因素引起的白细胞减少，前者有苯类有机溶剂和氯霉素、磺胺类、氨基比林、硫氧嘧啶等多种化学药物所引起，后者虽找不出明确引起白细胞减少的原因，但可能与环境污染或不典型的病毒性肝炎病史等有关，检查染色体双着丝粒和环的畸变率不增多；白细胞减少与受射线照射时间和剂量无直接关系。

7. 感染性粒细胞减少症　病毒感染，如病毒性肝炎、传染性单核细胞增多症、伤寒和副伤寒等都有粒细胞减少，但由于感染大多有发热的症状，有时查到病原体或抗体。病程短，应用抗生素治疗有效。

8. 脾功能亢进　本病分原发性和继发性两类。原发性患者多见于女性，有反复感染史，临床上有脾大、粒细胞轻度降低，骨髓象粒系细胞增生，切脾后可迅速恢复。继发性患者常有肝硬化、霍奇金病、系统性红斑狼疮以及肿瘤细胞在脾浸润等致使脾窦扩大，引起粒细胞的加速破坏。

四、治 疗 原 则

根据病情，暂时或长期脱离放射性工作。患者应正确对待疾病，消除恐惧心理，适当体育锻炼，补充营养及多种维生素，以增强机体抵抗力，并在此基础上采用中西医结合的方法进行治疗。

1. 对症治疗　对头晕、头痛者，可给予镇脑宁、天麻胶囊。失眠、多梦和睡眠障碍者，用镇静、安定、调节自主神经功能药，如艾司唑仑、谷维素、吡硫醇和中药（酸枣仁、五味子、茯苓、远志）等。疲乏无力采用五味子、黄芪、党参、白术、茯苓、熟地黄和当归等。食少和腹胀者用多种维生素、多酶片和健脾丸等。

2. 特殊治疗

（1）白细胞减少的治疗：轻者，可给肌苷片、腺苷钴胺、叶酸、腺嘌呤（维生素B_4）、利血生和鲨肝醇；中成药可用参芪片、贞芪扶正胶囊。对白细胞明显下降者，可选用核苷酸、肌苷、碳酸锂和山莨菪碱等。此外，丙酸睾酮、司坦唑醇等也有一定疗效。长效丙酸睾酮 250 mg/d 肌内注射，每周 2 次，可用 2~3 个月。白细胞计数减少至 2.0×10^9 /L 时，可考虑应用造血刺激因子，如 GM-CSF 和 G-CSF，应用后近期疗效好，但远期效果欠佳。贫血者必要时补铁。

（2）内分泌功能和性腺功能减弱的治疗：男性性欲减退者，首选十一酸睾酮（安雄）或丙酸睾酮。中药可用肾气丸或左和右归饮加减。肾上腺皮质功能低下者，可用泼尼松和阿塞松；甲状腺功能低下者，服用甲状腺片。

（3）提高免疫功能：可静脉注射丙种球蛋白 2.5 g，每月 1~2 次；胸腺肽 40 mg 加入 10% 葡萄糖盐水 500 ml 中静脉滴注，每日 1 次，14 d 为 1 个疗程。

（4）控制感染：患者多见呼吸道和泌尿系反复感染，病原体可见病毒、细菌和真菌，可根据细菌培养指导用药。禁用对造血功能有影响的药物。

（5）改善微循环，降低血黏度：可用复方丹参和黄芪注射液等药物，改善微循环。

（刘丽波　贾晓晶　宋祥福　龚守良）

参 考 文 献

[1] 陈家佩，毛秉智. 辐射血液学——基础与临床. 北京：军事医学科学出版社，2002：107-115.
[2] 刘树铮. 医学放射生物学. 第3版. 北京：原子能出版社，2006：384-394.

[3] Li W, Wang G, Cui J, et al. Low-dose radiation (LDR) induces hematopoietic hormesis: LDR-induced mobilization of hematopoietic progenitor cells into peripheral blood circulation. Exp Hematol, 2004, 32(11): 1088-1096.

[4] 刘眘水, 王冠军, 李薇, 等. 低剂量辐射对小鼠外周血干/祖细胞的动员作用. 吉林大学学报(医学版), 2006, 32(4): 596-599.

[5] 王冠军, 谭业辉, 张福明, 等. 低剂量辐射对造血系统兴奋效应的研究. 中华血液学杂志, 2001, 22(5): 232-234.

[6] 马淑梅, 刘晓冬, 姚远, 等. 小鼠骨髓基质祖细胞低剂量辐射效应研究. 辐射研究与辐射工艺学报, 1999, 17(4): 245-247.

[7] 杨岩, 王娟, 王冠军, 等. 低剂量辐射对人骨髓间充质干细胞造血生长因子表达量的影响. 吉林大学学报(医学版), 2008, 34(5): 737-740.

[8] 马淑梅, 刘晓冬, 鞠桂芝. 不同剂量X射线全身照射对小鼠骨髓细胞周期进程的影响. 辐射防护, 2002, 22(4): 236-239.

[9] 杨岩, 王娟, 王冠军. 低剂量辐射对人骨髓间充质干细胞影响的研究. 国际放射医学核医学杂志, 2008, 32(3): 183-187.

[10] 王冠军, 谭业辉, 张福明, 等. 低剂量辐射对造血系统兴奋效应的研究. 中华血液学杂志, 2001, 22(5): 232-234.

[11] 蔡伟波, 邹正辉, 裘建民, 等. 低剂量辐射对脐血细胞因子表达的影响. 辐射研究与辐射工艺学报, 2003, 21(2): 154-156.

[12] 张一琼, 李薇, 王冠军. 低剂量辐射后小鼠骨髓造血干、祖细胞的蛋白质组学研究. 南京大学学报(自然科学), 2008, 44(4): 435-440.

[13] 张鸿来, 张铭, 刘树铮. 低剂量电离辐射对造血系统刺激作用. 中华医学杂志, 1993, 7(2): 99-100.

[14] 张力元, 杨顺, 张明芝, 等. 低剂量照射对小鼠骨髓移植造血功能的影响. 中华放射医学与防护杂志, 2007, 27(4): 331-333.

[15] 庄晓玲, 方汉波, 徐岳军, 等. 长期低剂量电离辐射对男性放射人员血象的影响. 浙江预防医学, 2009, 21(7): 38-40.

[16] 娄淑艳, 张钦富, 李洁雅. 放射工作人员外周血象近十年前后结果分析. 中国辐射卫生, 2007, 16(4): 438-439.

[17] 李冬梅, 李春阳. 放射人员外周血细胞效应. 河南医药信息, 2002, 10(22): 2-3.

[18] 王文灵, 周文奎, 方新立. 放射工作人员健康检查和剂量检测结果分析. 医药论坛杂志, 2006, 27(19): 38-39.

[19] 张春生, 赵玉静, 郗卓利, 等. 放射工作人员静脉血细胞参数变化的调查. 中国工业医学杂志, 2002, 15(3): 178-179.

[20] 王蒙杰, 杨非, 陈超, 等. 低剂量辐射对从业者造血系统指标的影响分析. 现代预防医学, 2014, 41(12): 2137-2138, 2157.

[21] 中华人民共和国卫生部. GBZ105-2002 外照射慢性放射病诊断标准及处理原则. 北京: 中国标准出版社, 2002.

[22] 中华人民共和国卫生部. GBZ215-2009 过量照射人员医学检查与处理原则. 北京: 中国标准出版社, 2009.

[23] 中华人民共和国卫生部. GBZ98-2002 放射工作人员的健康标准. 北京: 中国标准出版社, 2002.

[24] 中华人民共和国卫生部. GBZ235-2011 放射工作人员职业健康监护技术规范. 北京: 中国标准出版社, 2011.

[25] 周继文, 孟德山, 谭绍智. 放射性疾病诊断标准应用手册. 北京: 中国标准出版社, 2002: 86-89.

[26] 卫生部卫生标准委员会. 放射性疾病诊断标准应用指南. 北京：中国质检出版社和中国标准出版社，2013：85-103.

[27] 赵士义，郭平. 外照射慢性放射病诊断中个人剂量分析. 中国工业医学杂志，2002，15(4)：237-238.

[28] 白玉书. 细胞遗传学指标在慢性放射损伤诊断中的意义. 中华放射医学与防护杂志，2000，20(6)：444-445.

[29] 邢志伟，姜恩海，赵欣然，等. GBZ105《外照射慢性放射病诊断标准》存在问题和修订建议. 中华临床医师杂志，2012，6(12)：3452-3453.

[30] 联合国原子辐射效应科学委员会. 电离辐射源与效应——2000年向联合国大会提交的报告及科学附件，卷Ⅰ：辐射源. 太原：山西科学技术出版社，2002：552.

[31] 杨新芳，商希梅，陈文华，等. 十家医院介入放射学工作者辐射剂量与效应分析. 中国辐射卫生，2000，9(3)：177-178.

[32] 芦春林，阮明，贾德林，等. 介入放射学医疗照射与职业照射量水平. 中国辐射卫生，2000，9(4)：230-231.

[33] 姜恩海，王桂林，龚守良. 放射性疾病诊疗手册. 北京：原子能出版社，2012：42-48.

[34] 龚守良. 医学放射生物学. 第4版. 北京：中国原子能出版社，2015：417-429.

第 9 章

放射性血液损伤的远期效应及其临床

第一节 辐射诱发免疫功能低下

机体遭受电离辐射作用后，不仅在受照当时表现出损伤效应，而且在受照后的远期也能出现损伤病变。电离辐射诱发肿瘤（radiation induced neoplasm）是重要的远后效应之一。

电离辐射远后效应（late effect of ionizing radiation）是指一次中等以上的 X 射线、γ 射线或中子照射，或长期小剂量累积作用，或放射性核素一次大量或多次小量进入体内所致内照射损伤，在受照数月以后（通常数年或数十年）出现的病理变化或急性放射损伤未恢复而迁延成经久不愈的病变。远后效应可表现为受照者的躯体效应（systemic effect）及其子代的遗传效应。辐射远后效应研究，可通过受照人群的辐射流行病学调查和必要的动物实验观察来确定。

我国在辐射流行病学调查中，人群样本较大的有广东阳江天然辐射高本底地区人体受照剂量和居民健康状况的调查（1972 — 1997）、医用诊断 X 射线工作者 1950 — 1995 年非肿瘤死亡分析、天然铀化合物对生产工人的健康影响（1976 — 1985）以及辐射事故的个例追踪观察（如对 1963 年安徽省三里庵丢源事故 4 例活存者），进行长达 30 年的远后效应随访等，都为电离辐射的远后效应研究提供了重要资料。

远后效应既包括随机性效应（stochastic effect），如辐射诱发肿瘤及遗传效应；也包括确定性效应（deterministic effect），如造血系统功能降低而导致血细胞数目减少等，其危害程度也随剂量增加而增大。

研究远后效应的目的在于如何避免和预防其产生，减少电离辐射所诱发的躯体效应和遗传效应，同时为确定剂量当量限值提供科学依据。因此，为了保障人类的安全不受到电离辐射的危害，对辐射远后效应的研究，具有十分重要的理论与实际意义。

造血组织对辐射损伤比较敏感，处于分化阶段的细胞尤为敏感。多能造血干细胞是造血系统最原始成分，并决定着辐射作用后机体造血恢复情况。造血辐射损伤的远后效应是指机体受到一定剂量射线照射后数月至数年所发生的造血系统的损伤性变化。造血辐射损伤远后效应的发生与受照剂量、造血实质与间质的辐射敏感性、损伤修复速率及基因突变概率等有密切关系。

一、白细胞与血小板数减少

日本原子弹爆炸后幸存者可见到中性粒细胞、淋巴细胞和血小板减少，照射后逐渐恢复，10年后与对照组比无明显差别。受到比基尼岛氢弹爆炸落下灰污染的马绍尔群岛居民，在照射后8年上述3系统的细胞数仍明显低于非照射组，说明电离辐射可以引起有核细胞数的减少。

长期受职业性照射人群主要是医用X射线工作者，其血细胞变化特点是以中性粒细胞为主的白细胞降低；淋巴细胞、单核细胞和嗜酸性粒细胞、嗜碱性粒细胞相对增高。我国1981年医用诊断X射线工作者调查均证明存在由职业照射所诱发的血细胞异常，表现为全国2867例医用X射线工作者的白细胞总数、中性粒细胞和淋巴细胞绝对值及血小板等，均低于1152例不接触射线的临床医务人员，而单核细胞、嗜酸性粒细胞和嗜碱性粒细胞的相对值则高于对照组。外周血变化与累积剂量、年剂量及放射工龄相关。

二、职业性照射的人体免疫效应

远期电离辐射对免疫功能的影响，与造血功能的变化相关。叶根耀等对1963年三里庵辐射事故患者"英""海""凤"和"乐"进行长达17年的医学随访，观察到血液系统的恢复顺序依次为红细胞、血小板、中性粒细胞和淋巴细胞。"英""海"和"凤"于照射后2~4个月，淋巴细胞数回升到正常范围；半年后，"英"和"凤"的淋巴细胞数又有所下降；直到第2年，淋巴细胞数尚未恢复至正常值底限。在马绍尔群岛受照射居民（175R组）和前南斯拉夫（1958）Vinca反应堆事故受照射者的远期随访中，也发生类似的情况。

1990年，上海"6.25"辐射事故活存的5例急性放射病患者的长期随访中发现，照射后2.5年所有的患者外周血T细胞对植物凝集素（PHA）反应、抗CD3单克隆抗体及IL-2刺激反应能力仍偏低；照射后3.5~4.4年，其免疫反应有所恢复，但患者"龙"和"给"外周血TCR和$CD3^+$细胞数仍未恢复到正常水平；照射后4.5年，患者"龙"TCR和CD^+细胞数明显回升，患者"给"仍偏低，但后者$CD16^+$细胞数却高于正常水平。患者外周血$CD4^+$细胞数于照射后不久明显降低，以后逐渐恢复；照射后4.5年，患者"龙""给"和"俊"$CD4^+$细胞数仍低于正常，至照射后8年基本恢复，但仍有波动。照射后2.5年，患者"龙""给"和"俊"外周血T细胞白介素诱导的杀伤活性仍低下，患者"武"和"军"则基本正常。患者"龙"直至照射后4.5年，NK细胞活性才恢复到正常以上水平；而其他患者均恢复较早，且明显高于正常值。在红细胞免疫方面，患者受照后不久，红细胞CR_1活性明显低于正常；至照射后4.5年，其活性才恢复正常，但有波动。自身抗体，如ANA、RF、SMA和抗DNA抗体等均阴性，而CIC大多数患者为1：8阳性。由以上检测核事故受照患者的结果可以看出，急性放射病患者远后期的免疫功能低下或偏低，其主要原因是淋巴细胞辐射敏感性高，易受损伤，恢复的又缓慢。

三、慢性照射的免疫效应

慢性低剂量全身照射对免疫功能的影响，取决于每次照射剂量、剂量率和累积剂量以及动物种类和所观察的免疫学参数。当每次照射剂量较小、剂量率较低和累积剂量不大时，可能出现免疫刺激效应。反之，则可引起免疫抑制效应。小鼠每日受 0.01～0.04 Gy 全身照射，当累积剂量达亚致死剂量范围时，对某些抗原刺激的抗体形成反应受抑。

免疫学参数也对慢性照射的效应有一定影响。例如，犬受低剂量辐射持续作用的过程中，外周血淋巴细胞对植物凝集素（PHA）反应严重受抑，而对半刀豆球蛋白 A（ConA）反应则无变化；当照射持续时间较长，引起严重再生障碍性贫血时，淋巴细胞对 ConA 反应才受到抑制。这种差别可能提示 PHA 和 ConA 作用的靶细胞分别为 T 细胞的不同亚组。

免疫器官的微环境也对慢性照射的后果产生影响。小鼠受 $15.48×10^{-4}$ C/(kg·h)（6R/h）的持续照射，当总剂量达 0.258 C/kg（1000 R）时，脾对 T 依赖性抗原（羊红细胞，SRBC）的空斑形成细胞（PFC）反应降至最低点，于照射后 4 个月恢复到正常水平的 40%～50%，以后长期维持于此水平。照射后 60～144 d 脾内 T 细胞和 B 细胞数已恢复正常；用过继性转移方法证明，T 细胞和 B 细胞在照射后 1～2 个月仍有功能缺陷，而在照射后 100 d 则恢复正常或接近正常。此时，在受照动物体内 PFC 反应只有对照的 50%，而将 T 细胞和 B 细胞在转移至正常受体后却能发挥正常免疫应答，表明受照动物的脾微环境的变化持续存在，调节 T 细胞和 B 细胞对 SRBC 发生免疫反应的细胞间相互作用的机制仍未恢复正常，以至于 T 细胞和 B 细胞在受照射动物体内不能发挥其正常的功能反应。

人体观察的资料较少，有研究者对受低剂量辐射和放射性核素长期作用的不同人群的免疫功能进行了一些初步研究，发现在某些条件下免疫功能可能出现轻微的变化。对于长期接触低剂量难溶性天然铀（UO_2）的人群，与同一单位的对照人群相比，其周围血液 T 细胞相对数减少，但由于细胞总数有增多的趋势（特别是接触铀尘时间较长者），T 细胞绝对数的减少并不显著。与此同时，周围血液淋巴细胞在 PHA 刺激下的 ^{3}H-TdR 掺入率（按 cpm/10^5 淋巴细胞计）和形态转化率均低于对照，而 T 细胞本身的反应力并未降低。这些变化在接触铀尘剂量较大、时间较长者较为明显，而在减少接触后可以恢复。

对接触 X 射线工作医务人员的免疫功能检测表明，与相同医院环境下年龄和工龄相当的医务人员相比，周围血液淋巴细胞总数、T 细胞和 B 细胞计数、淋巴细胞对 PHA 刺激的 ^{3}H-TdR 掺入反应以及血清 IgG、IgA 和 IgM 的含量，两组之间未发现有统计学意义的差别。此组受检的 X 射线医务人员年所受辐射剂量平均为 0.395 cGy，平均累积剂量为 7.39 cGy，平均工龄为 16.7 年，在职业性照射的限制水平以下。X 射线医务人员从总体上未能检出明显的免疫功能变化。

图 9-1 显示 4 个剂量分组的平均数值，其中 < 1 cGy 组平均累积剂量为 0.22 cGy，而 1～cGy、5～cGy 和 10～cGy 3 组的平均累积剂量分别为 2.76、6.86 cGy 和 17.82 cGy。表面看来，似乎剂量效应关系十分明显；但应指出，细胞免疫功能在正常情况下具有明显的年龄性变化，而累积剂量较大者又多在年龄较高的分组内，因此还必须对年龄因素的影响进行分析。如图 9-2 所示，对照组（医务人员）和受照组（X 射线医务人员）的细胞免疫功能呈现基本一致的年龄性变化。不过在年龄较高的两组受照射者，其 T 细胞对 PHA 的反应性较对照组的相应年龄组下降更为明显。各年龄组内又包含有累积剂量不同的 X 射线医务人员，其中累积剂量 > 5 cGy 者亦显示出有加重年龄性变化的趋势。因此，总体来说，X 射线医务人员在现有防护条件下所受平均累积剂量不大，免疫功能未出现显著的异常，但累积剂量较大时，是否有可

能加速或加重细胞免疫功能随年龄增长而下降的趋势,值得进一步观察。目前,关于这种慢性低剂量照射条件下人体免疫功能变化的资料还十分有限,需要更多的严格控制的检测数据,才可提供深入分析的可靠基础。

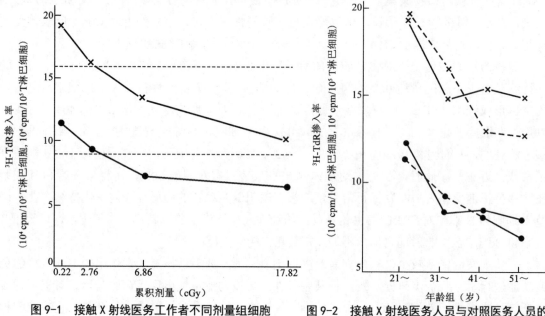

图 9-1　接触 X 射线医务工作者不同剂量组细胞免疫水平

·—·: cpm/10^5 淋巴细胞;×—×: cpm/10^5 T 细胞,虚线为对照均值

图 9-2　接触 X 射线医务人员与对照医务人员的细胞免疫功能的年龄性变化比较

—: 为对照医务人员;---: 为接触 X 线的医务人员

慢性照射后远期免疫功能的可能变化可以用两种效应表示,即一般将照射后 90d 以内的效应称为辐射近期效应,将照射后 90 d 以后的辐射效应称为远期效应。无论是大剂量一次照射后或低剂量长期照射后发生的远期免疫功能变化,对探讨辐射致癌、辐射促衰老和辐射防护等问题都有重要意义。慢性照射后的动物实验有关资料见表 9-1 和表 9-2。

表 9-1　辐射对免疫系统的远期效应(整体动物实验)

检测指标	辐射种类	照射剂量	动物种类及年龄	照射后时间	效应
抗感染抵抗力	^{210}Po 内照射	$0.925×10^3$ Bq/kg	犬	7 年	↓
抗 SRBC 抗体反应	X 射线	50～225 R	小鼠 100 d	100～580 d	→
抗 SRBC 抗体反应	中子	150 rad	小鼠 100 d	100～580 d	↓
抗 SRBC 抗体反应	X 射线	150～450 R	小鼠 10～12 周	6～18 个月	→
同种皮肤移植排斥	X 射线	300～450 R	小鼠 10～12 周	16 个月	→
同种皮肤移植排斥	X 射线	400 R	小鼠 12～15 周	22～23 个月	→
脾微环境功能[1]	γ 射线	1000 R (6 R/h)	小鼠	100～120 d	↓

注:1. 表示调节 T 细胞、B 细胞的功能;R. 表示伦琴(1 R=$2.58×10^{-4}$ C/kg);rad. 表示拉德(1 rad = 0.01 Gy);↓. 表示显著降低;→. 表示无明显改变

表 9-2 辐射对免疫系统的远期效应（离体细胞实验）

检测指标	辐射种类	照射剂量	动物种类及年龄	照射后时间	效应
抗 SRBC 抗体形成	X 射线	700～975 R	小鼠 100 d	30～700 d	↓
抗 SRBC 抗体形成	X 射线	400 R	小鼠 12～15 周	18～22 个月	↓
脾 T 细胞计数	γ 射线	78 rad	小鼠 100 d	44 周	↓
脾 T 细胞计数	快中子	240 rad	小鼠 100 d	44～60 周	↓
脾 T 细胞、B 细胞计数	X 射线	200～40 R	小鼠 10～12 周	18 个月	→
脾细胞增殖反应[1]	X 射线	400 R	小鼠 12～15 周	22～23 周	↓
脾细胞增殖反应[1]	γ 射线	788 rad	小鼠 100 d	44 周	↓
脾细胞增殖反应[1]	快中子	24 rad	小鼠 100 d	44～60 周	↓
脾细胞增殖反应[1]	X 射线	100～400 R	小鼠 10～12 周	6～18 个月	→
PBL 增殖反应[1]	UO_2 呼吸道中毒	75 mg/kg	家兔	12 个月	↓
PBL 增殖反应[2]	难溶性 ^{144}Ce 吸入	累积 250 Gy	犬	3 年	↓
脾细胞增殖反应[3]	γ 射线	788 rad	小鼠 100d	44 周	↓
脾细胞增殖反应[3]	快中子	240 rad	小鼠 100d	44～60 周	↓
脾细胞增殖反应[3]	X 射线	200～400 R	小鼠 10～12 周	6～18 个月	→
GVH 反应	X 射线	400 R	小鼠 12～15 周	22～23 周	↓
GVH 反应	X 射线	60 R	小鼠 3 个月	12 个月	↓
混合淋巴细胞反应	X 射线	200～400 R	小鼠 10～12 周	18 个月	↓
天然杀伤细胞活性	γ 射线	286～572 R	小鼠 3～4 个月	13～18 个月	↓
细胞毒 T 细胞活性	γ 射线	286～572 R	小鼠 3～4 个月	13～18 个月	↓
PBL 形态转化	γ 射线	131～315 rad	犬	—	↓

注：[1]. PHA；[2]. PHA + PWM；[3]. LPS；↓. 表示显著降低；→. 表示无明显改变；$1R = 2.58 \times 10^{-4}$ C/kg；1rad = 0.01Gy

在分析辐射所致免疫功能的远期变化时，应当认识到两种可能性：一种是辐射损伤恢复时，免疫系统的功能完全恢复正常，但随后的老龄化过程加速，因此在生命的晚期，机体的免疫力低于一般同龄个体；另一种是在某些情况下，辐射损伤后免疫系统实际上未完全恢复正常，以后又随着年龄的增长而进一步衰退。目前，尚难以将这两类情况完全区别清楚。

至于急性照射后免疫系统是否完全恢复正常，然后再次发生抑制，则不同的实验资料所示结果不完全一致。$(78.95 \sim 150.9) \times 10^{-3}$ C/kg（306～612 R）X 射线照射 10～11 周龄小鼠，于照射后 1、2、3、6、12 个月和 18 个月腹腔注射 2×10^8 个 SRBC 作为抗原刺激，免疫后 1 周处死动物，测血清血凝抗体效价、脾细胞对 PHA 或脂多糖（LPS）的反应、细胞毒 T 细胞活性等，发现早期（4 周以内）出现剂量依赖性的功能抑制后，逐渐恢复，于照射后 3～6 个月接近正常，18～19 个月与同龄对照动物比较未发现异常。曾有学者发现，78.95×10^{-2} C/kg（400 R）X 射线照射后 18 个月小鼠，其脾细胞对同种抗原的反应（混合淋巴细胞反应，MLR）减弱，但用无菌动物重复时又未见到这种效应。在剂量更大时（7.3～10.0 Gy ^{60}Co γ 射线），则在 2 年的观察过程中脾的 PFC 数一直没有完全恢复。^{60}Co γ 射线照射后细胞计数及脾细胞对 PHA 或 LPS 的反应性在照射后44周内一直处于低下的水平。比较中子与γ射线的远期效应时，1.5 Gy 中子照射小鼠后580 d，免疫后脾 PFC 数目显著低于同龄对照，而相应的 ^{60}Co γ射线（1.75 Gy）照射后却没有引起远期变化。2.4 Gy 快中子照射后 33～39 周及 44 周，小鼠脾 T 细胞数分别为同龄对照的 39.0% 和 46.6%，而 7.8 Gy γ射线照射后相同时间的脾细胞计数则为同龄对照的 70% 及 64.2%。人体检测资料对辐射防护的实际非常重要，但有关照射后远期人体免疫功能变化的资料却十分有限。曾对日本原子弹爆炸幸存者及马绍尔群岛氢弹爆炸落下灰受害渔民的远期免疫功能进行检查。日本原子弹爆炸幸存者的远期跟踪检查资料已如前述。马绍尔群岛受放射性落下灰影响，剂量为 1.75 Gy，在照射后 16 年检查时，与对照相比其血清 IgG 和 IgA 含量下降，但其淋巴细胞对 PHA 的反应却未见降低。其他参数如抗体反应、血清补体水平等均未见改变。

第二节　放射性白血病

白血病（leukemia）是一组造血干细胞（HSC）或造血祖细胞（HPC）的恶性克隆性疾病，其主要表现为异常的血细胞（即白血病细胞）在骨髓及其他造血组织中增殖失控、分化障碍和凋亡受阻，而停滞在细胞发育的不同阶段。白血病细胞大量增生积累，并浸润其他器官和组织，而正常造血功能受到抑制，血细胞生成减少，产生相应的临床表现，周围血细胞有质和量的变化。

白血病一般根据临床表现、细胞形态学、细胞化学、细胞免疫学及分子遗传学等进行分类。造血细胞阻滞在较早阶段则为急性白血病，骨髓及外周血以原始细胞及早期幼稚细胞为主，病情发展迅速，包括急性淋巴细胞白血病（acute lymphoblastic leukemia，ALL）和急性髓细胞白血病（acute myeloid leukemia，AML）。阻滞发生在较晚阶段为慢性白血病，病情发展缓慢，骨髓及外周血以异常的较为成熟的细胞为主，其次为较为幼稚的细胞，包括慢性淋巴细胞白血病（chronic lymphocytic leukemia，CLL）、慢性粒细胞白血病（chronic myelocytic leukemia，CML）及其他少见类型的白血病。

电离辐射所诱发的白血病称为放射性白血病，常见类型一般为 ALL、AML 和 CML。发病前常有一段骨髓抑制期，其潜伏期为 2～16 年。

电离辐射是弱致癌因子，是非特异的致癌剂，既是始动因子牢固地作用于细胞，使其具有肿瘤特性，又是促进因子使处于"休眠"状态的肿瘤细胞得以生长成肿瘤。

一、流行病学调查

造血组织（骨髓）的辐射敏感性很高，可以诱发骨髓细胞异常增生，表现为血细胞数目异常，幼稚型细胞明显增多的一种造血器官恶性疾病。

辐射致癌是常见的辐射远后效应。辐射诱发白血病已由职业性受照人员和医疗受照者随访结果所证实。白血病已被公认是一种主要的辐射远后效应。白血病的发病学有如下特点：①随受照剂量增加，白血病发生率也增加，呈明显的线性关系；②剂量水平相似时，广岛市

(原子弹爆炸中子剂量高)白血病发生率高于长崎市;③受照时年龄小者发病早,潜伏期较短(5~15年),而受照时年龄在45岁以上者危害小,发病迟,潜伏期长(10~25年);④辐射诱发白血病等肿瘤疾病属于辐射的随机性效应,也是辐射的躯体效应。

经调查,日本原子弹爆炸后2~3年,白血病发病率增加,其超额死亡高峰出现在1950—1954年,超过对照组10倍以上,以后呈波动性缓慢下降。至1970年,长崎市白血病发病率已降至自然发生率水平,广岛市仍高于对照组;至1978年,与对照组比较无区别;但受照剂量最高的人群中,白血病影响时间可延续40年左右。

国外报道,X射线医师发生白血病增高见于20世纪40年代以前防护不佳的受照者。1920—1934年,美国放射科、内科和耳鼻喉科医师白血病标化死亡比(SMR)分别为2.01、0.79和0.62($P < 0.05$)。我国1996年全国调查1950—1995年从事射线工作者共观察694 886人·年,对照组768 652人·年,白血病死亡相对危险(RR值)为2.28($P < 0.05$),有79.5%的人员为1970年以前参加工作的。

英国从事核工业工作人员95 000例的调查,按照BEIR V预测模型,终身危险估计值为0.76×10^{-2}/Sv(90% CI:0.07~2.40),其相对危险与剂量相关(图9-3);在苏联核设施中工作的5085名男性,平均累积剂量在0.49~2.54 Sv,与当时苏联的基线率比,白血病相对危险系数为1.45/Gy。总之,辐射诱发白血病的流行病学调查资料很多,都能证明辐射诱发白血病增加。一般认为,接受1 Gy以上照射15~20年,有1~2例$\times 10^{-6}$/cGy。

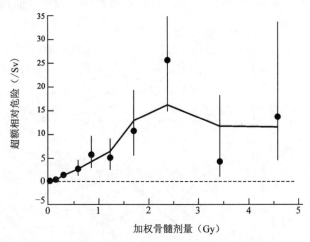

图9-3 辐射诱发白血病超额相对危险与剂量的关系

1986—1987年,研究者对参加切尔诺贝利核电站事故的恢复操作人员(Chornobyl accident recovery operation workers,CRW)、Prypyat镇和30 km地带的疏散人员及大多乌克兰污染地区居民的研究证实,仅在CRW组所有的癌症发生率超过当地水平,白血病的发生率也表现在统计学上的明显增加。

据中新网2015年10月21日报道,日本当局披露,1名41岁前福岛核电站员工经诊断为白血病,这是日本"3·11"地震海啸引发21世纪日本最严重的核灾4年多后,第一起确认与电离辐射相关的癌症病例。日本安全卫生部1名官员表示,这名罹患白血病的前员工在2011年福岛核灾后到该核电站工作1年,期间一直在穿防护装备。

二、放射性白血病特征及临床表现

(一) 放射性白血病特征

辐射诱发白血病与一般发生的白血病从临床经过、细胞形态及病理特征无特异性，与受照剂量相关，在照后一定时间发病，而且照射方式与白血病类型有关。

1. 白血病发生与照射剂量关系　在原子弹爆炸幸存者调查中发现，白血病发病率随受照剂量增加而增加（图9-3）；离爆心投影点越近发病率越高。

2. 白血病类型　1 Gy 以上急性照射诱发的白血病以各种急性白血病增加明显，小剂量照射或职业性照射易发生慢性粒细胞白血病。辐射诱发的白血病急性多于慢性。根据最新统计，原子弹爆炸幸存者中两者之比为 68：32，而辐射不诱发慢性淋巴细胞白血病的增加。

3. 白血病与受照时年龄的关系　根据原子弹爆炸幸存者发生白血病的情况分析受照射年龄越小，患白血病的危险越大，潜伏期越短，45 岁以上受照白血病增加较慢，潜伏期长。慢性粒细胞白血病与受照时年龄无关（图9-4）。

4. 白血病前期　原子弹爆炸幸存者中有部分人员出现白血病前期表现，发展为典型白血病临床和血液学改变之前的一段时间，血液及骨髓细胞可出现异常改变，如血细胞减少或增多，幼稚细胞异常增生或出现在外周血中，或细胞形态异常等。白血病前期可见到染色体畸变增加，ph1 染色体的检出常是慢性粒细胞白血病（CML）发生的前兆，而且与病情相关。出现以上改变临床上却不足以确诊为白血病，这一段时间称为白血病前期，可持续 2～13 年。

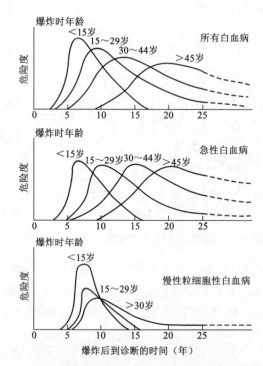

图9-4　原子弹爆炸时年龄对辐射诱发白血病显现时间的模式

5. 辐射诱发白血病病因概率的参数　计算慢性粒细胞白血病（CML）病因概率的参数参阅国家职业卫生标准 GBZ97-2009 有关部分。计算急性白血病病因概率的参数查阅国家职业卫生标准 GBZ97-2009 有关部分。

(二) 临床表现

1. 急性白血病　各型急性白血病的共同临床表现可由于正常造血细胞的减少，导致感染、发热、出血和贫血；也可由于白血病细胞的浸润导致肝、脾、淋巴结及其他器官的病变。症状的缓急主要取决于白血病细胞在体内的积蓄增长速率和程度。急剧者多表现为突发高热、严重出血倾向或骨关节疼痛等；缓慢者多为低热、皮肤苍白和轻度出血等。

(1) 常见症状和体征：某些急性白血病患者在发病前数月甚至数年可出现难治性贫血，常表现为面色苍白、疲乏无力、头晕及活动后心悸等。

有 40%～70% 的患者起病时伴有不同程度的出血倾向，多为病程缓慢者。常见皮肤瘀点、鼻出血、牙龈及口腔黏膜出血、月经过多等，严重者可出现血尿和消化道出血，甚至颅内出血。

约 50% 以上的患者以发热起病，无其他诱因持续低热，多考虑与白血病本身有关；亦可高热，多提示伴有继发感染，以口腔炎、咽喉炎和呼吸道感染较为常见，若合并败血症则较为危险。感染是急性白血病的常见死亡原因。

(2) 白血病细胞局部浸润的表现：①若侵及骨和关节，表现为局部疼痛，疼痛剧烈者提示骨髓坏死，胸骨下端局部压痛有助于临床诊断；②肝、脾及淋巴结增大多为轻度和中度，以 ALL 较多见，由于肝、脾大可引起食欲减退、腹胀和乏力、消瘦等；③中枢系统白血病以 ALL 最为常见，表现为头痛、头晕、恶心、呕吐、视物模糊、视盘水肿、脑神经麻痹及抽搐等，较少引起脊髓压迫；④其他部位受侵可出现相应症状，如皮肤蓝色结节、牙龈增生、眼底出血、眼球突出和睾丸无痛性肿大等，亦可无症状。

2. 慢性粒细胞白血病

(1) 常见的症状和体征：起病缓慢，症状多为非特异性，逐渐加重。早期多无自觉症状，逐渐出现疲乏、低热、食欲缺乏、盗汗和体重减轻等与造血过盛有关的症状。贫血和出血倾向多在加速期出现，急变期全身症状更明显，类似急性白血病表现。

(2) 脾大：脾大较为显著，肿大程度不一，严重者可达脐下，质地坚硬、平滑、无压痛。少数患者因发生脾梗死或脾周围炎而出现显著的左上腹和左肩部疼痛，可有局部腰痛。

(3) 其他：胸骨压痛较为常见，范围较小，往往位于胸骨下段，疼痛程度与白血病细胞浸润程度成正比。晚期病例常出现皮肤浸润，皮肤黏膜出血，中枢神经系统受累。由于尿酸升高可引起痛风性关节炎，还可以出现荨麻疹、皮肤瘙痒等症状。

三、辅助检查及诊断与鉴别诊断

(一) 辅助检查

1. 急性白血病

(1) 血象：急性白血病初诊时外周血白细胞计数可减低，正常或增高。可见数量不等的原始细胞和（或）幼稚细胞。若白细胞计数 $> 100 \times 10^9$ /L，称为白细胞增多性白血病，其早期病死率高，缓解率低，预后差；也可表现为白细胞数正常或减少，一般分类幼稚细胞不易发现。另外，超过 50% 的患者血红蛋白和红细胞减少。贫血大多数是正常细胞性贫血。血小板明显降低，可影响凝血功能。

（2）骨髓象：急性白血病初诊时骨髓象绝大多数呈增生活跃、明显活跃或极度活跃。可出现"裂孔"现象，即为有核细胞显著增生，以原始细胞为主，而成熟粒细胞减少，中间阶段的细胞缺如。一研究协作组提出，原始细胞占全部的骨髓有核细胞的 ≥ 30% 作为急性白血病的诊断标准。另外，Auer 小体仅见于急性非淋巴细胞白血病（ANLL），有助于诊断。

（3）细胞化学染色：细胞化学染色在急性白血病分型诊断中具有重要意义。按目前细胞形态学和细胞化学检查方法作为分型基础，其符合率为 60% ～ 70%。

（4）免疫表型：近年来发展迅速，对于急性白血病的分型诊断具有重要意义。

细胞遗传学检查：多数急性白血病都有染色体数量和结构上的异常，白血病完全缓解后染色体异常可以消失，复发时再次出现。

（5）血生化：主要是血尿酸水平升高，化疗期间更明显，肾功能多会受到影响，还可出现高磷酸盐血症、低钙血症或高钾血症等。

（6）脑脊液检查：出现慢性非淋巴细胞白血病（CNLL）时，脑脊液压力升高，白细胞增多，可见白血病细胞和蛋白质增多，糖减少。

（7）电镜检查：白血病的诊断主要依靠光镜水平的细胞形态学和细胞化学染色技术，但一些无明显分型特征的急性白血病需借助白血病细胞的超微结构来诊断。

2. 慢性粒细胞白血病

（1）血象：外周血白细胞增多是明显特征，常 > 25×10^9/L，晚期可 > 100×10^9/L。可见各阶段粒细胞，以中幼粒细胞、晚幼粒细胞和杆状核粒细胞增生为主。早期部分患者血小板增高，晚期血小板逐渐减少，出现贫血及出血倾向。若血小板计数明显升高或降低，则预示着疾病向加速期或急变期进展。

（2）骨髓象：骨髓增生明显活跃至极度活跃，粒系和红系血细胞比例明显增高，粒系细胞显著增生，以中性中幼粒细胞、晚幼粒细胞和杆状核粒细胞增生为主。原始细胞易见。巨核细胞正常或增多，晚期减少。

（3）细胞化学：90% 以上的慢性粒细胞白血病患者中性粒细胞碱性磷酸酶（NAP）活性显著降低或呈阴性反应。病情缓解时，NAP 活力可恢复正常，提示预后良好，疾病复发时又可下降。

（4）血清生化：尿酸水平为正常人的 2 ～ 3 倍，血清维生素 B_{12} 水平为正常人的 10 倍，血清乳酸脱氢酶也常增高。

（5）分子生物学：Ph 染色体，即 t(9;22) (4;q11)/BCR-ABL 为 CML 的特征性染色体改变，但 Ph 染色体改变亦可见于其他白血病。

急变期患者的血象和骨髓象与急性白血病相同。

（二）诊断与鉴别诊断

1. 诊断

（1）急性白血病：根据患者的症状和体征以及外周血中数量较多的异常原始白细胞及幼

稚细胞，多数可以初步诊断，结合骨髓象等辅助检查再进行分型诊断。

（2）慢性粒细胞白血病：根据外周血白细胞计数增高及分类异常，脾大，伴有 Ph 染色体等诊断慢性粒细胞白血病并不困难。

放射性白血病病因判断，详见我国放射性疾病诊断表中 GBZ97-2009《放射性肿瘤病因判断标准》。

2. 鉴别诊断

（1）急性白血病的鉴别诊断：少数患者全血细胞减少，需与再生障碍性贫血相鉴别，骨髓象可以明确诊断。ALL 需与传染性单核细胞增多症相鉴别，后者可有发热、淋巴结及肝、脾大，血象及骨髓象也有不典型的淋巴细胞，容易误诊，但多为成熟的细胞且形态正常，多无贫血和血小板减少。

（2）慢性粒细胞白血病的鉴别诊断：反应性白细胞增多即类白血病反应，多发生在严重感染或恶性肿瘤的基础之上，无 Ph 染色体，增多的白细胞以中性杆状核粒细胞居多，原始细胞及幼稚细胞罕见。此外，当慢性粒细胞白血病有贫血、脾大时，需与肝硬化等相鉴别。

四、治疗与预后

（一）一般治疗

1. 急性白血病的治疗　急性白血病确诊时，体内有 $10^{11\sim12}$ 个白细胞，影响正常造血，致中性粒细胞和血小板明显减少，随时有感染或出血的危险，甚至死亡。故一旦诊断成立，应尽快完成化疗前的各项准备工作，包括检查肝功能、肾功能、血清电解质、尿酸和血糖、心电图、胸部 X 射线摄片及口、咽、鼻、阴道、肛门拭子的细菌培养，力争在 48h 内开始化疗。化疗分为诱导缓解治疗、巩固强化治疗及维持治疗 3 个阶段。诱导缓解化疗必须坚持联合、足量和间歇用药的基本原则。

（1）ALL 的治疗

1）诱导缓解治疗：目前，用于 ALL 诱导缓解化疗的国际标准方案为 VDLP，即长春新碱 $1.5mg/m^2$ 静脉注射，每周 1 次，共 4 周；柔红霉素 $60\ mg/m^2$ 静脉注射，第 $1\sim3$ 天；左旋门冬酰胺酶 $6000\ U/m^2$ 肌内注射，第 $19\sim28$ 天；泼尼松 $60\ mg/m^2$ 口服，第 $1\sim28$ 天（第 15 天激素开始减量）。28 d 为 1 个疗程。Hyper-CVAD（第 1 个疗程、第 3 个疗程、第 5 个疗程和第 7 个疗程应用环磷酰胺＋长春新碱＋多柔比星＋地塞米松）方案并增加交替使用大剂量阿糖胞苷（Ara-C）和大剂量甲氨蝶呤（第 2 个疗程、第 4 个疗程、第 6 个疗程和第 8 个疗程应用）的诱导缓解方案，这是近年较常应用的方案。

2）巩固强化治疗：成年人 ALL 取得完全缓解（complete remission，CR）后需要进行强化巩固治疗，时间应坚持 3 年以上。VDCP-L、EA 及大剂量甲氨蝶呤（MTX）等化疗方案都是较为常用的方案。对于高危患者可采用 Hyper-CVAD 与 HD-MTX-Ara-C 交替方案强化治疗。

（2）AML 的治疗

1）诱导缓解治疗：DA 方案是 AML 诱导缓解治疗最常用的化疗方案，即柔红霉素 $40\sim60\ mg/m^2$，静脉注射，第 $1\sim3$ 天应用；阿糖胞苷，$150\sim200\ mg/m^2$，静脉滴注，第 $1\sim7$

天应用。此外，HA 方案（高三尖杉酯碱 4～6 mg，静脉用药，第 1～7 天应用；阿糖胞苷，150～200 mg/m² 静脉滴注，第 1～7 天应用）和加用柔红霉素的 HAD 方案也是国内较为常用的化疗方案。

2）巩固强化和维持治疗：AML 或其 CR 者，包括 M_3 型患者以全反式维甲酸（all-trans retinoic acid，ATRA）治疗者，均应立即开始巩固强化治疗。目前，多应用 DA 方案、HA 方案和 ME 方案［米托蒽醌 10mg/d，第 1 天、第 3 天和第 5 天应用；依托泊苷（VP16）100 mg/d，第 1～7 天应用；中剂量阿糖胞苷，1～1.5 g，第 1 天和第 3 天应用，每天 2 次，间隔 12 h］3 种方案序贯应用，每个疗程间隔 3～4 周，M_3 型在间歇期仍服用 ATRA。共进行 2～3 个循环。也可继续维持治疗，大多主张每 1～2 个月强烈联合化疗 1 次，至少持续 2 年。

（3）中枢神经系统白血病的治疗：化疗药物多数不能通过血-脑屏障，故中枢神经系统成为白血病细胞的隐蔽所，常成为急性白血病复发的重要来源。对 ALL 患者可常规采用甲氨蝶呤鞘内注射的方法预防中枢神经系统白血病的发生。当患者确诊为中枢神经系统白血病时可以用肾上腺皮质激素、甲氨蝶呤鞘内注射等方法进行治疗。由于白血病细胞对于放射线十分敏感，故放疗也是中枢神经系统白血病治疗的一种有效方式。一般，采用全脑全脊髓照射，总剂量 10～20 Gy。当采用全中枢神经系统照射时，患者骨髓抑制以及恶心、呕吐等全身症状较重，需要减少单次照射剂量，并做好支持对症治疗。

2. 慢性粒细胞白血病的治疗　慢性粒细胞白血病的治疗根据症状、体征、外周血象及骨髓象等可以分为慢性期、加速期和急变期。

（1）CML 慢性期的治疗

1）常规治疗：对于新诊断的慢性期 CML，治疗的目的是促进正常干细胞的生长和抑制白血病细胞克隆增殖。甲磺酸伊马替尼（gleevec，格列卫）是 abl 特异性酪氨酸激酶的抑制药，抑制慢性粒细胞的增殖，加速慢性粒细胞的凋亡。慢性期口服用量为 400 mg/d，应用过程中要注意患者的骨髓抑制情况。羟基脲是细胞周期特异性 DNA 合成抑制药，毒性低，可以延缓疾病进程。起始剂量为 1～6 g/d，后根据白细胞数量情况酌情减量至维持量 0.5～1 g/d。单用本药不能清除 Ph 阳性细胞。其他一些药物，如白消安、高三尖杉酯碱、巯嘌呤（6-MP）、硫鸟嘌呤（6-TG）和苯丁酸氮芥、环磷酰胺（CTX）等都可使 CML 获得一定程度的临床缓解。

2）放射治疗：CML 患者往往有脾大症状，常伴有上腹部饱满不适，严重时可出现巨脾，脾下缘达到脐下或髂窝。患者腹部胀满明显。放疗可以有效地缓解症状，并一定程度上可以缓解脾功能亢进。一般，以查体触诊时标出脾下缘，放疗靶区包括左侧横膈下，单次剂量为 1.0～1.2 Gy，治疗 5 次左右。由于其对放射线十分敏感，脾缩小迅速，需要每天观察患者，并根据脾下缘的退缩情况逐渐缩小靶区范围。针对巨脾的放疗，由于照射范围较大，患者全身反应较重，放疗的靶区可以不包括全部的脾。有些巨脾患者有时放疗效果不佳，需要外科手术进行脾摘除，以减轻症状，改善脾功能亢进，但手术出血、感染和栓塞的风险较大。也有些患者由于全身或其他情况存在手术禁忌，无法进行手术治疗。CML 有时亦有骨骼、软组织的浸润，若化疗疗效不佳，局部也可以采用放疗的方法来解决。

（2）加速期和急变期的治疗：一旦 CML 患者进入加速期或急变期，应按急性白血病治疗。加速期行骨髓移植仍有一定的疗效，急变期骨髓移植的疗效很差。未曾使用伊马替尼的患者，可以选用伊马替尼靶向治疗。

（二）对症治疗

对于白血病支持对症治疗和化疗有同等重要的地位，只有保证完善的支持对症治疗，才能使强烈的化疗顺利进行。主要的支持治疗包括纠正贫血、防治感染、预防及防止出血，纠正高尿酸血症等。

（三）特殊治疗

1. 骨髓移植及微移植　分自体骨髓移植和异体骨髓移植两种，其中前者主要应用于无匹配同胞供者的患者，并且多在强化治疗之后；对于后者，主要应用于良好预后患者复发后的挽救治疗，或者是预后不良患者的治疗。

2015年11月26日，新华网请军事医学科学院附属医院血液科主任介绍国际原创"微移植"成为治疗白血病的新突破。虽然HSCT能够有效治愈白血病，但移植毒性及严重并发症仍是影响其疗效的主要原因，也限制了移植技术的应用。随着微移植技术的问世与发展，白血病等恶性肿瘤的治疗将进入"高效微毒新时代"。

微移植是指在保存受者正常免疫功能的条件下进行人类白细胞抗原（HLA）配型不相合的HSCT治疗模式，只要HLA配型不全相合的健康人都能够作为供者；无HLA配型限制，也不受亲缘、血型限制。这种方法能够发挥抗白血病的高效应，去除了传统移植预处理的毒性，避免了移植物抗宿主病（GVHD），减轻了移植不良反应（微毒）。在微移植中，患者仅接受能高效杀灭白血病细胞和肿瘤细胞的化疗，不采用致死剂量的放化疗，而且避免应用免疫抑制药。

一般，老年初诊AML可直接应用微移植治疗，中、青年中低危AML达到完全缓解后也可以应用。进行微移植治疗的年龄范围是8～88岁，基本无年龄的限制。微移植能够显著增加老年患者的完全缓解率及存活时间，提高生活质量。研究证实，微移植老年患者2年无病生存率接近40%；低危中、青年急性髓性白血病的6年无病存活率可达到84.4%。

微移植治疗过程不是一次性的，需要经过4～5个疗程的序贯治疗。以老年患者为例，首次治疗接受微移植诱导化疗，达到完全缓解后进行3～4个微移植巩固化疗，每个疗程间隔3个月左右，一般完成治疗需要1年左右；之后，每3个月进行随访检查1次，如无白血病残留或复发的证据，则无须再次治疗。治疗间隔期和随访期患者能够正常在家生活或恢复工作和学习，不需要服用抗排异药物。

微移植介于HSCT和免疫治疗之间。微移植细胞采用经典移植的粒细胞集落刺激因子（GCSF）动员后的外周血HSC，均来源于HLA不相合健康供者。细胞在体外经过特殊处理，增加了抗白血病活性后输注给患者。输注的HSC将在患者体内继续分化成熟一段时间，最后少量植入患者体内长期存活。这样，不仅发挥供者细胞的抗肿瘤效应，而且能够激活或恢复患者的自身免疫功能。

2. 靶向治疗　近年来，针对白血病细胞的特定靶点，特别是关于B细胞相关靶点的单克隆抗体类药物的研究取得了很大的进展，有一些单克隆抗体类靶向药物已经应用于临床（如利妥昔单抗），能够提高 ALL 患者的缓解率，减少复发。

（1）针对发病机制的分子靶向治疗：针对发病机制的分子靶向治疗，最成功的是 ATRA 和亚砷酸（ATO）治疗急性早幼粒细胞白血病（APL）。目前，研究最多的是酪氨酸激酶抑制药，甲磺酸伊马替尼（Imatinib，STI571，格列卫）作为酪氨酸激酶抑制药，针对 bcr/abl 融合基因的产物 P210 融合蛋白在慢性粒细胞白血病治疗中已取得成功，对 Ph1$^+$ 的 ALL 患者也有效果；还有另一重要靶点就是Ⅲ型受体酪氨酸激酶（RTK）家族成员 C-kit（CD117）。

（2）针对表面分子的靶向治疗：正常粒系细胞和单核系细胞均高表达 CD33，25% AML 细胞表面也有表达，正常 HSC 和非造血组织不表达。单克隆抗体 HUM195 是重组人源化未结合抗 CD33 IgG，经静脉注射进入体内后可以迅速与靶细胞结合，通过抗体依赖的细胞毒作用杀死靶细胞；药物结合型单抗 Mylotarg 为 CD33 单抗与抗癌抗生素——卡奇霉素免疫连接物，2000 年 5 月获美国食品及药物管理局（FDA）批准用于治疗 60 岁以上的复发和难治性 AML；抗 CD33 抗体还可以与放射性核素偶联用于治疗复发和难治性 AML 及联合白消安和环磷酰胺作为 AML 骨髓移植前预处理方案，获得较好的疗效。阿仑单抗是人源化抗 CD52 单克隆抗体（Campath），用于治疗 CD20 阳性的复发性难治性急性白血病也取得一定效果。

3. 干扰素治疗　有研究表明，毛细胞表面表达干扰素 α（IFN-α）受体，IFN-α 与其作用的结果可能是抑制 B 细胞因子和肿瘤坏死因子（TNF）诱导的毛细胞增殖。其次，IFN-α 还可促进多毛细胞白血病（hairy cell leukemia，HCL）患者骨髓淋巴细胞系 HSC 分化，诱导毛细胞 HLA Ⅱ类抗原表达，调节毛细胞表面 CD20 分子二磷酸化。在甲磺酸伊马替尼推广应用前，干扰素多用于那些不适宜进行异基因血干细胞移植（HSCT）的 AML 患者，起始剂量 100 万～300 万 U/d，隔日皮下注射。

4. 细胞生物疗法　目前，临床试验的白血病细胞治疗手段包括：扩增自然杀伤细胞（NK）、淋巴因子激活的杀伤细胞（LAK）、多细胞因子诱导的杀伤细胞（CIK）、CD3 激活的杀伤细胞（CD3 AK）及体外扩增用于治疗白血病的抗原特异性淋巴细胞等新型的用于细胞生物治疗的细胞。这些治疗手段多用于白血病经大剂量化疗或 HSCT 后复发的预防和治疗。

5. 诱导分化治疗　有证据表明，正常造血过程中细胞分化受阻可能是导致白血病的原因之一。目前，用于临床且疗效显著的诱导分化剂为治疗 APL 有特效的 ATRA。ATRA 治疗 APL 的剂量为 45～60 mg/(m^2·d)，分次口服，疗程为 30～45 d。对初治 APL 患者，单用 ATRA 的 CR 率可达 90% 左右，明显高于联合化疗（60%～80%）。化疗复发后患者，再用 ATRA 诱导缓解仍可获 85%～95% 的 CR 率，但第 2 次缓解期较短。ATRA 不是细胞毒药物，故对骨髓无抑制作用，但对骨髓外毒副作用较多，如发热、头痛、骨痛、胃肠道反应和肝损害等，其中最主要为高白细胞血症的维 A 酸综合征。有研究显示，ATRA 和化疗同时使用，更能发挥其作用，并能降低发生率，国内还与三氧化二砷（As_2O_3）联合应用，取得良好疗效，小剂量 As_2O_3 治疗作用主要不引起 APL 细胞分化，也是通过调节 PML-RARa 融合蛋白来诱导 APL 细胞分化。

（四）远后效应医学随访原则

1. CML 预后较差，5 年存活率为 25%～35%。发病时外周血白细胞计数和血小板计数、原始细胞比例和慢性期长短等与预后相关。

2. ALL 的预后与患者的年龄、获得完全缓解的时间长短、对于激素的反应情况、外周血白细胞计数以及是否有髓外浸润等因素有关。

3. 儿童 ALL 的 5 年存活率可达 70% 以上，成年人也可达 25% 以上。AML 的 5 年存活率儿童可达 40% 左右，成年人可达 30%。

（梁　硕　张天歌　赵红光　刘威武　龚守良）

参 考 文 献

[1] 郭力生，耿秀生．核辐射事故医学应急．北京：原子能出版社，2004：69-70.
[2] 龚守良，刘晓冬．核辐射及其相关突发事故医学应对．北京：原子能出版社，2005：77-80.
[3] 龚守良．医学放射生物学．第 4 版．北京：中国原子能出版社，2015：553-556.
[4] Internatonal Atomic Energy Agency (IAEA), Nuclear Energy Agency of organization for Economic Co-operation and Development (OECD/NEA). The international nuclear and radiological event scale (INES) user's manual. Vienna：IAEA，2009.
[5] United Nations Scientific Committee on the Effects of Atomic Radiation (UNSCEAR). Sources and effects of ionizing radiation, Vol Ⅱ. Annex D Health effects due to radiation from the Chernobyl accident. New York：UN，2011.
[6] 陈家佩，毛秉智．辐射血液学——基础与临床．北京：军事医学科学出版社，2002：181-185.
[7] Hall EJ，Giaccia AJ；卢铀，刘青杰，主译．放射生物学 — 放射与放疗学者读本．北京：科学出版社，2015：149-162.
[8] 周继文，孟德山，谭绍智．放射性疾病诊断标准应用手册．北京：中国标准出版社，2002：182-190.
[9] 贾卫华，王继先，李本孝，等．我国医用诊断 X 射线工作者 1950－1995 年非肿瘤死亡分析．中华放射医学与防护杂志，2002，22(4)：239-242.
[10] 叶常青．辐射诱发多因素疾病的危险估计．中华放射医学与防护杂志，2002，22(2)：143-144.
[11] 吴德昌．放射医学．北京：军事医学科学出版社，2000：220-234，256-267.
[12] 姚家祥译．国际放射防护委员会第 84 号出版物——妊娠与医疗照射．中华放射肿瘤学杂志，2003，12（增刊）：34-47.
[13] 中华人民共和国卫生和计划生育委员会．GBZ95-2014 职业性放射性白内障的诊断．北京：中国标准出版社，2014.
[14] Adriaens I，Smitz J，Jacquet P. The current knowledge on radiosensitivity of ovarian follicle development stages. Hum Reprod Update，2009，15(3)：359-377.
[15] Shin SC，Kang YM，Jin YW，et al. Relative morphological abnormalities of sperm in the caudal epididymis of high- and low-dose-rate gamma-irradiated ICR mice. J Radiat Res (Tokyo)，2009，50(3)：261-266.
[16] Prysyazhnyuk AY，Bazyka DA，Romanenko AY，et al. Quarter of century since the Chornobyl accident：c ancer risks in affected groups of population. Probl Radiac Med Radiobiol，2014，19：147-169.
[17] 中华人民共和国卫生卫生部．GBZ/T 163-2004 外照射急性放射病的远期效应医学随访规范．北京：标准出版社，2004.

第10章

化学性血液损伤与临床

第一节 化学性血液损伤概述

化学因素可以引起血液系统多种损伤，如造血抑制、血细胞损害、血红蛋白变性、出凝血功能障碍和血液系统恶性病变等。

一、引起各种贫血的化学物质

（一）引起再生障碍性贫血的化学物质

一些化学物质，如苯、三硝基甲苯、二硝基酚、砷化物、四氯化碳、有机氯及有机磷杀虫剂等，可以引起再生障碍性贫血。这些化学物质致再生障碍性贫血是因为化学因素或其代谢产物抑制造血细胞的核分裂和造血干细胞自我更新，影响造血细胞成熟；损害骨髓间质细胞，影响微环境，干扰造血细胞生成，造成骨髓造血功能衰竭，致骨髓造血细胞增生减低和外周血全血细胞减少，骨髓无异常细胞浸润和网状纤维增多。临床以贫血、出血和感染为主要表现。

（二）引起溶血性贫血的化学物质

一些化学物质，如砷化氢、锑化氢、硒化氢、砷化合物、铜、铅、苯的氨基硝基化合物（苯胺、N,N-二甲基苯胺、硝基苯、二硝基苯、硝基氯苯、三氟苯胺）、苯肼、萘、有机磷酸酯农药、五氯酚钠、杀虫脒和有机溶剂等，可以引起溶血性贫血。

这些化学物质致溶血性贫血是因为化学因素或其代谢产物作用于珠蛋白分子的巯基，使珠蛋白变性，形成 Heinz 小体；有些化学毒物通过红细胞膜，抑制膜内过氧化氢酶，或氧化血红蛋白内的谷胱甘肽（GSH）、血红蛋白的还原型辅酶Ⅱ（NADPH），或抑制葡萄糖-6-磷酸脱氢酶（G6PD），从而导致还原型谷胱甘肽（GSH）减少，损害细胞膜稳定性，引起红细胞过早、过多地遭到破坏而发生贫血。有些化学毒物通过抑制红细胞膜上的 Na^+-K^+-ATP 酶，影响红细胞的钾、钠转运，造成 Na^+ 和水分大量进入红细胞，引起红细胞膨胀、破裂，从而导致溶血。

（三）引起巨幼细胞贫血的化学物质

巨幼细胞贫血主要是由于叶酸和（或）维生素 B_{12} 缺乏或其他原因引起的脱氧核糖核酸（DNA）合成障碍所致的一种贫血。某些化学因素或干扰叶酸代谢有关酶的活性或直接引起叶酸和维生素 B_{12} 缺乏，从而导致 DNA 合成障碍，引起骨髓和外周血细胞异常，从而诱发贫血。引起巨幼细胞贫血的常见化学物质有砷化合物和乙醇等。

（四）引起铁幼粒细胞贫血的化学物质

血红蛋白的合成需要铁进入线粒体合成血红素。血红素的合成是甘氨酸及琥珀酸辅酶 A 聚集，在 5-磷酸吡哆醛（PLP）辅酶参与下，经 δ-氨基 γ-酮戊酸合成酶（ALAS）催化合成 δ-氨基 γ-酮戊酸（ALA），后者转运至细胞质中合成血红素，通过粪卟啉原Ⅲ转运回线粒体中，最后在亚铁原卟啉合成酶（FECH）催化下，铁插入原卟啉Ⅸ（PPⅨ）环中形成血红蛋白。引起铁幼粒细胞贫血的常见化学物质有铅和乙醇（酒精）等。金属铅可抑制 δ-氨基 γ-酮戊酸合成酶 2（ALAS2）、血红素合成酶及粪卟啉原Ⅲ转化为原卟啉Ⅲ，继发铁幼粒细胞贫血。乙醇可抑制吡哆醇转变为 PLP，严重酒精中毒可导致铁幼粒细胞贫血。

二、引起高铁血红蛋白血症和硫化血红蛋白血症的化学物质

（一）引起高铁血红蛋白血症的化学物质

引起高铁血红蛋白血症的常见化学物质有以下几种。

1. **芳香族氨基硝基化合物** ①苯胺类：如苯胺、甲基苯胺、N,N-二甲基苯胺、对氯苯胺、硝基苯胺（对硝基苯胺、间硝基苯胺）、甲氧基苯胺、2-甲基 4-硝基苯胺；②硝基苯类：如硝基苯（对硝基苯、邻硝基苯）、二硝基苯（间二硝基苯、对二硝基苯）、硝基氯苯（邻硝基氯苯、对硝基氯苯、间硝基氯苯）、二硝基氯苯；③苯基羟胺和苯肼。

2. **醚类** 硝基苯乙醚和对氨基苯甲醚。

3. **农药** 除草醚（2,4-二氯苯基-4-硝基苯基醚）、灭草灵 [N-（3,4-二氯苯基）氨基甲酸甲酯]。

4. **其他** 氮氧化物（四氧化二氮、一氧化氮）、亚硝酸盐、亚硝酸乙酯和硝基甲烷。

这些化学物质致高铁血红蛋白血症主要是因为化学因素或其代谢产物使血红蛋白中的铁被氧化生成高铁血红蛋白，后者无携氧能力，且影响血红蛋白释放氧，因而引起发绀和缺氧。

（二）引起硫化血红蛋白血症的化学物质

某些化学物质可致硫化血红蛋白血症，是化学因素作用于血红蛋白使血红蛋白与硫相结合生成稳定的化合物硫化血红蛋白，后者一旦形成，即不可逆，直至细胞死亡。硫化血红蛋白不能携带氧，所以硫化血红蛋白血症的临床表现主要为发绀和缺氧。引起硫化血红蛋白血症的常见化学毒物有：①三硝基甲苯、乙酰苯胺、代森锌和亚乙基双硫代氨基甲酸锌；②能引起高铁血红蛋白的化合物也可能增加硫化血红蛋白的生成；③硫化氢是否引起硫化血红蛋白血症的意见不一致。

三、引起白细胞减少和粒细胞缺乏症的化学物质

引起白细胞减少和粒细胞缺乏症的常见化学物质有苯、三硝基甲苯、二硝基酚、砷化物、四氯化碳、有机氯及有机磷杀虫药、巯基乙酸、烃类化合物、石油产品（如煤油）和烯丙基缩水甘油等。苯中毒引起的白细胞或粒细胞减少主要是其代谢产物酚类，氢醌和邻苯二酚在体内蓄积，直接损害多向骨髓祖细胞的自我更新，抑制造血细胞的 DNA 合成、幼粒细胞的增殖和成熟，造成骨髓有效储备量减少。化学因素还可作为半抗原与粒细胞或与血浆中的蛋白质结合，生成全抗原，刺激体内产生相应的粒细胞抗体，从而通过免疫机制导致白细胞减少。此外，化学因素还可以使血管壁上粒细胞过多集聚，导致循环中流动的粒细胞相对减少，产生所谓的"假性粒细胞减少症"。

四、引起血管性紫癜的化学物质

引起血管性紫癜的常见化学毒物有金制剂、汞化合物、砷化合物、石油产物、有机氯（如二二三、六六六等）、有机磷杀虫药和军用毒剂（路易斯毒气）等。这些化学因素致血管性紫癜，主要是化学因素直接损伤小动脉和毛细血管，导致血管通透性增加、血浆渗出和出血；还可引起血管神经性水肿或通过机体免疫反应，产生过敏性紫癜。

五、引起血小板功能异常和血小板减少症的化学物质

（一）引起血小板功能异常的化学物质

引起血小板功能异常的常见化学毒物有聚乙烯酯吡咯烷、乙醇、氰化钾、醋酸碘、甲基硝基汞和对位氯汞苯甲酸等。这些化学因素致血小板功能异常的原因，一是化学毒物被血小板膜外层吸附，影响血小板膜的正常聚集功能；二是有些化学毒物可抑制血小板氧化磷酸化和葡萄糖分解代谢通路，影响能量生成，从而阻挠血小板的聚集和释放功能；三是有些化学毒物直接抑制血小板聚集。

（二）引起血小板减少症的化学物质

引起血小板减少症的常见化学毒物有铅、铜、金制剂、狄氏剂、乙醇、二二三、三硝基甲苯、二硝基酚、松节油及能引起再生障碍性贫血的化学物质。这些化学物质致血小板减少症的发病机制主要是化学因素作为半抗原或全抗原与抗体结合，形成抗原－抗体复合物，在补体的参与下，使血小板破裂，引起血小板减少；化学因素还可以通过毒作用，直接造成骨髓抑制，产生再生不良或直接破坏循环中的血小板。

六、引起低凝血酶原血症的化学物质

引起低凝血酶原血症的化学毒物有敌鼠［2-（二苯基乙酰基）-1,3 茚满二酮］、敌鼠灵［华法林、3-(丙酮基代苄基)-4- 羟基香豆素］等抗凝血灭鼠药。这些化学物质致低凝血酶原血症是因为此类化学因素可干扰维生素 K 依赖的凝血因子Ⅷ、Ⅸ、Ⅹ和凝血酶原的合成，使凝血

因子Ⅴ失去活力，导致凝血功能障碍，并可损伤毛细血管，加重出血。

七、引起血液系统恶性病变的化学物质

引起血液系统恶性病变比较明确的化学毒物为苯。苯致血液系统恶性疾病的发病机制尚不完全清楚。学者一致认同的是，苯是一种细胞裂变原，可致人类和动物染色体畸变，造成细胞增生和恶变，引起人类的骨髓增生异常综合征（MDS）和白血病，动物实验引起淋巴瘤及内脏、皮肤和乳腺实体瘤等多种恶性肿瘤。目前认为，苯的代谢产物酚类对机体产生毒性作用。当苯的氧化速度超过与硫酸根和葡萄糖醛酸结合的速度时，酚类转化物，特别是氢醌和邻苯二酚在体内蓄积，直接抑制造血细胞的核分裂，对骨髓中核分裂最活跃的原始细胞具有更明显的毒副作用。

第二节 贫 血

贫血（anemia）是指人体外周血红细胞容量减少，低于正常范围下限的一种常见的临床症状。由于红细胞容量测定较复杂，临床上常以血红蛋白（Hb）浓度来代替。我国血液病学家认为，在我国海平面地区，成年男性和女性血红蛋白分别 < 120 g/L 和 < 110 g/L 为贫血。

一、溶血性贫血

溶血性贫血（hemolytic anemia）是由于红细胞破坏速率增加（寿命缩短），超过骨髓造血的代偿能力而发生的贫血。

（一）病因

溶血性贫血的病因较多，可能是红细胞膜的异常，也可能是某些酶的缺乏，也可能是珠蛋白生成的障碍等，按发病机制，溶血性贫血的病因分类如下。

1. 红细胞自身异常所致溶血性贫血

（1）红细胞膜异常，包括遗传性红细胞膜缺陷或获得性血细胞膜糖化肌醇磷脂锚连膜蛋白异常等。

（2）遗传性红细胞酶缺乏，如无氧糖酵解途径酶缺陷、戊糖磷酸途径酶缺陷等。由于这些酶的缺乏，红细胞不能正常发育或容易破裂，造成溶血，此外，核苷代谢酶系、氧化还原酶系等缺陷也可导致溶血性贫血。

（3）珠蛋白肽链结构或数量异常、先天性红细胞卟啉代谢异常等。

2. 红细胞外部异常所致溶血性贫血

（1）自身免疫性溶血性贫血温抗体型或冷抗体型、同种免疫性溶血性贫血，如血型不符的输血反应、新生儿溶血性贫血等。

（2）微血管病性溶血性贫血，如血栓性血小板减少性紫癜/溶血尿毒症综合征（TTP/

HUS)、弥散性血管内凝血（DIC）和败血症等；瓣膜病，如钙化性主动脉瓣狭窄及人工心瓣膜、血管炎等；血管壁受到反复挤压，如行军性血红蛋白尿。

3. 理化因素导致溶血性贫血　中毒性溶血性贫血是指化学毒物导致红细胞破坏增加，超过骨髓补偿能力而产生的贫血。导致溶血性贫血的毒物有：砷化氢、硒化氢、锑化氢、砷化合物、铜、铅、萘、苯肼、苯醌、五氯苯酚、苯的氨基和硝基化合物、杀虫脒、有机磷和有机氯等化学品；溶血性蛇毒和毒蕈中毒等生物毒。

大面积烧伤、血浆中渗透压改变和化学因素，如苯肼、亚硝酸盐类等中毒，可因引起获得性高铁血红蛋白血症而溶血。临床上多种药物诱发的溶血性贫血也时有发生，如抗菌药物：克林霉素、头孢曲松、头孢唑肟、萘夫西林、磺胺、络氨铜和利福平等；抗病毒药物：利巴韦林等；中药提取物：葛根素注射液和黄芪注射液等；解热镇痛药：对乙酰氨基酚和尼美舒利等；其他药物，如百草枯、抗淋巴细胞球蛋白、敌百虫、异维A酸、氯苯那敏、呋喃唑酮、百白破疫苗、替吉奥、氟他胺核、氨苯砜、伯氨喹、喹诺酮和碘造影剂等。另外，生物因素也可导致溶血性贫血，如蜂毒、蛇毒、疟疾、黑热病和恙虫病等。

（二）发病机制

中毒性溶血性贫血的发病机制主要涉及Heinz小体形成、红细胞内谷胱甘肽代谢障碍及钠-钾转运障碍等。

1. Heinz小体形成而导致红细胞脆性增加　芳香族氨基硝基化合物、苯肼和苯醌等在体内转化为氧化物，直接作用于珠蛋白分子中的巯基，使珠蛋白变性。变性的珠蛋白成为沉着物出现在红细胞内，即为变性珠蛋白小体（Heinz小体）。这种小体通过两种途径损伤红细胞：一是变性珠蛋白与膜之间可借助二硫键（-S-S）形成二硫化合物，使两者紧密相联，从而影响膜的结构和功能；二是红细胞随小体的形成而丢失表面积，使红细胞表面积与体积之比变小，对阳离子的通透性增加，导致红细胞寿命缩短。带Heinz小体的红细胞经过脾时，可被巨噬细胞识别而被吞噬。因此，具有Heinz小体的红细胞容易发生溶血反应。但溶血的轻重程度与产生Heinz小体的量并不一定平行。溶血作用与高铁血红蛋白（MetHb）形成的关系很密切，但在程度上并不平行。

2. 抑制酶干扰红细胞内谷胱甘肽的代谢而使还原型谷胱甘肽减少　砷化氢是强烈的溶血性毒物。砷化氢引起的溶血机制一般认为，血液中砷化氢90%～95%与血红蛋白结合，形成砷-血红蛋白复合物，通过谷胱甘肽氧化酶的作用，使还原型谷胱甘肽氧化为氧化型谷胱甘肽，红细胞内还原型谷胱甘肽下降，导致红细胞膜钠-钾泵作用破坏，红细胞膜破裂，出现急性溶血和黄疸。

苯的氨基和硝基化合物的溶血作用与形成高铁血红蛋白有密切关系，在正常情况下红细胞生存需要不断供给还原型谷胱甘肽，还原型谷胱甘肽具有保持细胞膜的正常功能，使红细胞内产生的过氧化物分解，防止高铁血红蛋白生成等作用。谷胱甘肽是氧化型谷胱甘肽（GSSG）从还原型三磷酸吡啶核苷（还原型辅酶Ⅱ，NADPH）获得氢而生成的。葡萄糖戊糖旁路代谢不断产生NADPH，因此，使NADPH生成减少，继而引起谷胱甘肽减少，导致红细胞破裂，发生溶血。

有机磷也可影响谷胱甘肽的代谢。当红细胞内生成少量过氧化氢（H_2O_2）时，谷胱甘肽在谷胱甘肽过氧化物酶的作用下，将 H_2O_2 还原成为水（H_2O），而自身氧化成氧化型谷胱甘肽（GSSG）。由于谷胱甘肽过氧化物酶被有机磷所抑制，其活性降低，GSH ＋ H_2O_2 → GSSG ＋ H_2O 发生障碍，即不能将红细胞内生成的 H_2O_2 变成 H_2O。致使红细胞膜上的蛋白质和酶被 H_2O_2 氧化破坏，红细胞破裂发生溶血。

3. K^+-Na^+ 转运功能障碍　铅可抑制红细胞膜上 Na^+-ATP 和 K^+-ATP 酶，影响红细胞的钾 - 钠转运，结果 Na^+ 和水大量进入红细胞内，引起红细胞膨胀、破裂和溶血。

4. 红细胞膜变形能力下降、通透性和脆性增高而导致溶血　铜可与红细胞膜上的巯基结合，经氧化作用而损伤红细胞膜，铜还能灭活葡萄糖 -6- 磷酸脱氢酶（G6PD）和丙酮酸激酶等在糖酵解、磷酸戊糖途径过程中重要的酶，使红细胞能量代谢障碍，还原型物质生成减少，最终使红细胞膜变形能力下降、通透性和脆性增高而导致溶血。砷化氢常见于从事冶炼、电镀、焊接和半导体等与砷相关行业人员，砷化氢被血红蛋白固定，并与红细胞膜巯基作用，导致血管内溶血。

5. 影响红细胞内糖酵解途径导致溶血　有机磷影响红细胞内糖酵解途径：严重有机磷中毒时，由于各种因素的影响（如低渗血症），有机磷进入红细胞内，抑制醛缩酶的活性，糖酵解的第二阶段发生障碍，即影响 1,6- 二磷酸果糖分解为磷酸二羟酮和 3- 磷酸甘油醛。因此，整个糖酵解过程发生障碍，红细胞利用糖酵解过程中产生的腺苷三磷酸（ATP）来维持红细胞膜上钠泵的正常功能，以维持红细胞的离子平衡；而在糖酵解的第一阶段没有 ATP 的生成，且需消耗 ATP，只有第三、第四阶段才能有腺苷二磷酸（ADP）生成 ATP。这样，使红细胞内的 ATP 含量不足，红细胞膜内、外离子平衡失调，钠离子（Na^+）内流多于钾离子（K^+）外流，故 Na^+ 在红细胞内堆积，水分随 Na^+ 进入红细胞内增多，致使红细胞肿胀，甚至溶血。

（三）临床表现

溶血性贫血的临床表现可因引起溶血的原因、溶血的程度、溶血的缓急及发生的部位不同，一般可分为急性溶血性贫血与慢性溶血性贫血两种。

1. 急性溶血性贫血　起病急骤，短期大量溶血可有严重的腰背及四肢酸痛，伴寒战、头痛、呕吐、腹泻和腹痛，随后出现高热、面色苍白、血红蛋白尿、黄疸和贫血。如有血管内溶血，可出现血红蛋白尿，尿色如浓红茶或呈酱油色。贫血严重者可出现呼吸急促，心率增快，烦躁不安。严重者可出现周围循环衰竭。由于溶血产物引起肾小管阻塞及肾小管细胞坏死，最终导致急性肾衰竭。

（1）轻度溶血性贫血：摄入毒物数小时后多出现乏力、头痛、恶心、呕吐和腰痛，溶血开始则出现皮肤、巩膜黄染。经治疗溶血一般在 3～4 d 可停止，症状缓解，黄疸消退，多无后遗症。

（2）重度溶血性贫血：短时期内摄入大量毒物可迅速出现严重溶血，患者出现寒战、高热和乏力，甚至呈半昏迷状态；双肾区剧痛，尿少甚至无尿；皮肤黄疸呈古铜色；肾功能明显减退；血压和血钾升高，可并发中毒性心肌炎。重症多因急性肾衰竭、肺水肿或继发感染而死亡。

2. 慢性溶血性贫血 起病缓慢，症状轻微，主要为贫血引起的临床表现，如无力、苍白、头晕和气促等。患者常有贫血、黄疸和肝、脾大三大特征。但应注意，慢性轻症溶血性贫血不一定都有黄疸。慢性溶血患者由于长期的高胆红素血症，可并发胆石症和肝功能损害等表现。

慢性重度溶血性贫血时，长骨部分的黄髓可以变成红髓。儿童时期骨髓都是红髓，严重溶血时骨髓腔可以扩大，X射线片显示骨皮质变薄，骨骼变形。

（四）实验室检查

实验室检查溶血性贫血，可能出现以下结果。①血常规显示，红细胞、血红蛋白减少，网织红细胞计数升高，白细胞、血小板计数正常。②尿胆原和粪胆原排出量增多，尿中出现血红蛋白、含铁血黄素及红细胞、白细胞和颗粒管型。③发生血管内溶血时，可见血清游离血红蛋白增高，结合珠蛋白降低，血尿素氮、肌酐升高。④骨髓象有核细胞增生活跃，以红系细胞为主，粒系细胞和红系细胞比例倒置；红系细胞增生以中幼红细胞、晚幼红细胞明显，分裂象易见。⑤高铁血红蛋白检查：取新鲜血呈深棕色，接触空气后不变红色，用分光光度法测定，高铁血红蛋白的光吸收带在 630 nm 处，加入 1% 氰化钾数滴后此吸收带即消失。⑥Heinz 小体检查：Heinz 小体与溶血程度呈正相关，Heinz 小体 < 20%，可出现轻度溶血性贫血，Heinz 小体 > 50%，出现严重溶血性贫血。⑦毒物检测：如血砷、尿砷、血铅、尿铅和血药浓度等，结果异常。

（五）诊断及鉴别诊断

1. 诊断要点

（1）详细询问病史：了解有无引起溶血性贫血的物理、机械、化学、感染和输血等红细胞外部因素。如有家族贫血史，则提示遗传性溶血性贫血的可能。

（2）有急性或慢性溶血性贫血的临床表现，实验室检查有红细胞破坏增多或血红蛋白降解、红系代偿性增生、红细胞缺陷或寿命缩短3个方面实验室检查的依据，并有贫血，此时即可诊断溶血性贫血。

（3）溶血主要发生在血管内，提示异型输血、阵发性睡眠性血红蛋白尿症（PNH）和阵发性冷性血红蛋白尿等溶血性贫血的可能较大；溶血主要发生在血管外，提示自身免疫性溶血性贫血；红细胞膜、酶和血红蛋白异常所致的溶血性贫血机会较多。

（4）抗人球蛋白试验（Coombs 试验）：阳性者考虑温抗体型自身免疫性溶血性贫血，并进一步确定原因；阴性者考虑 Coombs 试验阴性的温抗体型自身免疫性溶血性贫血和非自身免疫性的其他溶血性贫血。

2. 诊断分级

（1）轻度中毒性溶血性贫血：应同时符合以下3项。①出现乏力、畏寒、发热、腰痛、倦怠、头痛、恶心、呕吐、腹痛及皮肤巩膜黄染、贫血貌；②血液学检查，红细胞及血红蛋白进行性减少或降低，网织红细胞增加，红细胞内 Heinz 小体出现，血清总胆红素增高并以间接胆红素升高为主，血尿素氮和肌酐可轻度增高；③尿常规检查，尿呈红茶色，尿血红蛋白呈阳性。

(2) 重度中毒性溶血性贫血：应同时符合以下 3 项。①发病急骤，突发寒战、高热、谵妄、抽搐、昏迷、发绀和巩膜深度黄染；②血液学检查，重度贫血，网织红细胞计数显著增加，红细胞内 Heinz 小体大量出现，血清胆红素明显增高，血尿素氮和肌酐急剧升高，呈现急性肾衰竭表现；③尿常规检查，尿呈深酱油色，尿血红蛋白呈强阳性。

3. **鉴别诊断** 理化因素导致的溶血性贫血常有较明确的理化因素接触史，因此，较容易与其他疾病进行鉴别。临床上注意与以下几类疾病进行鉴别诊断。

(1) 贫血及网织红细胞增多：如失血性贫血、缺铁性贫血或巨幼细胞贫血的恢复早期。

(2) 非胆红素尿性黄疸：如家族性非溶血性黄疸（Gilbert 综合征等）。

(3) 幼粒-幼红细胞性贫血伴轻度网织红细胞增多：如骨髓转移瘤等。

以上情况虽类似溶血性贫血，但本质不是溶血，缺乏实验室诊断溶血的 3 个方面的证据，故容易鉴别。无效性红细胞生成时兼有贫血及非胆红素尿性黄疸，是一种特殊的血管外溶血，应予以注意。

(4) 自身免疫性溶血性贫血：这是由于患者自身产生的抗红细胞抗体引起自身红细胞破坏过多导致的一种获得性溶血性贫血，临床上可分为温抗体和冷抗体两型，直接抗人球蛋白试验和间接抗人球蛋白试验是目前诊断最常用的方法，也是诊断的金标准。

(5) 阵发性睡眠性血红蛋白尿症（PNH）：这是一种由于 1 个或几个造血干细胞经获得性体细胞 PIG-A 基因突变造成的非恶性的克隆性疾病，PIG-A 突变造成糖基磷脂酰肌醇合成异常，导致由 GPI 锚接在细胞膜上的一组膜蛋白丢失，包括 CD16、CD55 和 CD59 等，临床上主要表现为慢性血管内溶血，造血功能衰竭和反复血栓形成。流式细胞术是诊断 PNH 的金标准，可以对 PNH 血细胞进行定量分析，其基本原理是抗原抗体反应。最常用的是抗 CD55 及 CD59 抗体，加入流式细胞仪后可以与细胞表面 CD55 及 CD59 特异性的结合，而未被 CD55 和 CD59 结合的细胞即为 PNH 细胞。通过显色分析可以确定 $CD55^-$ 和 $CD59^-$ 细胞数量。

（六）治疗

溶血性贫血是一类性质不同的疾病，其治疗方法不能一概而论。总的治疗原则如下。

1. **病因治疗** 去除病因和诱因极为重要。如冷型抗体自体免疫性溶血性贫血应注意防寒保暖；蚕豆病患者应避免食用蚕豆和具氧化性质的药物，药物引起的溶血，应立即停药；感染引起的溶血，应予以积极抗感染治疗；继发于其他疾病者，要积极治疗原发病；铅及其他金属中毒者使用络合剂排出；有机磷中毒或杀虫脒中毒者给予阿托品、解磷定等药物治疗；对于以氧化机制导致溶血者，应补充还原型谷胱甘肽。

2. **糖皮质激素和其他免疫抑制药** 如自体免疫溶血性贫血、新生儿同种免疫溶血病、阵发性睡眠性血红蛋白尿症等，泼尼松 40～60 mg/d，分次口服；或氢化可的松每日 300 mg，静脉滴注；或地塞米松 10～20 mg，每日分次口服或静脉滴注 1 次等。

对肾上腺皮质激素疗效不佳或需较大维持量者，可加用免疫抑制药，如环磷酰胺、硫唑嘌呤等；常用药物为硫唑嘌呤，每日 2～2.5 mg/kg。病情稳定后，逐渐减量。用药期间，应定期检测血象，密切注意有无骨髓抑制。

3. **碱化尿液和利尿** 用 5% 碳酸氢钠溶液 250 ml，每日静脉滴注 1～2 次，以碱化尿液；

呋塞米 20～40mg，肌内注射或静脉注射，每日 1～2 次；增加补液以促进溶血后降解产物随尿液排泄。

4. 脾切除术　脾切除适应证：①遗传性球形红细胞增多症脾切除有良好疗效；②自体免疫性溶血性贫血应用糖皮质激素治疗无效时，可考虑脾切除术；③珠蛋白生成障碍性贫血伴脾功能亢进者可行脾切除术；④其他溶血性贫血，如丙酮酸激酶缺乏，不稳定血红蛋白病等，亦可考虑行脾切除术，但效果不肯定。

5. 输血　贫血明显时，输血是主要疗法之一。但在某些溶血情况下，也具有一定的危险性，如给自体免疫性溶血性贫血患者输血可发生溶血反应，给 PNH 患者输血也可诱发溶血，大量输血还可抑制骨髓自身的造血功能，所以应尽量少输血。有输血必要者，最好只输红细胞或用生理盐水洗涤 3 次后的红细胞。换血疗法适用于急性血管内大量溶血，每次 1500～2000 ml。一般情况下，若能控制溶血，可借自身造血功能纠正贫血。另外，血液采用净化疗法，如血液透析、血液灌流和血浆置换等。

6. 其他　并发叶酸缺乏者，口服叶酸制剂，若长期血红蛋白尿而缺铁表现者应补铁。但对 PNH 患者补充铁剂时应谨慎，因铁剂可诱使 PNH 患者发生急性溶血。溶血者应碱化尿液、退黄和保肝治疗，出现急性血管内溶血应严密注意游离血红蛋白、电解质和肾功能变化。

7. 中医辨证　本病为先天不足、后天失养引起的。治疗上应以补虚、活血化瘀和清利湿热并重。黄疸明显时，以清利湿热为主；晚期后积聚形成时，加用活血化瘀药。积极消除诱因，预防溶血发作，对已发作者应尽快控制溶血及纠正贫血，诱导肝细胞微粒体中葡萄糖醛酰转移酶的活性，从而加速间接胆红素的转化。一般，服药 1 周后，血胆红素明显下降，黄疸明显减轻。不治已病治未病。临床验证疗效满意。

（七）常见毒物所致溶血性贫血的治疗原则

1. 砷化氢所致溶血性贫血的治疗
（1）给予大剂量氢化可的松或地塞米松，可抑制溶血反应。
（2）严重中毒者，应及早血液净化，以减少血液中的砷化氢及其氧化产物，对抑制溶血很重要。
（3）充分补液体和碱性药物，使尿液碱化，以减少血红蛋白在肾小管内沉积。
（4）使用还原型谷胱甘肽和大量维生素 C 等抗氧自由基治疗。

2. 苯的氨基和硝基化合物中毒的治疗
（1）应立即将中毒患者撤离中毒现场，脱去污染的衣物，清洗皮肤和眼部污染的毒物。
（2）高铁血红蛋白血症的处理：应用亚甲蓝、硫代硫酸钠和维生素 C 等治疗，详见本章第四节。
（3）出现溶血时：一般，用大剂量静脉快速给药。糖皮质激素可稳定溶酶体，避免红细胞破坏。应用碳酸氢钠溶液碱化尿液，防止血红蛋白在肾小管内沉积。对于急性溶血危象及严重贫血（血红蛋白 60 g/L）应进行输血。严重者可采用置换血浆疗法和血液净化疗法。
（4）对症治疗：维持呼吸、循环功能，如吸氧，必要时可人工呼吸，给予呼吸中枢兴奋药及强心、升压药物等。

（八）医学随访

溶血性贫血患者的医学随访应注意定期复查血常规和网织红细胞，不适随诊。

二、巨幼细胞贫血

（一）病因与发病机制

巨幼细胞贫血（megaloblastic anemia）的发病原因主要是由于叶酸和（或）维生素 B_{12} 缺乏。常见于砷及其化合物、慢性酒精中毒和接触氧化亚氮，可引起巨幼细胞贫血。

1. 叶酸缺乏的病因

（1）摄入不足：叶酸每天的需要量为 200～400 μg。人体内叶酸的储存量仅够 4 个月的需要。食物中缺少新鲜蔬菜、过度烹煮或腌制蔬菜，均可使叶酸丢失。乙醇（酒精）可干扰叶酸的代谢，酗酒者常会有叶酸缺乏。小肠（特别是空肠段）炎症、肿瘤、手术切除及热带性口炎性腹泻均可导致叶酸的吸收不足。

（2）需要增加：妊娠期妇女每天叶酸的需要量为 400～600 μg。生长发育的儿童及青少年以及慢性反复溶血、白血病、肿瘤、甲状腺功能亢进和长期慢性肾衰竭用血液透析治疗的患者，叶酸的需要量都会增加，如补充不足就可发生叶酸缺乏。

（3）药物的影响：如甲氨蝶呤、氨苯蝶啶和乙胺嘧啶等药物能抑制二氢叶酸还原酶的作用，影响四氢叶酸的生成。苯妥英钠和苯巴比妥对叶酸的影响机制不明，可能是增加叶酸的分解或抑制 DNA 合成。约 67% 口服柳氮磺吡啶的患者叶酸在肠内的吸收受抑制。

（4）砷的作用：叶酸是 DNA 合成过程中的重要辅酶。叶酸缺乏影响胸腺嘧啶核苷酸合成和细胞核 DNA 合成，并阻碍核分裂和成熟，出现巨幼细胞。砷的化合物能干扰叶酸代谢的有关酶，可引起巨幼细胞贫血。小鼠注射砷化钾，干扰 ^{14}C 标记甲酸盐结合至嘌呤核苷酸，提示砷影响 DNA 合成。

（5）其他：先天性缺乏 5,10-甲酰基四氢叶酸还原酶的患者，常在 10 岁左右才被诊断。有些加强护理病房（ICU）的患者常可出现急性叶酸缺乏。

2. 维生素 B_{12} 缺乏的病因

（1）摄入减少：人体内维生素 B_{12} 的储存量为 2～5 mg，每天的需要量仅为 0.5～1 μg。正常时，每天有 5～10 μg 的维生素 B_{12} 随胆汁进入肠腔，胃壁分泌的内因子可足够帮助重吸收胆汁中的维生素 B_{12}。因此，素食者一般需 10～15 年才会发展为维生素 B_{12} 缺乏。老年人和胃切除患者胃酸分泌减少，常会有维生素 B_{12} 缺乏。由于有胆汁中的维生素 B_{12} 的再吸收（肠肝循环），这类患者也和素食者一样，需经过 10～15 年才出现维生素 B_{12} 缺乏的临床表现。故一般由于膳食中维生素 B_{12} 摄入不足而致巨幼细胞贫血者较为少见。

（2）内因子缺乏：主要见于萎缩性胃炎、全胃切除术后和恶性贫血患者。发生恶性贫血的机制目前还不清楚。患者常有特发的胃黏膜完全萎缩和内因子的抗体存在，故有学者认为恶性贫血属免疫性疾病。这类患者由于缺乏内因子，食物中维生素 B_{12} 的吸收和胆汁中维生素 B_{12} 的重吸收均有障碍。

（3）严重的胰腺外分泌不足：这类患者容易导致维生素 B_{12} 的吸收不良，这是因为在空

肠内维生素 B_{12}-R 蛋白复合体需经胰蛋白酶降解,维生素 B_{12} 才能释放出来,与内因子相结合。这类患者一般在 3～5 年后会出现维生素 B_{12} 缺乏的临床表现。由于慢性胰腺炎患者通常会及时补充胰蛋白酶,故在临床上合并维生素 B_{12} 缺乏的并不多见。

(4) 细菌和寄生虫:小肠内存在异常高浓度的细菌和寄生虫也可影响维生素 B_{12} 的吸收,因为这些有机物可大量摄取和截留维生素 B_{12}。小肠憩室或手术后的盲端袢中常会有细菌滋生以及肠内产生的鱼绦虫,都会与人体竞争维生素 B_{12},从而引起维生素 B_{12} 缺乏。

(5) 先天性转钴蛋白Ⅱ(TCⅡ)缺乏及接触氧化亚氮(麻醉药)可影响维生素 B_{12} 的血浆转运和细胞内的利用,亦可造成维生素 B_{12} 缺乏。

(二) 临床表现

1. 一般临床表现　本病起病缓慢,常需数月。出现贫血,可有头晕、乏力、活动后气促和心悸等症状,严重贫血者可出现轻度黄疸,偶有感染及出血倾向。

(1) 贫血:贫血起病隐匿,特别是维生素 B_{12} 缺乏者常需数月。而叶酸由于体内储存量少,可较快出现缺乏。某些接触氧化亚氮者、ICU 病房或血液透析的患者及妊娠妇女,可在短期内出现缺乏,临床上一般表现为中度至重度贫血;除贫血的症状,如乏力、头晕和活动后气短、心悸外,严重贫血者可有轻度黄疸,可同时有白细胞数和血小板减少,患者偶有感染及出血倾向。

(2) 胃肠道症状:胃肠道症状表现为反复发作的舌炎,舌面光滑、乳突及味觉消失、食欲缺乏。腹胀、腹泻及便秘偶见。

(3) 神经系统症状:维生素 B_{12} 缺乏,特别是恶性贫血的患者,常有神经系统症状,主要是由于脊髓后、侧索和周围神经受损所致,表现为乏力、手足对称性麻木、感觉障碍、下肢步态不稳和行走困难。小儿及老年人常表现脑神经受损的精神异常、无欲、抑郁、嗜睡或精神错乱。部分巨幼细胞贫血患者的神经系统症状可发生于贫血之前。

上述 3 种症状在巨幼细胞贫血患者中,可同时存在,也可单独发生;同时存在时,其严重程度也可不一致。

2. 特殊类型临床表现

(1) 麦胶肠病及乳糜泻(非热带性口炎性腹泻或特发性脂肪下痢):麦胶肠病在儿童患者中称为乳糜泻,常见于温带地区,发病与进食某些谷类物质中的麦胶有关,患者同时对多种营养物质,如脂肪、蛋白质、糖类(碳水化合物)、维生素及矿物质的吸收均有障碍。临床表现为乏力、间断腹泻、体重减轻、消化不良、腹胀、舌炎和贫血。大便呈水样或糊状,量多、泡沫多,很臭,有多量脂肪。血象和骨髓象为典型的巨幼细胞贫血,血清和红细胞叶酸水平降低。治疗主要是对症及补充叶酸,可以取得较好的效果,贫血纠正后宜用小剂量叶酸维持治疗,不进食含麦胶的食物亦很重要。

(2) 热带口炎性腹泻(热带营养性巨幼细胞贫血):本病病因不清楚。多见于印度、东南亚、中美洲及中东等热带地区的居民和旅游者。临床症状与麦胶肠病相似。血清叶酸及红细胞叶酸水平降低,用叶酸治疗,加广谱抗生素,能使症状缓解及贫血得到纠正。缓解后,应用小剂量叶酸维持治疗以防止复发。

(3) 乳清酸尿症：是一种遗传性嘧啶代谢异常的疾病。除有巨幼细胞贫血外，尚有精神发育迟缓及尿中出现乳清酸结晶。患者的血清叶酸或维生素 B_{12} 的浓度并不低，用叶酸或维生素 B_{12} 治疗无效，用尿嘧啶治疗可纠正贫血。

(4) 恶性贫血：是由于胃黏膜萎缩和胃液中缺乏内因子所致，因而不能吸收维生素 B_{12} 而发生巨幼细胞贫血。发病机制尚不清楚，似与种族和遗传有关。我国罕见。

(三) 实验室检查

1. **血象** 其血象为大细胞正色素性贫血（MCV > 100 fl）。血象往往呈现全贫，中性粒细胞及血小板均可减少，但比贫血的程度轻。血涂片中可见多数大卵圆形的红细胞和中性粒细胞分叶过多，可有 5 叶或 6 叶以上的分叶；偶可见到巨大血小板；网织红细胞计数正常或轻度增高。

2. **骨髓象** 其骨髓象显示骨髓增生活跃，红系细胞增生明显增多，各系细胞均呈巨幼变型，以红系最为显著。红系各阶段细胞均较正常大，胞质比胞核成熟（核质发育不平衡），核染色质呈分散的颗粒状浓缩。类似的形态改变亦可见于粒细胞及巨核细胞系，以晚幼粒细胞和杆状核粒细胞更为明显。

3. **生化检查** 正常人血清叶酸 > 100 ng/ml，血清维生素 B_{12} > 200 pg/ml。巨幼细胞贫血患者的血清叶酸和维生素 B_{12} 水平可降低。但因这两种物质的作用均在细胞内，而不是在血浆中，巨幼细胞贫血患者中亦有血清维生素 B_{12} 或叶酸在正常范围的。故此项测定仅可作为初筛试验。单纯的血清叶酸或维生素 B_{12} 测定不能确定叶酸或维生素 B_{12} 缺乏的诊断。

4. **毒物检测** 砷及其化合物中毒者查尿砷和发砷，结果异常。

5. **其他检查** 可进行胃液分析、内因子抗体测定和维生素 B_{12} 吸收试验等。

(四) 诊断及鉴别诊断

临床上结合实验室检查，巨幼细胞贫血的诊断和鉴别诊断并不困难。

1. 诊断

(1) 有叶酸、维生素 B_{12} 缺乏的病因及临床表现。血清叶酸和（或）维生素 B_{12} 水平低于正常，但因为这两类维生素的作用均在细胞内，而非血浆中，故可进一步测定红细胞叶酸水平、血清高半胱氨酸和甲基丙二酸水平。

(2) 外周血呈大细胞性贫血，中性粒细胞核分叶过多，5 叶者 > 5% 或有 6 叶者出现。中性粒细胞及血小板计数均可减少，但比贫血的程度为轻。血涂片中可见多数大卵圆形的红细胞，偶可见到巨大血小板。网织红细胞计数正常或轻度增高。

(3) 骨髓呈现典型的巨幼型改变，无其他病态造血表现。骨髓呈增生活跃，红系细胞增生明显，各系细胞均有巨幼变，以红系细胞最为显著。红系各阶段细胞均较正常大，胞质比胞核发育成熟（核质发育不平衡），核染色质呈分散的颗粒状浓缩。类似的形态改变亦可见于粒细胞及巨核细胞系，以晚幼粒细胞和杆状核粒细胞更为明显。

(4) 血清叶酸水平降低（< 6.81 nmol/L），红细胞叶酸水平 < 227 nmol/L，维生素 B_{12} 水平降低（< 75 pmol/L）。

（5）对于内因子抗体测定：在恶性贫血患者的血清中，内因子阻断抗体（Ⅰ型抗体）的检出率在50%以上，故内因子阻断抗体测定为恶性贫血的筛选方法之一。如阳性，应做维生素B_{12}吸收试验。

（6）在无条件进行上述各项试验时，可用试验性治疗达到诊断的目的。方法是给患者服用生理剂量的叶酸（0.2 mg/d）或肌内注射维生素B_{12}（1 g/d）10 d。如叶酸或维生素B_{12}缺乏，用药后患者的临床症状、血象和骨髓象会有改善和恢复。生理剂量的叶酸（或维生素B_{12}）只对叶酸（或维生素B_{12}）缺乏的患者有疗效，对维生素B_{12}（或叶酸）缺乏者无效。用这种方法可以进行两者的鉴别诊断。

2. 鉴别诊断　见表10-1。

表10-1　几种贫血鉴别诊断

贫血名称	血象					骨髓	
	红细胞	白细胞	血小板	网织红细胞	血细胞比容	增生	形态
再生障碍性贫血	↓	↓	↓	↓	N	↓	后期细胞比例多
巨幼细胞性贫血	↓	N/↓	N/↓	N	↑	↑	巨幼样变
铁粒幼细胞性贫血	↓	N/↓	N/↓	N	↓	N/↓	铁粒幼细胞
溶血性贫血	↓	N	N	↑	N	↑	红细胞畸形破碎

注：N. 正常；↑. 增加；↓. 减少

（五）治疗

1. 一般治疗　治疗基础疾病，去除病因，脱离毒物接触。对于砷及其化合物中毒者，可用二巯基丙磺酸钠或二巯基丁二酸钠等络合剂驱砷治疗。

加强营养知识教育，纠正偏食及不良的烹调习惯。

2. 补充叶酸或维生素B_{12}

（1）叶酸缺乏：口服叶酸5～10 mg，每天3次。胃肠道不能吸收者，可肌内注射四氢叶酸钙5～10 mg，每天1次，直至血红蛋白恢复正常。一般不需要维持治疗。

（2）维生素B_{12}缺乏：肌内注射维生素B_{12}，每次100 μg，每天1次（或200 μg，隔日1次），直至血红蛋白恢复正常。恶性贫血或胃全部切除者需终身采用维持治疗。维生素B_{12}缺乏伴有神经症状者对治疗的反应不一，有时需大剂量（500～1000 μg，1次/周）、长时间（半年以上）的治疗。对于单纯维生素B_{12}缺乏的患者，不宜单用叶酸治疗，否则会加重维生素B_{12}的缺乏，特别是要警惕会有神经系统症状的发生或加重。

（3）严重的巨幼细胞贫血：患者在补充治疗后要警惕低钾血症的发生。因为在贫血恢复的过程中，大量血钾进入新生成的细胞内，会突然出现低钾血症；对老年患者和有心血管疾病、食欲缺乏者，应特别注意及时补充钾盐。

(六) 预后与医学随访

一般，患者在进行治疗后临床症状迅速改善，神经系统症状恢复较慢或不恢复。网织红细胞于治疗后 5 d 升高，以后血细胞比容和血红蛋白逐渐增高，可在 1～2 个月恢复正常。粒细胞和血小板计数及其他实验室异常一般在 7～10 d 恢复正常。如果未完全恢复，应寻找是否同时存在缺铁或其他基础疾病。

巨幼细胞贫血患者的远期医学随访应注意定期复查叶酸和（或）维生素 B_{12} 水平，尤其注意胃肠道和神经系统的随访观察。

三、铁粒幼细胞贫血

铁粒幼细胞贫血（sideroblastic anemia）指由于不同病因引起的血红素合成障碍及铁利用不良而导致的贫血。其特征为骨髓幼红细胞增生，伴大量环形铁粒幼细胞出现和无效红细胞生成，组织储存铁及血清铁增高的低色素性贫血。本病分遗传性铁粒幼细胞贫血和后天获得性铁粒幼细胞贫血两种。

(一) 病因与发病机制

正常血红蛋白的合成是由甘氨酸和琥珀酰辅酶 A 在由维生素 B_6 转化来的磷酸吡哆醛作为辅酶和 δ-氨基-乙酰丙酸（δ-ALA）合成酶的作用下，合成 δ-ALA。δ-ALA 在 δ-ALA 脱水酶和一系列酶作用下，在线粒体内形成原卟啉。后者在血红素合成酶的作用下与铁结合成血红素。

1. 血红素合成障碍 铁粒幼细胞贫血的发病原因是血红素合成障碍，主要是有关酶的缺乏。有核红细胞膜结合的铁，被输送到细胞质及线粒体内。在线粒体中经一系列酶的作用，铁与原卟啉以自合成血红素。在血红素合成过程中任何步骤发生障碍时，铁不能与原卟啉整合而聚积在线粒体内。由于线粒体在幼红细胞内围绕核排列，故形成环形铁粒幼细胞。充满了铁的线粒体最后破裂。

遗传性铁粒幼细胞贫血常见的血红素合成障碍，最常见的是氨基果糠酸（ALA）合成酶活性缺乏，使用磷酸吡哆醛（PLP）或维生素 B_6 治疗后，此酶的活性显著增加。

2. 药物导致的铁粒幼细胞贫血中主要有抗结核药 异烟肼、环丝氨酸、利福平及吡嗪酰胺都有抗维生素 B_6 的作用，从而抑制血红素的生物合成而引起继发性铁粒幼细胞贫血。这些药物连续应用 4～6 周后，在极少数患者中可发生铁粒幼细胞贫血，贫血程度中等，但停药后贫血能逐渐减轻以至消失。氯霉素亦可产生此种贫血，大概与此药抑制线粒体的蛋白质包括某些细胞色素及细胞色素氧化酶，由此影响血红素合成酶及氨基-γ-酮戊酸合成酶的活力有关。氮芥、硫唑嘌呤和苯丙酸氮芥等抗肿瘤药物能引起暂时的铁粒幼细胞贫血改变。

3. 慢性铅中毒也常引起铁粒幼细胞贫血 慢性铅中毒患者体内铅抑制 δ-ALA 脱水酶活性，抑制血红素合成酶及粪卟啉原Ⅲ转化为原卟啉Ⅲ，而继发铁粒幼细胞贫血，从而导致环形铁粒幼细胞形成。乙醇可抑制吡哆醇转变为 PLP，较严重酒精中毒可导致本病。长期使用 D-青霉胺、铜缺乏及铜蓝蛋白缺乏，将铁由单核-巨噬细胞和肝细胞转运至血浆的转铁蛋白功能障碍，原红细胞线粒体内出现铁代谢障碍，细胞色素氧化酶减少致三价铁还原为二价铁减少，发生铁粒幼细胞贫血。长期摄入锌可诱导产生肠道蛋白金属硫蛋白，后者与铜结合能阻止铜的吸收并促进其排泄，可继发铜缺乏而致病。

（二）临床表现

本病发病隐匿，临床表现为难治性贫血及相关毒物中毒症状，解除毒物接触后可逐渐改善，部分贫血严重，甚至需要输血。

1. 遗传性铁粒幼细胞贫血多为青少年、男性及有家族史；获得性铁粒幼细胞贫血常无家族史。原发性铁粒幼细胞贫血无原因，多于50岁以上发病。继发性铁粒幼细胞贫血多见于用异烟肼、吡嗪酰胺、氯霉素及抗癌药时间过长后发病。亦可见于肿瘤及骨髓增生性疾病。

2. 发病缓慢，贫血为本病主要症状与体征。常有皮肤苍白，部分患者皮肤呈暗黑色。软弱，动则心悸、气促。

3. 肝、脾轻度增大，后期发生血色病时（即含铁血黄素沉积症）肝、脾大显著。

4. 发生血色病时，可出现心、肾、肝和肺功能不全，少数患者可发生糖尿病。

（三）诊断及鉴别诊断

1. 诊断　诊断依据如下。

(1)血象：一般为中度贫血(血红蛋白70～90 g/L)，少数为重度贫血(血红蛋白30～60 g/L)。红细胞大小不等，可见幼稚红细胞。网织红细胞正常或轻度升高。白细胞及血小板多数正常。

成熟红细胞可见正常及低色素性变化同时存在，可见嗜碱性点彩红细胞、有核红细胞及少数靶形红细胞。铁染色后可见铁粒红细胞和铁粒幼红细胞。

(2)骨髓象：红系增生明显活跃，病态造血现象，胞质可见空泡、质量少，缺乏血红蛋白形成，铁染色可见铁粒幼红细胞增多，出现环状铁粒幼红细胞＞15%，这是本病特征，具有诊断意义。粒系细胞与红系细胞比值减低，粒系细胞和巨核系细胞一般正常。

(3)细胞化学染色及生物化学检查：铁染色，骨髓细胞外铁增多。环形铁粒幼红细胞增多。血清铁和铁饱和度增高，血浆铁转换率、红细胞游离原卟啉、血清总铁结合力和中性粒细胞碱性磷酸酶活性减低。血清胆红素增高，尿中尿胆原增高。

2. 鉴别诊断　①能够引起该病的有造血系统疾病：如溶血性贫血、恶性贫血及其他巨幼细胞贫血、真性红细胞增多症、骨髓纤维化、多发性骨髓瘤和红白血病等；②恶性肿瘤：如恶性淋巴瘤、前列腺癌等；③炎症疾病：如类风湿关节炎、结节性多动脉炎及感染等；④其他：如低体温黏液性水肿、甲状腺功能亢进、尿毒症、红细胞生成性及迟发性卟啉病等，临床上可根据原发病的表现进行鉴别。

（四）治疗

1. 病因治疗　脱离毒物接触，铅中毒者给予依地酸钙钠驱铅治疗。导致铜缺乏所致的铁粒幼细胞贫血，补充铜后可逐渐恢复。

如果是药物或毒物引起者，应立即停用致病物；继发于其他疾病者，应以治疗原发病为主。

如果是可治愈的疾病，原发病治愈后铁粒幼细胞贫血即消失。贫血严重者，可应用大剂量维生素 B_6，100～200 mg/d，必要时可输血；另外，如有缺铁的指标可补充铁剂。继发性铁粒幼细胞贫血，因药物所致者，一般停药，贫血即可纠正；如因恶性肿瘤血液所致者，预后较差。

对药物或化学毒物引起的继发性铁粒幼细胞贫血，只要停止继续再接触有关的药物或化学毒物，贫血就能逐渐减轻以至消失。加用吡哆醇治疗，可促进贫血的纠正。

2. 促网织红细胞生成　①凡诊断为本病者，均应试用大剂量维生素 B_6，每日 200～400 mg，静脉滴注。有效者，网织红细胞增高，血红蛋白逐渐上升或稳定在一定水平。②如使用维生素 B_6，2～4 周无效，可改用雄激素类药物，有一定疗效。羟甲雄酮 50～150 mg/d，分 3 次口服；或丙酸睾酮 50 mg/d，肌内注射，好转后改为每周 2 次，每次 50 mg。疗程 3 个月以上。

第三节　再生障碍性贫血

再生障碍性贫血（aplastic anemia）是指由化学、物理、生物因素或不明原因引起的骨髓造血功能衰竭，以骨髓造血细胞增生减低和外周血全血血细胞减少为特征，骨髓无异常细胞浸润和网状纤维增多，临床以贫血、出血和感染为主要表现。

一、病因与发病机制

(一) 病因

1. 化学因素　由化学因素引起的再生障碍性贫血，包括各类可以引起骨髓抑制的药物和化学物品。药物造成的再生障碍性贫血可分为两种不同类型：一是由于药物的细胞毒药理作用所致，与药物使用剂量有关，只要达到一定剂量在所有个体均可导致骨髓造血功能减低，是可预见的，常是可逆性的；二是不可预见的特质性的，与药物使用剂量关系不大，仅个别患者发生造血功能障碍，其导致的造血衰竭一般呈持续性，极少自发缓解。药物和化学物质是诱发再生障碍性贫血的最危险因素，且死亡率是药源性血液病中最高的。

引起再生障碍性贫血的化学物质可分为两大类：有些毒物，如苯和抗肿瘤药物等，当在体内达到一定量时，即能抑制造血功能，导致全血细胞减少，引起再生障碍性贫血。在一般情况下，毒物作用于骨髓后先引起 1 种或 2 种血细胞减少；但当毒作用发展到一定程度时，终至发生全血细胞减少。骨髓造血细胞增生程度与周围血细胞常相一致。毒物除直接作用于骨髓造血细胞外，尚可在体内激发免疫反应，导致抗原血细胞抗体的形成，引起造血功能衰竭。后者可见于药物（氯霉素、磺胺、保泰松等）反应时，但在职业中毒中尚未见有报道。

常见引起再生障碍性贫血的化学物质有苯、三硝基甲苯、二硝基酚、砷化合物、四氯化碳、有机氯、有机磷酸酯、五氯苯酚、DDT、氨基甲酸酯和二甲基甲酰胺等。在上述病因中，密切接触高浓度苯数月，可引起慢性再生障碍性贫血（chronic aplastic anemia, CAA），也可表现为重型再生障碍性贫血（severe aplastic anemia, SAA）。

2. 物理因素 这种因素引起的再生障碍性贫血是由放射线诱发的骨髓衰竭,是非随机的,具有剂量依赖性,并与组织特异的敏感性有关。本书另有单独详细阐述(见第8章)。

3. 生物因素 这种引起的再生障碍性贫血包括病毒性肝炎及各种严重感染,使骨髓造血受到不同程度的影响。病毒感染可以直接溶解骨髓造血细胞或通过引起免疫反应,损伤造血细胞。

4. 继发于免疫性疾病 再生障碍性贫血可继发于其他免疫性疾病,包括胸腺瘤、系统性红斑狼疮和类风湿关节炎等,体外研究发现,患者血清中存在抑制造血干细胞的抗体或淋巴细胞。

(二) 发病机制

1. 造血干细胞数量减少和内在缺陷 大量实验研究表明,增殖骨髓中造血干细胞(hematopoietic stem cell,HSC)数量明显减少,细胞集落形成能力显著降低,并且骨髓造血干细胞(或造血祖细胞)本身还可能有缺陷。骨髓造血祖细胞数量减少是再生障碍性贫血发病的重要因素,其减少程度与再生障碍性贫血的病情有关。

2. 造血微环境支持功能缺陷 造血微环境(hematopoietic microenvironment)包括基质细胞及其分泌的细胞因子,起支持造血细胞增殖及促进各种细胞生长发育的作用。目前发现,增殖骨髓成纤维细胞集落形成单位和基质细胞产生的集落刺激活性降低。

3. 异常免疫反应损伤造血干细胞 近年来研究认为,免疫异常在原发性重型再生障碍性贫血中有重要作用,其中包括细胞免疫异常及其细胞因子网络失调。研究表明,约70%再生障碍性贫血发病与免疫异常有关。再生障碍性贫血患者经免疫抑制治疗后,其自身造血功能可能得到改善,这是异常免疫反应损伤造血干细胞最直接的证据。

4. 苯的作用机制 苯在工业中应用颇广,生产工人接触的机会也多,长期接触一定浓度的苯可引起慢性中毒。苯造成再生障碍性贫血的作用机制仍未完全阐明,目前认为,主要涉及①干扰细胞因子对骨髓造血干细胞的生长和分化的调节作用:骨髓基质是造血的微环境,在调节正常造血功能上起关键作用,苯的代谢产物(酚类、氢醌、苯醌等)以骨髓为靶部位,降低造血正调控因子IL-1和IL-2的水平;活化骨髓成熟白细胞,产生高水平的造血负调控因子——肿瘤坏死因子(TNF-α)。②氢醌与纺锤体纤维蛋白共价结合,抑制细胞增殖。③DNA损伤机制:一是苯的活性代谢物与DNA共价结合形成加合物,二是代谢产物氧化产生的活性氧对DNA造成氧化性损伤。通过上述两种机制诱发突变或染色体的损伤,干扰微管集合,抑制造血干细胞的增殖。④苯的代谢产物还抑制骨髓基质的巨噬细胞,减少产生生长因子和细胞外基质成分,引起造血微环境的异常和影响造血干细胞的分化成熟,最终导致周围各种血细胞的减少,引起再生障碍性贫血。

砷、金、铋和某些有机溶剂、有机氯、有机磷等对造血组织也均有抑制作用。

二、临床表现

再生障碍性贫血临床表现主要为贫血、出血和感染,其轻重取决于血红蛋白、白细胞和血小板减少的程度,也与临床类型有关。另外,不少再生障碍性贫血患者缺乏明显的临床症状,由常规查体检出或就诊其他疾病时检查血常规发现。根据再生障碍性贫血骨髓造血衰竭严重程度和临床病程进展情况，将再生障碍性贫血分为急性再生障碍性贫血和慢性再生障碍性贫血。

（一）急性再生障碍性贫血

急性再生障碍性贫血的特点为起病急，进展迅速，病程短，发病初期贫血常不明显，但随着病程进展，贫血进行性加重，多有明显乏力、头晕和心悸等症状；虽经大量输血，贫血也难以改善。出血和感染常为起病时的主要症状，几乎每例均有出血。出血部位广泛，除皮肤和黏膜（口腔、鼻腔、齿龈和球结膜）等体表出血外，常有深部脏器出血，如便血、尿血、阴道出血、眼底出血及颅内出血，后者常危及患者生命。50%以上的病例起病时即有感染，以口咽部感染、肺炎、皮肤疖肿、肠道感染和尿路感染较常见，严重者可发生败血症，致病菌以大肠埃希菌、铜绿假单胞菌和金黄色葡萄球菌多见。感染往往加重出血，常导致患者死亡。

（二）慢性再生障碍性贫血

慢性再障的特点为起病缓，病程进展较慢，病程较长，贫血为首起和主要表现。输血可改善乏力、头晕和心悸等贫血症状。出血一般较轻，多为皮肤和黏膜等体表出血，深部出血甚少见。病程中可有轻度感染和发热，以呼吸道感染多见，较易得到控制；如感染重并持续高热，往往加重骨髓衰竭而进展为重型再生障碍性贫血或极重型再生障碍性贫血。

三、实验室检查

1. **血象** 再生障碍性贫血血象呈全血细胞减少，少数患者早期可仅有1系或2系细胞减少，贫血较重，以重度贫血（血红蛋白30～60 g/L）为主，可为正细胞正色素性贫血；不少患者红细胞平均容积（MCV）在正常上限或呈大细胞性贫血。网织红细胞绝对值减少。中性粒细胞、嗜酸性粒细胞、单核细胞和淋巴细胞绝对值减少，其中中性粒细胞减少尤为明显；中性粒细胞比例减低。血小板不仅数量少，而且形态较小，可致出血时间延长，血管脆性增加，血块回缩不良。外周血细胞涂片可见白细胞和血小板减少，红细胞形态无明显异常，有时可见中性粒细胞胞质中毒颗粒。

2. **骨髓涂片** 与血象改变并不完全一致。单一部位骨髓穿刺涂片，轻者骨髓象可在正常范围，也有的骨髓呈现增生象（尤以幼红细胞增生），提示红细胞尚有破坏过多或无效性红细胞生成，幼红细胞和颗粒细胞均常有成熟障碍。如多部位骨髓穿刺涂片，可获得轻度增生不良的骨髓象，与血象相一致。严重再生障碍性贫血时，骨髓破坏广泛，有核细胞显著减少，尤其是幼红细胞系列；颗粒细胞均为成熟型，巨核细胞甚难找到。涂片上所见大多为成熟淋巴细胞及浆细胞。

3. **骨髓活检和扫描** 骨髓活检可见造血组织减少，大多被脂肪组织取代。放射性111-铟（^{111}In）和99-锝（^{99}Tc）骨髓扫描显示，骨髓造血总容量减少。骨髓祖细胞培养可见，粒-单细胞集落形成单位（CFU-GM）和红系集落形成单位（CFU-E）减少。骨髓活检是估计骨髓增生较好的方法，尤其优于骨髓涂片。若造血组织与脂肪组织比例在2∶3以下，巨核细胞数量减少，非造血细胞增多，骨髓间质水肿和出血，可提示为严重再生障碍性贫血。

4. 毒物检测　苯中毒者查尿酚、尿反-反黏糠酸及苯巯基尿酸含量测定，可评价苯的接触量。砷及其化合物中毒者可查尿砷和发砷，结果异常。

四、诊断标准与鉴别诊断

（一）诊断要点

1. 有密切接触前述化学物的职业史　结合现场职业卫生学调查，参考实验室检测指标，进行综合分析；并询问药物史及家族史，以除外非职业性所致再生障碍性贫血。

2. 临床表现　主要为贫血、出血、感染和发热。

3. 实验室检查　周围血象出现全血细胞减少，网织红细胞<1%，骨髓象出现3系细胞少见或缺如。骨髓活检造血组织减少，大多为脂肪组织等。

（二）诊断标准

1. 1987年第四届全国再生障碍性贫血学术会议修订的诊断标准　《2009年版英国再生障碍性贫血诊断与治疗指南》要点归纳如下。

（1）全血细胞减少，网织红细胞绝对值减少。

（2）一般无脾大。

（3）骨髓至少1个部位增生减低或重度减低（如增生活跃，必须有巨核细胞明显减少），骨髓小粒非造血细胞增多（有条件者应做骨髓活检等检查）。

（4）能除外引起全血细胞减少的其他疾病，如阵发性睡眠性血红蛋白尿症、骨髓增生异常综合征中的难治性贫血、急性造血功能停滞、骨髓纤维化、急性白血病和恶性组织细胞病等。

（5）一般抗贫血药物治疗无效。

2. 诊断为再生障碍性贫血后再进一步分析为急性再生障碍性贫血还是慢性再生障碍性贫血

（1）急性再生障碍性贫血（亦称重型再生障碍性贫血Ⅰ型）的诊断标准

1）临床：发病急，贫血呈进行性加剧，常伴严重感染、内脏出血。

2）血象：除血红蛋白下降较快外，必须具备下列项中之2项。①网织红细胞<1%，绝对值<15×10^9/L；②白细胞计数明显减少，中性粒细胞绝对值<0.5×10^9/L；③血小板<20×10^9/L。

3）骨髓象：①多部位增生减低，3系造血细胞明显减少，非造血细胞增多，如增生活跃须有淋巴细胞增多；②骨髓小粒中非造血细胞及脂肪细胞增多。

（2）慢性再生障碍性贫血的诊断标准

1）临床：发病慢，贫血、感染、出血均较轻。

2）血象：血红蛋白下降速度较慢，网织红细胞、白细胞、中性粒细胞及血小板值常较急性再生障碍性贫血为高。

3）骨髓象：①等系或2系造血细胞减少，至少1个部位增生不良，如增生良好，红系细胞中常有晚幼红细胞（炭核）比例增多，巨核细胞明显减少；②骨髓小粒中非造血细胞及脂肪细胞增加。

4）病程中如病情恶化，临床、血象及骨髓象与急性再生障碍性贫血相同，称重型再生障碍性贫血Ⅱ型。

另外，参照《GBZ 68-2013 职业性苯中毒的诊断标准和再生障碍性贫血诊断治疗》专家达成共识的文本（2011年版）进行再生障碍性贫血的诊断。

（三）鉴别诊断

1. 阵发性睡眠性血红蛋白尿症（PNH） 再生障碍性贫血与 PNH 不发作型鉴别较困难，但 PNH 出血和感染均较少、较轻，网织红细胞绝对值大于正常，骨髓多增生活跃，幼红细胞增生较为明显，含铁血黄素尿试验（Ruos）可阳性，酸化血清溶血试验（Ham）和蛇毒试验（CoF）多呈阳性，红细胞微量补体敏感试验可检出 PNH 红细胞，中性粒细胞碱性磷酸酶（N-ALP）减少，血浆及红细胞胆碱酯酶明显减少。流式细胞术 GPI 锚联蛋白检测能快速、准确地将两者区分开来。

2. 骨髓增生异常综合征（MDS） 再生障碍性贫血与 MDS 中的难治性贫血（RA）鉴别较困难，但 MDS 以病态造血为特征，外周血常显示红细胞大小不均，易见巨大红细胞及有核红细胞和单核细胞增多，可见幼稚粒细胞和畸形血小板。骨髓增生多活跃，有 2 系或 3 系细胞病态造血，巨幼样及多核红细胞较常见，中幼粒细胞增多，核质发育不平衡，可见核异常或分叶过多。巨核细胞不少，淋巴样小巨核细胞多见，组织化学显示有核红细胞糖原（PAS）阳性，环状铁粒幼细胞增多，小巨核酶标阳性。进一步可依据骨髓活检、白血病祖细胞培养（CFU-L）、染色体和癌基因等检查可加以鉴别。

3. 纯红细胞再生障碍性贫血 可出现急性造血功能停滞，常由感染和药物引起，儿童与营养不良有关。起病多伴高热，贫血重，进展快，多误诊为急性再生障碍性贫血。急性造血功能停滞的下列特点有助于鉴别：贫血重，网织红细胞可为 0，伴粒细胞减少，但血小板减少多不明显，出血较轻；骨髓增生多活跃，2 系或 3 系细胞减少，但以红系细胞减少为著，涂片尾可见巨大原始红细胞；病情有自限性，不需要特殊治疗，2～6 周可恢复；血清铜显著增高，红细胞铜减低。慢性获得性纯红细胞再生障碍性贫血，如白细胞和血小板轻度减少，需与慢性再生障碍性贫血进行鉴别。

4. 恶性组织细胞病 多有高热，出血严重，晚期可有肝大、黄疸。骨髓中有异常的组织细胞。

5. 低增生性急性白血病 多见于老年人，病程缓慢或急进，肝、脾和淋巴结一般不肿大，外周血呈全血细胞减少，未见或偶见少量原始细胞，骨髓灶性增生减低，但原始细胞百分比已达到白血病诊断标准。

五、治疗与预后医疗随访

发现病因：应脱离毒物接触，并进行清除毒物治疗。

（一）支持治疗

对于非重型再生障碍性贫血，外周血细胞减少较轻，患者对贫血的耐受也相对较好，因而对支持治疗的要求也常不迫切。对于重型再生障碍性贫血，由于持续的严重中性粒细胞和单核细胞减少，患者细菌和真菌感染风险较高。入院后，应进行保护性隔离，预防应用抗生素和抗真菌药，常规口腔护理和低菌饮食，如有空气层流设备则最好使用。一旦出现发热，需立即住院，并在细菌学结果出来之前就开始治疗。抗生素选择应遵从中性粒细胞减少伴发热的治疗指南，以及当地医院微生物敏感性和耐药情况。静脉抗生素和抗真菌药无效的严重全身性感染，可考虑短期应用皮下注射粒细胞集落刺激因子（G-CSF）。输注红细胞和血小板的支持治疗，对于再生障碍性贫血患者维持安全的血细胞数非常重要。非重型再生障碍性贫血的理想治疗方案也未能确定。非重型再生障碍性贫血可自发缓解、较长时间病情稳定或进展为重型再生障碍性贫血。对该型再生障碍性贫血，国内多采用雄激素和（或）环孢素早期治疗干预。只有疾病进展患者，需要血制品输注支持，或进展为重型再生障碍性贫血时，才开始予以免疫抑制治疗或造血干细胞移植。雄激素因其男性化作用及肝毒性，一般较少用于女性患者。

对输血者，应严格掌握指征，输注浓缩红细胞和血小板的支持治疗，对于再生障碍性贫血患者维持安全的血细胞数非常重要。当血小板计数 $< 10 \times 10^9/L$（或发热时，血小板计数 $< 20 \times 10^9/L$）时，给予预防性输注血小板。

（二）目标治疗

再生障碍性贫血目标治疗手段主要是异基因造血干细胞移植和免疫抑制治疗。两者的选择除考虑近期疗效、早期病死率以及要求的支持治疗外，更应着眼于存活率、远期疗效和生存质量。患者年龄越小、造血衰竭程度越重和中性粒细胞绝对值越低，则相对于强烈免疫抑制治疗而言，人白细胞抗原（HLA）相合同胞供者，造血干细胞移植治疗获益也越大。因此，年龄<30岁，无特殊禁忌证，并有 HLA 相合同胞供者的重型再生障碍性贫血患者，应首选造血干细胞移植治疗；无 HLA 相合同胞供者或年龄>40岁者，则首选强烈免疫抑制治疗，同时启动 HLA 相合无关供者筛选；年龄 30～40 岁者，一线治疗采用造血干细胞移植或强烈免疫抑制治疗患者获益大致相同，结合 HLA 相合供者有无、病情、经济状况及患者意愿酌情选择。

造血干细胞移植治疗重型再生障碍性贫血，具有重建造血快、完全治疗反应率高、复发少及患者生存质量高等优点。免疫抑制治疗重型再生障碍性贫血，缺乏 HLA 相合同胞供者或患者年龄偏大，移植风险增加或难以承受庞大的治疗经费支出等，使得部分患者不能接受骨髓移植治疗，免疫抑制治疗是这类患者可供选择的一线治疗方案。

（三）雄激素治疗

雄激素治疗适合慢性再生障碍性贫血患者。雄激素进入人体内后，在雄激素效应细胞内经特异的 5β- 还原酶作用还原为活性代谢产物 5α- 双氢睾酮（DHT）和 5β- 双氢睾酮。5α-DHT 可增加红细胞生成素，5β-DHT 对血红素、珠蛋白的合成及红、粒－单细胞集落形成因子的生成有明显作用。常用丙酸睾酮，剂量为 50～100 mg，每日肌内注射 1 次；司坦唑醇（康力龙，stanozolol）2～4 mg，每日 3 次口服。疗程至少 6 个月以上。

(四) 中医中药治疗

在我国，慢性再生障碍性贫血还常采用中医中药治疗，尽管所采用的方剂和成药品种繁多，但多尚需经过严格临床试验以证实其疗效。中医药能改善缺陷的造血干细胞、调节免疫和修复改善微环境，达到治疗再生障碍性贫血的目的。临床试验证明，补肾化痰活血中药能改善骨髓造血情况，明显改善临床症状。以补气养血、补肝益肾药物为主，常选用党参、黄芪、白术、熟地黄、当归、白芍、菟丝子、枸杞子、补骨脂、山茱萸和鹿茸等中药。成药有党参养荣丸、鹿茸片等。

(五) 疗效判断

我国现行再生障碍性贫血疗效标准如下。

1. **基本治愈** 贫血和出血症状消失，血红蛋白达到男 120 g/L、女 100 g/L 以上，白细胞达到 4×10^9/L 以上，血小板达到 80×10^9/L 以上，随访 1 年以上无复发。

2. **缓解** 贫血和出血症状消失，血红蛋白达到男 120 g/L、女 100 g/L，白细胞达到 3.5×10^9/L 左右，血小板也有一定程度恢复，随访 3 个月病情稳定或继续进步者。

3. **明显进步** 贫血和出血症状明显好转，不输血，血红蛋白较治疗前 1 个月内常见值增长 30 g/L 以上，并维持 3 个月不降。

4. **无效** 经充分治疗后，症状和血象不能达到明显进步者。

(六) 预后医学随访

再生障碍性贫血的预后与病情和治疗方法密切相关。通常非重型再生障碍性贫血病程进展缓慢，大多数预后良好。重型再生障碍性贫血若不经积极治疗，大多数患者出现放射感染或出血并发症，很快死亡。即使积极治疗，极重型再生障碍性贫血早期死亡率仍可高达 15% 左右。重型再生障碍性贫血是血液系统的重症顽疾，其预后影响因素包括宿主因素和治疗因素。免疫抑制治疗有效率 70%~80%，约 10% 治疗有效的患者复发，约 10% 的患者发生晚期克隆性血液学异常。

第四节　血红蛋白血症

一、高铁血红蛋白血症

正常情况下红细胞内血红蛋白 (Hb) 中的铁呈亚铁状态 (Fe^{2+})，能与氧结合或分离；当血红蛋白中的铁被氧化成为高铁状态 (Fe^{3+}) 时，即形成高铁血红蛋白 (methemoglobin, MetHb)，高铁血红蛋白无携氧功能，但仍可被还原为血红蛋白。正常人血液中的高铁血红蛋白的含量相当于血红蛋白总量的 0.4%~1.7%。MetHb 是指血液中高铁血红蛋白水平超过血红蛋白总量 1% 时的临床状态。

高铁血红蛋白血症按病因分为获得性高铁血红蛋白血症和遗传性高铁血红蛋白血症两大

类。中毒性（获得性）高铁血红蛋白血症（toxic methemoglobinemia，TM）最常见，多为摄入某些氧化物（还原）性毒物或药物时的一过性表现。遗传性高铁血红蛋白血症（hereditary methemoglobinemia，HM）绝大部分为 NADH-黄递酶还原系统，亦即 NADH-细胞色素 b5 还原酶的遗传性缺陷所致，呈常染色体隐性遗传，故又称隐性先天性高铁血红蛋白血症（recessive congenital methemoglobinemia，RCM）；少数患者因血红蛋白的珠蛋白基因突变引起珠蛋白肽链氨基酸组成改变而导致高铁血红蛋白血症，称血红蛋白 M（hemoglobin M，HbM）病，一般呈常染色体显性遗传。

本节重点介绍获得性高铁血红蛋白血症。

（一）病因

1. 导致高铁血红蛋白血症的常见化学因素

（1）芳香族氨基硝基化合物

1）苯胺类：苯胺、甲基苯胺、N,N-二甲基苯胺、对氯苯胺、硝基苯胺（对硝基苯胺、间硝基苯胺）和甲氧基苯胺。

2）硝基苯类：硝基苯（对硝基苯、邻硝基苯）、二硝基苯（间二硝基苯、对二硝基苯）、硝基氯苯（邻硝基氯苯、对硝基氯苯、间硝基氯苯）、二硝基氯苯和苯基羟胺和苯肼。

（2）醚类：硝基苯乙醚和对氨基苯甲醚。

（3）农药：除草醚（2,4-二氯苯基-4-硝基苯基醚）、灭草灵[N-(3,4-二氯苯基)氨基甲酸甲酯]。

（4）其他：氮氧化物（四氧化二氮、一氧化氮）、亚硝酸盐、亚硝酸乙酯和硝基甲烷。

2. 导致高铁血红蛋白血症的药物　如亚硝酸盐、硝酸甘油、磺胺类、非那西丁、氯喹和多黏菌素 B 等。

（二）发病机制

体内血红蛋白中的铁不断从 Fe^{2+} 氧化成 Fe^{3+}，再从 Fe^{3+} 还原成 Fe^{2+}，处于动态稳定状态，维持这种动态平衡主要是由于体内有抗 MetHb 的还原系统。

红细胞内无氧糖酵解占体内 MetHb 还原能力的 66%，由 3-磷酸甘油醛生成 1,3-二磷酸甘油酸；在丙酮酸生成乳酸过程中，可使二磷酸吡啶核苷（氧化型辅酶Ⅰ，NAD）还原成还原型二磷酸吡啶核苷（还原型辅酶Ⅰ，NADH），后者可释放电子与 MetHb 还原酶作用，使细胞内 MetHb 还原为血红蛋白。磷酸戊糖旁路占总还原能力的 6%，但在外来电子载体（如亚甲蓝）的存在下，此系统的还原作用可加速 10 倍以上，可使三磷酸吡啶核苷（氧化型辅酶Ⅱ，NADP）生成还原型三磷酸吡啶核苷（还原型辅酶Ⅱ，NADPH），NADPH 也可使 MetHb 还原为正常血红蛋白。此外，非酶系统的维生素 C 和谷胱甘肽可直接还原 MetHb，分别占总还原能力的 16% 和 12%。一般红细胞对 MetHb 的还原作用比对血红蛋白的氧化作用大 250 倍，故正常红细胞内的 MetHb 不到血红蛋白总量的 1%。如果红细胞内血红蛋白的氧化作用超过还原能力或谷胱甘肽抗氧化作用受到抑制，便产生高铁血红蛋白血症。

芳香族氨基硝基化合物、亚硝酸盐和杀虫脒等在体内代谢过程中的氧化物产生超氧阴离子自由基（O_2^-）、羟基自由基（OH^-）、过氧化氢（H_2O_2）和脂质过氧化物（LOOH）等，使血红蛋白的二价铁离子（Fe^{2+}）氧化成三价铁离子（Fe^{3+}），使血红蛋白变成MetHb，形成高铁血红蛋白血症。MetHb无携氧功能，且影响血红蛋白释放氧，故可引起发绀和缺氧。

引起高铁血红蛋白血症的化学物质，主要经呼吸道和完整的皮肤吸收，极少经消化道吸收，根据作用方式可分为直接作用类和间接作用类两类。一是直接作用类，该类物质在体外实验能直接与血红蛋白发生反应形成MetHb，主要有硝酸甘油、硝酸铵、硝酸银、亚硝酸异戊酯、亚硝酸钠、次硝酸铋、羟胺、氯酸盐及苯醌等。二是间接作用类，这类化合物在体外不能形成MetHb，必须在体内经代谢转化为某些代谢产物，或通过产生H_2O_2或游离基团才对血红蛋白产生氧化作用，从而形成MetHb，主要有苯胺、间苯二胺、甲苯二胺、乙酰苯胺、氨基酚、硝基苯、二硝基氯化苯、三硝基甲苯和杀虫脒等。大多数苯的氨基、硝基化合物经体内代谢后产生苯胺和苯醌亚胺，这两种物质均为强氧化剂，能使血红蛋白氧化成MetHb，从而失去携氧能力，造成组织缺氧，引起中枢神经系统、心血管系统及其他脏器的一系列损害。

（三）临床表现

高铁血红蛋白血症的主要临床表现为缺氧和发绀。

中毒性高铁血红蛋白血症的发病可以急骤也可以缓慢。苯的氨基化合物引起的发绀出现早，而苯的硝基化合物引起的发绀出现晚。亚硝酸盐中毒引起的高铁血红蛋白血症多发生在毒物接触后 1～1.5 h，二硝基甲苯中毒最严重的临床表现出现在 12～15 h。

高铁血红蛋白血症的首发症状常为发绀，当MetHb含量＞10%时，出现发绀，最先见于口唇、指端和耳垂，与一般缺氧所见的发绀不同，呈蓝灰色，称为化学性发绀。当血中MetHb占血红蛋白总量的15%时，即可出现明显发绀，但此时可无明显的缺氧症状。

MetHb增高到25%以上时，出现头晕、头痛、疲乏、无力、恶心和视物模糊等症状。随着MetHb浓度增高，发绀进一步扩展到鼻尖、耳郭、指尖及颜面等部位，伴明显缺氧，出现全身酸痛、呼吸困难、心动过速、反应迟钝和嗜睡等症状，并伴有轻度溶血性贫血、轻度肝功能损害或出现蛋白尿、管型尿，或肌酐清除率下降，但大于正常人的50%。

血中MetHb浓度＞50%时，皮肤黏膜重度发绀伴意识障碍，颜面呈灰淡蓝色，口唇等部位呈青紫色，尿呈葡萄酒色或暗褐色，可发生急性循环衰竭、抽搐、惊厥、血压下降、尿便失禁、昏迷及休克。严重者可伴有继发性溶血，血尿、蛋白尿，尿频、尿急、尿痛，体温升高，肝大，肝功能异常，急性肾衰竭，心律失常及心电图异常等。

（四）实验室检查

1. **血常规** 可有红细胞、血红蛋白轻度减少，红细胞形态多正常，网织红细胞轻度增加（大多数在5%以下）。

2. **高铁血红蛋白检查** 取新鲜血，呈深棕色，接触空气后不变红色。用分光光度法测定MetHb的光吸收带在630 nm处，加入1%氰化钾数滴后此吸收带即消失。

3. **Heinz小体检查** Heinz小体与溶血程度呈正相关，Heinz小体＞20%，可出现轻度溶血性贫血，Heinz小体＞50%，出现严重溶血性贫血。

4. **骨髓象** 呈红系细胞增生现象。

5. **毒物检测** 苯中毒者测定尿酚、尿反-反黏糠酸和苯巯基尿酸含量，可评价苯的接触量和血药浓度异常。

6. **其他检查** 如肝功能异常，丙氨酸转氨酶（ALT）和谷草转氨酶（AST）增高。

（五）诊断及鉴别诊断

1. **诊断** 诊断依据：GBZ 75-2010 职业性急性化学物中毒性血液系统疾病诊断标准。以 MetHb 血症典型的发绀和缺氧为主的临床表现，实验室检查 MetHb 占血红蛋白总量比例增高，有短期内接触上述化学物质的接触史，综合分析，排除其他原因引起的类似疾病，诊断不难。诊断分级可以参考《职业性急性苯的氨基、硝基化合物中毒诊断标准》进行诊断分级。

（1）诊断要点

1）有毒物（或药物）接触史。

2）有针对性地进行现场调查。

3）有明确的缺氧、发绀等主要临床表现。

4）血中存在 MetHb，一般超过 10% 有诊断意义。

5）其他有关检查：血中检出 Heinz 小体；肝功能异常，如 ALT、AST 增高；血或尿中检测出毒物或代谢产物。

（2）诊断分级

1）轻度中毒性高铁血红蛋白血症：口唇周围发绀伴轻度缺氧症状，如头晕、头痛、疲乏和无力。MetHb 浓度 10%～30%。

2）中度中毒性高铁血红蛋白血症：发绀扩展到鼻尖、耳郭、指尖及颜面等部位，伴明显缺氧。在轻度中毒缺氧症状的基础上，出现全身酸痛、呼吸困难、心动过速、反应迟钝和嗜睡等。MetHb 浓度常在 30%～50%。当 MetHb ＜ 30% 时，至少应具备以下一项，即①轻度溶血性贫血；②轻度肝功能损害；③出现蛋白尿、管型尿或肌酐清除率下降，但大于正常人的 50%。

3）重度中毒性高铁血红蛋白血症：皮肤黏膜重度发绀伴意识障碍。MetHb 浓度常＞50%。当 MetHb 浓度在 30%～50% 时，至少应具备以下一项，即①重度溶血性贫血；②重度肝功能损害；③急性肾衰竭。

2. **鉴别诊断**

（1）急性一氧化碳中毒：一氧化碳（CO）为血液窒息性气体，通过呼吸道吸收，可迅速透过肺泡入血，80%～90% 与红细胞血红蛋白可逆性结合，形成碳氧血红蛋白（HbCO），HbCO 无携氧功能。CO 与血红蛋白的亲和力比氧与血红蛋白的亲和力大 240 倍，而 HbCO 的解离速度比 HbO_2 解离速度慢 3600 倍。HbCO 不仅本身无携氧功能，而且还影响氧合血红蛋白（HbO_2）的解离，阻碍氧的释放，导致低氧血症，造成组织缺氧。CO 进入肌肉组织与肌红蛋白结合，形成碳氧肌红蛋白，影响氧从毛细血管向细胞线粒体弥散，损害线粒体功能，影响氧的传递。CO 还可与线粒体还原型细胞色素氧化酶可逆性结合，阻断电子传递链，直接阻碍细胞利用氧。造成组织细胞缺氧。

急性一氧化碳缺氧的主要临床表现以脑缺氧为主。轻度中毒出现头痛、头晕、乏力、耳鸣、眼花伴恶心、呕吐、心悸和胸闷等症状。症状加重时，出现意识模糊、嗜睡、昏睡或谵妄，病情加重出现昏迷甚至脑水肿、呼吸衰竭、心肌损害、肺水肿和消化道出血等症状。皮肤黏膜呈樱桃红色。实验室检查可见 HbCO 升高。

（2）急性氰化物中毒：氰化物进入机体，解离出 CN-，CN- 与氧化型细胞色素氧化酶的 Fe^{3+} 结合，抑制细胞色素氧化酶的活性，对生物氧化过程起抑制作用，使细胞丧失对氧的利用能力，从而引起细胞内窒息。CN- 可夺取某些酶中的金属或与酶的辅基和底物中的巯基或硫结合，使二硫键断裂，从而抑制多种酶的活性，也可导致组织细胞缺氧窒息。

氰化物中毒发病急骤，呼出气中有苦杏仁味，皮肤黏膜呈鲜红色；胸部压迫感、心悸和极度呼吸困难，恐怖感，甚至发生肺水肿和呼吸衰竭；伴严重中枢神经系统症状，如意识障碍、强直性抽搐和昏迷等症状。上述症状与高铁血红蛋白血症鉴别不难。

（3）急性硫化氢中毒：硫化氢（H_2S）有典型的臭鸡蛋气味，相对密度 1.19，易积聚在低洼处；既属于窒息性气体，又属于刺激性气体。进入机体的 H_2S，可与血红蛋白、细胞色素氧化酶等的三价铁结合，抑制电子传递，导致细胞内窒息。H_2S 还可与二硫键结合，使谷胱甘肽失去活性，抑制三磷酸腺苷酶和过氧化氢酶的活性，干扰细胞生物氧化还原过程和能量供应，加重细胞内窒息。

低浓度接触 H_2S 时，出现眼痛、流泪、畏光、咽灼痛及刺激性咳嗽等刺激症状；高浓度吸入时，可在数秒至数分钟内出现头晕、呕吐、心悸、胸闷、共济失调及惊厥等症状，可迅速昏迷，并发化学性肺水肿及多脏器衰竭；接触极高浓度的 H_2S，可引起"电击样"死亡。

主要根据有低洼处接触臭鸡蛋味气体的接触史，出现以刺激症状、细胞窒息和中枢神经系统抑制症状为主的临床表现，加以鉴别。

（4）肠原性青紫症：本症是由于进食过量含有亚硝酸盐的蔬菜和食品所引起，多见于 2～10 岁的儿童，也属于中毒性高铁血红蛋白血症的一种类型。亚硝酸根具有氧化性，可将血红蛋白的二价铁离子氧化成三价铁离子，形成所谓的"MetHb"，失去携氧的能力。

（5）MetHb 还原酶缺乏症：该症属于隐性遗传，发绀常于出生时即出现，患者有明显发绀，但全身症状轻微，实验室检查可发现 NADH 缺乏。

（6）血红蛋白 M 病：本病是珠蛋白分子化学结构异常，其肽链上含有一个异常的氨基酸，因此，血红蛋白较易氧化或不易被还原，血中 MetHb 占血红蛋白含量的 15%～25%，属显性遗传，发绀自幼出现。血液在分光镜下呈现特殊的吸收带，用亚甲蓝治疗无效。

（7）心肺疾病引起的发绀：心肺疾病，尤其是由右向左分流的心脏病，其发绀是由于还原型血红蛋白过多，动脉血氧饱和度显著降低所致。患者除发绀外，常出现缺氧症状和明显的心肺体征。心肺疾病患者的血液在空气中振荡后，可变为鲜红色。

（六）治疗

1. **一般性治疗**　轻度中毒性高铁血红蛋白血症不需要特殊治疗。在去除致病毒物或药物后，生成的 MetHb 不久就能被红细胞中的 MetHb 还原酶系统转化为血红蛋白。有接触反应者，仅需休息，服用含糖饮料、维生素 C；必要时，可用 50% 葡萄糖溶液 40～60 ml 加入 0.5～1.0 g 维生素 C 静脉注射。

2. **重症中毒性高铁血红蛋白血症治疗** 有缺氧症状的重症中毒性高铁血红蛋白血症需要治疗。此时，应立即将患者移离中毒现场，脱去污染的衣物。用5%乙酸溶液清洗皮肤上污染的毒物，再用大量肥皂水或清水冲洗；眼部污染可用大量生理盐水冲洗。如果因为误服造成消化道吸收中毒，早期应催吐，洗胃，并灌服药用炭20～30 g。给予吸氧，镇静，休息。

3. **亚甲蓝治疗** 亚甲蓝（methylene blue）又称美蓝。低浓度亚甲蓝能加快正常红细胞MetHb酶的还原速度，在6-磷酸葡萄糖脱氢过程中，在MetHb还原酶作用下，将还原型辅酶Ⅱ（NADPH）的电子传递给亚甲蓝，使其还原为白色亚甲蓝。白色亚甲蓝将电子传递给含Fe^{3+}的MetHb，使其还原为Fe^{2+}的正常血红蛋白。白色亚甲蓝又被氧化为亚甲蓝，在这个过程中亚甲蓝作为中间电子传递体，促进NADPH还原MetHb。亚甲蓝在小剂量起还原作用，大剂量起氧化作用，所以治疗高铁血红蛋白血症时应用小剂量。

一般，轻度高铁血红蛋白血症时，给予1%亚甲蓝1 mg/kg加入25%葡萄糖20 ml中，缓慢静脉注射，一次即可；必要时，可再给维生素C。

中度和重度中毒性高铁血红蛋白症时，可给予1%亚甲蓝1～2 mg/kg加入25%葡萄糖20 ml中，缓慢静脉注射。必要时，间隔8～12 h重复使用1次，可连用2 d。根据MetHb动态测定的结果，可酌情用2～4次。同时，可给予维生素C，并用辅酶A及维生素B_{12}。当第2次剂量亚甲蓝疗效不明显时，应积极寻找原因，如毒物未清除干净，灼伤处理不当，不应盲目反复应用。患有6-磷酸葡萄糖脱氢酶缺乏症者，不宜采用亚甲蓝治疗，以防发生溶血。

4. **其他治疗** 有的患者可选择以下治疗药物：给予4%甲苯胺蓝溶液10 mg/kg，缓慢静脉注射，每3～4小时1次；用0.2%硫堇（thionine），静脉注射或肌内注射，每30分钟1次；25%硫代硫酸钠10～30 ml，静脉注射。

对于溶血性贫血、中毒性肝损害和化学性膀胱炎的治疗，应碱化尿液，尽早使用大剂量肾上腺糖皮质激素控制溶血，保护肝功能和肾功能。严重者应输血或换血疗法。

严重的持续时间长的病例，可用血液净化疗法清除毒物；也可采用高压氧治疗，使足量的氧溶解在血浆中，可解除组织缺氧。

防治继发感染和对症支持治疗。

（七）预后

轻度高铁血红蛋白血症患者经治疗后，可恢复原工作。重度患者，应考虑调离原工作岗位。

二、硫化血红蛋白血症

硫化血红蛋白（sulfide Hb，SulfHb）是一种结构尚不完全清楚的血红蛋白与硫相结合的稳定化合物，占血红蛋白总量的0～2%，并常随MetHb增加而增加。硫化血红蛋白血症分为获得性硫化血红蛋白血症和遗传性硫化血红蛋白血症两种。遗传性硫化血红蛋白血症的发病机制未明。硫化血红蛋白一旦形成，是不可逆的，直至细胞死亡。

本节重点介绍获得性硫化血红蛋白血症。

(一) 化学病因

常见的化学原因由三硝基甲苯、乙酰苯胺、代森锌、亚乙基双硫代氨基甲酸锌等化学物质引起。血红蛋白与可溶性硫化物，如硫化氢等，在氧化剂（通常是过氧化氢）存在的条件下，发生作用而产生的。有些人服用磺胺类或非那西丁等药物后，可出现硫化血红蛋白血症，并可能伴有溶血。

凡是能产生高铁血红蛋白的药物也能产生硫化血红蛋白的机会，包括：①含氮化合物，如硝酸钾、亚硝酸钠或硝酸甘油等；②芳香族氨基化合物，如磺胺、苯胺衍生物或非那西丁等，有些患者红细胞的谷胱甘肽增加，其原因未明。硫化血红蛋白一旦生成，无论在体内或在体外都不能再恢复为血红蛋白。

(二) 发病机制

硫化血红蛋白血症的发病机制尚未明了。在试管中，血红蛋白溶液通过硫化氢气体，可以生成 SulfHb，颜色由红变成暗色。用含硫磺的饲料喂养动物，也可产生 SulfHb。肠源性发绀症的患者也可同时有硫化血红蛋白血症。有学者认为，这与有病变的肠道吸收了硫化氢有关。患有本症既往史的部分患者，红细胞内还原型谷胱甘肽（glutathione）增高，提示可能体内的半胱氨酸也是硫的来源之一。因此，有学者认为，硫化氢可能源于患者的红细胞，而不一定源自肠道服用能引起中毒性高铁血红蛋白血症的各种氧化剂药物或化学物品也能引起硫化血红蛋白血症，其中以芳香族氨基化合物，如乙酰苯胺、氨苯砜、甲氧氯普胺和非那西丁引起者最多见。但在服用上述药物的患者中，出现硫化血红蛋白血症的情况少见，同一药物分别诱发硫化血红蛋白和高铁血红蛋白机制并不清楚。

在分光镜波长 620 nm 附近，有较强的吸收带，加氰化钾不能使其变色。SulfHb 分子中硫原子的确切位置尚未确定，一般认为是血红素辅基铁卟啉中 1 个吡咯环的 β 碳双键被打开，加进了 1 个硫原子。SulfHb 一旦形成，就不会再脱落，也失去了带氧的功能。SulfHb 缺乏携氧能力，且使氧分离曲线左移。SulfHb 对红细胞寿命的影响尚不很明确，有些患者用核素测定的红细胞生命仍属正常，但也有不少患者可发生溶血。

(三) 临床表现

由于 SulfHb 不能携氧，故硫化血红蛋白血症的临床表现为发绀或缺氧；与高铁血红蛋白血症症状相似，但一般症状较轻。

发病缓慢，发绀是主要的临床表现。皮肤和面部带有蓝色的发绀，呈蓝灰色；无任何症状或仅有发绀。重者可有头晕、头痛，甚至气急和晕厥等症状。约有 50% 的患者有便秘、腹泻和腹痛等消化道症状。这些症状与 SulfHb 可能并无直接关系。有些患者有服药或接触有毒物质的病史，还有的患者可有轻度溶血性贫血。

(四) 实验室检查

1. **外观** 含有 SulfHb 的动脉血呈蓝褐色，在空气中振摇后并不变色，加入亚甲蓝温箱孵育后仍不能使血液转为红色。

2. **SulfHb 测定** 在 620 nm 附近有较强的吸收峰,加入氰化钾也不消失。依据多波长吸光度校正的方法,即可以计算出 SulfHb 的含量。

3. **等电聚焦电泳检查** 氧合血红蛋白和去氧血红蛋白之间有一条绿色区带。

4. **其他辅助检查** 根据病情和临床表现,选择做 X 射线、B 型超声、心电图和生物化学等项目检查。

(五) 诊断与鉴别诊断

1. **诊断** 由于硫化血红蛋白血症主要存在于硫化氢中毒患者中,诊断时应考虑:①有毒物(或药物)接触史;②有针对性地进行现场调查;③有明确的缺氧、发绀等主要临床表现;④依靠实验室的检查做出诊断。明显发绀的临床表现和血液在空气中呈蓝褐色,振荡后不变色。用分光光度计检查,在 620 nm 处可见到一特异的光吸收峰,加入氰化钾后不消失。这可作为可靠的诊断方法。

2. **鉴别诊断** 诊断同高铁血红蛋白血症,但需要与高铁血红蛋白血症相鉴别。鉴别方法,取患者少许抗凝血在小三角瓶中振摇,如血液很快变为鲜红色,表明血中含有较多还原血红蛋白;如血不能变红,则可肯定血中仍有其他异常 Hb。肉眼观察时,MetHb 呈现巧克力样的棕褐色,SulfHb 呈蓝褐色,血红蛋白 M 则因生成 MetHb 而呈巧克力棕褐色。以蒸馏水稀释血液 10~20 倍,加入硫化铵或 1% 氰化钾数滴,如为 MetHb 则由棕褐色变为鲜红色;如时间过久,则变为蓝褐色(MetHb-氧合 Hb-SulfHb);如颜色不变为鲜红色,则为 SulfHb。分光镜下观察,MetHb 吸收光带在波长 618~630 nm 处,SulfHb 在波长 607~620 nm 处;加入硫化铵或氰化钾后,MetHb 吸收光带消失,而 SulfHb 吸收光带不变(因 SulfHb 一旦生成即不能再还原)。硫化血红蛋白血症常易被误诊为高铁血红蛋白血症。因临床表现非常相似,需认真进行实验室检查。

3. **注意问题** 由于硫化氢是一种剧毒气体,且可致闪电式死亡,可以认为当硫化氢的浓度超过某一阈值,即可迅速造成机体的急性中毒。可是,当迅速引起痉挛窒息和闪电式死亡时,血液中的硫化氢含量不一定高,SulfHb 饱和浓度并不一定有较大的数值。而慢性较大浓度中毒时,硫化氢的毒性持续作用,血液中多种形态的含硫化合物浓度会随着中毒程度的加深而不断增大。故硫化氢中毒后,欲知其血液浓度与中毒程度有何关系,尚要看现场的具体情况而定;即当环境中硫化氢浓度较小时,当事人中毒或死亡较慢,其血液中 SulfHb 浓度随着中毒程度的加深而不断增大。当环境中硫化氢的浓度较大时,当事人中毒或死亡较快,其血液中 SulfHb 的饱和度与中毒程度难呈比例关系。

(六) 治疗与预后

SulfHb 一旦生成,在红细胞中即不易破坏。本病尚无特效疗法,应用亚甲蓝与维生素 C 治疗均无效。由于硫化血红蛋白血症一般症状不严重,必要时可对症治疗。本病预后良好。当含有 SulfHb 的红细胞破坏后,异常 SulfHb 即消失。急性发病及重症患者可输浓缩红细胞或换血疗法。

第五节 白细胞减少症和粒细胞缺乏症

白细胞减少症（leucocytopenia）是指周围血液白细胞计数 $< 3.5 \times 10^9$ /L；粒细胞减少症是指周围血液中性粒细胞 $< 2.0 \times 10^9$ /L。当粒细胞严重减少，低于 0.5×10^9 /L 时，称粒细胞缺乏症（agranulocytosis）。

一、病因与发病机制

（一）化学病因

引起白细胞减少和粒细胞减少、粒细胞缺乏的常见化学物质，有苯、三硝基甲苯、二硝基酚、砷化合物、四氯化碳、有机氯等，尚有巯基乙酸、烃类化合物、石油产品、煤油和烯丙基缩水甘油等。国内曾报道，因生产氮芥和塞替派等抗肿瘤药物，引起接触者急性粒细胞缺乏症。引起白细胞或粒细胞减少的常用药物见表10-2。

表10-2 引起白细胞或粒细胞减少的常用药物

类 别	药 物
抗癌药	氮芥、白消安、环磷酰胺、巯嘌呤、甲氨蝶呤、阿糖胞苷、尿、塞替派、柔红霉素、多柔比星、氟尿嘧啶
解热镇痛药	氨基比林、安替比林、保泰松、安乃近、吲哚美辛
抗甲状腺药	硫氧嘧啶类、甲巯咪唑、卡比马唑

（二）发病机制

苯和抗肿瘤药物中毒引起的白细胞减少症，是由化学物直接对骨髓粒系祖细胞毒害作用，抑制其DNA合成，幼粒细胞的增殖和成熟受到抑制，骨髓内有效储备量明显减少而致周围血白细胞减少。化学物质作为半抗原与粒细胞或血浆中的蛋白质结合成全抗原，刺激体内产生相应粒细胞抗体，通过免疫机制使白细胞减少。此外，由于对化学物质感受性不同，血管壁上粒细胞过多积聚而循环血中流动粒细胞相对减少，从而产生假性白细胞减少症。

环磷酰胺、阿糖胞苷、柔红霉素、甲氨蝶呤、顺铂和亚硝基脲对静止期和分化期的白细胞有毒性影响，毒性作用通常发生在用药 $7 \sim 14$ d 后，患者容易发生感染，粒细胞数降至 0.5×10^9 /L 时，极易发生严重感染。骨髓象可呈增生活跃或增生低下等表现。及时停用致损伤药物，多可迅速恢复，预后也较好。

二、临床表现与实验室检查

（一）临床表现

白细胞减少症患者有的无临床症状，有的可有乏力，易患上呼吸道、支气管、中耳、胆道和泌尿道感染。粒细胞缺乏症临床表现，有突然畏寒、高热、寒战、头痛。全身肌肉、关节酸痛和多汗等症状，常伴化脓性咽峡炎、牙龈炎、肺炎、肛周脓肿和败血症。

（二）实验室检查

1. 血象　白细胞减少或中性粒细胞减少，红细胞和血小板大致正常。
2. 骨髓象　正常或轻度增生，一般有粒系细胞的增生不良或成熟障碍，或有细胞质的改变。粒细胞常见分叶过多，胞质内有空泡和毒性颗粒。浆细胞、淋巴细胞和网织红细胞比例增多，红系和巨核细胞系大致正常。
3. 毒物检测　苯中毒者，查尿酚、尿反-反黏糠酸和苯巯基尿酸含量测定，可评价苯的接触量。砷及其化合物中毒者，查尿砷、发砷，结果异常。

三、诊断与鉴别诊断

（一）诊断原则

根据较长时期密切接触上述毒物或药物的病史，以造血系统损害为主的临床表现，参考实验室检测指标，进行综合分析，并排除其他原因引起的白细胞减少症和粒细胞缺乏症，方可诊断。必要时，结合现场职业卫生学调查结果。

（二）诊断标准

1. 明确的毒物（或药物）接触史。
2. 临床上可无症状或有头晕、乏力、低热、食欲缺乏、失眠多梦、畏寒和心慌等。
3. 易患病毒性感染和细菌性感染。
4. 血液中，白细胞总数 $< 3.5 \times 10^9$ /L，中性粒细胞绝对值 $< 2.0 \times 10^9$ /L，单核细胞和嗜酸性粒细胞常增加，淋巴细胞数相对增加或正常，红细胞或血小板数正常。
5. 骨髓象正常或轻度增生，一般有粒系细胞的增生不良或成熟障碍，或有细胞质的改变。

（三）鉴别诊断

1. 低增生性白血病　临床可见贫血、发热或出血，外周血常呈全血细胞减少，可见到或不能见到原始细胞。骨髓增生减低，但原始粒细胞＞30%。而白细胞数减少，则幼稚细胞少见，且无出血，无明显贫血现象。
2. 再生障碍性贫血　起病或急或慢，多有出血、贫血表现，白细胞数减少，尤以中性粒细胞明显，血小板及网织红细胞均明显减少，骨髓呈3系细胞减少。粒细胞缺乏症则发病急，无出血，贫血不明显，白细胞分类以粒细胞极度减少，甚至完全消失；血小板及网织红细胞均正常；骨髓象呈粒系受抑，成熟障碍。
3. 传染性单核细胞增多症　传染性单核细胞增多症可见溃疡性咽峡炎，粒细胞减少；易与粒细胞减少症混淆，但传染性单核细胞增多症血片中可发现较多的异型淋巴细胞，且血清嗜异凝集试验阳性，不难与粒细胞缺乏症相鉴别。

四、治　疗

(一) 病因治疗

1. 驱砷治疗　对可疑的化学物质、药物或其他致病因素，应立即停止接触。砷及其化合物中毒者，给予二巯基丙磺钠或二巯基丁二酸钠等络合剂，进行驱砷治疗。

2. 原发病治疗　继发性减少者，应积极治疗原发病。脾功能亢进者，可考虑脾切除。

(二) 升粒细胞治疗

1. 对一般白细胞减少症，常用促进核酸合成和白细胞代谢的药物，如维生素 B_4（6-氨基嘌呤）10～20 mg，每日口服 3 次；维生素 B_6 20 mg，每日口服 3 次；鲨肝醇（batilol）25～50 mg，每日口服 3 次；利血生 10～20 mg，每日口服 3 次，以及叶酸和维生素 B_{12} 等。

2. 中性粒细胞 $<0.5\times10^9$ /L，每日需输粒细胞 1.5×10^{10}。也可用沙格司亭（GM-CSF）或非格司亭（G-CSF），两者具有促进粒细胞增殖、分化和成熟的功能，对急性粒细胞缺乏症疗效较好。

(三) 防治感染

轻度白细胞减少者，不需要特别的预防措施；中度减少者，感染率增加，应减少出入公共场所，并注意保持皮肤和口腔卫生，去除慢性感染病灶。粒细胞缺乏者，应考虑采取无菌隔离措施，防止交叉感染。感染者应行血、尿、痰及感染病灶分泌物的细菌培养、药敏试验及影像学检查，以明确感染类型和部位。在致病菌尚未明确之前，可经验性应用广谱抗生素治疗，覆盖革兰氏阴性菌和革兰氏阳性菌，待病原和药敏试验结果出来后再调整用药。若 3～5 d 后无效，可加用抗真菌治疗。病毒感染者可加用抗病毒药物。

第六节　血小板、血管及凝血酶原功能异常

一、血小板减少症

(一) 病因

化学物质对血小板的影响研究较少，能引起血小板减少症（thromobocytopenia）的化学物质的毒物有金制剂、狄氏剂、乙醇、二二三、三硝基甲苯、二硝基酚、松节油及能引起再生障碍性贫血的化学性物质。

(二) 发病机制

引起血小板减少的原因可从下述 4 个方面考虑。①假性血小板减少症：由于血小板计数不准确或在使用 EDTA 作抗凝剂时，血小板容易结块，计数时出现"人为"的血小板数目减少，其机制与抗凝剂依赖性血小板凝集素有关。②血小板生成不足：见于骨髓抑制药物的应用、

辐射和再生障碍性贫血等损害造血干细胞或巨核细胞的因素；骨髓造血前体细胞的异常增殖，如急性白血病等；巨幼细胞贫血时，血小板呈无效造血，血小板生成不足。③血小板破坏过多：常见于免疫性血小板减少性紫癜及血小板被过度消耗性疾病，如血栓性血小板减少性紫癜和弥散性血管内凝血。④血小板在体内分布异常：主要见于脾引起血小板数目减少。

化学物质可能主要是通过体液免疫和细胞免疫机制引起血小板过度破坏，即化学物质作为半抗原或全抗原，抗体通过其 Fab 片段与血小板膜糖蛋白结合。与血小板自身抗体结合的血小板膜糖蛋白抗原类型包括血小板 GP Ⅱ b/ Ⅲ a 和 GP Ⅰ b/ Ⅸ；少数情况下，也可与 GP Ⅳ 和 Ⅰ a/ Ⅱ b 结合。结合了自身抗体的血小板，通过与单核-巨噬细胞表面的 Fc 受体结合，而易被吞噬破坏。在补体参与下，使血小板膜破裂，引起血小板减少；也有化学物质的直接毒作用参与，通过体液免疫和细胞免疫机制造成骨髓抑制，引起血小板再生不良或直接破坏循环中的血小板。

苯可以在肝和骨髓中进行代谢，而骨髓是红细胞、白细胞和血小板的形成部位，故苯进入人体内可在造血组织本身形成具有血液毒性的代谢产物，长期接触苯可引起骨髓与遗传损害。对骨髓造血系统的影响：苯的许多代谢产物苯醌、苯醇和苯三酚等，具有影响细胞内大分子活性的作用，可同 RNA、DNA 和蛋白质上的某些化合基团结合，进而造成酶失活，阻断 DNA 合成和蛋白质的装配等，醌醇、苯醌和苯酚还能抑制细胞 RNA 合成。另外，可影响免疫系统，从分子免疫学角度，芳香族化合物与蛋白质结合后极易形成自身抗原，使 T 细胞亚群比例显著失调，$CD4^+/CD8^+$ 比值下降，发生 T 细胞介导的自身免疫反应，诱发机体产生变态反应，造成血液细胞的损害。

（三）临床表现

主要临床表现为出血，以皮肤、黏膜出血为常见，如鼻、牙龈、舌、口腔黏膜及四肢皮肤等处，皮肤出现瘀点、瘀斑，以及少见的血肿。紫癜通常分布不均。出血多位于血管淤滞部位或负重区域的皮肤，如手臂压脉带以下的皮肤；机体负重部位，如踝关节周围皮肤；易于受压部位，包括腰带及袜子受压部位的皮肤，皮肤出血压之不褪色。黏膜出血包括鼻出血、牙龈出血、口腔黏膜出血或伴有血尿，女性患者月经增多为唯一表现。严重者，咯血、呕血、黑粪、血尿、眼底和颅内出血等。

（四）实验室检查

血小板计数减少，可有出血时间延长。血块退缩不良，而凝血机制及纤溶机制检查正常。毛细血管脆性检查可呈阳性。骨髓涂片中巨核细胞减少。免疫性血小板减少的骨髓中，有巨核细胞增多或正常，以过渡型多见，细胞核和细胞质有退行性改变，血小板形成不良或很少。血小板抗体测定可阳性，主要系 IgG 型。放射性 ^{32}P 测定血小板寿命缩短。

（五）诊断与鉴别诊断

根据上述临床症状及周围血血小板计数减少，诊断并不困难，但应与特发性血小板减少性紫癜（idiopathic thrombocytopenic purpura）及其他原因所致继发性血小板减少相鉴别。

（六）治疗

一旦明确或怀疑化学物质所致的血小板减少症，应立即脱离接触的化学物质。

免疫性血小板减少性紫癜治疗可用糖皮质激素（剂量和用法参见溶血性贫血），同时可试用长春新碱（vincristine）1～2mg 溶于生理盐水 500～1000ml，缓慢静脉滴注，每周 1 次，连续 4 次；若无效，则无须继续应用。慢性免疫性血小板减少性紫癜的药物治疗疗效较差，可考虑脾切除；血小板计数 $\leqslant 20 \times 10^9$/L 时，每日输血小板 $(4 \sim 6) \times 10^{11}$。

二、血小板功能异常

（一）病因

血小板功能异常（thrombocyte dysfunction）主要见于聚乙烯酯吡咯烷、乙醇、氰化钾、醋酸碘、甲基硝基汞和对位氯汞苯甲酸等化学品，以及阿司匹林、氯吡格雷、肝素、尿激酶、双嘧达莫、硝酸甘油、奎尼丁、青霉素和头孢菌素等药物。

（二）发病机制

聚乙烯吡咯烷分子可被血小板膜外层吸附，影响血小板膜的正常聚集功能，其作用机制与右旋糖酐相似。氰化钾和醋酸碘抑制血小板氧化磷酸化和葡萄糖分解代谢通路，影响能量生成，从而阻挠血小板的聚集和释放功能。甲基硝酸汞和对位氯汞苯甲酸亦可抑制血小板聚集。

外源性化学物干扰或损害血小板的功能可能存在多种机制：①引起血小板功能障碍的非类固醇类药物是作用于血小板膜，抑制血小板内源性腺苷二磷酸（ADP）的正常释放，阻止血小板聚集；②阿司匹林具有抑制血小板黏附的功能；③聚乙烯吡咯烷可被血小板外层吸附，影响血小板的正常聚集功能；④氰化钾和碘乙酸可抑制氧化磷酸化和葡萄糖酵解过程，进而干扰血小板的聚集和释放功能；⑤甲基硝酸汞和对位氯汞苯甲酸等活性较强的外源化学物可与巯基结合，抑制血小板聚集；⑥某些药物（如非甾体抗炎药）能抑制磷脂酶 A_2、环氧化酶途径及血栓烷 A_2 的合成；⑦也有药物（如抗生素、血小板抑制药、氯吡格雷）可能影响血小板及其受体的相互作用；⑧由于血小板反应依赖胞质钙的迅速增多，所以任何干扰钙转运的因素可能都会抑制血小板的功能（如钙通道抑制药）；⑨药物诱导的抗体结合到关键血小板受体，从而抑制其功能，由这种抗体诱导的功能缺陷可能会加重出血危险性，并伴有外源性化学物诱导的血小板减少症。

（三）临床表现

主要临床表现为鼻出血、牙龈出血，外伤后出血不止，皮下出血少见，妇女常有月经过多，偶有血尿和肠道出血，关节出血和颅内出血少见。

（四）实验室检查

血小板功能检查，当初筛试验结果显示血小板计数正常，凝血因子分析结果正常，而出血时间延长，通常提示存在血小板功能异常。

1. 血小板聚集功能测定 可分别用 ADP、胶原、肾上腺素、花生烯酸和瑞斯托霉素作诱聚剂,血小板无力症患者的血小板对诱导的 ADP、胶原和肾上腺素诱导的聚集反应缺如。血小板释放反应障碍可导致血小板聚集的第二相聚集波缺如,见于遗传性血小板储存池释放障碍、尿毒症和摄入阿司匹林等。在血管性血友病及巨血小板综合征,血小板对瑞斯托霉素诱导的聚集反应异常或缺乏。

2. 特殊的血小板膜糖蛋白分析 血小板无力症存在血小板膜 GP Ⅱb/Ⅲa 缺乏或异常,可用免疫印迹技术确定此类缺陷;巨血小板综合征存在血小板膜 GP Ⅰb/Ⅸ/Ⅴ 量或质的异常,可用生物化学或分子生物学方法确定该类异常。

(五) 诊断与鉴别诊断

根据临床表现和实验室检查结果,尤其是血小板黏附、聚集功能减低,不难做出诊断。

(六) 处理

一旦明确或怀疑化学物质所致的血小板功能异常,应立即脱离接触化学物质。患者应避免应用阿司匹林、肝素、尿激酶、双嘧达莫(潘生丁)、硝酸甘油、奎尼丁、青霉素、头孢菌素、呋喃妥因和安纳咖等药物。

有过量出血或术前准备需要时,可输血小板,但不宜过量。泼尼松 20～40 mg/d,连续应用 3～4 d。即使停药,其止血作用仍可维持 3～7 d。

三、血管性紫癜

血管性紫癜(vascular purpura)是血管壁或血管周围组织缺陷而引起皮肤和黏膜出血的一类疾病,一般无血小板缺陷及凝血功能障碍。紫癜是指血细胞从毛细血管向外流出,进入皮肤或皮下组织而引起的损害。从血管内流出血液的量决定皮肤损害的大小及范围。

(一) 病因

血管性紫癜主要见于金制剂、汞化合物、砷化合物、石油产物、二二三、有机磷杀虫药及军用毒剂等,如路易斯毒气(lewisite)中毒等。

(二) 发病机制

血液从血管流出,进入皮肤或皮下组织的机制包括:①血管透壁压增加状态,如剧烈咳嗽、呕吐、分娩时用力和静脉淤滞等;②血管损伤,包括物理性因素、紫外线辐射、感染、栓塞、过敏、炎症、肿瘤、中毒和药物相关性等因素对血管的损害;③微循环和血管支持组织的机械完整性降低,如年龄相关性紫癜、糖皮质激素使用过量、维生素 C 缺乏、结缔组织异常和淀粉样物质浸润等。上述因素均可使血管壁的完整性遭到破坏或损伤,从而引起皮肤紫癜的临床表现。

如急性砷化物中毒,砷可直接损伤小动脉和毛细血管,导致通透性增加、血浆渗出和出血。少数急性 CO 中毒,可引起血管神经性水肿。二二三、六六六和有机溶剂吸入后,刺激机体产生抗体，抗体与抗原结合成抗原-抗体免疫复合物，沉积在血管内膜下区域，导致中性粒细胞的浸润并释放一系列炎性介质；释放的蛋白水解酶使血管内膜层损伤并断裂，引起血管炎症反应，产生过敏性紫癜。

Hg^{2+} 引起细胞"钙超载"。研究表明，Hg^{2+} 可导致细胞外液 Ca^{2+} 大量进入细胞，引起"钙超载"（calcium overload），后者已被大量实验证明为细胞损伤的重要分子机制。因细胞内高浓度钙可直接激活胞质内的磷脂酶 A_2（phospholipase A_2），从而造成生物膜的磷脂分解，并生成大量花生四烯酸类产物，如血栓素（thromboxane A_2，TXA_2）等引起局部微血管强烈收缩和组织细胞严重缺血缺氧。细胞钙超载还会使黄嘌呤脱氢酶变构为黄嘌呤氧化酶，嘌呤核苷酸代谢为尿酸过程中产生大量超氧阴离子自由基，损伤细胞。还有研究表明，Hg^{2+} 尚可激活 Ca^{2+} 的反应位点，直接诱发 Ca^{2+} 介导的各种反应，导致细胞损伤。

（三）临床表现

血管性紫癜出血主要在四肢，尤以下肢为多见，呈瘀点、瘀斑。皮疹通常略高于皮肤，大小不等，压之不褪色。免疫性血管性紫癜可累及胃肠道、肾及关节腔，引起腹痛、血尿、蛋白尿及关节肿胀和疼痛。

（四）实验室检查

1. **毛细血管脆性检查** 可呈阳性，出血时间可延长，凝血时间和血小板计数正常。累及消化道和肾可能会出现大便隐血试验阳性及血尿。

2. **毒物检测** 汞及其化合物中毒者可查尿汞，砷及其化合物中毒者可查尿砷、发砷，有机磷中毒者可进行胆碱酯酶活性测定。

（五）诊断及鉴别诊断

出血性疾病的实验室诊断和鉴别诊断，见表 10-3。

表 10-3 出血性疾病的实验室诊断和鉴别诊断

疾病名称	实验室检查									
	CF	PLT	BT	CT	PT	KPTT	PLTA	PLTC	FB	FDP
血管性紫癜	+	N	N/↑	N	N	N	N	N	N	N
血小板减少症	N/+	↓	N/↑	N	N	N	N	N	N	N
血小板功能异常	N	N	N/↑	N	N	N	↓	↓	N	N
低凝血酶原血症	N	N	N	↑	↑	N	N	N	N	N

注：CF. 毛细血管脆性试验；PLT. 血小板；BT. 出血时间；CT. 凝血时间；PT. 凝血酶原时间；KPTT. 白陶土部分凝血活酶时间；PLTA. 血小板黏附；PLTC. 血小板聚集；FB. 纤维蛋白原；FDP. 纤维蛋白降解产物；N. 正常；+. 阳性；↑. 延长；↓. 减少

临床上还需要与血小板减少性紫癜、风湿性关节炎、肾小球肾炎、系统性红斑狼疮（SLE）相鉴别。

(六) 处理

1. 病因治疗　汞、砷及其化合物中毒，可用络合剂治疗。

2. 对症治疗　可选用卡巴克洛（安络血，carbazochrome）5 mg、维生素 C 200 mg，均为每日 3 次，口服；泼尼松 5 mg，每日 2～3 次口服。过敏性紫癜可合用抗组胺药物。有明显肾累及的可应用抗凝血治疗。腹痛可用阿托品或山莨菪碱解痉、镇痛。

四、低凝血酶原血症

(一) 病因

低凝血酶原血症（hypoprothrombinemia）主要见于敌鼠 E_2-(二苯基乙酰基)-1, 3 茚满二酮和敌鼠灵［华法林，3-(丙酮基苄基)-4- 羟基香豆素］等抗凝血灭鼠药中毒。

(二) 发病机制

发病机制主要是干扰肝对维生素 K 依赖的凝血因子Ⅷ、Ⅸ、Ⅹ和凝血酶原的合成，使因子Ⅴ失去活力，导致凝血机制障碍，并可损伤毛细血管加重出血：①通过抑制维生素 K-2, 3 环氧化物还原酶的活性，从而影响维生素 K 的合成，使肝细胞合成凝血因子Ⅱ、Ⅶ、Ⅸ和Ⅹ的功能受到抑制；②直接损伤毛细血管，使其通透性和脆性增加，引起内脏和皮下出血。

抗凝类杀鼠药的化学结构与维生素 K 相似，摄入后与机体相应蛋白受体结合，通过与维生素 K 的竞争性抑制作用，使其不能发挥正常生理作用，导致维生素 K 的缺乏。维生素 K 是部分凝血因子（因子Ⅱ、Ⅶ、Ⅸ、Ⅹ）和抗凝蛋白（蛋白 C、蛋白 S 和蛋白 Z）代谢过程中一种必需的辅助因子，其作用是将凝血酶原及凝血因子（Ⅶ、Ⅸ、Ⅹ）前体中的谷氨酸转变为 7- 羧基谷氨酸，从而使这些凝血因子具有凝血活性。因此，当维生素 K 缺乏时，引起获得性维生素 K 依赖性凝血因子复合性缺乏，使凝血时间及凝血酶原时间延长。抗凝杀鼠药可直接损伤毛细血管壁，使管壁通透性和脆性增加，从而导致慢性、进行性和广泛性出血。这些抗凝杀鼠药的潜伏期都比较长，大多于摄入后第 3～7 天才开始出现症状，并有蓄积作用，且持续作用时间长。由于对杀鼠灵耐药鼠的出现，第二代抗凝血杀鼠药杀鼠灵（香豆素类）的使用日益广泛。溴敌隆是其代表，其结构中含 4 羟基香豆素，抑制环氧化物还原酶，使维生素 K 的还原受抑制，干扰维生素 K 参与谷氨酸 7- 羧基化形成 7- 羧基谷氨酸，从而使维生素 K 依赖性凝血因子的活性降低。

(三) 临床表现与实验室检查

1. 临床表现　主要临床表现为皮肤、黏膜出血。严重时，可累及胃肠道，软组织和关节出血少见。妇女有月经过多。

2. 实验室检查　凝血酶原时间延长，部分凝血活酶时间可延长。

(四) 诊断与治疗

1. 诊断　误食、误服上述化学物，临床表现为出血症状；查凝血酶原时间延长，可以做出诊断。

2. 治疗　维生素 K_1 10～20 mg，肌内注射或静脉注射，每日 1～2 次。凝血酶原复合物 200～400 U，加入 5％葡萄糖溶液 100～200 ml，静脉滴注，滴速开始宜慢，15 min 后可稍加快，宜在 0.5～1 h 滴注完毕。亦可用新鲜血浆 200～400 ml，静脉滴注。

第七节　骨髓增生异常综合征

骨髓增生异常综合征（marrow hyperplasia syndrome，MDS）是一组克隆性造血干细胞疾病，其特征为血细胞减少，髓系一系或多系细胞病态造血，无效造血及高风险向白血病转化。国际预后评分系统（IPSS）推荐的血细胞减少的标准为血红蛋白＜100 g/L，中性粒细胞绝对值（ANC）＜$1.8×10^9$/L，血小板（PLT）＜$100×10^9$/L；但实际诊断 MDS 时，不要求一定达到这么低。大多数 MDS 病例以进行性的骨髓衰竭为特征，并最终都会发展成为 AML，但是不同亚型转白率也不同，某些患者的生物学特征是相对惰性的，病程较长，转白率很低。

在 MDS 定义明确后，诊断和分型中主要难点在那些外周血和骨髓原始细胞不增多的病例上，尤其当病态造血不显著时；或与营养缺乏、化学药物、中毒、造血生长因子、炎症及感染继发的病态造血相鉴别；以及骨髓低增生或伴随纤维化等情况，不能获得足够细胞分析可能的疾病过程。低增生性 MDS 及 MDS 伴骨髓纤维化诊断常常很困难。

一、病因与发病机制

（一）病因与发病类型

MDS 的病因尚不明确，但可能与接触苯及接受烷化剂治疗、电离辐射等有关，有的可从再生障碍性贫血或阵发性睡眠性血红蛋白尿（PNH）发展而来。

MDS 的发病为多阶段性，临床所见 MDS 的不同表现可能与其处于不同发展阶段有关。1982 年 FAB 协作组将 MDS 分为 5 型：①难治性贫血（RA）；②伴环形铁粒幼细胞增多的难治性贫血（RAS）；③原始细胞过多的难治性贫血（RAEB）；④转变中的原始细胞过多难治性贫血（RAEB-T）；⑤慢性粒 - 单核细胞白血病（CMML）。事实上，MDS 可能只有早期、中期和晚期之分，而无型别之分，各型相互间有密切的联系，某些 MDS 患者可经历典型的由 RA、RAS → RAEB → RAEB-T → AML 的连续转变过程。CMML 可看作是伴有周围血单核细胞增多的特殊亚型，MDS 的分型实际上可能是同一疾病的不同分期。

葡萄糖 -6- 磷酸脱氢酸（G6PD）同工酶研究进一步发现 MDS 患者血细胞只有 A 型 G6PD 同工酶，而成纤维细胞和上皮细胞同时含 A 和 B 两型。限制性片段长度多态性（RFIP）分析也显示 MDS 为克隆性细胞增生。

（二）发病机制

MDS 的发病机制至今尚未形成完整的理论。30％ 的 MDS 有 ras 基因突变，位点的突变导致 ras 基因激活，从而使某些细胞发生恶性转化，产生异常蛋白，并通过干扰细胞分化过程而使细胞代谢异常。部分病例有 C-fas 基因突变，C-fas 基因产物是 M-CSF 受体，受体缺陷可影响骨髓对造血生长因子的增生反应，促进异常克隆的生长，最终发展成为 MDS。

大量证据表明，MDS 是一组由 1 个异常的造血干细胞衍生的克隆性疾病，甚至有学者认为是恶性克隆性疾病。目前认为，MDS 发病机制是由于上述可能的病因引起多能造血干细胞的癌基因异常表达，致使由其所决定的相应蛋白质出现异常合成，进而影响到该细胞的增殖与成熟的调控，呈现出肿瘤克隆性扩展，造成骨髓多能干细胞池的损害，从而导致骨髓的 2 种乃至 3 种细胞系同时存在增生异常与病态造血，以及外周血 2 种或 3 种细胞系列同时减少。

这一肿瘤克隆性扩展所造成的主要病理生理变化为无效造血，这是造成血细胞减少的主要原因。即骨髓内原始与较幼稚各种前体细胞的成熟缺陷 DNA 合成期的细胞占进入细胞增殖周期细胞的比例减少，造血祖细胞和早期前体血细胞的增殖通常仍是正常或甚至是增快的，从而呈现骨髓增生活跃，但不能积聚形成足够数量的各细胞系列的成熟细胞，导致外周血细胞数量的减少，临床出现贫血、感染和出血等表现。此外，各系细胞寿命的轻度缩短也是造成血细胞减少的原因之一。RAS 患者所表现特点是由于线粒体的原发损害，影响铁的利用和血红蛋白的生成，导致骨髓环形铁粒幼细胞增多。还有，MDS 与造血细胞凋亡异常有关，由于凋亡基因的过度表达，或抗凋亡基因的减少或缺乏，致造血干细胞在增生、分化过程中过早、过度凋亡，形成骨髓无效性造血。

相当一部分 MDS 会发展为白血病。用细胞遗传学技术发现，50% 的 MDS 患者有染色体核型异常，且多个细胞有同样的异常核型。体外研究发现，MDS 的恶性细胞可以分化成熟，其分裂期细胞和演变成的白血病细胞仍带有原来的异常核型，表明即使在 MDS 时白血病的克隆已建立，且比正常克隆生长更快，还能成熟。随着时间进展，恶性克隆成熟障碍愈益严重，终至完全不能成熟遂成为急性白血病。国外有学者认为一般的白血病与 MDS 转变的白血病不同，一般的白血病的靶细胞由正常细胞被"一次击中"造成突变，并成为唯一存活下来的细胞；由 MDS 转化来的白血病的靶细胞基因损伤较轻，以致病态造血的干细胞仍能存活且取代正常的造血干细胞，要演变为白血病还需要再次突变。

总之，MDS 的发病机制可能为某些致病因子激活了正常干细胞的某些癌基因，使某个恶变的细胞（多为髓系干细胞，也可为多能干细胞）克隆性增生成为 MDS，有的病例由于此恶性克隆逐渐不能成熟并发展至完全不能成熟，遂成为白血病，这种白血病与一般的白血病不同。因此，MDS 是造血干细胞分化障碍所引起的一组克隆性疾病，主要表现为外周血一系或二系细胞减少，或全血细胞减少，伴有细胞形态学异常。

二、临床表现

（一）症状和体征

本病起病隐匿，约 50% 患者病初无明显症状，以后症状也无特异性。临床上大多以贫血为主要和首发症状，贫血可引起头痛、乏力和虚弱；中性粒细胞减少或功能异常可引起感染、发热；血小板减少和功能异常引起出血。部分患者有骨骼疼痛，少数患者有淋巴结肿大、肝和脾大。

(二) 分型

近年来,世界卫生组织(WHO)在 FAB 分型基础上对 MDS 分型进行细化,提出了 WHO(2008)分型,详见表 10-4。

表 10-4　WHO MDS 的分型标准

分型	血象	骨髓象
RCUD,RA,RN,RT	1 系或 2 系血细胞减少,原始细胞无或少见(<1%)	1 系发育异常:发育异常的细胞占该系细胞 10% 或以上,原始细胞<5%,环形铁粒幼细胞≥15%
RCMD	血细胞减少,原始细胞无或少见(<1%)无 Auer 小体单核细胞<$1×10^9$/L	两系或多系发育异常的细胞≥10%,原始细胞<5%,无 Auer 小体,环形铁粒幼细胞≥15%
RARS	贫血,无原始细胞	原始细胞<5%,仅红系发育异常,环形铁粒幼细胞≥15%
RAEB-I	血细胞减少,原始细胞<5%,无 Auer 小体,单核细胞<$1×10^9$/L	1 系或多系发育异常,原始细胞<5%~9%,无 Auer 小体
RAEB-II	血细胞减少,原始细胞在 5%~19%,有或无 Auer 小体,单核细胞<$1×10^9$/L	1 系或多系发育异常,原始细胞 10%~19%,有或无 Auer 小体
MDS-U	血细胞减少,原始细胞无或≤1%	1 系或多系发育异常细胞<10%,同时伴细胞遗传学异常,原始细胞<5%
MDS-5q	贫血,血小板正常或升高,原始细胞无或少见(<1%)	分叶减少的巨核细胞正常或增多,原始细胞<5%,无 Auer 小体,单 del(5q)染色体异常

注:难治性血细胞减少伴单系发育异常(RCUD)、难治性贫血(RA)、难治性中性粒细胞减少(RN)、难治性血小板减少(RT)、难治性血细胞减少伴多系发育异常(RCMD)、环形铁粒幼细胞性难治性贫血(RARS)、难治性贫血伴原始细胞增多(RAEB-Ⅰ)、难治性贫血伴原始细胞增多(RAEB-Ⅱ)、MDS-未分类(MDS-U)和 MDS 伴单纯 5q 综合征(MDS-5q)

三、诊　　断

(一) 病史及症状

1. 病史　注意病前是否有接触过放射线、苯及其衍生物和化疗药物史;是否患有血液系统疾病及非造血组织肿瘤。

2. 临床症状　约 50% 患者在初诊时无症状;约 30% MDS 患者因贫血而主诉乏力、头晕,疲倦、乏力为常见症状,可有心悸、气短、鼻出血及口腔溃疡;部分患者由于粒细胞或血小板减少及功能缺陷而引起反复致感染及出血。肝、脾大较常见,多为轻度肿大,部分患者淋巴结增大,少数患者有胸骨压痛。

(二) 辅助检查

1. 血象　全血细胞减少,或任 1 系或 2 系细胞减少。可见巨大红细胞、有核红细胞和巨大血小板等病态表现。

(1) 90% 以上的患者血红蛋白＜ 100 g/L，贫血呈正细胞、正色素性，但少数 RAS 患者呈小细胞性贫血，网织红细胞正常或减低。红细胞形态异常，有时出现有核红细胞。

(2) 50% 的患者有白细胞数减少及中性粒细胞减少，并有形态学异常，可出现幼稚粒细胞。

(3) 部分患者血小板减少，并可有形态和功能异常，可见巨大血小板。

(4) 约 50% 的患者表现为全血细胞减少。

2. 骨髓象　多为增生活跃或明显活跃，极少数增生减低，并有红系、粒系或巨核细胞系中任一系或两系或三系细胞的病态造血（表 10-5）。

表 10-5　骨髓增生异常综合征病态造血

项目	血象	骨髓象
红细胞	大小和形态不一，巨大红细胞和椭圆形细胞，染色过浅或点彩红细胞，可见幼红细胞	巨幼样红细胞，多核或畸形幼红细胞、环形铁粒幼细胞增多，幼红细胞 PAS 染色阳性
粒-单核细胞	粒细胞核分叶过多，Pelger-Huët 畸形，胞质内颗粒少，核浆发育不平衡，单核细胞增多，形态异常	原、幼细胞比例增多，胞质内颗粒减少或缺乏
血小板	巨大血小板，缺乏颗粒	单核、双核或多核幼巨核细胞增多，出现淋巴样小巨核细胞，胞质中颗粒变大或形状异常

(1) 红细胞呈病态生成，表现为幼红细胞核畸变、巨幼样变、成熟红细胞大小不等和畸形红细胞增多，可见点彩红细胞及多嗜性红细胞，豪-周小体易见。

(2) 粒系异常表现为幼稚细胞增多及巨幼样变、核质发育不平衡和 Pelger-Huët 畸形。

(3) 巨核细胞数正常或增加或减少，但形态多异常，表现为成熟巨核细胞分叶过多或呈大单个核，有时见小巨核细胞，小巨核细胞＞ 10% 对诊断有帮助，可见巨大血小板。

(4) 骨髓活检发现，原始细胞分布异常,在骨小梁之间有原始细胞和早幼粒细胞的聚集分布。红系前体细胞成熟障碍，幼稚前体细胞异常定位（ALIP）及 3～5 个或以上原始粒细胞与早幼粒细胞聚集成簇位于小梁间区和小梁旁区，ALIP 阳性的 MDS 转化成白血病的可能性大。

3. 骨髓组织化学染色和细胞化学

(1) 骨髓组织化学染色：有核红细胞糖原染色呈弥漫阳性；病态巨核细胞糖原染色呈块状阳性。

(2) 细胞化学：粒细胞碱性磷酸酶（NAP）活性明显下降，POX 活性降低，红细胞糖原染色常阳性，骨髓铁及铁粒幼红细胞升高，常出现环形铁粒幼红细胞。

4. 细胞遗传学　Ph1 染色体阴性；可见其他染色体异常。40%～70% 的原发性 MDS 患者有染色体异常，其常见的改变为染色体的缺失或增多，如 5q-、7q- 和 +8 等。

5. 骨髓细胞培养　显示集落减少、流产或无生长、丛增加，丛集落比例增高。

6. 免疫学检查　外周血可有 T 辅助细胞（Tb）减少，T 抑制细胞（Ts）正常或轻度升高，Th/Ts 比例降低，NK 细胞减少及功能不良，约 1/3 患者多克隆免疫球蛋白升高。

(三) 诊断标准和诊断

1. 诊断标准　MDS 诊断需满足两个必要条件和一个确定标准。

(1) 必要条件：①持续一系或多系血细胞减少：[红细胞（血红蛋白＜110 g/L）、中性粒细胞（ANC＜1.5×10^9/L）、血小板（PLT＜100×10^9/L)]；②排除其他可以导致血细胞减少和发育异常的造血系统及非造血系统疾病。

(2) 确定标准：①发育异常，骨髓涂片中红细胞系、粒细胞系和巨核细胞系中发育异常细胞的比例≥10%；②环形铁粒幼红细胞占有核红细胞比例≥15%；③原始细胞，骨髓涂片中达 5%～19%；④MDS 常见染色体异常。

(3) 辅助标准：①流式细胞术检查结果显示骨髓细胞表型异常，提示红细胞系和（或）髓系存在单克隆细胞群；②遗传学分析提示存在明确的单克隆细胞群；③骨髓和（或）外周血中祖细胞的集落形成单位（CFU）（±集簇）形成显著和持久减少。

当患者符合必要条件、未达确定标准（不典型的染色体异常、发育异常细胞＜10%、原始细胞比例≤4% 等）、存在输血依赖的大细胞性贫血等常见 MDS 临床表现、临床表现高度疑似MDS 时，应进行 MDS 辅助诊断标准的检测。符合者基本为伴有骨髓功能衰竭的克隆性髓系疾病，此类患者诊断为高度疑似 MDS。若辅助检测未能够进行或结果呈阴性，则对患者进行随访或暂时归为意义未明的特发性血细胞减少症（idiopathic cytopenia of undetermined significance，ICUS）。部分 ICUS 可逐渐发展为典型 MDS，因此，应严密监测，随访过程中如患者出现典型的细胞遗传学异常，即使仍缺乏原始细胞增加及细胞发育异常的表现，应诊断为 MDS。

2. 诊断　主要根据患者的临床表现以贫血为主，常伴出血和感染，外周血出现 1 系、2 系或全血细胞减少，骨髓存在 1 系或多系细胞病态造血，结合骨髓活检、染色体及粒细胞、巨噬细胞集落形成单位（CFU-GM）异常而诊断 MDS。继发性 MDS 根据明确的用药史及上述 MDS 的表现而诊断。

MDS 的早期诊断比较困难，主要依据在周围血细胞减少和骨髓增生活跃的同时，伴以 3 系细胞的病态造血。但病态造血并非 MDS 所特有，其他多种血液疾病也可出现此种异常，故诊断 MDS 应慎重。必须除外其他伴有病态造血的疾病，如慢性粒细胞白血病、骨髓纤维化等；还应排除红系增生疾病，如溶血性贫血和巨幼细胞贫血等。

四、分型与鉴别诊断

(一) MDS 分型

MDS 分型见表 10-6。

表 10-6　MDS 分型

亚 型	血 象	骨 髓 象
难治性贫血（RA）	原始细胞＋早幼细胞＜1%	原始细胞＋早幼细胞＜5%
RA 伴环形铁粒幼细胞（RAS）	同上，幼细胞≥15%	同上，幼红细胞中环形铁粒
RA 伴原始细胞过多（RAEB）	原始细胞＋早幼细胞＜5%	原始细胞＋早幼细胞占 5%～20%

(续表)

亚型	血象	骨髓象
RA 伴原始细胞过多转变型（RAEB-t）	原始细胞＋早幼细胞＞5％或有 Auer 小体	原始细胞＋早幼细胞占 20％～30％或出现 Auer 小体
慢性粒-单核细胞白血病（CMML）	同上任一型伴单核细胞≥1×10^9/L	同 RAEB，有或无幼单核细胞增多

（二）鉴别诊断

诊断 MDS 应除外急性髓性白血病、骨髓纤维化、再生障碍性贫血、溶血性贫血、巨幼细胞贫血及非造血系统肿瘤等疾病。

1. 再生障碍性贫血（AA） 部分再生障碍性贫血患者可出现局灶性的骨髓细胞增生而易诊断错误。再生障碍性贫血时，中性粒细胞减少，淋巴细胞相对增多，巨核细胞减少或缺如，骨髓无粒系、红系及巨核系细胞的形态异常，骨髓小粒中主要为非造血组织。MDS 骨髓中粒系、红系、巨核系细胞增生，巨核细胞正常或增多，且有病态造血，骨髓小粒主要是造血组织。

2. 其他因素或疾病 常见需要与 MDS 鉴别的因素或疾病包括：①维生素 B_{12} 和叶酸缺乏；②慢性病性贫血（感染、非感染性炎症或肿瘤）、慢性肝病和 HIV 感染；③自身免疫性血细胞减少、甲状腺功能减退或其他甲状腺疾病；④其他可累及造血干细胞的疾病，如再生障碍性贫血、原发性骨髓纤维化（尤其需要与伴有纤维化的 MDS 相鉴别）、大颗粒淋巴细胞白血病(LGL)、阵发性睡眠性血红蛋白尿症（PNH）、急性白血病 [尤其是伴有血细胞发育异常的形态学特点的患者或急性髓系白血病 (AML)-M_7] 及其他先天性或遗传性血液病（如先天性红细胞生成异常性贫血、遗传性铁粒幼细胞贫血、先天性角化不良、范科尼贫血、先天性中性粒细胞减少症和先天性纯红细胞再生障碍性贫血等）。

五、治　疗

由于 MDS 具有较高向 AML 转化的风险，治疗难度较大。目前，尽管治疗方法很多，但尚未取得突破性进展。本病治疗应根据 FAB 分型有区别地进行。

（一）支持治疗

严重贫血、血小板减少者可输全血及成分血，出现感染用抗生素控制，并使患者血红蛋白维持在一定水平，同时注意防治继发性血色病。雄激素、糖皮质激素及环孢素对少数患者有效。

（二）诱导分化治疗

诱导分化治疗主要适用于 MDS-RA 及 RAS 患者。

1. 维 A 酸（维甲酸） 已成功应用于 AML-M_3 的诱导分化，治疗 MDS 也取得一定疗效，剂量为 20～100 mg/(m^2·d)，持续 3 个月以上。

2. 1,25$(OH)_2D_3$ 及其衍生物 该类药物与靶细胞核上维生素 D 受体结合，调节 DNA 的复制和翻译，促进细胞分化。剂量为 2 μg/d，连用 4～20 周，部分患者有效。新近合成的 1,25(OH)$_2$D$_3$ 的衍生物 1,25(OH)$_2$-16 烯 -23 烯 -D$_3$ 的促分化作用更强，而高血钙反应减弱，其疗效可能更好。

3. 干扰素　主要用于 RAEB 和 RAEB-T，但临床应用疗效不满意。

4. 5 氮杂 -2- 脱氧胞核苷（5-Aza-c）及六甲撑双乙酰胺（六亚甲双乙酰胺，HMBA）　将肿瘤前体细胞的诱导分化剂应用于 MDS 是一个很吸引人的治疗策略。六甲撑双乙酰胺 20～24 g/(m^2·d) 静脉滴注，10 d 为 1 个疗程，可使部分患者获得完全缓解，但由于其非选择性地抑制前体细胞生长而产生很强的骨髓抑制；5-Aza-c 在低浓度时，抑制 DNA 甲基酶活性，导致胞嘧啶残基的低甲基化，从而引起原先静止的基因激活，诱导异常细胞向正常分化，临床试验 75 mg/(m^2·d)，皮下注射，连用 7 d，可获得较高的血象改善率（66%），降低或延缓 MDS 转化为 AML，改善生存质量及延长生存期。

5. 诱导分化剂联合应用　体外实验表明，诱导分化剂与小剂量 DNA 合成抑制药，联合应用具有协同作用，能明显提高抗细胞增生及促其分化的作用，但临床应用效果并不甚理想。

(三) 化疗

化疗主要适用于 MDS-RAEB 及 RAEB-T 患者。

1. 单一小剂量化疗　既往认为，小剂量阿糖胞苷（Ara-c）可诱导分化细胞，但目前认为其治疗机制仍为细胞毒作用。阿糖胞苷 10～20 g/(m^2·d)，连用 21 d，部分有效。阿柔比星（阿克拉霉素）3～14 g/(m^2·d)，7～10 d 为 1 个疗程；三尖杉碱 0.5～1.0 mg/d，10～15 d 为 1 个疗程，但完全缓解率均不高。

2. 联合化疗　由于老年 MDS 患者难以度过联合化疗所致的骨髓抑制期，易发生治疗相关死亡和多药物耐药。因此，一般认为，联合化疗对老年 MDS 患者并不适宜。

(四) 应用造血生长因子

造血生长因子治疗 MDS 的机制是刺激残存的正常造血祖细胞，诱导分化转化中的造血祖细胞，增加转化的造血细胞对化疗药物的敏感性，加速化疗后的造血细胞再生。目前，用于 MDS 治疗的有非格司亭、沙格司亭（GM-CSF）、IL-1、IL-3、IL-6 和红细胞生成素（EPO）等。非格司亭、沙格司亭或加红细胞生成素 6000～10 000 U/d，皮下注射。但非格司亭和沙格司亭的应用，是否加速 MDS 向白血病转化，目前尚有争论。故对原始细胞较高的患者，不宜应用。对 MDS 的主要作用是提高外周血中性粒细胞、血小板和血红蛋白水平，减少感染、出血及输血量。

关于治疗后是否促进白血病的问题，目前尚无定论。多种生长因子联合应用，将产生治疗上的协同作用。

(五) 应用维生素和激素类

1. 维生素 B$_6$　维生素 B$_{12}$ 和叶酸对大多数 MDS 患者无效，大剂量维生素 B$_6$（100～600 mg/d）对部分 RAS 型患者有效。

2. 雄激素 达那唑 600 mg/d，连用 3 个月，可使近 50% 时患者血象有不同程度的改善，症状好转。

3. 糖皮质激素 对部分 MDS 患者可能有效、可以改善贫血，但不良反应较大，易致感染，对高危 MDS 患者一般无疗效。

（六）骨髓移植

异基因造血干细胞移植（allo-HSCT）为目前唯一对 MDS 有肯定疗效的方法，造血干细胞来源包括同胞全相合供者、非血缘供者和单倍型相合血缘供者。对年轻、有染色体异常且骨髓原始细胞增多和（或）血细胞数低者，应考虑骨髓移植。

（七）其他疗法

1. 祛铁治疗 常用的祛铁药物有去铁胺和地拉罗司等。

2. 免疫调节治疗 常用的免疫调节药物包括沙利度胺（thalidomide）和来那度胺（lenalidomide）等。

3. 免疫抑制治疗（IST） 即抗胸腺细胞球蛋白单药或联合环孢素治疗。

4. 去甲基化药物 常用的去甲基化药物包括 5-阿扎-2-脱氧胞苷（decitabine，地西他滨）和 5-阿扎胞苷（azacitidine，AZA）。

第八节　白　血　病

一、病因与发病机制

（一）化学病因

长期接触含苯的化学物质，如油漆、橡胶等物质，可引起白血病。药物中的抗癌药（尤以烷化剂）、乙双吗啉、氯霉素、保泰松、安定镇静药、有机溶剂及杀虫剂等，均可诱发白血病。

（二）发病机制

100 多年前，人们发现苯能引起人类血液毒性。近年研究发现，当空气中苯浓度 < 1 ppm（3.49 mg/m^3）也会表现出造血系统毒性。流行病学调查发现，苯能导致急性髓性白血病（acute myeloidleukemia，AML）和骨髓发育不良综合征，还可能引起其他血液系统恶性疾病，如非霍奇金淋巴瘤。但对它们的发病机制迄今尚未完全阐明。

苯代谢主要发生在肝、肺和骨髓，其中肝是苯的主要代谢场所，肺能代谢一部分苯，而骨髓主要完成苯的二级代谢。大多数苯氧化物都会被重新排列为酚，其余会被水解为儿茶酚和 1,2-苯醌，然后通过苯二氢二醇或与谷胱甘肽反应生成 S-苯巯基尿酸。苯酚可以直接排除或被进一步代谢为氢醌和 1,4-苯醌。氢醌能被 CYP2E1 转化为具有活性的 1,2,4-苯三酚。苯的氧化物，如苯醌，具有亲电子性，能与细胞中的多肽和蛋白质反应，干扰细胞功能。在骨髓中，酚被过氧化物酶催化生成半醌自由基和醌类，这些代谢物具有明显毒性，能直接与细胞的大分子结合，通过氧化还原循环生成氧自由基。骨髓中氢醌被骨髓过氧化物酶催化生成1,4-苯醌，可能是苯致癌过程的关键因素。苯代谢物在造血干细胞（hematopoietic stem cells，HSCs）中引起DNA的易错修复，与HSCs先天具有的特性有关，HSCs在细胞凋亡过程中仍可存活，较少死亡，以至于这种细胞容易被苯转化为白血病细胞。Stillman等用苯的代谢产物氢醌在体外作用于人$CD34^+CD19^-$骨髓细胞，用位点特异性探针5q31、5p21和7、8号染色体着丝点探针进行原位杂交分析，结果发现，氢醌可以选择性地使5q31和7号染色体缺失，而不损伤8号染色体，证明5号和7号染色体在苯引起的AML中有重要意义。苯的另一代谢产物反-反式黏糠酸亦是一种有毒物质和致癌物质；此外，苯暴露会引起免疫功能缺陷，免疫监视下降导致克隆增生及基因多态性、造血干细胞龛失调。

二、白血病分类与临床表现

见第9章第二节。

三、实验室检查

1. **血象** 血白细胞计数明显增高，少数患者亦可正常或减少，出现幼稚细胞；红细胞、血红蛋白和血小板减少。

2. **骨髓象** 有核细胞明显增生和极度活跃，急性白血病的原粒细胞和早幼粒细胞＞30%；慢性粒细胞白血病以中幼粒细胞和晚幼粒细胞比例增多，原始细胞＜10%，约90%的患者伴有Ph染色体；慢性淋巴细胞白血病中小淋巴细胞＞50%，原始幼淋巴细胞＜5%～10%。

3. **毒物检测** 苯中毒者查尿酚、尿反-反黏糠酸和苯巯基尿酸含量测定，可评价苯的接触量。

四、诊断与鉴别诊断

（一）诊断依据

GBZ94-2014职业性肿瘤的诊断标准、中国慢性髓性白血病诊断与治疗指南（2013版）、中国急性早幼粒细胞白血病诊疗指南（2014年版）、中国成人急性淋巴细胞白血病诊断和治疗专家共识（2012年版）。

（二）诊断原则和要点

1. 诊断原则

（1）根据毒物接触史、临床表现、实验室检查和特殊检查结果及现场调查，排除其他原因所致的白血病后，方可确诊化学因素所致的白血病。同时，满足以下3个条件：①白血病诊断明确；②有明确的致癌物职业暴露史，排除其他可能的非职业性暴露途径为致癌主因；③符合工作场所致癌物的累计暴露年限要求；④符合职业性肿瘤发生、发展的潜隐期要求。

(2) 职业性慢性苯中毒患者或有职业性慢性苯中毒病史者患白血病，应诊断为苯所致职业性白血病。无慢性苯中毒病史者患白血病，在诊断时应同时满足以下 3 个条件：①白血病诊断明确；②有明确的过量苯职业暴露史，苯作业累计暴露年限 6 个月以上（含 6 个月）；③潜隐期 2 年以上（含 2 年）。

2. 诊断要点

(1) 慢性髓性白血病诊断要点

1) 临床表现：粒细胞明显增多，脾明显增大，病情进展可出现发热、贫血及骨病等症状。

2) 血象：白细胞数可高达 100×10^9/L 或更多，主要为中性中幼粒细胞、晚幼粒细胞和杆状核细胞，原始粒细胞不超过 5%，嗜酸性粒细胞和嗜碱性粒细胞增多，血中偶见红细胞，随着病程进展，红细胞及血小板减少。

3) 骨髓象：粒细胞增生极度活跃，核分裂象相对多见，中性粒细胞、碱性磷酸酶活性降低或消失。

4) 染色体检查：Ph 染色体认为是慢性粒细胞（多能干细胞）的肿瘤性标志。

(2) 慢性淋巴细胞白血病诊断要点：慢性淋巴细胞白血病精确诊断主要依据血细胞计数、血涂片细胞形态学和免疫分型，不典型的患者需要结合其他检查进一步明确。血液细胞学，慢性淋巴细胞白血病的诊断要求外周血 B 细胞 $>5\times10^9$/L，持续 3 个月以上；或尽管 B 细胞 $<5\times10^9$/L，但骨髓表现为典型的慢性淋巴细胞白血病细胞浸润。

(3) 各类急性白血病的实验诊断标准

急性淋巴细胞白血病（ALL）

L_1　小淋巴细胞增生为主，直径可大至正常小淋巴细胞的 2 倍。

L_2　大淋巴细胞增生为主，直径可大至正常小淋巴细胞的 2 倍以上。

L_3　细胞外形似 Burkitt 细胞，胞质深染呈深蓝色，空泡多见。

急性非淋巴细胞白血病（ANLL）

M_1　原粒细胞 $>90\%$。

M_2　原粒细胞 $>30\%\sim90\%$，单核细胞 $<20\%$，中性粒细胞 $>10\%$。

M_3　颗粒增多的早幼粒细胞 $>30\%$，按颗粒大小分成：M_{3a} 粗颗粒型和 M_{3b} 细颗粒型。

M_4　以原粒细胞和早幼粒细胞增生为主者，原单核细胞、幼单核细胞及单核细胞 $\geqslant 20\%$；以原单核细胞、幼单核细胞增生为主者，则原粒细胞+早幼粒细胞 $\geqslant 20\%$。

M_5　以原单核细胞增生为主：M_{5a}，原单核细胞 $\geqslant 80\%$；M_{5b}，幼单核细胞+单核细胞 $>20\%$。

M_6　原粒细胞+早幼粒细胞 $>50\%$，幼红细胞 $>30\%$，畸形幼红细胞 $>10\%$。

原粒细胞+早幼粒细胞 $>30\%$，幼红细胞 50%。

原粒细胞+早幼粒细胞 $>10\%$，幼红细胞 $>70\%$，畸形红细胞 $>30\%$。

M_7　外周血有原巨核（小巨核）细胞，骨髓中原巨核细胞 $>30\%$，原巨核细胞由电镜或单克隆抗体证实，骨髓活检有原始巨核细胞和巨核细胞增多，网状纤维增加。

(三) 鉴别诊断

与类白血病、骨髓增生异常综合征、真性红细胞增多症、原发性血小板增多症、骨髓纤维化、阵发性睡眠性血红蛋白尿、淋巴瘤和多发性骨髓瘤等相鉴别。

五、治 疗

对可疑的化学物质、药物或其他致病因素，应立即脱离接触。

(一) ALL 的治疗方案

1. 预治疗

（1）Burkitt 淋巴瘤（或白血病）患者诊断后，应进行预治疗，以防止肿瘤溶解综合征的发生。预治疗方案：糖皮质激素（泼尼松、地塞米松等）口服或静脉给药，连续 3～5 d；可以与环磷酰胺（CTX）联合应用，环磷酰胺 200 mg/(m^2·d)，静脉滴注，连续 3～5 d。

（2）确诊 ALL（Ph 阴性或 Ph 阳性）患者，若白细胞计数 $\geq 50\times10^9$/L 或肝、脾和淋巴结明显肿大，则进行预治疗，以防止肿瘤溶解综合征的发生。预治疗方案：糖皮质激素（如泼尼松、地塞米松等）口服或静脉给药，连续 3～5 d；可以与环磷酰胺联合应用，环磷酰胺 200 mg/(m^2·d)，静脉滴注，连续 3～5 d。

2. Burkitt 淋巴瘤（或白血病）的治疗

（1）诱导缓解和缓解后治疗：由于该类型患者细胞增殖速度快，建议采用短疗程、短间隔的治疗方案。治疗应不少于 6 个疗程，如 MD Anderson 肿瘤中心（MDACC）的 Hyper-CVAD 方案［大剂量甲氨蝶呤（HD-MTX）+ 大剂量阿糖胞苷（HD-Ara-C）方案］、德国多中心成年人急性淋巴细胞白血病研究组（GMALL）方案（A、B 方案）。鉴于 CD20 单克隆抗体（利妥昔单抗）可以明显改善此类患者的预后，有条件的患者可联合 CD20 单克隆抗体治疗。

（2）治疗中，应注意中枢神经系统白血病（CNSL）的预防和治疗，包括鞘内注射化疗药物和头颅放疗。

（3）考虑预后不良的患者可进行造血干细胞移植，有合适供体者可以行异基因造血干细胞移植（allo-HSCT），无供体者可以考虑自体造血干细胞移植（auto-HSCT）。

(二) CML 的治疗方案

1. CML 慢性期患者的初始治疗

（1）酪氨酸激酶抑制药（TKI）治疗：慢性期患者首选治疗为 TKI，推荐首选伊马替尼 400 mg，每日 1 次。治疗期间定期监测血液学、细胞及分子遗传学反应，随时调整治疗方案。早期的分子学反应至关重要，特别是伊马替尼治疗 3 个月的 BCR-ABL 融合基因水平。频繁、长期的 TKI 治疗中断及患者服药依从性差，可能导致不良临床结果，伊马替尼耐受不佳的患者应及时更换第二代 TKI。良好的服药依从性教育以及严密监测对于获得最佳临床疗效非常重要。

（2）其他治疗：干扰素为基础的方案，allo-HSCT 亦可用于 CML 慢性期的治疗。

2. CML 进展期治疗

（1）加速期治疗：参照患者既往治疗史、基础疾病及 BCR-ABL 激酶突变情况，选择适合的 TKI。病情回复至慢性期者，可继续 TKI 治疗；如果患者有合适的造血干细胞供营来源，可考虑行 allo-HSCT。存在 T3151 突变或第二代 TKI 不敏感突变的患者，应及早行 allo-HSCT 治疗，有条件进行新药临床试验的单位可行新药试验性治疗。

（2）急变期治疗：参照患者既往治疗史、基础疾病及突变情况，选择 TKI 单药或联合化疗，提高诱导缓解率，缓解后应尽快行 allo-HSCT。有条件进行新药临床试验的单位可行新药试验性治疗。

（三）预后和随访

关于成年人 ALL 预后分组的标准各家不尽一致，列举部分有代表性的临床研究的分组情况。

1. MRC UKALLXII/ECOG E2993 临床研究中确定的标准

（1）高危患者标准：①年龄 > 35 岁；②达完全缓解（CR）的时间 > 4 周；③诊断时白细胞计数，B-ALL > 30×10^9/L，T-ALL > 100×10^9/L。

（2）低危组的标准：①年龄 < 35 岁；②达 CR 的时间 < 4 周；③诊断时白细胞计数，B-ALL < 30×10^9/L，T-ALL < 100×10^9/L。根据这一标准，Ph 阴性 ALL 患者标危组的 5 年总生存率为 54%，而高危组仅为 29%。

2. 基因检测　慢性髓性白血病（CML）患者的 10 年生存率达 85%～90%。如果对伊马替尼耐药或不耐受的患者，可改用最新的二代靶向治疗药物尼洛替尼，同样会获得良好的生活质量。分子生物学方面检测即基因检测，已成为 CML 最敏感、最严格的检测方法，定期 PCR 疗效监测有助于早期发现可能的缓解或依从性问题，帮助优化治疗方案。慢性髓性白血病患者，应每隔 3 个月到医院进行相关检查，了解病情是否得到很好的控制和有无停药的机会已达到治愈的目标。

第九节　淋　巴　瘤

淋巴瘤（lymphoma）是一类全身性疾病，与机体免疫系统功能状态密切相关，既不同于其他实体恶性肿瘤，也有别于血液肿瘤。淋巴瘤包括了霍奇金病（Hodgkin disease）和非霍奇金淋巴瘤（non-Hodgkin lymphoma，NHL），临床表现因病理类型、分期及侵犯部位不同而错综复杂。

一、病因与发病机制

（一）病毒学说

有关淋巴瘤病因的研究大多数从高发区或高发人群开始。1964 年，Epstein 等首先从非洲儿童 Burkitt 淋巴瘤组织传代培养中分离出 Epstein-Barr（EB）病毒后，发现这种 DNA 疱疹型病毒可引起人类B细胞恶变而致Burkitt淋巴瘤。Burkitt淋巴瘤有明显的地方流行性，这类患者80%以上血清中EB病毒抗体滴定度明显增高，而非Burkitt淋巴瘤患者血清EB病毒抗体滴定度增高者仅占14%。普通人群滴定度高者发生Burkitt淋巴瘤的机会也明显增多。上述研究均提示，EB病毒可能是Burkitt淋巴瘤的病因。用免疫荧光法检测霍奇金淋巴瘤患者的血清，部分患者有高效价的EB病毒抗体，通过电子显微镜观察其患者淋巴结可以发现EB病毒颗粒。在20%霍奇金淋巴瘤的R-S细胞中可找到EB病毒，其病毒与霍奇金淋巴瘤的关系极为密切。同时，EB病毒也可能是移植后淋巴瘤和艾滋病（AIDS）相关淋巴瘤的病因。但我国为EB病毒的高感染区，正常人群EB病毒的感染率很高，与淋巴瘤患者无明显区别。

近年来，另一项重要发现是T细胞淋巴瘤的病毒病因。1976年，日本学者发现成人T细胞淋巴瘤（或白血病）有明显的家族集中趋势，且呈季节性和地区性流行。美国的Gallo和日本的Yoshida发现反转录病毒，称为T细胞淋巴瘤（或白血病）病毒（HTLV-Ⅰ）。HTLV-Ⅰ被证明是这类T细胞淋巴瘤的病因。另一反转录病毒HTLV-Ⅱ近来被认为与T细胞皮肤淋巴瘤（蕈样真菌病）的发病有关。Kaposi肉瘤病毒也被认为是原发于体腔的淋巴瘤的病因。

（二）免疫缺损

淋巴瘤的发生与免疫抑制密切相关，宿主的免疫功能决定宿主对淋巴瘤的易感性。近年来的研究发现，遗传性或获得性免疫缺陷伴淋巴瘤患者较正常人多，器官移植后长期应用免疫抑制药而发生的恶性肿瘤中1/3为淋巴瘤，干燥综合征患者中淋巴瘤发病率高于普通人群。在免疫缺陷下，反复感染、异体器官移植以及淋巴细胞对宿主的抗原刺激等均可引起淋巴组织的增殖反应，由于T抑制细胞缺失或功能障碍，机体缺少自动调节的反馈控制，淋巴组织无限增殖，最终导致淋巴瘤的发生。

（三）化学和物理因素

美国早年曾报道，美国中西部农民由于使用杀虫剂和农药，其淋巴瘤的发病率高于正常人数倍，但其机制尚未明了。曾接受1 Gy以上辐射的广岛原子弹受害者及曾因脊柱炎进行照射治疗的患者，淋巴瘤的发生率均高于正常人群2倍。化学药物、苯、石棉和砷等均可导致淋巴瘤发病率增加。

（四）其他

长期服用某些药物可引发淋巴瘤，如苯妥英钠可诱发淋巴瘤等。幽门螺杆菌的慢性感染与胃黏膜相关淋巴组织淋巴瘤的关系密切，不仅能从血清和胃镜检查中找到细菌的证据，还可通过抗生素治疗使大部分幽门螺杆菌阳性的胃黏膜相关淋巴组织淋巴瘤获得良好的治疗效果。

二、临床表现

恶性淋巴瘤是具有相当异质性的一大类肿瘤，虽然好发于淋巴结，但是由于淋巴系统的分布特点，使其属于全身性疾病，几乎可以侵犯到全身任何组织和器官。因此，恶性淋巴瘤的临床表现既具有一定的共同特点，同时按照不同的病理类型、受侵部位和范围又存在着很大的差异。

（一）局部表现

1. **淋巴瘤局部表现** 包括①浅表淋巴结及深部淋巴结增大，多为无痛性、表面光滑，扪之质韧、饱满和均匀，早期活动，孤立或散在于颈部、腋下和腹股沟等处，晚期则互相融合，与皮肤粘连，不活动，或形成溃疡；②咽淋巴环病变：口咽、舌根、扁桃体和鼻咽部的黏膜和黏膜下具有丰富的淋巴组织，组成咽淋巴环，又称韦氏环，是恶性淋巴瘤的好发部位；③鼻腔病变：原发鼻腔的淋巴瘤绝大多数为NHL，主要的病理类型包括鼻腔NK/T细胞淋巴瘤和弥漫大B细胞淋巴瘤；④胸部病变：纵隔淋巴结是恶性淋巴瘤的好发部位，多见于NHL和霍奇金病中的原发纵隔的弥漫大B细胞淋巴瘤和前体T细胞型淋巴瘤。

2. **胸部表现** X射线片上有圆形或类圆形或分叶状阴影，病变进展可压迫支气管致肺不张，有时肿瘤中央坏死形成空洞。有的肺部病变表现为弥漫性间质性改变，此时临床症状明显，常有咳嗽、咳痰、气短和呼吸困难，继发感染可有发热；恶性淋巴瘤可侵犯心肌和心包，表现为心包积液，淋巴瘤侵犯心肌表现为心肌病变，可有心律失常、心电图异常等表现。

3. **腹部表现** 脾是霍奇金病最常见的膈下受侵部位。胃肠道则是NHL最常见的淋巴结外病变部位。肠系膜淋巴结、腹膜后淋巴结及髂窝淋巴结等亦是淋巴瘤常见侵犯部位。

4. **皮肤表现** 恶性淋巴瘤可原发或继发皮肤侵犯，多见于NHL。

5. **骨髓** 恶性淋巴瘤的骨髓侵犯表现为骨髓受侵或合并白血病，多属疾病晚期表现之一，绝大多数为NHL。

6. **神经系统表现** 如进行性多灶性脑白质病、亚急性坏死性脊髓病、感觉或运动性周围神经病变以及多发性肌病等其他表现。

7. **其他** 恶性淋巴瘤还可以原发或继发于脑、硬脊膜外、睾丸、卵巢、阴道、子宫颈、乳腺、甲状腺、肾上腺、眼眶球后组织、喉、骨骼及肌肉软组织等，临床表现复杂多样，应注意鉴别。

（二）全身表现

1. **全身症状** 恶性淋巴瘤在发现淋巴结增大前或同时可出现发热、瘙痒、盗汗及消瘦等全身症状。

2. **免疫和血液系统表现** 恶性淋巴瘤诊断时10%～20%的患者可有贫血，部分患者可有白细胞计数、血小板增多，红细胞沉降率增快，个别患者可有类白血病反应，中性粒细胞明显增多。乳酸脱氢酶的升高与肿瘤负荷有关。部分患者，尤其是晚期患者，表现为免疫功能异常，在B细胞NHL中，部分患者的血清中可以检测到多少不等的单克隆免疫球蛋白。

3. **皮肤病变** 恶性淋巴瘤患者可有一系列非特异性皮肤表现，皮肤损害呈多形性、红斑、水疱和糜烂等症状，晚期恶性淋巴瘤患者免疫状况低下，皮肤感染常经久破溃、渗液，形成全身性散在的皮肤增厚、脱屑。

第10章 化学性血液损伤与临床

三、实验室检查

(一) 血常规及血和骨髓涂片

血常规一般正常，可合并慢性病贫血；霍奇金病可出现血小板（PLT）增多、白细胞计数增多、嗜酸性粒细胞增多；侵袭性 NHL 侵犯骨髓可出现贫血、白细胞计数及血小板减少，外周血可出现淋巴瘤细胞。

骨髓涂片及活检：霍奇金病罕见骨髓受累。NHL 侵犯骨髓，骨髓涂片可见淋巴瘤细胞，细胞体积较大，染色质丰富，灰蓝色，形态明显异常，可见"拖尾现象"；淋巴瘤细胞≥20%为淋巴瘤白血病；骨髓活检可见淋巴瘤细胞聚集浸润。部分患者骨髓涂片可见噬血细胞增多及噬血现象，多见于 T 细胞 NHL。

(二) 血生化和脑脊液检查

1. **血生化检查** 乳酸脱氢酶（LDH）增高与肿瘤负荷有关，为预后不良的指标。霍奇金病可有红细胞沉降率（ESR）增快，碱性磷酸酶（ALP）增高。

2. **脑脊液检查** 中、高度侵袭性 NHL 临床Ⅲ/Ⅳ期患者可能受累中枢神经系统；有中枢神经系统症状者，需行脑脊液检查，表现为脑脊液压力增高，生化检查蛋白量增加，常规检查细胞数量增多，以单核细胞为主，病理检查或流式细胞术检查可发现淋巴瘤细胞。

(三) 组织病理及 TCR 或 IgH 基因重排检测

1. **组织病理** 霍奇金病的基本病理形态学改变是在以多种炎症细胞的混合增生背景中见到诊断性的 R-S 细胞及其变异型细胞。免疫组化特征：典型的 $CD15^+$、$CD30^+$、$CD25^+$ 细胞及结节淋巴细胞为主型 $CD19^+$、$CD20^+$、EMA^+、$CD15^-$、$CD30^-$ 细胞。NHL 淋巴结或组织病理见正常淋巴结或组织结构破坏，肿瘤细胞散在或弥漫浸润，根据不同的病理类型有各自独特的病理表现和免疫表型。

2. **TCR 或 IgH 基因重排** 检测发现 TCR 或 IgH 基因重排呈阳性。

四、诊 断

淋巴瘤临床表现多样，虽然可以有慢性、进行性和无痛性淋巴结增大，但也可以表现为其他系统受累或全身症状。临床上怀疑淋巴瘤时，可以做淋巴结或其他受累组织或器官的病理切片检查（活检）以确诊。

(一) 活组织检查

1. **淋巴结活检** 恶性淋巴瘤一般应以病理检查证实，其病理检查标本无疑应以淋巴结为主。

2. **骨髓活检** 淋巴细胞淋巴瘤骨髓侵犯发生率可高达 40%~90%，而弥漫性组织细胞淋巴瘤的发生率仅 5%~15%。由于骨髓检查的临床重要性及转移的局灶性，往往需要做一次以上穿刺的活检。

3. **肝活检** NHL 中小淋巴细胞及小裂细胞比大裂细胞更易侵犯肝。

(二) 血液学检查

1. **血象** 霍奇金病患者白细胞计数正常，少数患者白细胞计数轻度或明显增多，伴中性粒细胞增多，约 1/5 的患者有嗜酸性粒细胞增多，晚期患者淋巴细胞减少。NHL 就诊时白细胞数多于正常，伴有相对或绝对性的淋巴细胞增多。疾病进展期可见淋巴细胞减少及细胞免疫学反应降低，自身免疫性贫血或血小板减少均很罕见。约 20% 弥漫性淋巴母细胞型淋巴瘤患者晚期可转化至白血病，此时血象酷似急性淋巴细胞白血病，极个别患者化疗后也可发生急性淋巴细胞白血病。当骨髓被肿瘤细胞广泛浸润或发生脾功能亢进时，可有全血细胞减少。

2. **骨髓象** 对诊断意义不大，如做骨髓活检，则恶性淋巴瘤阳性率可提高 9%～22%，在霍奇金病骨髓象中，如能找到 R-S 细胞，对诊断有帮助。

3. **其他** 疾病活动期红细胞沉降率加快，血清乳酸脱氢酶活力增加。当血清碱性磷酸酶及血钙浓度增高时，提示已累及骨髓。由于结合珠蛋白和血浆铜蓝蛋白增多，结合珠蛋白也可作为恶性淋巴瘤活动性指标。

(三) 免疫学及遗传学检查

霍奇金病早期约有 10% 的患者 IgG 和 IgA 轻度增生，IgM 则降低，晚期有 2.9% 的患者显示血 γ 球蛋白过低症。

五、治疗及预后

(一) 治疗

淋巴瘤具有高度异质性，故治疗上也差别很大，不同病理类型和分期的淋巴瘤无论从治疗强度和预后上都存在很大差别。淋巴瘤的治疗方法主要由以下几种，但具体患者还应根据患者实际情况具体分析。

1. **放射治疗** 某些类型的淋巴瘤早期可以单纯放疗。放疗还可用于化疗后巩固治疗及移植时辅助治疗。

2. **化学药物治疗** 淋巴瘤化疗多采用联合化疗，可以结合靶向治疗药物和生物制剂。近年来，淋巴瘤的化疗方案得到了很大改进，很多类型淋巴瘤的长生存率都得到了很大提高。

3. **骨髓移植** 对 60 岁以下患者，能耐受大剂量化疗的中、高危患者，可考虑进行自体造血干细胞移植。部分复发或骨髓侵犯的年轻患者，还可考虑异基因造血干细胞移植。

4. **手术治疗** 仅限于活组织检查或并发症处理；合并脾功能亢进而无禁忌证，有切脾指征者可以切脾，以提高血象，为以后化疗创造有利条件。

(二) 预后

1. **霍奇金病预后** 与组织类型及临床分期紧密相关，淋巴细胞为主型预后最好，5 年生存率为 94.3%；而淋巴细胞耗竭型最差，5 年生存率仅 27.4%；结节硬化及混合细胞型在两者之间。霍奇金病临床分期，Ⅰ期 5 年生存率为 92.5%，Ⅱ期 86.3%，Ⅲ期 69.5%，Ⅳ期 31.9%；有全身症状较无全身症状者为差。儿童及老年患者预后一般比中、青年为差；女性患者治疗后较男性患者为好。

2．NHL预后　病理类型和分期同样重要。弥漫性淋巴细胞分化好者，6年生存率为61%；弥漫性淋巴细胞分化差者，6年生存率为42%；淋巴母细胞型淋巴瘤4年生存率仅为30%。有无全身症状对预后影响较霍奇金病小。低恶性组NHL病程相对缓和，但缺乏有效的根治方法，所以呈慢性过程而伴多次复发，也有因转化至其他类型，对化疗产生耐药而致死亡。但是，低度恶性组如发现较早，经合理治疗可有5～10年，甚至更长存活期。部分高度恶性淋巴瘤对放、化疗敏感，经合理治疗，生存期也能够得到明显延长。

（江　波　刘　强　傅旭瑛　王守正　赖　燕　黄　蕾　曾碧霞　张惠生　黄春桃　袁　娟
　　洪　伦　唐芳坤　于程程　王晓光　李素芬　李旭光　赵欣然　邢志伟　姜恩海）

参 考 文 献

[1] 孙宝泉，赵波，李萍，等．成功救治百草枯中毒并发溶血性贫血一例．中华劳动卫生职业病杂志，2013，31(8)：624．

[2] 李晓晶，陈旭岩，汪波，等．药物导致溶血性贫血18例分析．中华内科杂志，2007，46(2)：146-147．

[3] 王弘，张欢，李爽，等．儿童溶血性贫血140例临床分析．中国综合临床，2011，27(5)：545-547．

[4] 杨玉萍，马廉．溶血性贫血的实验室检查．中国小儿血液与肿瘤杂志，2010，15(1)：5-7．

[5] 刘小涛，王俊学．利巴韦林引起溶血性贫血的相关机制及应对措施．肝脏，2012，17(11)：814-817．

[6] 张锋．药源性溶血性贫血214例并文献分析．中国基层医药，2013，20(6)：926-928．

[7] 石夏莹．抗菌药物致药源性溶血性贫血76例文献分析．药学实践杂志，2010，28(6)：471-473．

[8] 胡明林．骨髓形态检验在难治性贫血与巨幼细胞性贫血鉴别诊断中的应用．国际检验医学杂志，2013，34(13)：1759-1761．

[9] 章英宏．102例巨幼细胞性贫血细胞形态及其他实验指标的分析．放射免疫学杂志，2013，26(5)：692-693．

[10] 王晓燕．我院79例老年巨幼细胞性贫血的病因分析及预防对策研究．四川医学，2013，34(6)：850-851．

[11] 陆宏宾，丁文文．我院86例巨幼细胞性贫血患者病因分析．工企医刊，2014，27(3)：755．

[12] 宋发谷，韩骏飞，周春．骨髓形态检验在难治性贫血与巨幼细胞性贫血鉴别诊断中的应用．航空航天医学杂志，2015，26(9)：1091-1092．

[13] 黄川英．铁粒幼细胞性贫血（SA）与难治性贫血（MDS-RARS）的临床及细胞形态学特点分析．中国实用医药，2008，3(16)：68-69．

[14] 陈灏珠，林果为，王吉耀．实用内科学．第14版．北京：人民卫生出版社，2013：1592-1611．

[15] Hoffman R, Benz EJ, Shatfil SJ, et al. Hematology: Basic Principles and Practice. 4th Ed. Philadelphia: Elsevier, 2005.

[16] 赵金垣，徐希娴．临床职业病学．第2版．北京：北京大学医学出版社，2010：69-71．

[17] Dhaliwal G, Corrlett PA, Tierney LM. Hemolytic anemia. Am Farn Physician, 2004, 69(11): 2599-2606.

[18] 王荣英，霍书花，苏建玲．内科急危重症救治关键．南京：江苏科学技术出版社，2011：139-140．

[19] Riley RS, Ben-Ezra JM, Tidwenll A, et al. Reticulocyte analysis by flow cytometry and other techniques. Hematol Oncol CIin North Arn, 2002, 16(2): 373-420.

[20] 中华人民共和国卫生部．GBZ 75-2010职业性急性化学物中毒性血液系统疾病诊断标准．北京：人民卫

[21] 罗杰斯著. 叶向军, 龚旭波主译. 贝塞斯达临床血液学手册. 第2版. 北京: 科学出版社, 2012.
[22] 张之南, 郝玉书, 赵永强. 血液病学. 第2版. 北京: 人民卫生出版社, 2011.
[23] 孙贵范. 职业卫生与职业医学. 第7版. 北京: 人民卫生出版社, 2013.
[24] 黄金祥. 职业中毒诊断医师培训教程. 北京: 化学工业出版社, 2014.
[25] 常瑛. 药源性血液病. 药物不良反应杂志, 2004, 6(2): 106.
[26] Young NS. Acquired aplastic anemia. Ann Interm Med, 2002, 136: 534-546.
[27] Dufour C, Corcione A, Svahn J, et al. Interferon gamma and tumour necrosis factor alpha are overexpressed in bone marrow T lymphocytes from paediatric patients with aplastic anaemia. Br J Haematol, 2001, 115: 1023-1031.
[28] 董琪娥, 邵宗鸿. 重型再生障碍性贫血预后因素研究进展. 中华医学杂志, 2013, 93(24): 1928.
[29] 中华医学会血液学分会红细胞疾病(贫血)学组. 再生障碍性贫血诊断治疗专家共识. 中华血液学杂志, 2011, 31(11): 790-792.
[30] 徐世荣. 边缘血液病学. 天津: 天津科学技术出版社, 2010.
[31] 王海兰. 二甲基甲酰胺的职业危害与防护. 现代职业安全, 2015, (10): 106-107.
[32] 中华人民共和国卫生部. GBZ 68-2013 职业性苯中毒的诊断. 北京: 人民卫生出版社, 2013.
[33] 邹和建. 职业性血液病学. //赵金垣. 临床职业病学. 第2版. 北京: 北京大学医学出版社, 2010: 65-80.
[34] 白洁, 郑义州. 高铁血红蛋白血症及硫化血红蛋白血症. //张之南, 郝玉书, 赵永强, 等. 血液病学. 第2版. 北京: 人民卫生出版社, 2013: 491-495.
[35] 施惠平, 单宝荣. 亚甲蓝救治急性硫化氢中毒一例. 中华劳动卫生职业病杂志, 2011, 29(5): 398-399.
[36] 褚建新, 满勤, 包朝胜, 等. 分光光度法检测硫化氢中毒血液中的硫化血红蛋白. 法医学杂志, 2003, 19(4): 212-214.
[37] Lichtman MA, Beutler E, Kipps TJ, et al. Williams Hematology. 7th Ed. New York: Mcgraw-Hill Publishers, 2006.
[38] 中华医学会血液学分会. 2014年骨髓增生异常综合征诊断与治疗中国专家共识. 中华血液学杂志, 2014, 35(11): 1042-1048.
[39] 沙炎, 李智明. 苯所致白血病机制研究. 职业卫生与应急救援, 2013, 31(3): 122-125.
[40] 中华医学会血液学分会. 中国急性早幼粒细胞白血病诊疗指南（2014年版）. 中华血液学杂志, 2014, 35(12): 885-886.
[41] 中华医学会血液学分会, 中国医师协会血液科医师分会. 中国成人急性淋巴细胞白血病诊断、治疗专家共识. 中华血液杂志, 2012, 33(9): 789-792.
[42] 中华医学会血液学分会. 中国慢性髓性白血病诊断与治疗指南（2013版）. 中华血液杂志, 2013, 34(5): 464-468.
[43] 中华人民共和国国家卫生和计划生育委员会. GBZ94-2014 职业性肿瘤的诊断. 北京: 人民卫生出版社, 2014.
[44] 任冠华, 赵永成. 辐射肿瘤判断及赔偿标准的研究进展. 职业与健康杂志, 2013, 29(16): 2098-2101.
[45] 樊飞跃, 姜恩海. 放射性疾病诊断标准应用指南. 北京: 中国标准出版社, 2013.
[46] 王中和. 肿瘤放射治疗手册. 上海: 世界图书出版公司, 2007.
[47] 刘强, 李峰生, 高玲, 等译. 国际放射防护委员会118号出版物——关于组织反应的声明及正常组织器官早期和晚期辐射效应. 北京: 中国原子能出版社, 2014.

第四篇

物理化学性血液疾病的护理

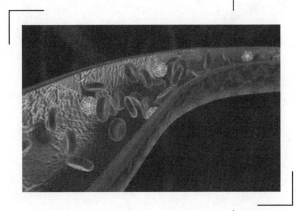

第11章

物理化学性血液疾病的护理常规

第一节 一般护理常规

一、内科一般护理常规

1. 卧床休息，根据不同的护理级别给予相应的生活照顾。
2. 新入院患者按照要求（护理分级、体温情况）测量体温、脉搏和呼吸。遇有病情变化，随时增加测量体温、脉搏和呼吸的次数。
3. 患者入院后，遵医嘱协助患者及时留取血、尿、便标本，常规检查。
4. 饮食按医嘱执行。
5. 每日将患者大便次数记录在体温单上。
6. 指导并协助患者做好个人卫生，按时理发、洗头、洗澡、更衣和剪指甲等。

二、血液病一般护理常规

在执行内科一般护理常规的基础上，增加适合血液系统疾病的规范护理内容。

1. **休息与活动** 根据病情，合理安排患者体位。病情稳定或缓解期患者，酌情进行适当的活动，但不可过于疲劳，注意其活动中体力的变化，必要时给予协助；重症患者，要求绝对卧床休息；保护性隔离患者，限制活动范围在隔离病室中，不能外出。
2. **饮食与营养** 饮食按医嘱执行。其原则为饮食易消化，营养丰富。饮食的种类根据病种及病情程度选择，血液病患者的饮食注意忌生、冷、硬、油腻和刺激性食物。重视和掌握患者饮食情况，鼓励患者尽量保证足够的饮食量。发现患者摄入量不足时，应及时提醒医师和营养师。
3. **心理护理** 关心爱护患者，给予患者及其家属心理支持，了解并帮助解除患者的不安情绪，引导其与医护合作，积极配合治疗，特别要注意慢性疾病或长期治疗效果不佳，以及需要进行移植或手术患者的心理护理。对于恶性、难治性疾病的患者，注意运用保护性医疗制度，警惕异常的情绪变化，及时采取防范措施，以防意外。对于病危或临终患者的家属，应给予关照；在不影响病情和治疗的情况下，允许亲属和朋友探望。对于保护性隔离治疗期间的患者，可使用视频对讲系统与亲友交谈，以满足患者及其家属的心理需求。轻症患者安排定时探望、看电视、听广播、读书报或进行小手工制作，以充实住院生活。

4. 病情观察　密切观察病情变化，除生命体征的监测外，对于患者出现的不适症状应予以重视，及时报告医师并做好记录。备好急救物资及药品，对于病情变化的患者，及时配合医师进行抢救。

5. 安全防护　病区设有安全防护措施和安全警示标识。地面应防滑，走廊、卫生间安装扶手，病床脚轮固定牢固。严重贫血患者改变体位时，如坐起或站立时要缓慢，防止突然体位改变发生晕厥而摔伤。血小板低下或凝血功能异常时卧床休息，减少活动。儿童、老年和危重患者应加床档，躁动不安者酌情加用约束带，以防坠床摔伤；使用约束带过程中注意局部皮肤的观察和保护。

6. 健康教育　对患者及其家属进行健康教育，讲解有关疾病知识、治疗、护理方法和预防保健常识等，对出院患者做好出院指导，嘱患者按时用药，定期复查。

三、物理化学性血液疾病护理常规

在执行血液病一般护理常规的基础上，增加以下相关护理内容。

1. 针对毒物接触史及毒物接触的时间、方式、浓度、量和个人防护及疾病情况进行护理评估。
2. 了解毒物病因。
3. 正确留取各项毒化标本及理解留取标本的目的及意义。
4. 给予相应的护理措施。
5. 针对毒物知识进行病情监测、健康指导及疾病预防指导。

第二节　常见症状护理

一、贫血的护理

贫血是指单位容积循环血液中血红蛋白浓度、红细胞计数或血细胞比容低于正常最低值，贫血是许多不同原因的疾病所引起的一组综合征，不是一个独立的疾病。贫血的临床表现与贫血的程度、年龄、体质及贫血的进展速度等有关。

（一）护理评估

依据我国的情况，血红蛋白测定值：成年男性＜130 g/L，女性＜115 g/L；血细胞比容：成年男性＜40%，女性＜37%。贫血程度标准：血红蛋白＜30 g/L 为极重度，血红蛋白在 30～60 g/L 为重度，血红蛋白在 60～90 g/L 为中度，血红蛋白＞90 g/L 为轻度。

1. 病史　询问与本病相关的病因、诱因或促成因素，如年龄、饮食结构、特殊药物使用史或理化物质接触史。了解有关检查结果、治疗用药及其疗效等，了解患病后患者的体重、食欲、睡眠和排便习惯等的变化，女性月经出血情况、营养支持、生活自理能力和活动耐力状况等。

2. **身体评估** 除生命体征常规检查外,应重点评估与贫血严重程度相关的体征,如皮肤黏膜、心率与心律等;还应注意不同类型贫血的特殊体征和原发病的体征。

3. **心理社会状况评估** 了解患者及其亲属对贫血的认识、理解程度、心理反应,以及治疗和护理上的依从性等。

4. **辅助检查**

(1) 血常规:红细胞和血红蛋白下降的程度,是否伴有白细胞、网织红细胞和血小板数目的改变,有无幼稚细胞及其比例。

(2) 尿常规:有无蛋白尿以及尿胆原和尿胆素含量升高。

(3) 粪常规:有无隐血试验阳性。

(4) 肝功能、肾功能:有无肝功能异常,有无血清胆红素和血清肌酐水平升高等。

(5) 骨髓检查:骨髓增生状况及相关细胞学或化学检查的结果。

(6) 其他检查:胃肠钡剂、钡剂灌肠、纤维胃镜和肠镜检查是否提示胃肠道慢性疾病及肿瘤,妇科 B 超检查有无黏膜下肌瘤等。

(二) 病因

1. 失血:急性出血及慢性隐匿性出血。
2. 红细胞生成减少。
3. 造血物质缺乏:常见缺铁性贫血、叶酸或维生素 B_{12} 缺乏引起的巨幼细胞贫血。
4. 骨髓造血功能障碍:如再生障碍性贫血、白血病、肿瘤、淋巴瘤浸润骨髓、骨髓纤维化和慢性炎性贫血。
5. 细胞破坏过多和过快引起的溶血性贫血。
6. 红细胞内在缺陷,如红细胞膜缺陷(遗传性球形红细胞增多症)、红细胞缺陷(葡萄糖-6-磷酸脱氢酶缺乏)和血红蛋白病。
7. 红细胞外因素,如自身免疫性溶血性贫血、微血管病性溶血性贫血以及理化(烧伤、铅中毒)、生物(疟疾、产气荚膜杆菌)因素所致贫血。

(三) 护理诊断

1. 活动无耐力:与贫血导致机体组织缺氧有关。
2. 营养失调:低于机体需要量,与各种原因所致造血物质摄入不足、消耗增加或丢失过多有关。

(四) 护理目标

患者血象恢复正常,贫血症状消失。

(五) 护理措施

1. **观察贫血症状** 观察面色、睑结膜、口唇和甲床苍白程度,注意有无头晕、眼花、耳鸣和困倦等中枢缺氧症状,注意有无心悸、气促和心前区疼痛等贫血性心脏病的症状。

2. 活动与休息　根据贫血发生的速度和贫血严重程度及临床表现，减少患者的活动，以减轻组织耗氧，改善临床症状，轻度贫血者应适当休息，严重贫血者必须严格卧床休息，必要时给予氧气吸入。

3. 合理营养　给予高热量、高蛋白、高维生素及含无机盐丰富的饮食，纠正患者的偏食习惯，并根据贫血的病因不同，对饮食成分的组成进一步调整，如加入某些患者缺乏的营养成分或避免进食某些特定的可诱发加重病情的食物。

4. 注意口腔清洁　贫血患者易发生口腔炎、舌炎及口腔溃疡等，应及时督促患者漱口、刷牙，使用软毛牙刷刷牙，必要时给予口腔护理。

5. 输血治疗的护理　做好输血前的准备，血红蛋白＜40 g/L 的重度贫血患者输血时，输注速度宜缓慢，以免诱发心力衰竭而危及生命，输血过程中严密观察患者有无输血反应，以及有无脉搏加快、咳嗽、胸闷和气促等急性左心衰竭的表现，如有，则应立即停止输注或减慢滴速，给予吸氧，患者取坐位，并及时通知医师给予相应处理。

二、出血或出血倾向的护理

出血或出血倾向是由于机体的止血与凝血功能障碍所引起，血小板数目减少及其功能异常、毛细血管脆性或通透性增加、血浆中凝血因子缺乏以及循环血液中抗凝血物质增加，常以全身性或局部性自发性出血或轻微损伤后出血不止为其临床特征。

（一）护理评估

1. 病史　询问患者出血发生的急缓、主要部位与范围、有无诱因、有无内脏出血及程度、有无伴随症状与体征、有无颅内出血的危险因素；女性患者应询问月经情况，有无月经量过多或淋漓不尽症状；询问有无相关家族史。

2. 身体评估　评估有无皮肤黏膜瘀点、瘀斑及其数目、大小和分布情况；评估鼻腔黏膜和牙龈有无渗血，关节有无肿胀、压痛、畸形及其功能障碍等；主诉头痛的患者，检查瞳孔和脑膜刺激征，同时监测生命体征与意识状态。

3. 心理－社会状况评估　评估患者自身的性格、精神状态，患病对患者日常生活和工作的影响，判断患者有无焦虑、抑郁和悲观等负性情绪及其程度；评估患者的社会支持系统是否有效。

4. 辅助检查　检查血小板计数、出血及凝血时间、凝血因子等。

（二）病因

1. 毛细血管壁缺陷

（1）遗传性出血性毛细血管扩张症和血管性假性血友病。

（2）过敏性紫癜及单纯性紫癜等。

（3）严重感染、化学物质或药物中毒及代谢障碍。

2. 血小板异常

（1）血小板减少：再生障碍性贫血、特发性血小板减少性紫癜（ITP）和急性白血病等。

(2) 血小板功能缺陷:血小板无力症等。

(3) 血小板增多:原发性血小板增多症和慢性粒细胞白血病等。

3. 凝血障碍

(1) 遗传性:血友病 A、血友病 B 及凝血酶原缺乏症等。

(2) 继发性:弥散性血管内凝血等。

4. 循环血液中抗凝物质增多　如肝素样抗凝物质和抗凝药物治疗等

(三) 护理诊断

1. 有损伤出血的危险　与血小板数量减少和功能异常、凝血因子缺乏、血管壁异常有关。

2. 恐惧　与出血量大或反复出血有关。

(四) 护理目标

患者出血症状得到缓解。

(五) 护理措施

1. 一般护理

(1) 严密观察出血部位和出血量,警惕重要脏器出血。

(2) 遵照医嘱给予止血药物或输血治疗。

(3) 各种操作应动作轻柔、防止组织损伤引起出血,避免手术,避免或减少肌内注射,施行必要穿刺后应压迫局部或加压包扎止血。

(4) 明显出血时,卧床休息,待出血停止后逐渐增加活动,对易出血者要注意安全,避免活动过度及外伤。

(5) 应避免摄入刺激性食物、过敏性食物以及粗、硬食物,有消化道出血者应禁食,出血停止后给予冷、温流食,逐渐给予半流质、软食和普食。

(6) 做好心理护理,减少紧张、焦虑情绪。

2. 常见出血部位的护理

(1) 皮肤黏膜出血:保持床单平整,被褥轻软,避免皮肤摩擦及受压。及时给予血小板及止血药物输入。护理操作时,动作要轻,如静脉穿刺时,避免长时间结扎止血带,并避免以弹拉方式松止血带而引起局部皮肤出血。进行侵入性护理操作时,如肌内注射、皮下注射和静脉注射等,穿刺时应迅速、准确,拔针后延长按压时间,并观察局部有无渗血和皮下青紫的现象,皮肤黏膜有瘀点和瘀斑时,嘱患者不要搔抓皮肤,以防感染。

(2) 鼻出血:保持室内湿度在 50%～60%,以防止鼻黏膜干燥而增加出血的可能。鼻腔干燥时,用棉签蘸无菌液状石蜡轻轻涂抹或滴鼻,每日 3～4 次或使用鼻腔喷雾器定时喷雾。指导患者不要用力擤鼻子或洗脸时用毛巾用力擦鼻部。不能用手抠鼻痂。鼻出血时,给予鼻根部冷敷,请耳鼻喉科医师会诊,用 1:1000 肾上腺素棉球填塞压迫止血,严重时用油纱条做后鼻道填塞止血,3 d 后由医师取出,嘱患者勿自行取出防止再度出血。患者后鼻腔填塞后,被迫张口呼吸,护士应加强口腔护理,保持口腔清洁、湿润。同时,注意鼻周围皮肤颜色、血供情况，有无感染征象。严重出血者，遵医嘱给予止血药物、输血小板等。

（3）口腔、牙龈出血：指导患者用软毛牙刷刷牙，避免用牙签剔牙；鼓励患者进食清淡、少渣软食，避免食用硬质、油炸食品，防止牙龈和口腔黏膜损伤；保持口腔卫生，进餐前后、晨起和睡前应用生理盐水或复方氯己定等漱口液漱口，牙龈渗血时，局部给予止血措施。

（4）消化道出血：可有呕血、便血，根据出血情况禁食，若患者出现头晕、心悸、脉细速、出冷汗和血压下降时，应及时抢救，给予止血和补充血容量等措施。

（5）头面部出血：患者有眼眶周围瘀斑、眼底出血时应卧床休息，闭眼，禁止看书、看电视，减少活动，遵医嘱给予及时治疗。

（6）颅内出血：当患者血小板 $< 20 \times 10^9$ /L 时，告知患者避免情绪激动，保持大便通畅，大便时，不可过度用力，避免颅内压升高引起颅内出血。要密切观察患者有无头痛、呕吐、颈项强直、视物模糊、意识和瞳孔改变等症状。发生颅内出血，给予患者平卧位，高流量吸氧，保持呼吸道通畅，遵医嘱应用止血药物及降低颅内压药物，输注成分血，头部可给予冰袋或冰帽，严密观察病情，及时记录。

（7）阴道出血：当血小板 $< 20 \times 10^9$ /L 时，随着月经来潮，即可发生阴道出血，若月经来潮 3 d 后，每天出血量仍超过 100 ml，视为阴道出血。遵医嘱给予己烯雌酚等雌激素治疗，注意观察病情，特别是血压的变化，观察并记录出血量，必要时，输注血小板和凝血酶原复合物等，纠正凝血功能。

三、发热的护理

发热是血液病常见症状，发热原因不同，多由感染引起，也可由非感染性疾病所致。根据病程分为急性发热和长期发热，前者病程在 2 周内，后者在 2 周以上。

（一）护理评估

1. 病史　询问患者症状出现的急缓、热度及热型、相关感染灶的临床表现，评估有无感染的诱因。体温在 38 ℃ 以下为低热，38～39 ℃ 为中热，39～40 ℃ 为高热，40 ℃ 以上为超高热。

2. 身体评估　观察患者的生命体征，尤其是体温；检查皮肤、口腔黏膜、牙龈、咽和扁桃体、肺部、腹部和肛周等有无感染体征。体温上升期，由于皮肤血管收缩，皮温下降，皮肤表现苍白、无汗、畏寒和寒战；体温升高后，皮肤潮红而灼热，呼吸及心率加快；退热时，因大量出汗，皮肤温度降低。高热可出现谵妄、惊厥、水和电解质紊乱等合并症。

3. 辅助检查　查看血常规、尿常规，进行 X 射线检查，观察血培养加药物敏感试验的结果等。

（二）病因

1. 急性发热

（1）急性白血病：该病本身可有低热，较高发热常提示有继发感染，以发热为本病的早期表现者占 50% 以上。

（2）再生障碍性贫血：该病本身无发热，由于白细胞减少，患者易感染；重型再生障碍性贫血患者，起病急，就诊时常附有严重感染，呈高热、超高热。

（3）急性溶血：突然发生畏寒、寒战、高热及腰背疼痛、血红蛋白尿。

（4）粒细胞缺乏：起病急骤，可突发寒战、高热；若不及时控制，病情恶化，可因败血症、脓毒血症而致死。

2．长期发热

（1）急性白血病：不典型急性白血病，外周血呈非白血病性经过，易误诊而得不到及时治疗。

（2）慢性白血病：呈慢性低热，急性变或合并感染者可呈高热。

（3）恶性淋巴瘤：一般以无瘤性淋巴结增大为最常见的首发症状，但霍奇金病有以不明原因的持续或周期性发热为首发症状，非霍奇金淋巴瘤（NHL）大多为晚期发热。

（4）恶性组织细胞病：发热为首见和常见症状，一般为不规则高热。

（5）坏死性淋巴结炎等。

（三）护理诊断

体温过高：与感染、肿瘤细胞的高度分化和增生有关。

（四）护理目标

患者体温下降至正常。

（五）护理措施

1．绝对卧床休息，减少机体消耗。

2．保持室内空气新鲜，温、湿度适宜。

3．定时监测体温、脉搏和呼吸，观察影响体温变化的因素，查找发热原因，协助医师针对病因进行治疗和护理。

4．高热患者应采取有效的退热方法，如物理降温或药物解热，降温时要注意保暖。

5．补充适量的水分和营养，高热患者机体代谢快，热量消耗大，水分丢失多，应鼓励患者多饮水，给予静脉补充液体，保持水、电解质平衡，防止虚脱。注意给予高热量、高蛋白、高维生素和低脂、易消化的流质或半流质饮食。

6．保持口腔卫生，用生理盐水或漱口液漱口，口唇干裂者涂润滑油。

7．发热患者的衣被常被汗液浸湿，应及时更换，保持皮肤和床单清洁、干燥。对危重患者，要协助翻身、擦背，加强皮肤护理，预防褥疮。对意识障碍患者，注意安全护理，防止坠床。

8．对高热患者，详细观察病情变化及热型，及时进行血培养并送检，协助医师早期诊断和治疗。

四、头痛的护理

头痛是指额部、顶部、颞部及枕部的疼痛，在血液系统疾病中，亦是常见症状。

(一) 护理评估

1. **病史** 询问患者疼痛的部位、时间、性质和程度等内容。了解患者头痛的原因，疾病进展情况，是否近期做过腰椎穿刺和鞘内注射等侵入性操作。头痛后，有无用过镇痛药，应用何种镇痛药物。

2. **身体评估** 可视患者的病情、年龄和认知水平选择相应的评估方法。常用的疼痛评估工具有数字分级法（NRS）、《疼痛程度数字评估量表》和《面部表情疼痛评分量表》。

3. **心理-社会状况评估** 评估患者自身的性格、精神状态，患病对患者日常生活、工作的影响，判断患者有无焦虑、抑郁和悲观等负性情绪及其程度；评估患者的社会支持系统是否有效。

4. **辅助检查** 进行腰椎穿刺脑脊液肿瘤细胞和脑血管影像学检查。

(二) 病因

1. **颅内浸润** 见于白血病、多发性骨髓瘤、恶性淋巴瘤及恶性组织细胞病等，其中白血病所致的中枢神经系统白血病（CNSL）最多见。

2. **血管病变** 有颅内出血、脑血栓形成及脑栓塞等。①血液病常因原发或继发出、凝血功能障碍而致颅内出血，可出现头痛，严重者危及生命；②脑血栓形成或脑栓塞可见于 CNSL 的外周白血病细胞异常增多者；③血栓性血小板减少性紫癜，本病患者常有神经精神症状。

3. **腰椎穿刺、鞘内注射后**

（1）腰椎穿刺后脑脊液从穿刺口外渗或过早起床，引起低压性头痛，多发生在 24 h 内。

（2）鞘内注射药物刺激脑膜引起化学性蛛网膜炎，常于注射后 2～4 h 出现头痛，伴有呕吐、背痛。

4. **其他** 出现贫血、真性红细胞增多症和继发性颅内感染。

(三) 护理诊断

疼痛：与肿瘤细胞颅内浸润、颅内血管病变和腰椎穿刺鞘内注射后有关。

(四) 护理目标

患者头痛症状得到缓解。

(五) 护理措施

1. 嘱患者卧床休息，保持病室安静。
2. 积极配合医师去除病因、诱因，治疗原发病。
3. 严重血小板减少引起的颅内出血，遵医嘱立即输注新鲜血小板悬液。
4. 指导减轻头痛的方法，如指导患者深呼吸、引导式想象、冷敷、指压止痛法等。
5. 腰椎穿刺或鞘内注射后，应去枕平卧 4～6 h，颅压高者平卧 12～24 h，密切观察有无头痛、腰痛和恶心等症状。

五、心悸的护理

心悸是一种自觉心脏搏动的不适感或心慌感。心悸时,心率可快可慢,也可有心律失常。

(一) 护理评估

1. **病史** 询问患者有无心血管疾病,查看患者血象情况,有无贫血。此症状出现有无劳累、情绪激动、吸烟和饮酒等诱因。

2. **身体评估** 观察患者心悸的严重程度,除发热、敏感外,安静或注意力集中时,心悸多较明显。评估患者心悸时有无伴随症状,如心前区疼痛、呼吸困难、晕厥或抽搐、发热、贫血及是否伴随心律失常,伴随严重心律失常者有猝死的危险。

3. **心理－社会状况评估** 评估患者自身的性格、精神状态,患病对患者日常生活和工作的影响,判断患者有无焦虑、抑郁和悲观等负性情绪及其程度;评估患者的社会支持系统是否有效。

4. **辅助检查** 进行心电图、动态心电图和心脏彩超等检查。

(二) 病因

1. **贫血** 以急性失血性心悸最为明显。
2. **发热** 发热时基础代谢率增加,心率加快,心排血量增加可引起心悸。
3. **白血病细胞侵犯** 白血病细胞侵犯心包、心肌,可引起心悸。
4. **化疗药物对心脏的毒性** 应用三尖杉碱及蒽环类化疗药物,如柔红霉素和多柔比星等。

(三) 护理诊断

1. **活动无耐力** 患者心悸发作时,与心前区不适和胸闷有关。
2. **恐惧** 患者心悸发作时,与不适感有关。

(四) 护理目标

患者活动耐力增加,不适感减轻。

(五) 护理措施

1. 嘱患者卧床休息,保持室内安静、无噪声。
2. 去除病因。
3. 纠正贫血,遵医嘱输入成分血,注意输入的速度不宜过快,以免加重心悸。
4. 发热患者采取降温措施。
5. 积极配合医师治疗原发病,如白血病化疗,防止白血病细胞的侵犯。
6. 保护心脏:防治化疗药物对心脏的损害,化疗时应密切观察心率、心律及心电图,重视患者主诉。
7. 给予患者心理护理。

六、感染的护理

感染是血液病最常见的症状之一,是由于血液病患者机体免疫力低下而引起,常出现局部或全身多部位感染。

(一) 护理评估

1. 病史　评估患者相关感染灶的临床表现,有无感染的诱因,有无相关药物敏感试验检查;患者体温变化情况,应用过何种抗感染药物,有无药物过敏发生。

2. 身体评估　观察患者的生命体征,尤其是体温;检查皮肤、口腔黏膜、牙龈、咽和扁桃体、肺部、腹部及肛周等有无感染体征。

3. 辅助检查　进行血常规、尿常规及 X 射线检查,观察感染灶,拭子、血培养加药物敏感试验的结果等。

(二) 病因

1. 口腔感染

(1) 口腔或牙龈出血容易并发口腔感染。

(2) 粒细胞缺乏,特别是白血病常伴有发热,机体明显衰弱,口腔感染发生率较高。

2. 鼻腔感染

(1) 上呼吸道感染,鼻腔黏膜充血、水肿和分泌物增多,易于并发鼻腔感染。

(2) 鼻黏膜干燥,易于损伤鼻腔黏膜而发生感染。

(3) 鼻腔出血,增加感染机会。

(4) 鼻腔本身有疾病,如鼻窦炎等。

3. 上呼吸道感染　患者机体抵抗力低下是发生上呼吸道感染的主要原因。

4. 肛周感染

(1) 白血病细胞浸润或化疗药物的使用都易引起肛周溃疡而发生感染。

(2) 血液病患者本身患有肛肠疾病,如内痔、外痔和肛裂等,更易引发肛周感染。

5. 肺感染

(1) 致病微生物、化学因素、物理因素和免疫原性损伤均可导致肺实质急性炎症,以细菌感染最常见,其他如病毒、支原体、真菌、立克次体、衣原体和原虫等感染均可引起。

(2) 血液病易合并肺部真菌感染,白血病和淋巴瘤等患者因长期使用细胞毒药物、糖皮质激素、抗生素等,导致免疫功能降低,抵抗力减弱和正常菌群失调,从而极易诱发肺部真菌感染。

(三) 护理诊断

1. 有感染的危险　与正常粒细胞减少和化疗有关。

2. 疼痛　与感染部位机体组织受累有关。

第11章 物理化学性血液疾病的护理常规

(四) 护理目标

1. 患者体温恢复正常。
2. 感染的危险因素减少,患者无严重的感染发生。

(五) 护理措施

1. 口腔感染的护理

(1) 保持口腔清洁,每日饭后、睡前用医师开具的漱口液漱口,以预防口腔炎。

(2) 口腔炎症严重者,每日口腔护理3次。

(3) 口腔溃疡和牙龈糜烂的患者,应擦拭干净,用漱口液漱口,最后局部涂溃疡粉等治疗溃疡的药物。

(4) 口腔有真菌感染者,用2%碳酸氢钠或5%两性霉素B漱口液漱口。

2. 鼻腔感染的护理

(1) 保持鼻腔清洁,每日涂以润滑油,以防干燥。

(2) 可用麻黄碱滴鼻液滴鼻,使鼻黏膜消肿,以利通气和分泌物引流。

(3) 可使用泰利必妥滴鼻液滴鼻,每日4次。

(4) 应用微波照射治疗,每日2次,每次20 min。

(5) 鼻腔有溃疡或糜烂者,先用生理盐水冲洗干净,再行局部药物软膏或药物棉球外敷,每日3次。

3. 上呼吸道感染的护理

(1) 嘱患者注意休息,保证足够的睡眠。

(2) 鼓励患者多饮水,进易消化的饮食。

(3) 给予抗感冒药物。

(4) 做咽部拭子培养和药物敏感试验,应用敏感的抗生素。

(5) 加强口腔护理。

(6) 患者高热时,给予物理降温或按医嘱服解热药。

4. 肛周感染的护理

(1) 保持良好的卫生习惯,经常洗澡、更换内衣,便后和晚睡前以1∶1000的碘伏液坐浴15~20 min,保持肛周、外阴清洁。

(2) 合理营养,保证新鲜蔬菜和水果的摄入,以保持大便通畅。

(3) 有肛裂和痔疮的患者坐浴后,涂马应龙痔疮膏或抗生素软膏。

(4) 肛周感染者,根据感染程度给予相应处理:轻度感染,局部红、肿、热、痛局限,每日以0.2%碘伏消毒3次,微波照射20~30 min,每日1~2次;中度感染,红、肿、热、痛,脓肿形成,局部以0.2%碘伏消毒3次后,用无菌注射器抽吸脓液,再用生理盐水冲洗后用油纱条引流,覆盖无菌敷料,并保持局部清洁,进行微波照射;重度感染,皮肤溃烂、坏死,可合并出血,形成巨大创面,应请外科医师会诊,脓肿大者行切开引流术,以0.2%碘伏消毒周围皮肤,用生理盐水冲洗创面,清除局部分泌物及坏死组织后,覆盖凡士林纱条,待创面无分泌物并有新鲜肉芽组织形成时,敷以中药橡皮生肌膏。也可遵循伤口湿性愈合理念,根据患者创面及渗液情况,选择适合的敷料及方法进行伤口换药护理。

5. 肺感染的护理

（1）嘱患者卧床休息,病室空气新鲜,温、湿度适宜,环境清洁、舒适,每日开窗通风和空气消毒,注意给患者保暖,防止受凉。

（2）发热患者按发热护理常规。

（3）对于有气急、呼吸困难者,给予半卧位,吸氧,注意氧气的湿化,防止呼吸道黏膜干燥。

（4）保持呼吸道通畅,鼓励患者咳嗽,协助患者排痰,更换体位,可给予超声雾化吸入。

（5）遵医嘱给予抗生素静脉滴注。

（6）按要求留取痰标本并及时送检。

（7）密切观察病情及生命体征。

第三节 护理管理制度

一、分级护理制度

分级护理是指患者在住院期间,医护人员根据患者病情和生活自理能力进行综合评定,确定并实施不同级别的护理。分级护理分为4个级别:特级护理、一级护理、二级护理和三级护理。

（一）特级护理

1. 分级依据

（1）维持生命实施抢救性治疗的重症监护患者。

（2）病情危重,随时可能发生病情变化需要进行监护、抢救的患者。

（3）各种复杂或大手术后,严重创伤或大面积烧伤的患者。

2. 护理要点

（1）严密观察患者病情变化,监测生命体征,准确记录出入量。

（2）制订护理计划或护理重点,有完整的护理记录,详细记录患者病情变化。

（3）根据医嘱,正确实施治疗、给药措施。

（4）根据患者病情,正确实施基础护理和专科护理,如口腔护理、褥疮护理、气道护理及管路护理等,实施安全措施。

（5）保持患者的舒适和功能体位。

（二）一级护理

1. 分级依据

（1）病情趋向稳定的重症患者。

（2）病情不稳定或病情随时发生变化的患者。

（3）手术后或治疗期间需要严格卧床的患者。

（4）自理能力重依赖的患者。

2．护理要点

（1）每30分钟巡视患者1次，根据患者病情测量生命体征，随时观察病情变化，做好护理记录。

（2）根据医嘱，正确实施治疗和给药措施。

（3）根据患者病情，正确实施基础护理和专科护理，如口腔护理、褥疮护理、气道护理及管路护理等，实施安全措施。

（4）提供护理相关的健康指导。

（三）二级护理

1．分级依据

（1）病情趋于稳定或未明确诊断前，仍需观察且自理能力轻度依赖的患者。

（2）病情稳定仍需卧床且自理能力轻度依赖的患者。

（3）病情稳定或处于康复期且自理能力中度依赖的患者。

2．护理要点

（1）每1～2小时巡视患者1次，根据患者病情测量生命体征，一旦患者发生病情变化，应及时记录。

（2）根据医嘱，正确实施治疗和给药措施。

（3）根据患者病情，正确实施护理措施和安全措施。

（4）提供护理相关的健康指导。

（5）协助患者进行生活护理。

（四）三级护理

1．分级依据　病情稳定或处于康复期，自理能力轻度依赖或无须依赖的患者。

2．护理要点

（1）每3小时巡视患者1次，观察患者病情变化。

（2）根据患者病情变化，测量生命体征。

（3）根据医嘱，正确实施治疗和给药措施。

（4）提供护理相关的健康教育及康复指导。

二、护理查对制度

（一）严格执行服药、注射、输液查对制度

1．执行药物治疗医嘱时，要进行"三查八对"，即操作前、操作中、操作后分别核对床号、姓名、药名、剂量、浓度、时间、用法、批号。

2. 清点药品时和使用药品前,要检查药品质量、标签、有效期和批号,如不符合要求不得使用。

3. 给药前注意询问患者有无过敏史;使用精、麻、限、剧药时,要经过反复核对;静脉给药要注意有无变质,瓶口有无松动、裂缝,给予多种药物时,要注意配伍禁忌。

4. 摆药后必须经 2 人核对无误,方可执行。

(二) 严格执行输血查对制度

1. 输血前严格执行查对制度,要求在取血时、输血前、输血时必须经 2 人核对,无误后方可输入。

2. 取血时,护士持交叉配血报告单与血库发血者共同查对患者姓名、性别、年龄、病案号、科别、床号、血型(含 Rh 因子)、有效期、交叉配血试验结果及血袋的外观等,准确无误且双方共同签字后,方可取回。

3. 输血前由 2 名医护人员核对交叉配血报告单及血袋标签各项内容,检查血袋有无破损、渗漏及血液颜色是否正常,准确无误后方可输血。

4. 输血时由 2 名医护人员持交叉配血报告单到床旁核对患者姓名、性别、年龄、病案号、科别、床号、血型(含 Rh 因子)等,确认与配血报告相符,再次核对血液准确无误后,进行输血,并由 2 人在交叉配血报告单上签字,粘贴在病历中。

5. 输血后,空血袋低温保存 24 h,以备特殊情况核对和送检。

(三) 严格执行医嘱查对制度

1. 开医嘱、处方或进行治疗时,应查对患者姓名、性别、床号、住院号(门诊号)。

2. 医嘱下达后,主班护士按要求处理并做到班班查对和签字。

3. 对有疑问的医嘱必须与医师核实,确认无误后方可执行。

4. 在紧急抢救情况下,对医师下达的口头医嘱护士应清晰复诵,经医师确认后方可执行,并在执行时实施双人核对,操作后保留安瓿,经 2 人核对后方可弃去,抢救结束后,督促医师即刻据实补记医嘱。

5. 整理医嘱单后,须经第 2 人查对。

6. 主班护士及夜班护士,每天各核对 1 次医嘱。

7. 护士长每周查对 1 次医嘱。

(四) 饮食查对制度

1. 每日查对医嘱后,以饮食单为依据,核对饮食卡。

2. 发放饮食前,应查对饮食单与饮食种类是否符合。

3. 送餐前在患者床前再核对 1 次。

三、抢 救 制 度

1. 病情危重需抢救者方可进入抢救室。抢救工作应在主治医师或值班医师、护士长或带班护士的组织和指挥下实施，对重大抢救需根据病情制订抢救方案，并立即呈报有关部门。

2．参加抢救的人员应保持严肃、紧张而有序的工作态度全力以赴，分秒必争地抢救患者。做到明确分工、紧密配合，听从指挥，坚守岗位，严格执行各项规章制度。

3．抢救器材及药品必须完备，做到四定：定人包管、定量储存、定位存放，定时清点，抢救物品不外借，用后及时补充，班班交接。

4．参加抢救的人员必须熟练掌握各种疾病的抢救流程及操作技术，以保证抢救的顺利进行。

5．严密观察病情及生命体征变化，按抢救时间、用药剂量、抢救方法及患者临床表现，做好重症记录。

6．严格执行无菌操作，遵守各项操作抢救程序。

7．严格交接班制度和查对制度。

8．抢救完毕，应及时清理物品，进行消毒处理，保证各种抢救药品、物品处于完好状态。

9．在紧急抢救的情况下，对医师下达的口头医嘱护士应清晰复诵，经医师确认后方可执行，并在执行时实施2人核对，操作后保留安瓿，经2人核对后方可弃去。抢救结束后督促医师据实补记医嘱。

10．科室进行重大抢救时，应及时向医院有关部门及院领导报告。

四、安全输血制度

1．科室应根据《医疗机构临床用血管理办法》和《临床输血技术规范》的要求，做到科学、合理用血。

2．取血时，取血者与发血者共同查对患者姓名、性别、年龄、病案号、科别、床号、血型（含Rh因子）、有效期、交叉配血实验结果以及血袋的外观等，准确无误，双方共同签字后，方可取回。

3．血液自输血科（血库）取出后，应用专用器具放置，运送过程中勿剧烈震动。

4．血液取回病房后在室温下放置15～30 min，复温后即刻输入，不得自行储血。

5．输血前由两名医护人员核对交叉配血报告单及血袋标签各项内容，检查血袋有无破损、渗漏及血液颜色是否正常，准确无误方可输血。

6．输血时由两名医护人员持交叉配血报告单到床旁核对患者姓名、性别、年龄、病案号、科别、床号、血型（含Rh因子）等，确认与配血报告相符，再次核对血液准确无误后，将血袋内的成分轻轻混匀，用符合标准的输血器进行输血，并由2人在交叉配血报告单上签字后粘贴在病历中。

7．输血前、后生理盐水冲洗输血管道。连续输用不同供血者的血液时，中间输入生理盐水，输血过程中，禁止随意加入其他药物。

8．输血起始速度宜慢，观察15 min患者无不适后，根据病情、年龄及输注血液制品的成分调节滴速。

9．输血过程中严密观察患者有无输血反应，如出现输血反应应立即减慢或停止输血，更换输液器,用生理盐水维持静脉通路。通知医师给予治疗和抢救,做好记录。并按要求填写《输血反应回报单》,上报输血科。如发生严重输血反应时,应将余血(必要时抽取患者血样)送回输血科。

10. 输血完毕后,空血袋低温保留 24 h 后按医疗废物处理。

五、入院患者护理制度

1. 入院患者须持相关科室医师签署的住院证,按规定办理入院手续。
2. 接到入院通知后,护士应热情接待患者,备好床单位及用品,根据患者病情确定责任护士并给予妥善安排。
3. 患者入病室后,由责任护士根据患者情况,适时进行入院健康教育,介绍自己、主管医师、科主任、护士长以及同病室的病友,告知住院规则、有关制度、作息时间和探视时间,协助患者熟悉病区环境。
4. 新入院患者测量体温、脉搏、呼吸和血压,进行入院评估和危险因素评估,了解患者病情、心理、生活习惯和需求,做好护理记录。
5. 通知主管医师,待医师开出医嘱后,按医嘱进行治疗和护理。
6. 与配膳员联系,为患者准备膳食。
7. 对卫生条件差的患者,如病情许可,为患者进行简单的卫生处置:剪指甲、洗澡、洗发和更衣等。

六、出院患者护理制度

1. 护士根据出院医嘱,预先通知患者及其家属,做好出院准备。
2. 主班护士按医嘱办理出院手续,通知住院处结账。详细告知患者及其家属办理出院手续与方法。
3. 责任护士应根据患者病情及康复程度,对患者进行健康指导,包括出院后注意事项、服药、饮食、休息与活动、功能锻炼及复诊时间等。
4. 请患者填写出院问卷调查表,对责任护士的工作进行评价,并诚恳听取患者住院期间的意见及建议,以便改进工作。
5. 协助患者整理用物,清点公用物品,待患者离开病区后彻底清洁、整理床单位,通知护理员与卫生员做终末消毒,处理完毕,铺好备用床。
6. 注销各种卡片,并整理病历。

七、消毒、隔离制度

1. 医护人员要明确消毒、隔离的概念,严格执行无菌操作技术。
2. 医务人员必须严格按照卫生指征认真洗手(接触患者前后;摘除手套后;进行侵入性操作前;接触患者体液、排泄物、黏膜、破损的皮肤或伤口敷料后;从患者污染的身体部位到洁净的部位;直接接触患者所用的各类物品后)。

3. 严格掌握消毒液的浓度、消毒时间及使用方法，定时监测。

4. 病房定时通风换气，每日空气消毒1次，湿式清洁地面。

5. 晨、晚间护理，使用消毒巾湿式清扫，做到一床一套、一桌一布。

6. 每周为患者更换被服一次（污染后随时更换）。换下的脏被服，放于指定处，不随地乱丢，不在病房内清点。

7. 患者的餐具固定使用，用后彻底清洗。便器专人使用，用后清洁消毒，定时更换。

8. 药杯和药盘每周清洁消毒1次，体温计用后消毒。

9. 治疗室和骨髓穿刺室

（1）定时通风，保持室内整洁、干净，每日空气消毒2次，每周彻底清整。

（2）抹布用后消毒浸泡，拖把应悬挂晾干备用，各室的拖把应专用，不能混淆。

（3）按照"医院环境区域及卫生学检测标准"进行细菌监测。

（4）严格区分清洁区、非清洁区，有明显标志。无菌物品放入无菌柜内，无过期包，不得与非无菌物品混合放置。

10. 无灭菌功能的敷料罐、无菌包和器械盒开启后，注明开启时间，并在24 h内更换，进行消毒、灭菌。无菌持物钳及无菌持续钳罐干燥保存，每4小时更换1次。未使用的无菌容器每1~2周灭菌1次（一般温度在25 ℃以下时，有效期10~14 d，潮湿、多雨季节为7 d）。

11. 无菌包外有物品标识、化学指示胶带、有效日期及签名等内容。

12. 各种内镜的清洗、消毒要彻底，定期做细菌培养。

13. 麻醉机螺旋管、呼吸气囊、气管插管、舌钳和开口器等均应严格消毒。

14. 吸引器、呼吸机和监护仪等抢救仪器用后及时清洁、消毒。

15. 医疗物品用后按医疗废弃物处理原则处理。

16. 传染病按病种和有关隔离要求进行隔离处置。

17. 患者出院、转科和死亡后，床单位进行终末处理。

第四节 血液病常见技术护理

一、骨髓穿刺术的护理

骨髓穿刺术（bone marrow puncture）是通过吸取适量骨髓液进行骨髓象检查和疾病治疗的一种常用诊疗技术。

（一）目的

1. 了解骨髓造血功能，协助诊断疾病。
2. 采集大量骨髓行骨髓移植，以达到治疗的目的。
3. 血液病治疗的随访观察。

（二）适应证与禁忌证

1. 各种血液病的诊断、鉴别诊断及治疗随访。
2. 不明原因的红细胞、白细胞和血小板数量增多或减少及形态学异常。
3. 不明原因发热的诊断与鉴别诊断，可做骨髓培养、骨髓涂片查找寄生虫等。
4. 对有严重出血倾向、血小板计数偏低及血友病患者禁用。

（三）术前准备及操作方法

见第3章第二节。

（四）术后护理

1. 术后穿刺点应立即压迫止血10 min，对有出血倾向者，防止骨膜下血肿形成或流血不止，压迫穿刺点时间应延长至20～30 min。
2. 保护穿刺处：指导患者48～72 h不要弄湿穿刺处，多卧床休息，避免剧烈运动，防止伤口感染。
3. 患者行骨髓穿刺后对饮食无特殊要求，根据血液病饮食进食即可。
4. 术后伤口处可有疼痛感，但不会对身体和生活带来不良效果。
5. 术后观察穿刺处有无出血，如果有渗血，立即更换无菌敷料，压迫伤口直至无渗血为止。

（五）注意事项

1. 术前详细询问病史，有出血倾向者，操作时应特别注意，血友病患者禁忌骨髓穿刺。
2. 严格执行无菌操作，以免发生骨髓炎。
3. 穿刺用具及注射器应清洁、干燥，以免发生溶血。
4. 试吸骨髓后，进针、退针时一定要放入针芯，避免针内塞入组织或小碎骨。吸出的骨髓液应立即涂片，以免凝固。
5. 穿刺时应与患者交谈，如发现患者精神紧张、大汗淋漓和脉搏快等休克症状时，应立即停止穿刺，协助处理。
6. 术后嘱患者休息，注意观察局部出血情况。

二、骨髓活检术的护理

骨髓活检术是以骨髓穿刺术获取骨髓活体组织，以了解骨髓象的一种诊疗方法。

（一）目的

通过光子显微镜或电子显微镜观察骨髓组织结构或超微结构，行免疫化学、分子生物学和病理诊断检查，以确诊疾病。活检组织不仅能反映骨髓内的细胞成分，而且能保持骨质结构，可协助或弥补骨髓穿刺结果的不足，进一步明确诊断。

（二）适应证与禁忌证

1. 适用于再生障碍性贫血、骨髓纤维化、骨髓增生异常综合征、淋巴瘤、骨髓瘤及骨髓转移癌等疾病，对骨髓坏死和脂肪髓的判断有意义。

2. 血友病及严重出血性疾病者禁用。

（三）术前准备及操作方法

见第3章第二节。

（四）术后护理

1. 术后穿刺点应立即压迫止血10 min，对有出血倾向者，防止骨膜下血肿形成或流血不止，压迫穿刺点时间应延长至20～30 min。
2. 保护穿刺处：指导患者3～5 d不要弄湿穿刺处，多卧床休息，避免剧烈运动，防止伤口感染。
3. 患者行骨髓活检后对饮食无特殊要求，根据血液病饮食进食即可。
4. 术后伤口处有疼痛感，但不会对身体和生活带来不良效果。
5. 术后穿刺点无红、肿、热、痛等炎症现象，恢复良好即可拆去敷料。

（五）注意事项

1. 严格无菌操作。
2. 术前需检查穿刺针是否牢固，穿刺针进入骨质后避免摆动过大，以防折断。
3. 局部皮肤要固定好，尽量避免皮肤和活检针一起转动，加重损伤和疼痛感。
4. 不宜用骨髓活检针抽吸骨髓液做细胞学检查。
5. 术后嘱患者休息，严密观察局部出血情况。

三、腰椎穿刺术的护理

（一）目的

1. 行腰椎穿刺测定脑脊液压力，留取脑脊液检查，以协助诊断。
2. 做腰椎麻醉或注入药物进行治疗。

（二）适应证

在血液病中多用于诊断、治疗中枢神经系统白血病。

（三）术前准备

1. 环境准备 床旁操作，空气清洁，室内安静，温、湿度适宜，注意遮挡患者。
2. 用物准备 一次性腰椎穿刺包（内含无菌注射器、无菌注射针、腰椎穿刺针、测压管、试管、无菌手套、皮肤消毒剂、无菌伤口敷贴、孔巾、纱布、棉球等）、2%利多卡因0.1 g、脑压表、鞘内注射的药物等。
3. 患者准备

（1）向患者说明目的，并告知穿刺时勿移动身体，以免发生断针，取得患者的配合。

(2) 询问患者有无麻醉药物过敏史。

(3) 术前排空大、小便。

(四) 操作方法

1. 核对患者床号、姓名等信息。

2. 患者取侧卧位,去枕,背部齐床缘,低头抱膝,使脊柱尽量后凸以增宽椎间隙,便于进针。

3. 术者消毒穿刺局部皮肤。穿刺点自 $L_2 \sim S_1$ 椎间隙(以 $L_{3\sim 4}$ 椎间隙为主)穿刺。有时也可以在上一或下一腰椎间隙穿刺。

4. 术者打开无菌穿刺包,戴无菌手套,铺孔巾,配合者打开2%利多卡因,术者用一次性5ml无菌注射器抽出药液做穿刺点局部麻醉后,使用穿刺针沿棘突方向缓慢刺入,进针过程中针尖遇到骨质时,应将针退至皮下待纠正角度后再进行穿刺。成年人进针4~6cm(小儿3~4cm)时,即可穿破硬脊膜而达蛛膜网下隙,抽出针芯流出脑脊液,测压和缓慢放液后(不超过2~3ml),再放入针芯并拔出穿刺针。

5. 若测脑脊液压力,协助医师接上测压管、脑压表。按检验要求接取脑脊液于无菌瓶中送检。做鞘内注射药物治疗时,先放出与药物等量的脑脊液后换接含药物的注射器缓慢注入。

6. 操作完毕,拔出穿刺针后,穿刺部位以无菌伤口敷贴(或无菌纱布、胶布)覆盖并按压。

7. 穿刺过程中要与患者交谈,询问患者局部及下肢的感觉。观察患者的神志、脉搏、呼吸等变化,注意患者有无剧烈头痛、呕吐等症状。

(五) 术后护理

1. 穿刺点加压止血,敷以消毒纱布并用胶布固定。

2. 患者去枕平卧6h,颅压高者平卧12~24h,密切观察有无头痛、恶心、腰痛等。

3. 注意观察患者的面色、神志、瞳孔、脉搏、呼吸及血压等变化,询问患者局部及下肢的感觉,并注意头痛、呕吐及脑疝症状,穿刺点有无出血等现象。

4. 保护穿刺处:指导患者3d内不要弄湿穿刺处,多卧床休息,避免剧烈运动,防止伤口感染。

(六) 注意事项

1. 严格无菌操作,避免引起感染。

2. 严格掌握禁忌证,颅压过高者不宜做腰椎穿刺,以避免脑脊液动力学的突然变化导致脑疝形成。

3. 穿刺部位有化脓性感染者禁止做腰椎穿刺,以免引起蛛网膜下隙感染。

4. 鞘内注射药物必须先放出等量脑脊液,药物以生理盐水充分稀释后缓慢注射。

5. 术后患者平卧4~6h。若初压>2.95 kPa(300 mmH$_2$O)时则不宜放液,仅取测压管内的脑脊液送细胞计数及蛋白定量即可。

四、静脉输血技术与护理

运用无菌操作技术,将血液或血液制品经静脉输注到体内的方法。

(一) 目的

1. 补充血容量。
2. 增加血红蛋白,促进携氧功能。
3. 供给血小板和各种凝血因子,有助于止血。
4. 输入抗体、补体,增强机体免疫力。
5. 补充白蛋白,维持胶体渗透压,减轻组织渗出和水肿。

(二) 适应证

1. 失血过多、休克、贫血或血中某些成分减少的患者。
2. 急性感染和大手术前后需要提高免疫力的患者。

(三) 输血前准备

1. **护士准备** 衣帽整洁、洗手、戴口罩。
2. **用物准备** 治疗盘内备常规皮肤消毒用物一套、血液、生理盐水、抗过敏药物、交叉配血报告单、输血执行单。
3. **环境准备** 安静、整洁、光线充足。

(四) 操作方法

1. 床旁输血时,操作者与另一名医务人员分别 2 人核对交叉配血报告单与血袋标签的相关内容,如患者的姓名、性别、年龄、病案号、科别、床号、血型、Rh 血型等,再次核对血液是否与患者相符。核对无误,将血袋的成分轻轻混匀,常规消毒,更换血袋,在交叉配血报告单上 2 人签字。
2. 调节滴速,输血起始速度宜慢,应观察 15 min,无不适后再根据患者病情、年龄及输注血制品成分调节滴速。操作者在执行单上签全名及时间。
3. 1U 的全血或成分血应在 4 h 内输完。
4. 血液制品不应加热,不应随意加入其他药物。
5. 输血过程中应严密观察患者,如发生输血反应应立即减慢或停止输血,更换输液器,用生理盐水维持静脉通畅。通知医师给予对症处理,保留余血及输血器,并上报输血科。密切观察病情变化并记录。
6. 用于输注全血、成分血的输血器宜 4 h 更换 1 次。
7. 输血后用无菌生理盐水冲洗输血管道。连续输用不同供血者的血液时,前一袋血输尽后,用无菌生理盐水冲洗输血器,再接下一袋血继续输注。
8. 及时填写"输血观察护理记录单"。

(五) 注意事项

1. 血制品不得加热，禁止随意加入其他药物，不得自行储存，尽快应用。
2. 输注开始后的 15 min 及输血过程中应定期对患者进行监测。
3. 1U 的全血或成分应在 4 h 内输完。
4. 全血、成分血和其他血制品应从血库取出后 30 min 内输注。
5. 连续输入不同供血者的血液制品时，中间应输入生理盐水。
6. 出现输血反应应立即减慢或停止输血，更换输液器，用生理盐水维持静脉通畅，通知医师做好抢救准备，保留余血，并记录。
7. 空血袋低温保留 24 h，之后按医疗废弃物处理。

(六) 常见输血反应与护理

1. 过敏反应

(1) 症状：轻者表现为荨麻疹、血管神经性水肿和寒战、发热等症状。重者出现喉头水肿、呼吸困难、窒息及过敏性休克等症状。

(2) 处理：轻者，减慢滴速或暂停输血，给予抗过敏药物；重者，立即停止输血，并对症处理，如吸氧、给予抗过敏药物、抗休克和抗肾衰竭的治疗；对喉头水肿者，配合医师做气管插管或气管切开。

2. 发热反应

(1) 症状：一般发生在输血后的 1～2 h，有畏寒或寒战、继而高热，体温可达 38～41 ℃，伴有皮肤潮红、头痛、恶心、呕吐和肌肉酸痛等全身症状。

(2) 处理：①减慢输血速度或停止输血，给予生理盐水维持静脉通畅；②对症处理，如畏寒者保暖，高热者物理降温；③遵医嘱给予解热、抗过敏药；④输血器及余血送验。

3. 溶血反应

(1) 症状：表现为头胀，心前区紧迫感，腰背部剧痛，疼痛可放射到小腿，黄疸和血红蛋白尿，伴有寒战、发热、恶心、呕吐、呼吸急促、大汗淋漓、血压下降和休克等症状，进而发生少尿、无尿和肾衰竭。

(2) 处理：①立即停止输血；②保持静脉输液通畅，并给予氧气吸入；③安慰患者，减少焦虑；④密切观察生命体征，注意有无休克征象；⑤留置导尿，观察尿色，并记录每小时出入量；⑥抗休克和保护肾功能的治疗。

(七) 成分输血的注意事项

1. 浓缩红细胞

(1) 红细胞制品在输注前需将血袋反复颠倒数次，直到紧密的红细胞混匀才能输注。

(2) 必要时，在输注过程中可不时地轻轻摇动血袋，使红细胞悬起，以防越输越慢。

2. 血小板

(1) 输前要轻轻摇动血袋，使血小板悬起，切忌粗鲁摇动，以防血小板损伤。

(2) 摇匀时，出现云雾状为合格。

(3) 血小板的功能随保存时间的延长而降低,从血库取来的血小板应尽快输用。

(4) 用输血器以患者可以耐受的最快速度输入,以便迅速达到止血功能。

(5) 若因故(如患者正在高热)未能及时输入,则应在常温下放置,每隔 10 min 左右轻轻摇动血袋(防止血小板聚集)或送回血库保存,不能放入 4 ℃冰箱暂存。

3. 新鲜冷冻血浆

(1) 输注前,肉眼观察应为淡黄色的半透明液体,如发现颜色异常或有凝块,不能输用。

(2) 融化后的新鲜血浆应尽快用输血器输入,以避免蛋白变性和不稳定的凝血因子丧失活性。

(3) 因故融化后不能及时输入的新鲜冷冻血浆,可在 4 ℃冰箱暂存,但不得超过 24 h,更不可再冷冻保存。

4. 冷沉淀

(1) 融化后的冷沉淀不仅要尽快输用,而且要用输血器以患者可以耐受的最快速度输入。

(2) 因故暂不能输入的冷沉淀,不宜在室温下放置过久,不宜放冰箱,也不宜再冷冻,因为凝血因子Ⅷ最不稳定,很容易丧失活性。

(3) 融化后的冷沉淀可以一袋一袋地由静脉快速滴注,也可将数袋冷沉淀逐一汇总后滴注。

五、静脉化疗技术与护理

静脉化疗技术是通过静脉途径输注化疗药物,以抑制或杀灭机体肿瘤细胞的方法。

(一) 目的

1. 通过静脉输注技术,使化疗药物作用于全身组织,杀灭机体的肿瘤细胞,以完全控制肿瘤。

2. 对实体瘤的手术切除和局部放疗后的辅助化疗,以预防复发和播散。

3. 与放疗联合对部分肿瘤进行根治性治疗。

(二) 适应证

1. 对化疗敏感的造血系统的恶性肿瘤,如白血病、多发性骨髓瘤、恶性淋巴癌等。

2. 化疗效果较好的某些实体瘤,如绒毛膜上皮癌、恶性葡萄胎、生殖细胞肿瘤、卵巢癌、小细胞肺癌等。

3. 辅助化疗常用于乳腺癌、非小细胞肺癌、胃癌、结直肠癌等。

(三) 化疗前准备

1. 患者准备

(1) 向患者解释输注化疗药物的目的、方法、注意事项、配合的要点、化疗的不良反应及应对措施等,嘱患者排空大、小便,取舒适卧位。

(2) 注意躯体卫生,防止感冒,了解其肝功能、肾功能、血常规化验指标及心电图情况。

2. 配制化疗药物准备

(1) 化疗药物配制宜在医院静脉药物配制中心进行，若不具备该条件，配制化疗药物区域应为洁净环境且相对独立的空间，并应备有Ⅱ级或Ⅲ级生物安全柜（垂直层流操作台），全部化疗药物必须在该柜中完成。

(2) 由专人负责药物配制和室内环境设备的管理。

(3) 防护用品包括：无粉乳胶手套及聚氯乙烯基手套各一副（有条件的医院使用两副丁腈手套）、胸前无开口且配有弹性套袖的一次性防渗透材质制成的防护长大衣、防护帽、防护镜、防护垫、经NIOS认证的一次性N95口罩等。

(四) 操作方法

1. 药物配制

(1) 配药前洗手，穿防护衣，戴一次性口罩、防护帽、双层手套和防护镜，操作台面覆盖一次性防护垫。

(2) 药物安瓿颈部包裹无菌纱布掰开，以防损伤手套。

(3) 药物安瓿割据前轻弹其上端，使药液或药粉末集中于安瓿底部。溶解药液时，沿安瓿壁缓慢注入溶液，抽吸药液时防止药物外溅。

(4) 一次性注射器及废安瓿、防护垫、手套等放专用污物袋内密闭，按照处理规范销毁。

(5) 操作完毕，脱防护衣、手套，用肥皂及流动水彻底洗手。

2. 给药方法

(1) 操作前评估

1) 评估患者的年龄、病情、过敏史、静脉治疗方案、药物性质等，选择合适的输注途径和静脉治疗工具。

2) 评估穿刺部位皮肤情况和静脉条件，在满足治疗需要的情况下，尽量选择较细、较短的导管。

3) 一次性静脉输液钢针，宜用短期或单次给药，腐蚀性药物不应使用一次性静脉输液钢针。

4) 外周静脉留置针宜用于短期静脉输液治疗，不宜用于腐蚀性药物等持续静脉输注。

5) 经外周静脉穿刺中心静脉置管（PICC）宜用于中、长期静脉治疗，可用于任何性质的药物输注，不应用于高压注射泵注射造影剂和血流动力学监测（耐高压导管除外）。

6) 中心静脉导管（CVC）可用于任何性质的药物输注、血流动力学的监测，不应用于高压注射泵注射造影剂（耐高压导管除外）。

7) 输液港（PORT）可用于任何性质的药物输注，不应使用高压注射泵注射造影剂（耐高压导管除外）。

(2) 静脉注射法（外周静脉）给药

1) 将配制的化疗药吸入注射器中。

2) 先用一次性专用冲洗装置（或抽取生理盐水的10 ml及以上注射器）连接一次性留置针行静脉穿刺，并推入生理盐水，确认回血顺利，局部妥善固定。然后，再换接化疗药液的注射器。

3）推注化疗药过程中，边推注边试抽回血，推注速度宜慢。

4）化疗药液推注完毕，再换接一次性专用冲洗装置（或抽取生理盐水的 10 ml 及以上注射器），以较快的速度冲注。

5）拔针后以无菌贴压迫保护针眼。

6）穿刺静脉用水胶体外敷，减少局部刺激。

7）若为外周静脉，静脉滴注法：先以生理盐水行静脉穿刺，确认滴注通畅无药物渗出后，换接化疗药液并遵照医嘱调节化疗液滴入速度，化疗药滴注完毕，再遵医嘱输入 5% 葡萄糖注射液或生理盐水，快速冲管。

（3）静脉注射法（中心静脉导管）给药

1）将配制的化疗药吸入 20 ml 注射器中，另准备 3 支一次性专用冲洗装置（或抽取生理盐水的 10 ml 及以上注射器）。

2）使用消毒剂多方位擦拭导管接头的横切面及外围，接一次性专用冲洗装置（或抽取生理盐水的 10 ml 及以上注射器），回抽血液至导管或延长管内，切忌将回血抽至无针接头或一次性专用冲洗装置（注射器内），确定导管在静脉内（三向瓣膜式 PICC 导管除外），脉冲式冲洗导管（如果遇到阻力或抽吸无回血，应进一步确定导管的通畅性，不应强行冲洗导管）。

3）接化疗药注射器，推注化疗药物，推注速度宜慢。

4）化疗药液推注完毕，遵医嘱输入 5% 葡萄糖注射液或生理盐水，再换接一次性专用冲洗装置（或抽取生理盐水的 10 ml 及以上注射器）脉冲式正压封管，封管液为生理盐水或 0～10 U/ml 肝素盐水。

5）若为中心静脉导管，静脉滴注法：化疗药物输毕，接冲管盐水，输毕，使用一次性专用冲洗装置（或抽取生理盐水的 10 ml 及以上注射器）脉冲式正压封管，封管液为生理盐水或 0～10 U/ml 肝素盐水，其他方法同中心静脉导管静脉注射法。

(五) 注意事项

1．仔细阅读药物说明书，正确掌握给药途径和方法，准确用药，静脉给药应采用全密闭式输注系统。

2．根据药物选择适宜的溶酶及输液器材。

3．严格无菌技术及掌握化疗药液配制防护方法。

4．连续输注两种以上药物时，两袋药液之间应采用生理盐水进行冲洗。

5．长期化疗的患者，注意保护静脉，建议应用中心静脉导管。

6．采用外周静脉注射给药

（1）应根据药物及病情选择适当的推注速度。

（2）注射过程中，应观察患者的用药反应。

（3）推注刺激性、腐蚀性药物过程中，应注意观察回血情况，确保药液在静脉管腔内。

（4）随时评估使用静脉情况，给予预防静脉炎的保护措施。

7．采用外周静脉静脉滴注给药

（1）应根据药物及病情调节滴速。

(2) 输液过程中，应定时巡视，观察患者有无输液反应，穿刺部位有无红、肿、热、痛、渗出表现，如有肿胀、疼痛等情况，应及时采取正确的药物外渗应急处理方法。

(3) 输入刺激性、腐蚀性药物过程中，应注意观察回血情况，确保药液在静脉腔内。

8. 使用中心静脉注射或输注化疗药物前，应抽回血至导管或延长管内（三向瓣膜式 PICC 导管除外），切忌将回血抽至无针接头或一次性专用冲洗装置（注射器内），输液完毕应使用一次性专用冲洗装置（或抽取生理盐水的 10 ml 及以上注射器）脉冲式冲管及正压封管。

（六）化疗给药技术并发症及护理

1. 栓塞性静脉炎

(1) 症状：①浅静脉炎时患肢局部红肿、疼痛，可触及条索状硬结。②深静脉炎时，患肢凹陷性肿胀，皮肤呈暗红色，有广泛的静脉曲张及毛细血管扩张，肢体活动时肿痛加重，静卧后减轻，静脉造影可见患肢深静脉血管狭窄或堵塞。

(2) 护理措施：注射方法不当，常引起静脉炎，以致血管变硬，血流不畅甚至闭塞，影响化疗顺利进行，应注意评估患者的年龄、病情、过敏史、静脉治疗方案、药物性质等，选择合适的输注途径和静脉治疗工具，保护静脉。①认真评估患者的血管，尽量选择中心静脉导管。②如使用外周静脉，宜选择前臂较粗的静脉。③注射化疗药后一定用生理盐水冲管，以减少药物对血管内膜的刺激。④应交替使用左、右臂静脉，使穿刺的静脉得以修复。⑤不宜采用下肢静脉注射。⑥如已出现静脉炎，沿静脉呈红、肿、热、痛时，应停止滴注，局部行 33% 硫酸镁湿敷或水胶体外敷等相应的处理措施。

2. 组织坏死

(1) 症状：化疗药物对局部组织有强烈的刺激作用，如不慎注入皮下，可引起组织坏死、剧痛，甚至经久不愈。

(2) 护理措施：①熟知化疗药的刺激性。②做好解释工作，如药物引起疼痛或异常感觉，应立即告诉护士处理，以免造成组织坏死。③对发泡性药物及强刺激性药物宜用中心静脉导管，忌在手背及腕部注射，以免药液外漏损伤肌腱和韧带，致残。④熟练静脉穿刺技术，切勿将静脉穿透。⑤防止药液外漏（严格执行静脉化疗技术操作）。

(3) 药液外漏紧急处理：应立即停止在原部位输液，抬高患肢，及时通知医师，给予对症处理；尽量抽吸针头内残留的化疗药液；观察渗出或外渗区域的皮肤颜色、温度、感觉等变化及关节活动和患肢远端血供情况并记录，并根据药液刺激性强弱及外漏量、程度等具体情况进一步相应处理。

六、保护性隔离技术与护理

保护性隔离也称反向隔离，适用于抵抗力低或极易感染的患者，如严重烧伤、早产儿、白血病、脏器移植及免疫缺陷患者等。

（一）环境管理

1. 患者住单间隔离室。

2. 隔离病房设缓冲间。缓冲间两侧的门不应同时开启，以减少区域之间的空气流通。

3. 非层流病室内空气消毒使用医用空气净化消毒器。

4. 室内空气、地面、家具等均应严格消毒并通风换气。

5. 病房清洁工具如拖把、水桶、抹布等为专用工具。病室物表、地面、床单位每日使用 500mg/L 有效氯溶液清洁消毒。

（二）患者管理

1. 床单、被套、枕套、病员服、病员内衣等定期更换。

2. 每日或便后用 1∶1000 碘伏溶液坐浴，保持肛周清洁卫生。每日口腔清洁或口腔护理 1～3 次。

3. 隔离期间患者的饮食宜卫生，可遵医嘱给予高压饮食。

4. 严格探视管理，做好陪护人员的宣教工作。

（三）物品管理

1. 室内物品宜简单，忌存放多余的物品，以利于清洁消毒。

2. 隔离期间凡带入隔离室的物品必须经过消毒或灭菌处理。

3. 隔离单元内的物品应固定和专用，不得与单元外的物品混淆。必要的物品固定放置，不得随意携出。

4. 凡是患者接触的物品、器械表面均要用含氯消毒液擦拭。

（四）工作人员管理

1. 接触患者前，应戴口罩、帽子，穿隔离衣。

2. 工作人员有呼吸道症状时应避免进入病房。

3. 接触患者前应严格按照"六步法"洗手。

4. 工作人员无菌隔离衣每日更换，拖鞋每日刷洗后浸泡消毒。

5. 严格执行无菌操作技术。

6. 自觉保持个人卫生，勤剪指（趾）甲。

（五）患者护理

1. 根据患者的口腔、鼻腔情况给予适当的口腔、鼻腔护理。

2. 严密观察病情变化，定时监测生命体征，随时了解患者的治疗效果及心理需要，并给予相应的处理。

七、免疫抑制药治疗的护理

免疫抑制药主要是指抗淋巴细胞球蛋白（ALG）或抗胸腺细胞球蛋白（ATG），多用于重型再生障碍性贫血的治疗。

(一) 治疗前准备

1. 向患者介绍免疫抑制药治疗的目的、方法和注意事项，消除患者的紧张情绪。
2. 患者沐浴或药浴，剪短头发、指甲及胡须，更换高压无菌衣物；如有条件，应入层流病房，采取保护性隔离措施。
3. 为患者选择适合的静脉通道，有条件者应留置中心静脉导管。
4. 积极控制感染。
5. 血小板过低者应静脉输注血小板。

(二) 治疗中护理

1. 床头备好抢救物品及氧气，以防超敏反应发生。
2. 为患者行心电、血压、血氧饱和度监测。
3. 在ALG（ATG）药液配制过程中，应先用药物自带溶媒将药物充分溶解后，再遵医嘱加入相应的液体中。
4. 先行药敏试验。
5. 建立两条静脉通道，ALG（或ATG）药液应与糖皮质激素分别从两条静脉通道同步输入。滴注速度应严格遵照医嘱，同时嘱患者切不可自行调节滴速。
6. 严密观察用药反应，识别过敏反应及出血倾向。密切观察生命体征，详细记录出入量。
7. 用药期间进食清淡、高压、无菌饮食，禁食鱼虾类易过敏食物。
8. 加强基础护理，按时漱口及坐浴。

(三) 治疗后护理

1. 治疗后，患者血象处于低水平，应预防感染和出血的发生。
2. 停药2周左右，患者出现肌肉、关节疼痛或皮疹等血清病反应，应及时给予激素药物等对症治疗。
3. 加强皮肤护理，如皮肤瘙痒可用温水擦洗，切勿搔抓。
4. 患者加服环孢素后，注意观察其不良反应，如有牙龈增生、发黑、舌面颜色加深、手颤、末梢感觉异常、高血压和头痛等症状，告知患者停药后均可消退。
5. 注意观察患者体重变化，以防激素类药物引起的水钠潴留。
6. 密切观察患者精神症状及血压变化，及早识别后脑循环综合征。
7. 由于ALG（或ATG）通常在2～3个月后方显现疗效，治疗周期较长，患者易产生焦虑及烦躁心理。护士要及时安慰并疏导，使其增强信心，积极配合治疗。

八、造血干细胞移植的护理

(一) 环境管理

患者在行造血干细胞移植时，机体免疫力极度低下，必须给予全环境保护，居住于空气层流洁净病室，以助其移植成功，达到治愈疾病的目的。

1. 全环境保护（total environment protection，TEP）

(1) 目的：尽量减少患者体内、外致病菌的数量，避免移植过程中内、外源性感染的发生。移植前的高剂量化疗和致死剂量的全身照射（total body irradiation，TBI），造成患者呈急性极重度骨髓抑制，机体免疫功能受到严重抑制；经过预处理后，由于受者接受的供者造血干细胞，不能马上在受者体内增殖、分化，将有 2～4 周的造血干细胞缺乏期，患者全血细胞数降至很低，白细胞数可降至"零"，极易发生感染及脏器、皮肤黏膜出血等，甚至危及生命。因此是控制感染、度过极期、维持生命的关键措施。

(2) 适应证：凡需要移植的患者，均需住层流病房，进行全环境保护。

(3) 护理措施：①口服肠道不吸收的抗生素；②皮肤清洁消毒和眼、鼻、耳、口、脐、肛周、阴道等部位的消毒；③入住空气层流无菌病房（laminar air flow bioclean room，LAFR）等。

2. 空气层流无菌病房　一般空气层流无菌病房分为五区四室。

一区：为半清洁区，包括厕所。

二区（一室）：为清洁区，包括大厅、医护人员更衣室、医护值班室、血细胞分离室、骨髓处理室、贵重仪器室、外走廊探视区等。

三区（二室）：为初步洁净区（万级层流洁净区），包括医师办公室、浴室、护士站、普通敷料室等。

四区（三室）：为准无菌区（千级层流洁净区），包括治疗室、内走廊、患者药浴室、无菌敷料间等。

五区（四室）：为无菌区（百级层流洁净区），患者进行移植时居住的病室。该病室应在 $7\sim20\ m^2$，一般 $10\ m^2$ 左右，其房架和门窗为铝合金或彩钢板材质，墙壁及门为透明玻璃；室内放置病床、床头柜、活动饭桌、椅子、血压计、监护仪、体重秤、石英钟、电视等医疗生活必备品。

3. 物品表面清洁　病室内的一切物品均应不易产尘、脱屑，便于消毒。各室的墙壁、屋顶、门窗、地面和物品、器具表面以去污剂加清水清洁后用含氯消毒液擦拭。再用 2% 过氧乙酸喷雾消毒（$30\ ml/m^2$），密闭 12 h 后开机通风。将柜门、抽屉打开，门窗密闭，床垫、被褥等悬挂，开风机 24 h 以上，并做空气培养达到合格标准方可启用。每天对各室地面、门窗、器具等进行清洁擦拭 2 次。

4. 空气洁净度　患者在行造血干细胞移植时居住的空气层流洁净病室为 100 级，空气层流洁净设施一般每年检测 1 次，每 2 年更换 1 次高效过滤器，每 1 年更换 1 次中效过滤器，每半年更换 1 次粗效过滤网，这些都是根据具体空气层流设施和环境而定。每月做造血干细胞移植病房空气细菌检测，空气中菌落数 $\leq 10\ CFU/m^3$。

5. 气流的速度　气流速度要求 $0.12\sim0.15\ m/s$，当只有患者时，不宜超过 $0.15\sim0.3\ m/s$。

6. 压力　造血干细胞移植病房，为了防止外界污染侵入，需要保持内部的压力（静压）高于外部的压力（静压）。

7. 温度、湿度、照明度和噪声　空气层流洁净病室的温度宜 $22\sim26\ ℃$，相对湿度宜 $40\%\sim60\%$，一般情况下，洁净室内的噪声 $<55\ dB$；一般照明和局部照明要适度。

(二) 工作人员管理

1. 工作人员必须自觉地维护无菌环境,本着对患者健康负责的精神谢绝一切非工作性的参观。

2. 自觉保持个人卫生,禁止戴手表、耳环、项链等物品,勤剪指(趾)甲,工作人员有细菌及病毒感染者,不准进入病室。私人物品如手机、钥匙等,一律不准带入空气层流病房。

3. 工作人员由专用入口进入更衣室后换拖鞋,并将换下的鞋放在相应的鞋柜内,将外衣及用品(手包、饰物等)锁入衣柜内,在其他病房用过的工作服不可带入浴室。

4. 清洁洗澡后(男性刮净胡须,女性洗净化妆品),穿无菌内衣(经高压消毒灭菌)、戴无菌帽。

5. 进入层流病区二次更换拖鞋,用"消毒凝胶"按"六步洗手法"消毒双手,戴口罩。

6. 进入患者病室前,再次使用"消毒凝胶"按"六步洗手法"消毒双手,穿隔离衣、袜子,戴手套,换专用拖鞋。

(三) 物品管理

1. **带入空气层流无菌病房的物品处理** 进入空气层流无菌病房的所有物品,一律应严格消毒或灭菌处理。凡耐高压的物品一律高压灭菌,其他物品可以用含有效氯 500~1000 mg/L 消毒液浸泡 30 min 或臭氧消毒机消毒 40 min。

(1) 药品:①用于口服的整瓶(袋)药,瓶(袋)外应用 75% 乙醇或复合双链季铵盐湿巾消毒;②液体和散装安瓿用 75% 乙醇或复合双链季铵盐湿巾擦拭后备用;③双层包装的一次性物品,去除外包装后进入空气层流无菌病房。

(2) 诊疗器具:①严格进行无菌物品及一次性无菌物品的存放、有效期及使用管理;②凡进入层流病房的仪器,如 B 超机、X 射线机等,均需用 500~1000 mg/L 有效氯消毒液或 75% 乙醇擦拭表面,然后移入空气层流无菌病房。

(3) 生活用品:①患者的被服、衣物、餐具和便器一律用双层包布包好,经高压灭菌后,传入空气层流无菌病房;②拖鞋等塑料或橡胶制品,用有效氯 500~1000 mg/L 消毒液浸泡 30 min,晾干备用;③导联电线、手机、电脑和电池等,用 75% 乙醇擦拭干净后,置于消毒袋内用臭氧消毒机消毒 40 min,密闭 1 h,无菌法传入空气层流无菌病房。

2. **空气层流无菌病房内污染物品的处理** 为防止患者之间交叉感染和环境污染,患者使用的物品和已污染的器械等不能随意拿出病室。

(1) 非传染病患者的用物:①布类,如使用过的棉被、大单和病员服等,从污物口传出,待清洗、消毒处理;②金属类,如便器、脸盆、水杯等,从污物口传出,经初步清洁后,消毒处理;③患者的呕吐物及排泄物,在留取标本后,倒入坐便器中处理,并及时清洗坐便器,保持清洁;④其他,如用毕的物品从污物口及时传出室外。

(2) 传染病患者的污物:传染病患者的用物,按传染病的隔离种类进行相应终末消毒处理。

(3) 医疗废物:使用过的医疗废物,如注射器、换药器械等,按要求放入医疗废物袋(盒)中封闭,注明标识,传出后放入感染垃圾桶内。

(四) 患者的护理

1. 患者入科时的护理

(1) 护理人员严格执行消毒隔离制度,掌握无菌技术,自觉维护无菌环境。

(2) 根据患者移植类型,遵医嘱提前为患者准备好层流床单位及住院所需物品。

(3) 热情接待患者及其家属,完善健康教育内容。

(4) 按照药浴流程给予患者药浴,对患者进行入隔离室评估和危险因素评估。

(5) 完善相关检验检查。

(6) 建立健全危重患者护理记录及相关护理文件的书写。

2. 预处理期间的护理

(1) 护理人员严格执行消毒隔离制度,掌握无菌技术,自觉维护无菌环境。

(2) 向患者讲解预处理的过程及可能出现的反应及应对措施。

(3) 遵医嘱给予心电监护,及时记录生命体征的变化。

(4) 输注化疗药物期间,给予口腔低温治疗,并遵医嘱在输注前后给予冰盐水含服。

(5) 准确记录出入量,并记录尿 pH,测量体重。

(6) 了解化疗药物的作用、不良反应和输注要求,并严格执行,保留 2 组及以上静脉通路,遵医嘱持续、匀速输注碱化、利尿液体。

(7) 严格观察病情变化,注意药物不良反应,并及时、准确记录。

(8) 向患者及其家属交代预处理期间的饮食、饮水要求,并监督执行。

(9) 做好基础护理。

(10) 心理护理:主动询问,有效沟通,及时发现,及时处理。

3. 移植术中的护理

(1) 护理人员严格执行消毒隔离制度,掌握无菌技术,自觉维护无菌环境。

(2) 向患者讲解干细胞(或骨髓)输注的全过程和可能出现的反应及应对措施。

(3) 严格执行无菌操作,熟练掌握干细胞(或骨髓)的输注方法。

(4) 评估患者静脉通路情况,做好干细胞(或骨髓)输注的准备。

(5) 遵医嘱给予心电监护,及时准确记录患者输注过程中的病情变化。

(6) 输注前遵医嘱给予抗过敏药物治疗,并在床前备齐抢救药物。

(7) 密切观察患者术中和术后的不良反应,及时准确记录。

(8) 做好基础护理。

(9) 心理护理:主动询问,有效沟通,及时发现,及时处理。

4. 骨髓抑制期的护理

(1) 护理人员严格执行消毒隔离制度,掌握无菌技术,自觉维护无菌环境。

(2) 患者血象低下,做好保护性隔离,加强基础护理。

(3) 仔细全面观察患者的皮肤、口腔和输液管道等情况,若有异常,及时记录、上报。

(4) 掌握患者液体输注情况,如全胃肠营养(total parenteral nutrition,TPN)液、抗生素和抗排斥药物等,准确输注,并了解用药后反应。

(5) 做好成分输血的护理。
(6) 密切观察患者的病情变化，及时、准确记录出入量及各种护理记录。
(7) 帮助患者与其家属之间的沟通交流，使患者得到关爱，消除孤独感，增强信心。
(8) 心理护理：主动询问，有效沟通，及时发现，及时处理。

九、全身放射治疗的护理

(一) 目的

1. 消灭体内残存的恶性肿瘤干细胞，防止肿瘤复发。
2. 杀灭淋巴细胞，抑制体内免疫反应，防止非自体移植的免疫排斥。
3. 杀灭骨髓干细胞使骨髓腔空虚，以利于移植造血干细胞的存活。

(二) 适应证

全身照射（TBI）技术主要用于治疗某些白血病和已广泛转移并对射线敏感的恶性肿瘤。

(三) 术前准备

1. 治疗前，进行充分的体格检查和全身主要脏器功能的实验室检查及物理检查。
2. 向患者解释放射治疗的过程，嘱其照射当日勿进食产气的食物，且不宜过饱。
3. 放射治疗前，排空大、小便，穿无菌病服，戴帽子、口罩。
4. 物品准备：包括治疗盘、消毒剂（安尔碘或碘伏）、砂轮、胶布、注射器、输液器、输血器、止血带、止血钳、剪刀、血压计、体温表、听诊器、医嘱本、放疗记录本、pH试纸、乙醇、纱布罐；患者的大、小便器，卫生纸，塑料袋，水杯，开水和拖鞋。
5. 药品准备：包括地塞米松、雷莫司琼、肝素、地西泮、阿尼利定、对乙醇氨基酚、呋塞米、50%葡萄糖、20%甘露醇、生理盐水、5%葡萄糖液、5%碳酸氢钠、10%氯化钾和别嘌醇。

(四) 操作方法

1. 检查放疗室的监视器和通话设备，检测机器，将室温调节在 24～28 ℃。
2. 给予患者心理安慰，消除其紧张情绪，向患者介绍照射经过、不良反应和注意事项等。
3. 测量生命体征，给予静脉注射地塞米松 5 mg 和雷莫司琼 0.3 mg。
4. 用乙醇纱布擦拭照射床，铺上无菌单，让患者按所需体位躺在放疗床上，调整姿势，用沙袋固定身体。
5. 照射时，患者身体不能活动，尤其是加肺档阶段。如有不适或其他情况，可大声说话或打手势。放疗时，播放轻音乐，以稳定患者情绪。
6. 放疗间隙，给患者测体温、脉搏、呼吸和血压，询问其有无不适症状，协助患者活动肢体，排除大、小便，给予适量饮水。
7. 详细记录照射时间、不良反应、出入量和治疗。
8. 放疗完毕，将患者护送回病房；根据患者情况，药浴后送至病室。

(五)注意事项

1. 患者所用的一切物品均需消毒,凡与患者身体接触的物品,如照射剂量检测探头和工作人员的手,均用乙醇纱布擦拭。患者喝自备的开水。

2. 每次照射前,协助患者排空膀胱,根据尿 pH,了解碱化液浓度和速度,使尿 pH 维持在 6.8～7.5。

3. 观察照射时的不良反应,常见的不良反应有恶心、呕吐、口干、乏力、头痛、腮腺肿大和体温升高等,严重时出现脑水肿。

4. 给予患者心理指导,消除其焦虑情绪。

十、干细胞采集技术与护理

骨髓多能造血干细胞是血细胞的始祖细胞,具有自身复制和分化(向各种髓细胞和淋巴细胞发育)两个基本功能。通过造血干细胞移植可重建受损的造血系统和免疫系统。按照来源,造血干细胞可分为外周血造血干细胞、骨髓造血干细胞、脐带血造血干细胞及其他造血干细胞。

(一)骨髓采集技术与护理

1. 目的 造血干细胞是血细胞的始祖细胞,具有自身复制和分化两个基本功能。抽取供者骨髓液供给骨髓造血功能"衰竭者",即骨髓移植治疗,使之增殖、分化,重建造血功能。

2. 术前准备

(1)采集骨髓前,必须进行充分的体格检查及全身主要脏器功能的实验室检查及物理检查,还要进行全身麻醉危险相关的检查(包括血液方面及生化、心电图、胸部 X 射线等基本检查)。

(2)备自身血或库血 800～1200 ml。

(3)采集骨髓前 1 d,在采集骨髓部位备皮,范围为大腿上 1/3 以上,脐部以下,前后和侧面,包括会阴部分,全身清洁洗澡。

(4)向患者(或健康供者)做必要的解释,注意营养摄入,采髓前晚进低脂饮食,晚 8 时起禁食、禁水。

(5)术前查全项血常规。

(6)晨起空腹排大、小便,更换消毒衣裤。术前 30 min 肌内注射派替啶 50 mg 及阿托品 0.5 mg。

(7)手术间进行常规清洁及消毒。

(8)物品准备:包括敷料包、采髓包、注射器、输液器、输血器、无菌瓶装保养液、无菌骨髓存放袋、玻璃涂片和试管等。

3. 操作方法

(1)根据麻醉方式摆好体位,协助实施麻醉术。建立 2 条大静脉通道。

(2)根据采髓部位摆好体位,首选两侧髂后,取俯卧位;如果选髂前或胸骨,取平卧位。

注意体位舒适，以软垫支撑肢体。

（3）暴露采髓手术区域，常规皮肤消毒，铺无菌手术单。

（4）备好骨髓过滤器。

（5）以注射器吸取保养液（保养液：骨髓液＝1：3），待术者行骨髓穿刺成功，即将注射器传递给术者，连接骨髓穿刺针抽取骨髓，采用多点、多部位穿刺，每次抽取骨髓 5～10 ml。

（6）将第一管骨髓液 10 ml 用于细胞计数检测及培养，然后依次将采出的骨髓液放入骨髓过滤器中，经不锈钢网过滤除去凝块和碎片，当总量达到 250～300 ml 时便灌入无菌骨髓存放袋中，充分摇匀，封口前取 0.5 ml 于试管内，用于细胞计数检测，将每袋装骨髓和试管按顺序编号标记。

（7）采髓过程中注意观察患者的面色、血压、呼吸、心率及肢体活动情况。

（8）尽量缩短骨髓在外部环境中暴露的时间，采髓速度不宜过快，采集骨髓 500 ml 不少于 30 min。

（9）更换部位继续采髓时，需重新进行局部皮肤消毒，并更换无菌大单，必要时给予留置尿管。

4．术后护理

（1）患者回病房后去枕平卧 6 h，此期间禁食、禁水，如口干可在清醒时漱口以湿润口腔。

（2）给予心电监护、氧气吸入，密切观察体温、脉搏和血压的变化。

（3）注意观察尿色、尿量，做好留置导尿管的护理。

（4）观察伤口出血、疼痛情况，术后第 2 天采集骨髓针眼用碘伏消毒，更换敷料。

（5）遵医嘱给予抗生素输入，预防感染。

（6）给予高营养饮食，补充维生素、铁剂等药物，促成造血功能恢复。

（7）患者绝对卧床休息 1～2 d，不可下床或在床上突然坐起，以免发生晕厥等意外。

（8）注意休养，避免劳累，1 周内暂勿淋浴。

5．注意事项

（1）手术需在百级空气无菌层流手术室内进行。

（2）做好心理指导，消除患者的思想负担，安心地配合手术。

（3）保持静脉输液通畅，必要时要加压输血，密切观察患者的生命体征，及时对症处理，以确保患者的安全。

（4）骨髓采集时，必须严格执行无菌技术操作，消毒必须彻底，严格控制各个环节，以避免医源性感染发生。

（5）严格配制骨髓保养液浓度，精确抽取保养液量。

（6）当骨髓液收集到骨髓存放袋时，轻轻且充分摇匀，避免血细胞沉积在袋底而影响计数检测的准确性。

（二）外周血造血干细胞采集技术与护理

1．目的　外周血中同样具有可重建造血和免疫系统，即向各种骨髓细胞和淋巴细胞发育、分化的造血干细胞。因外周血造血干细胞只占骨髓的 1%～10%，为了保证移植的需要，必须在采集前用动员剂将造血干细胞从骨髓动员到外周血,然后进行采集。

2. 操作方法　目前通常使用的是 CS3000Plus 或 COBE Spectra,血细胞分离机通过离心作用使细胞分层,并分别放置于旋转的容器内进行收集。无论采用何种机器,所分选的移植细胞数是相似的。临床经验表明,以受者的体重为准,移植物中的有核细胞要达到 $(1 \sim 2) \times 10^8$/kg 以上。如果需要在体外进行加工和处理,采集的细胞应为移植量的 2～3 倍,来补偿在处理过程中细胞的丢失量。另外,确定采集细胞的特性和细胞数量对移植成功与否有决定性意义。目前,较为通用的标准是有核细胞达到 $(2 \sim 6) \times 10^8$/kg 和 $CD34^+$ 细胞达到 $(1 \sim 3) \times 10^6$/kg;当这两项标准都达到后,才停止采集;如果 $CD34^+$ 细胞的量没有达到,将决定是否进行移植,重新动员或采集骨髓。自体外周血干细胞采集后,需加入冷冻保护剂(10% 二甲基亚砜)处理后,置入 -196℃ 液氮罐中保存,待患者预处理结束后回输。

3. 注意事项

(1) 采集骨髓前,需向供者介绍外周血造血干细胞采集过程中可能出现的不良反应,使其有心理准备。

(2) 保证采血与返血管道通畅,如静脉穿刺部位发生血肿或管道堵塞,应立即重新穿刺;如采集血容量不足,可选择颈静脉插管或股静脉插管,或不断减少循环流速来完成采集。

(3) 密切观察供者反应,采集中可能出现的不良反应有低钙血症,表现为牙周、牙龈的刺痛,甚至手足抽搐,注意观察供者有无口唇发麻、四肢麻木的表现,采集前口服或静脉给予葡萄糖酸钙可以预防低钙血症的发生,如果在采集过程中出现低钙血症,可以缓慢静脉注射 10% 葡萄糖酸钙。

(4) 异体外周血造血干细胞经分选采集后,应立即输注给受者,以减少造血干细胞损耗;自体外周血造血干细胞移植时,每次经分选采集出的造血干细胞均需进行冷冻保存。

十一、造血干细胞输注技术与护理

造血干细胞移植是目前治疗恶性血液病最有效的方法之一。在移植过程中,造血干细胞输注是移植中极其重要的一个环节。用于移植的造血干细胞有两种保存方法,即冷冻保存(用于骨髓造血干细胞、外周血造血干细胞、脐血造血干细胞)和冷藏保存(用于骨髓造血干细胞、外周血造血干细胞及间充质造血干细胞)。

(一) 目的

为保证准确无误、安全地将健康的造血干细胞输注到患者体内,以达到造血恢复、免疫重建的目的。

(二) 术前准备

1. 患者准备

(1) 向患者解释进行造血干细胞输注的目的、方法及不良反应,解除患者的思想顾虑,使之配合。

(2) 患者提前排空大、小便,取舒适卧位平卧于床上。

2. 物品准备 包括心电监护、抢救仪器设备、急救物品及药品、氧气备用装置、已去除滤网的双头输液器、治疗盘和输液用物等。

(三) 输注方法

1. 冷藏干细胞输注法

(1) 备齐用物，携至患者床旁，核对床号、姓名无误。

(2) 给予患者心电监护，备齐抢救仪器设备、急救药品及物品，床旁备氧气。

(3) 开放有效的静脉通路，测量患者生命体征。

(4) 输注前 15～30 min，遵医嘱应用抗过敏药物，如地塞米松、甲泼尼龙、氯苯那敏和异丙嗪等。

(5) 连接无滤网输液器，在输注前应确保静脉管路通畅、无渗漏，检查输液器连接是否紧密。

(6) 核对造血干细胞血袋上的相关信息，如姓名和输入的造血干细胞类型等是否相符，查看血袋外观及有无渗漏、破损。

(7) 开始输注 10 min 内，速度不宜太快，观察有无不良反应，若无不良反应则可将滴速加至 70～80 滴/分。输注过程全程监护，若出现输入不畅应及时查找原因，采取适当加压、变换体位等方式，保证造血干细胞的顺利输入。

(8) 严密监测患者生命体征变化，出现异常应及时通知医师并对症处理，必要时遵医嘱暂停造血干细胞的输入。

(9) 输注完毕后，反复冲洗血袋 2 次，避免造血干细胞浪费。造血干细胞输注完毕后，遵医嘱继续监测患者生命体征，并适当给予碱化液输入。

2. 冻存干细胞输注法

(1) 备齐用物，携至患者床旁，核对床号、姓名无误。

(2) 给予患者心电监护，备齐抢救仪器设备、急救药品及物品，床旁备氧气。

(3) 开放有效的静脉通路，测量患者生命体征。

(4) 输注造血干细胞前 15～30 min，遵医嘱应用抗过敏药物，如地塞米松、甲泼尼龙、氯苯那敏和异丙嗪等。

(5) 连接无滤网输液器，在输注前应确保静脉管路通畅、无渗漏，检查输液器连接是否紧密。

(6) 核对造血干细胞血袋上的相关信息，如姓名、输入的造血干细胞类型，采集日期等是否相符，查看血袋外观及有无渗漏、破损。

(7) 每袋冻存的造血干细胞需在 15 min 内输毕，输注的前 2 min 以一般速度输入，观察患者有无不良反应；如无不良反应则将水止完全打开，保证造血干细胞尽快输入。输注过程全程必须专人监护，若出现输入不畅，应及时查找原因，采取适当加压、变换体位等方式，保证造血干细胞的顺利输入；若出现絮状物，要避免将絮状物输入患者体内；如果絮状物较多，可采用输血器输入造血干细胞。

（8）严密监测患者生命体征变化，出现血压升高、心率增快和腹痛，腹泻等症状时，通知医师，并对症处理，必要时遵医嘱暂停造血干细胞的输入。

（9）输注造血干细胞完毕后，反复冲洗血袋 2 次，避免造血干细胞浪费。造血干细胞输注完毕后，遵医嘱继续监测患者生命体征，并适当给予碱化液输入。

（10）患者输注造血干细胞后尿液可能出现粉红色，为正常现象，应做好患者的解释工作，嘱患者不要紧张。

（四）注意事项

1. 输注冷藏造血干细胞应注意的问题

（1）输注造血干细胞前，建立有效的静脉通路。测量患者生命体征，备齐抢救药品、物品。

（2）给予患者心理指导及相关健康教育，减少患者紧张情绪。

（3）严格查对制度，认真核对患者及供者姓名，保证输入准确无误。

（4）输注造血干细胞过程中专人看护，密切观察患者有无不良反应，如出现过敏反应，遵医嘱采取对症处理措施。

2. 输注冻存造血干细胞应注意的问题

（1）先准备好水浴箱，以乙醇纱布擦拭，水浴箱内水温调至 40～42 ℃。

（2）输注造血干细胞前，检查急救药物及急救器械是否齐全、完好，检查输液系统是否通畅，管道连接要牢固，严防渗漏，使用去滤网的输液器，以防止造血干细胞吸附。

（3）输注造血干细胞前，给患者介绍输注过程及注意事项，如在输注过程中张口呼吸，以便尽快排出造血干细胞冷冻液中的二甲基亚砜（DMSO），可能会闻到一种大蒜样的气味。输注后，第一次尿呈粉红色，此为造血干细胞保养液中的酚红从肾排出之故，可自行消失等。这样，可消除患者紧张情绪，取得合作，使造血干细胞顺利输入。

（4）提前 30 min 给予抗过敏药物，连接心电监护仪，并进行血氧饱和度及无创血压监测，测量患者的生命体征并记录，备好氧气。

（5）要求护士掌握输注冻存造血干细胞的不良反应，如皮疹、发热、寒战、呼吸困难、支气管痉挛、发热和胸背痛等，能够遵医嘱采取有效的抢救措施。

（6）深低温保存的造血干细胞从液氮取出后，立即置于 40～42 ℃ 水浴箱中迅速解冻，1 min 内融化，以免常温下冷冻液中的 DMSO 损伤造血干细胞，将融化的造血干细胞迅速传递到患者居住的病室，严格消毒后输注，一般选用锁骨下静脉插管的途径输注，输注前需与医师共同核对造血干细胞采集日期、量及被采集人姓名，每袋输注完毕均用生理盐水冲洗空袋 2 次，将残留在袋内的造血干细胞全部输入患者体内。

（7）输注过程中，应注意观察患者的生命体征，尤其是血压及心率的变化；有些患者可能会出现胸闷、憋气、头痛、血压偏高和心率减慢，应遵医嘱对症治疗。

（8）输注造血干细胞时，采用单独的输液系统，不能与其他液体同时输入。

十二、锁骨下静脉置管术与护理

(一) 目的

适用于输注大剂量刺激性较强的抗癌药物及高渗静脉营养液,这是重症抢救患者理想的静脉途径,如大量输血、输液、药疗及采集血标本等;测量中心静脉压,进行造血干细胞回输和外周血造血干细胞采集。

(二) 术前准备

1. 患者准备

(1) 向患者解释锁骨下静脉插管的目的、方法、注意事项及导管的维护,解除患者的思想顾虑,使之配合。了解患者有无麻醉药过敏史。

(2) 患者穿刺局部保持皮肤清洁。

2. 物品准备 包括锁骨穿刺导管1套(内置穿刺注射器及针头、皮肤扩张器、导管钢丝、体内留置管、导管固定器)、无菌穿刺包、皮肤消毒剂(75% 乙醇、有效碘浓度不低于0.5%的碘伏制剂,有条件者宜选用2% 葡萄糖酸氯己定乙醇溶液)、生理盐水、20 ml 注射器、2%利多卡因、无菌手套、无针接头、导管固定器、无菌贴膜和输液用物等。

(三) 操作方法

1. 备齐用物,携至患者床旁,核对床号、姓名无误。
2. 患者去枕平卧并头转向对侧,肩下垫枕,显露胸锁乳突肌,上肢自然贴近身体的两侧。
3. 常规皮肤消毒,以进针点为中心,消毒范围直径不少于20 cm。
4. 打开导管及无菌穿刺包,戴手套,铺孔巾。
5. 从穿刺点进针行2% 利多卡因局部麻醉。
6. 自穿刺点进针,使针尖指向头部并与胸骨纵轴约成45°,与胸壁平面约成15°,以恰好能穿过锁骨与第一肋骨之间的间隙为准。紧贴锁骨下缓缓刺入(取锁骨下内1/3界点穿刺时,穿刺针应斜向同侧胸锁关节上缘;取锁骨下中点为穿刺点时,穿刺针应斜向胸锁关节与甲状软骨下缘连线中点;取锁骨下外1/3界点穿刺时,穿刺针应斜向甲状软骨下缘),边穿刺边抽回血,见到如涌泉样回血即证实刺入锁骨下静脉,立即放入不锈钢导丝约20 cm,取下中心静脉穿刺针,以扩充器扩张皮下组织后,再沿不锈钢导丝置入静脉留置导管12~14 cm,用其末端事先连接注射器轻轻抽吸,见回血确定导管在静脉内无误。
7. 将生理盐水缓慢推注6~8 ml 后,换无针接头,取下孔巾。
8. 在距穿刺点1 cm 的静脉留置导管上,安装导管固定器于皮肤上;进针点以无菌纱布覆盖,外再以无菌贴膜固定。

(四) 注意事项

1. 术中注意患者情况,如有咳嗽、气促,要注意防止气胸发生。
2. 防止空气进入发生气栓。

3. 输液瓶内的溶液不应完全排空,以防进入气体。
4. 更换输液接头时,导管应先关闭,操作迅速完成,以防空气吸入,发生气栓。
5. 输注高渗溶液或静脉高营养者,应用生理盐水冲洗留置导管,防止导管内血液凝固。
6. 躁动不安、不合作者,呼吸气促而不能取肩高头低位的患者及脑外伤颅内压增高者,不宜做此术。

(五) 维护方法

1. **物品准备** 中心静脉专用换药包(治疗巾、手套、乙醇棉签或有效碘浓度不低于0.5%的碘伏棉签、无菌透明贴膜、护指型消毒棉片)、导管固定装置、一次性专用冲洗装置(或抽吸生理盐水的10ml及以上注射器)、无针接头或肝素帽。

2. **操作方法**

(1) 操作者查看《PICC/CVC 监测记录表》,协助患者摆放舒适体位,做好解释。

(2) 更换无针接头:①按照无菌原则打开无菌换药包,铺治疗巾。②打开新的无针接头,预冲、排气备用,打开护指型消毒棉片备用。③去除旧有的无针接头,使用消毒棉片多方位用力擦拭导管末端横切面及外围(至少15 s)。④更换无针接头(必要时抽回血,确定导管在静脉内,注意不要将回血抽到接头处),以脉冲方式冲入生理盐水并正压封管。

(3) 去除原有敷料:妥善固定导管,自导管连接处向穿刺点方向180°反折,去除原有敷料。评估穿刺部位有无红肿、渗出,导管有无移位或打折。

(4) 去除导管固定装置。

(5) 皮肤清洁:应用75%乙醇棉签,以穿刺点为中心,避开穿刺点周围1 cm处,顺时针、逆时针交替进行擦拭3次,清洁范围大于贴膜。注意固定的导管并彻底清洁穿刺点周围皮肤,去除皮脂、皮屑及胶痕,充分清洁毛囊底部。

(6) 皮肤消毒:宜用2%葡萄糖酸氯己定乙醇溶液棉签,以穿刺点为中心"回"字形用力擦拭消毒至少2次,消毒范围大于贴膜。消毒时注意固定导管并加强固定翼及延长管消毒,消毒剂应自然待干(碘伏消毒同前)。

(7) 导管固定:①将导管固定装置投放于无菌区内,戴无菌手套。安装导管固定装置。②以穿刺点为中心、无张力放置透明贴膜,注意覆盖导管固定装置。③将导管塑形,用双手掌按压敷料。④用胶带固定透明贴膜边缘,高举平台法固定延长管。⑤脱去手套。在胶带上记录换药日期、操作者姓名,并粘贴在贴膜边缘处。⑥整理用物,协助患者取舒适卧位。

(8) 填写《PICC/CVC 监测记录表》,包括维护日期、双侧臂围、体外导管长度、并发症处理等。出院患者导管维护后应有操作者在《PICC/CVC 维护手册》上记录。

十三、PICC 置管技术与护理

经外周静脉置入中心静脉导管(PICC)是指经上肢贵要静脉、肘正中静脉、头静脉、肱静脉和颈外静脉(新生儿还可以通过下肢大隐静脉、头部颞静脉、耳后静脉等)穿刺置管,尖端位于上腔静脉或下腔静脉的导管。

(一) 目的

保护患者外周血管,减少局部的刺激,提高患者的生活质量。

(二) 适应证

1. 供 5 d 以上的静脉治疗使用。
2. 需输注刺激性药物,如化疗药。
3. 需输注高渗性或黏稠性液体,如全胃肠营养(TPN)液。
4. 需反复输血或血制品,以及反复采血。
5. 使用输液泵或压力输液。
6. 同样适用于儿童。

(三) 基本要求

1. PICC 属于有创操作技术,其置管应由经过 PICC 专业知识与技能培训及考核合格且工作 5 年以上的临床护士进行操作。
2. PICC 宜用于中、长期静脉治疗,也可用于任何性质药物的输注,但不应用于高压注射泵注射造影剂和血流动力学监测(耐高压导管除外)。
3. 所有操作应执行查对制度,并对患者进行 2 种以上的身份识别,询问过敏史。
4. PICC 置管、维护以及静脉药物的配制均应在洁净的环境中完成。
5. PICC 置管及维护时,应严格遵守手卫生原则。
6. 应对 PICC 置管患者和其家属进行导管使用和维护等相关知识的教育。

(四) 术前准备

1. 评估

(1) 医护人员了解患者的年龄、病情、过敏史、凝血功能、血常规、感染标志物、意识状态、心理反应和合作程度。

(2) 评估患者静脉治疗方案、药物性质和穿刺部位的皮肤等,了解患者既往静脉穿刺史及有无相应静脉损伤。

(3) 评估患者有无 PICC 置管禁忌证:有血栓史和血管手术史的静脉不应置管,患有上腔静脉压迫综合征者不宜置管,放疗部位不宜置管。

(4) 医护人员向患者充分解释应用 PICC 的目的、方法、置管过程和置管后注意事项等,征得患者同意并签署《PICC 置管知情同意书》。

2. 患者准备　做好清洁卫生,清洗双臂。
3. 术者准备　洗手,戴一次性口罩、帽子。
4. 环境准备　置管室应洁净、宽敞、安静和光线充足。
5. 物品准备　PICC 专用无菌穿刺包(弯盘 2 个、大棉球 6 个、镊子 2 把、小药杯 2 个、隔离衣 1 件、大单 1 条、治疗巾 1 条、孔巾 1 条、无菌手套 2 副、直剪 1 把、纱布数块、无菌胶布、10 cm×12 cm 透明敷料)、导管及导管套件、20 ml 注射器 2～3 支、生理盐水和皮肤消毒剂（75%乙醇、有效碘浓度不低于0.5%的碘伏制剂，有条件者宜选用2%葡萄糖酸氯己定乙醇溶液），如果应用塞丁格技术，需准备2%利多卡因、1ml注射器及塞丁格穿刺套件、超声机及相关附件。

（五）操作方法

1. **核对医嘱** 操作者持执行单与医嘱进行核对，并确认无误。
2. **核对患者信息** 术前操作者宜确认患者已签署知情同意书。
3. **取舒适体位** 协助患者平卧（特殊情况可取半坐卧位），术侧手臂外展，与躯干成45°～90°，充分暴露穿刺区域，患者戴口罩、帽子。
4. **选择穿刺血管**

（1）选择血管：在穿刺点上方扎止血带选择最佳血管，确定穿刺点。首选贵要静脉，其次肘正中静脉和头静脉。接受乳房根治术或腋下淋巴结清扫的术侧肢体，锁骨下淋巴结增大或有肿块侧，安装心脏起搏器侧不宜选择同侧置管。

（2）测量预置管长度：术侧手臂外展与躯干成90°，自预穿刺点至右胸锁关节向下至第3肋间；测双侧臂围；肘窝上10 cm处，并记录。

5. **置管**

（1）消毒：以穿刺点为中心直径≥20 cm，左、右达臂缘（助手抬起手臂）；消毒方法以穿刺点为中心环形消毒，先用75%乙醇棉球清洁3次，待干后再用有效碘浓度不低于0.5%的碘伏棉球消毒3次。有条件者，可选用2%葡萄糖酸氯己定乙醇溶液（年龄＜2个月的婴儿慎用）。

（2）建立最大化无菌屏障：操作者穿无菌隔离衣，戴无菌手套，患者手臂下铺无菌治疗巾，无菌大单覆盖患者全身，穿刺点局部铺孔巾。

（3）预冲：预冲PICC导管及相关配件，检查导管完整性及通畅性，并将导管完全浸泡在生理盐水中（可根据患者病情使用0～10 U/ml肝素生理盐水预冲浸泡导管）。如为前剪裁导管，应修剪导管至适宜长度。

（4）穿刺

1）非超声引导技术穿刺：①扎止血带，按需要进行穿刺点局部浸润麻醉，以15°～30°进行穿刺，见回血后降低角度将穿刺针与静脉平行再推进2～3 mm，固定针芯，向前推进插管鞘至完全送入血管，松开止血带，撤出针芯。②固定好管鞘，将导管自插管鞘缓慢、匀速推进，当导管置入15～20 cm时，将导管置入预测长度。

2）超声引导+塞丁格技术穿刺：①助手协助将超声探头涂抹无菌耦合剂连同导线套上无菌罩。②将适宜型号的导针架安装到探头上，将穿刺针放入导针架，针尖斜面朝向探头，注意针尖不要超过导针架（徒手穿刺则不需要）。③操作者在穿刺点上方结扎止血带，嘱患者握拳。④将探头垂直放在手臂预穿刺部位，贴紧皮肤，锁定预穿刺血管，使其显像于超声仪屏幕上，将血管移至屏幕中心的圆点标记上。必要时进行局部麻醉。⑤边看超声仪屏幕，边用钢针缓慢进行穿刺，当确认穿刺针进入血管后，观察针鞘中的回血，回血顺畅后，将导丝通过针鞘送入血管5～10 cm。手持钢针，缓慢与导针架分离，移开探头（若没有导针架可直接移开探头)。松开止血带。⑥回撤钢针,体外导丝保留10～15 cm,如在送入导丝过程中遇到阻力需要回撤导丝时,切记要将钢针和导丝一起回撤,以避免锐利针尖损伤导丝,甚至割断导丝。

(5) 固定导管:①撤出插管鞘,缓慢、匀速撤出支撑导丝。如为三向瓣膜导管长度,保留体外导管5 cm,连接安装器及延长管;抽回血确定导管位于静脉内,安装无针接头。使用10 ml及以上注射器或一次性专用冲洗装置,脉冲式冲洗导管并正压封管。②以穿刺点为中心,无张力放置透明敷料固定导管,敷料外注明日期、操作者姓名。

(6) 导管定位:通过X射线摄片以确定导管尖端位置。

6. 记录　填写《PICC置管记录单》,记录穿刺静脉、穿刺日期、导管刻度、导管尖端位置、导管型号和双侧臂围。

(六) 注意事项

1. 当导管推进困难时,可以冲入适量生理盐水使导管末端漂浮起来,再行送管。
2. 送管速度不宜过快,避免暴力送管,损伤血管内壁。
3. 操作中保持患者穿刺臂与身体成90°,全过程中严格无菌操作。
4. 冲管时,必须用脉冲式方式注射生理盐水,使之产生湍流,冲净导管;在注射最后0.5 ml时,边推活塞边撤注射器,以达到正压封管。
5. 根据导管类型,选用适合的注射器冲管。
6. 接受乳房根治术或腋下淋巴结清扫的术侧肢体、锁骨下淋巴结增大或有肿块侧、安装心脏起搏器侧不宜进行同侧置管,患有上腔静脉压迫综合征的患者不宜进行置管。
7. 有条件者,宜使用超声引导+塞丁格技术进行穿刺,并选择上臂静脉作为穿刺部位,避开肘窝、感染及有损伤的部位。
8. 有血栓史、血管手术史的静脉不应进行置管;放疗部位不宜进行置管。

(七) 操作后护理

1. 观察穿刺部位有无渗血,敷料浸血时应立即更换并加压包扎。
2. 置管静脉出现局部红肿时,应嘱患者抬高肢体、制动,给予硫酸镁湿敷或水胶体敷料外敷、如意金黄散湿敷、紫外线照射等措施。
3. 保持局部清洁干燥,嘱患者不要擅自撕下贴膜。如贴膜卷曲、松动,贴膜下有汗液,及时更换。
4. 术后24 h常规换药,治疗间歇每7天进行1次导管维护,如有特殊情况,及时更换。

(八) 维护方法

注意观察、测量双侧臂围,并填写在《PICC/CVC监测记录表》上,其他同锁骨下静脉置管的维护方法。

十四、置入式静脉输液港技术与护理

(一) 目的

置入式静脉输液港是一种可完全置入体内的静脉输液装置,为长期输液治疗的患者提供可靠的静脉通道,用于输入各种药物、液体,营养支持治疗,输血或血样采集。

(二) 适应证

1. 需长期或重复静脉输注药物的患者。
2. 化疗药物输注。
3. TPN 及其他高渗性液体。
4. 其他静脉治疗,如输入血制品、采集血标本。

(三) 术前准备

1. 患者准备

(1) 向患者解释置入式静脉输液港的目的、方法、注意事项及导管的维护。解除患者的思想顾虑,使之配合。了解有无麻醉药过敏史。

(2) 患者穿刺及置入部位皮肤保持清洁。

2. 物品准备 包括输液港套件、无菌穿刺包、静脉切开包、碘伏、乙醇、生理盐水、冰盐水、20 ml 注射器、2% 利多卡因、无菌手套、肝素液、无损伤针和输液用物等。

(四) 操作方法

1. 确定穿刺点 穿刺点为锁骨中外 1/3 处,在无菌操作下用 20 ml 注射器检查并预冲穿刺针、导管、扩张器和注射座。

2. 穿刺 置入操作由医师在手术室或空气层流无菌病房进行,局部麻醉下,用穿刺针进行锁骨下静脉穿刺,进入静脉后,将导丝推进到上腔静脉,撤回穿刺针;同时,沿导丝推进扩张器和穿刺鞘在血管内,使之进入锁骨下静脉,撤回扩张器和导丝,将穿刺鞘留在血管内,把导管自穿刺鞘内放入静脉中。

3. 测试导管位置 用冰盐水测试导管位置,导管尖端最佳位置是在上腔静脉和心房交界处。

4. 固定 导管到位后,建立皮袋和皮下隧道,固定注射座,最后将导管与注射座连接,穿刺注射座抽回血,缝合皮袋,完成操作。

5. 观察 术中注意观察患者呼吸情况,注意询问患者有无胸闷、憋气和疼痛等症状。

(五) 注意事项

1. 术中注意患者情况,如有咳嗽、气促,要注意防止气胸发生。
2. 置入操作时,谨慎小心,防止损伤导管。
3. 使用专用的无损伤针穿刺输液港。

4. 输液前，要确认穿刺针位于储液槽内，如发现药液外漏，应立即停止输液，并给予相应的处理。

(六) 术后护理

1. 术后行放射检查，确认导管位置。
2. 置入部位应查看有无肿胀、感染、血肿和浆液囊肿等症状，以及器材的扭转或损耗、伤口按标准程序消毒和覆盖情况。
3. 出院前，教会患者日常护理常识，以及在一些症状出现时应及时请教医护人员。

(七) 输液港输液操作方法

1. 物品准备 置入式静脉输液港专用护理包、20 ml 注射器、50～100 ml 生理盐水 1 袋、100 U/ml 肝素盐水、无损伤针、液体。
2. 建立通路
(1) 操作者核对医嘱，查看《输液港监测记录表》，协助患者摆放舒适体位，头偏向输液港对侧，做好解释。
(2) 打开无菌包：按照无菌原则打开专用护理包。
(3) 皮肤清洁：以输液港为中心进行皮肤清洁，消毒范围大于贴膜，方法同中心静脉导管（PICC）维护方法。
(4) 皮肤消毒：以输液港为中心进行皮肤消毒，消毒范围大于贴膜，方法同中心静脉导管（PICC）维护方法。
(5) 建立无菌区域：将 20 ml 注射器、无菌生理盐水以无菌技术置于无菌区。
(6) 穿刺无损伤针：戴无菌手套，铺孔巾。用 20 ml 注射器抽取生理盐水，与无针接头和无损伤针连接，排气备用。触诊，触摸输液港注射座，确认注射座边缘。一手持无损伤针自三角形中心处垂直刺入，直至注射座底部，抽回血，以脉冲式注入生理盐水。
(7) 固定：剪口纱布垫于无损伤针下，以输液港注射座为中心、无张力放置透明敷贴后，用胶带妥善固定导管。撤出孔巾，脱去手套。在无菌记录胶带上记录换药日期、操作者姓名，并粘贴在透明贴膜边缘处，整理用物，协助患者取舒适体位。
3. 静脉输液
(1) 严格执行静脉输液查对流程，确定药液信息与患者信息准确无误。
(2) 使用护指型消毒棉片用力消毒无针接头，时间 > 15s。
(3) 连接液体，调节输液滴速。
(4) 输液结束后，若保留无损伤针，应使用一次性专用冲洗装置（或抽取生理盐水的 10ml 及以上注射器）以脉冲方式冲洗导管，并将无损伤针尾端固定。若治疗结束，则按照操作方法拔针。

(八) 输液港拔针操作方法

1. 携治疗盘（内盛置入式静脉输液港专用护理包和抽取 100 U/ml 的肝素盐水 10ml）至床旁，

核对患者信息。

2. 协助患者取舒适体位，头偏向输液港对侧，做好解释。

3. 建立无菌区：按照无菌原则打开专用护理包，建立无菌区。

4. 冲、封管：使用脉冲方式冲入生理盐水，并用 100 U/ml 肝素盐水正压封管。

5. 去除旧有敷料：固定输液港注射座，去除旧有透明敷料及剪口纱布。

6. 按照规范要求进行皮肤清洁及消毒。

7. 拔针：操作者戴无菌手套，一手固定注射座，另一手垂直向上拔除针头，用无菌纱布按压针眼处 5 min，再用无菌敷料覆盖，脱手套。敷料 24～48 h 后去除。

十五、颈内静脉置管术与护理

颈内静脉置管术是指经皮穿刺颈内静脉，将导管插入上腔静脉，测量静脉压或进行治疗，是抢救急症患者广泛采用的方法。

（一）目的

1. 急症患者需要大量输血、输液及采集血标本等。
2. 输注大剂量刺激性较强的抗癌药物及高渗静脉营养液。
3. 测量中心静脉压。
4. 进行造血干细胞回输和外周血造血干细胞采集。

（二）适应证与禁忌证

1. **适应证** ①各种原因导致的休克患者；②脱水、失血、血容量不足者；③低心排综合征患者；④需要大量输血、换血治疗者；⑤行心血管及其他大而复杂的手术者；⑥＞70 岁行中等以上的腹部手术患者。

2. **禁忌证** ①明显的充血性心力衰竭者；②躁动不安，不易配合者；③呼吸困难，不能平卧者；④胸膜顶上升的肺气肿患者；⑤各种原因造成的头颈部不能充分后仰者。

（三）术前准备

1. **患者准备**

（1）向患者解释颈内静脉插管的目的、方法、注意事项及导管的维护，解除患者的思想顾虑，使之配合。了解患者有无麻醉药过敏史。

（2）患者穿刺局部保持皮肤清洁。

2. **物品准备** 包括锁骨穿刺导管 1 套（内置穿刺注射器及针头、皮肤扩张器、导管钢丝、体内留置管、导管固定器）、无菌穿刺包、皮肤消毒剂（75% 乙醇、有效碘浓度不低于 0.5% 的碘伏制剂，有条件者宜选用 2% 葡萄糖酸氯己定乙醇溶液）、生理盐水、20 ml 注射器、2% 利多卡因、无菌手套、无针接头、导管固定器、无菌贴膜和输液用物等。

(四)操作方法

1. 备齐用物,携至患者床旁,核对床号、姓名无误。
2. 患者仰卧、去枕,肩下垫薄枕,头尽量转向对侧,操作者站在患者头前。
3. 患者取头低位,15°～30°,使颈内静脉充盈,以便穿刺成功,且可避免并发气栓。
4. 操作前,患者颈内静脉行B超探查,准确定位。
5. 消毒铺单后,将包裹消毒护套的探头垂直置于颈内静脉穿刺点上,操作者动作要轻柔,尽可能避免对颈内静脉加压,因轻微压力便可影响成像效果。
6. 穿刺针与皮肤夹角为30°～60°,先用内装利多卡因5 ml注射器局部麻醉并试穿刺,边回抽注射器边进针,可见到回血。
7. 试穿成功后,沿相同穿刺点和穿刺方向用18 G留置针穿刺,当回抽到静脉血时,表明针尖位于颈内静脉,送留置针套管,针芯拔出,插入导引钢丝,退出留置针套管。
8. 拔除穿刺针后扩皮,将导管套在导引钢丝外面,钢丝必须伸出导管尾部,用左手拿住,右手将导管与钢丝一起部分插入。待导管进入颈内静脉后,边插导管边退出钢丝。一般成年人从穿刺点到上腔静脉中、下1/3的13～15 cm处。
9. 连接无针接头,再次回抽出静脉血证实导管放入颈内静脉后,以生理盐水封管,导管固定器固定,穿刺点盖以止血纱布,无菌透明敷贴固定。

(五)注意事项

1. 术中注意患者情况,如有无咳嗽、气促,要注意防止气胸发生。
2. 防止空气进入发生气栓。
3. 输液瓶内的液体不应完全排空,以防进入气体。
4. 更换肝素帽或正压接头时,导管应先关闭,操作迅速完成,以防空气吸入,发生气栓。
5. 输高渗溶液或静脉高营养者,应用生理盐水冲洗留置导管,防止导管内血液凝固。
6. 术后24 h常规换药,每周更换无菌贴膜。
7. 躁动不安、不合作者,呼吸气促而不能取肩高头低位的患者及脑外伤颅内压增高者,不宜做此术。

(王 冰 王天航 王 雯)

参 考 文 献

[1] 钱筠,刘复强,吴轶苹. 血液病粒细胞缺乏症患者医院感染情况的调查. 实用医学杂志,2009,25(3):474-476.
[2] 徐慧颖. 成人急性白血病医院感染危险因素分析. 南方医科大学硕士学位论文,2008.
[3] 白艳玲. 急性白血病患者院内感染危险因素及护理对策研究. 第四军医大学硕士学位论文,2012.
[4] 张铁凤,李凤春,付新佳. 凝血酶治疗血液病出血的观察与护理. 黑龙江医学,1997,(6):30-31.
[5] 叶玲琴,金霞明,沈美娟,等. 血液病患者鼻出血的护理. 中华护理学会. 全国内科护理学术交流暨专题讲座会议、全国心脏内、外科专科护理学术会议论文汇编,2007:2.

[6] 张丹阳,刘彦琴,苏红,等. 恶性血液病患者并发膀胱出血的护理. 黑龙江护理杂志,1999,(3):13-14.
[7] 郑晞,周体. 恶性血液病患者鼻出血相关因素调查与分析. 护理管理杂志,2008,8(11):12-13.
[8] 苏梅. 鼻出血107例护理分析. 世界最新医学信息文摘,2015,15(36):251.
[9] 张士华,马新娟. 血液病护理. 天津:天津科学技术出版社,2003.
[10] 中华人民共和国国家卫生和计划生育委员会. WS/T311-2009医院隔离技术规范. 北京:人民卫生出版社,2009.
[11] 濮益琴. 香港玛丽医院的骨髓移植护理. 中华护理杂志,2007,42(6):570-572.
[12] 姜恩海,王桂林,龚守良. 放射性疾病诊疗手册. 北京:中国原子能出版社,2012.
[13] 樊飞跃,姜恩海. 放射性疾病诊断标准应用指南. 北京:中国标准出版社,2013.
[14] 姜恩海,龚守良,曹永珍,等. 电离辐射损伤与临床诊治. 北京:人民军医出版社,2012.
[15] 中华人民共和国卫生部. 中华人民共和国卫生行业标准WS/T405-2012血细胞分析参考区间. 北京:中国标准出版社,2012.
[16] 江珉,丁小萍. 化学性口腔炎患者的护理进展. 护理学杂志,2005,20(3):73-77.
[17] 天津市护理质控中心. 临床护理管理质量标准执行手册. 2016:8.
[18] 天津市护理质控中心. 临床护理技术操作执行手册. 2016:8.

第12章

常见物理化学性血液疾病的护理

第一节 白血病的护理

一、疾病概述

白血病是一组原发于造血系统的恶性肿瘤,其细胞失去进一步分化和成熟能力,阻滞在不同阶段而发病。其特征是幼稚的白血病细胞在骨髓或其他的造血组织异常增殖并抑制正常造血,广泛浸润各器官和组织,引起一系列临床表现。据报道,目前我国每年至少新增白血病 40 000 例。任何年龄均可发病,男性的发病率高于女性,在儿童的恶性肿瘤中以白血病的发病率最高。急性白血病明显多于慢性,虽然造血干细胞移植是根治白血病的最佳手段,但是许多患者因经济或供体原因无法应用此疗法治疗。因此,化疗仍是大多数白血病患者目前的主要治疗手段,可缓解临床症状,延长生存期。

白血病是与辐射病因学联系最明确的放射性肿瘤,早在 50 多年前已被人们发现。早期不加防护的放射线工作者,其白血病发病率比一般医师高 8~9 倍;强直性脊柱炎患者采用放射治疗者,白血病发病率比一般人高 10 倍;日本的广岛和长崎原子弹爆炸后,遭受辐射地区与未遭辐射地区的居民之间的白血病发病率相差 30 倍。与辐射诱发的实体癌相比较,辐射诱发白血病具有发病多、发病快、发病年龄小和发病后存活时间短的特点,具体表现在年龄特点上为儿童和老年人更容易诱发;辐射诱发白血病的性别特征不明显及受辐射人群的白血病发病迅速增加而后又下降,呈波动模式的特点。

二、护理评估和目标

(一)护理评估

1. **毒物接触史** 评估患者的职业史、生活和工作环境、家族史,以及毒物接触的时间、方式、浓度、剂量和个人防护情况等。
2. **疾病评估** 观察患者的生命体征、意识状态,有无贫血、出血、感染及皮肤黏膜浸润的体征,肝、脾、淋巴结有无肿大、压痛,胸骨、肋骨、躯干骨及四肢关节有无压痛。

(二)护理目标

1. 知晓毒物病因,避免再次接触。
2. 正确留取各项毒化标本及理解留取标本的目的与意义。
3. 积极配合诊治。
4. 采取有效的预防措施,减少或避免感染和出血的发生。

三、护 理 措 施

(一)病情观察

定期检查血象,监测患者白细胞计数并观察其有无常见感染灶相关症状或体征,如咽部痒痛、咳嗽、咳痰、尿路刺激征及肛周疼痛等。当血小板$< 50 \times 10^9$/L时,嘱患者卧床休息,注意观察患者口腔、鼻腔和皮肤有无出血;若有头痛、视力改变等症状,应立即报告医师。

(二)一般护理

1. **祛除毒物** 避免接触能引起白血病含苯的化学物质如油漆、橡胶等。
2. **正确留取标本** 指导患者正确留取明确病因的毒化标本,配合采集血标本及骨髓标本;并告知患者留取标本的目的、意义及注意事项。
3. **用药护理**

(1)局部刺激及护理:某些化疗药物具有较强的刺激性,多次注射可引起疼痛及静脉炎,若药液外渗可引起周围组织坏死。因此,注射时,如条件允许应选用留置中心静脉导管,因故未留置中心静脉导管患者应选用弹性较好的大血管,并做好留置针管理。

(2)胃肠道反应的护理:大多数的化疗药物均可引起恶心、呕吐和食欲减退等不良反应;若用致吐作用较强的药物时,使用前30 min可给予镇吐药物。若反应严重,呕吐频繁,应观察有无水、电解质紊乱。化疗期间,保证患者休息,避免噪声及异味等不良刺激。

(3)骨髓抑制的护理:大多数的化疗药物具有抑制骨髓作用,故从化疗开始至结束后2周应加强预防出血和感染的护理,定期复查血象,化疗结束后再行骨髓穿刺,以便了解骨髓抑制情况及评价疗效。

(4)肝功能损害的护理:甲氨蝶呤、巯嘌呤和门冬酰胺酶等化疗药物对肝功能有损害作用,故用药期间应观察患者有无黄疸,定期监测肝功能。环磷酰胺可引起血尿,输注期间应保证输液量,并鼓励患者多饮水,每天补水在4000 ml,以稀释尿中药物浓度,防止出血性膀胱炎。

4. **保护性隔离** 有条件时可将患者安置在空气层流无菌病房,或住单人病房,并保证室内空气新鲜。

5. **休息与活动** 感染、出血或化疗期间应注意休息,缓解期或慢性白血病患者可适当活动,观察患者活动后的心率、心律和呼吸的变化,如有异常,应卧床休息。患者发生贫血时,应适当限制患者活动量,尽量卧床。脾明显增大者,可采取左侧卧位,以减轻不适,避免弯腰和碰撞腹部,以防脾破裂。骨、关节和脾区疼痛者,保持患者卧位舒服,白天分散其注意力,晚间可用镇痛药，以保证患者休息，减少体力消耗。

6. **饮食护理** 化疗间歇期，患者应进食高热量、高维生素和高蛋白食物。例如，进食瘦肉、牛奶、米饭、各种肉汤和鱼汤，保证每日进食新鲜水果和蔬菜，以保证体力，为下一周期化疗做好身体的准备。禁食坚硬及辛辣食品，以免损害口腔及消化道黏膜而致出血；注意饮食卫生，少食多餐，调节饮食的色、香、味，以增进患者的食欲。保证机体所需热量，提高机体抗感染的能力。在化疗期间，鼓励患者多饮水，每天饮水量在 2000 ml 以上。患者呕吐后，及时清理口腔，保证口腔清洁，以缓解呕吐带来的不良刺激。

7. **心理护理** 向患者及其家属解释白血病是难治性疾病，坚持每月巩固强化治疗，是争取长期缓解或治愈的重要手段。本病确诊后，对患者及其家属带来沉重的心理压力及经济负担，患者容易有预感性悲哀，常有恐惧、焦虑和绝望的情绪，家庭成员应对患者的行为表示理解，给予更多的关心和体贴，用自己的语言和行为等影响和改变患者的情绪。护士应评估患者及其家属对疾病的了解程度、家庭应对能力及家庭经济状况等，耐心听取患者的主诉，提前告知预防感冒、预防感染和出血等的措施。化疗间歇期，可根据病情鼓励患者做一些力所能及的简单家务，以增强患者的自信心。

（三）对症护理

1. **感染的护理** 急性白血病患者细菌感染易发生在诱导缓解期和白血病恶化期的成熟中性粒细胞减少时，由于长期化疗和大量肾上腺糖皮质激素及广谱抗生素的使用，使患者易患真菌感染，感染甚至成为白血病患者死亡的重要原因。

（1）保护性隔离：化疗药物不仅杀伤白血病细胞，也会损伤正常细胞，患者易发生感染。病室内，常规每日空气消毒。当中性粒细胞计数$\leq 0.5 \times 10^9$/L 时，称为粒细胞缺乏症，有重复感染的危险，并且感染灶不易发现，临床表现可能不典型，难以早期诊断，如不及时治疗可导致患者死亡。此时，应行保护性隔离，入住空气层流无菌病房或单人病室；如无条件时，谢绝探视，预防交叉感染。同时，加强口腔、皮肤及肛周护理。如患者生命体征显示有感染的征象，协助医师进行血液、咽部、尿液、大便和伤口分泌物的培养。注意询问患者有无受凉及感染性疾病接触史，观察患者有无发热、寒战、咽部不适、牙痛、咳嗽、咳痰、胸痛、膀胱刺激征、腹泻、肛周疼痛及女性患者外阴有无瘙痒等；了解患者痰液、大便和尿液的性质；监测患者白细胞计数。

（2）用药护理：遵医嘱使用抗生素，给药时间和剂量要准确，以确保有效的血药浓度。遵医嘱给予非格司亭皮下注射。使用非格司亭后，患者可出现发热和肌肉酸痛等不良反应，向患者解释此症状为药物反应，一般停药后可消失；如疼痛不能耐受，遵医嘱给予解热镇痛药。使用非格司亭期间，每天监测血常规的变化。

（3）发热的护理：详见本篇第 11 章第二节发热的护理措施。

2. **出血的护理** 出血是由于机体的止血与凝血功能障碍所引起，常以全身或局部自发性出血或轻微损伤后出血不止为临床特征。当外周血小板 $< 20 \times 10^9$/L 时，常有自发性出血，应密切监测出血倾向。注意患者的神志、面色、呼吸、脉搏和血压等，记录 24 h 出入量。如患者面色苍白加重、呼吸及脉搏加快、出大汗、血压下降等体征，提示可能出现出血性休克；

如患者嗜睡或烦躁、头痛和呕吐,甚至惊厥、昏迷等体征,提示可能出现颅内出血;如呼吸变慢或不规则、双侧瞳孔不等大、对光反应迟钝或消失,提示可能合并脑疝;肾出血常伴血尿和腰痛症状;消化道大出血者常伴腹泻和便血。常见出血部位的护理详见第11章第二节出血或出血倾向的护理措施。

3. 贫血的护理　化疗后,大多数患者会有贫血症状,主要表现为乏力、头晕、眼花、耳鸣、困倦、心慌、胸闷、记忆力减退、食欲缺乏、晕厥,睑结膜、口唇和甲床苍白等。具体护理措施详见本篇第11章第二节贫血的护理措施。

4. 化疗药物不良反应的防护及护理

(1) 血管保护:化疗药物多为对血管有强刺激性,输注前应首先为患者进行PICC置管,以保证化疗药物的安全输入。如条件不允许,尽量在粗、直和有弹性的血管留置静脉留置针,逐次由远端至近端静脉穿刺,避免在同一处反复穿刺而损伤静脉。有计划地更换静脉输入药物。杜绝使用钢针,以减少药物外渗的发生。如发生液体渗漏,应立即停止输注,分离输液装置,不拔针头,注射器连接留在原位的针头,尽量将外渗液体吸出,不要用手按压、揉搓外渗部位。根据化疗药物性质,及时给予有针对性的特殊处理,减少化疗药物对血管及周围组织的损伤。评估肢体损伤情况,如有需要给予镇痛处理。

(2) 准确给药:为提高疗效和延缓抗药性的形成,在联合化疗的过程中,应严格遵守用药的先后次序、间隔时间与剂量,以最大限度发挥各药物之间的协同作用,达到最佳的疗效。

(3) 消化道反应:许多化疗药物可引起恶心、呕吐和食欲减退等反应。患者一般第一次用药时反应较重,之后逐渐减轻。反应多出现在用药后1～3 h,持续数小时到24 h不等。应注意为患者提供安静、舒适和通风的就餐环境;饮食注意清淡可口,少食多餐。恶心、呕吐时,暂停进食,及时清除呕吐物。应用化疗药物前给予镇吐药。

(4) 高尿酸血症:为降低体内尿酸的浓度,应嘱患者多饮水,每日饮水应在3000 ml以上。应用碳酸氢钠碱化尿液,口服别嘌醇减少尿酸生成。

(5) 观察化疗药物引起的并发症:有些化疗药物有特殊的并发症,化疗过程中应勤巡视,并指导患者自我发现。例如,环磷酰胺可引起出血性膀胱炎,长春新碱易引起末梢神经炎,甲氨蝶呤易引起口腔溃疡,柔红霉素和高三尖杉酯碱可引起心律失常和心肌损害;亚砷酸可引起皮肤干燥、丘疹和色素沉着,也可引起恶心、腹胀、指尖麻木和血清转氨酶升高;大量阿糖胞苷、甲氨蝶呤和门冬酰胺酶易引起肝功能损害,后者还有可能致敏,必须密切观察,早期发现,及时对症处置。

(6) 鞘内注射化疗药物:注射前,协助患者采用头低抱膝侧卧位,配合医师做好穿刺点定位和局部的消毒及麻醉;注射时,推药速度宜慢;拔针后,嘱患者去枕平卧4～6 h,注意观察患者有无头痛、呕吐和发热等症状。

四、健康指导

(一) 毒物知识教育

加强毒物相关知识的讲解,对所接触的毒物有正确的认识和理解,避免对毒物产生恐惧心理。对于长期接触放射性核素或苯类化学物质的工作人员,必须严格遵守劳动保护制度。指导患者避免接触对骨髓造血系统有损害的理化因素,如电离辐射、亚硝胺类物质、染发剂、油漆以及氯霉素、保泰松及其衍生物。定期进行职业健康检查。女工妊娠期及哺乳期必须调离苯作业,以免对胎儿产生不良影响。

(二) 健康指导

1. 教会患者自测能力　患者学会自测体温,自检口腔、咽部及皮肤黏膜,注意有无白斑、红肿、湿疹、出血、发热及骨关节疼痛等,发现异常及时就诊。

2. 指导患者保持良好的生活方式　保证充足的休息和睡眠,适当进行运动。防止过度紧张和劳累,以免导致机体代谢功能混乱,抵抗力下降。同时,保持乐观的情绪,对治疗充满信心。注意保暖,避免受凉感冒,少去人群拥挤的公共场所。

3. 指导患者养成良好的卫生习惯

(1) 口腔护理:进餐前后、睡前和晨起,用漱口液漱口。口腔有真菌感染者,用5%二性霉素B漱口液漱口。口腔黏膜溃疡和牙龈糜烂时,增加漱口次数,溃疡处可使用碘甘油、溃疡粉、贝复剂等,患者发热时,进食减少,唾液分泌减少,应加强口腔护理。

(2) 皮肤护理:保持皮肤清洁,饭前、便后洗手,穿宽松、柔软的清洁衣裤,及时修剪指甲。如被蚊虫叮咬后,要及时处理,避免搔抓皮肤。女性患者注意会阴部清洁。

(3) 肛周护理:保持大便通畅,睡前、便后用1∶1000的碘伏溶液坐浴,每次15～20 min;如有痔疮、肛裂,可在肛周涂痔疮膏(如马应龙痔疮软膏)或抗生素软膏(如莫匹罗星软膏)等,及时进行治疗。如发生肛周脓肿,患者感觉到肛周剧烈的疼痛,应及时就诊。

第二节　再生障碍性贫血的护理

一、疾病概述

再生障碍性贫血是由多种原因引起的造血障碍,导致红骨髓总容量减少,代以脂肪髓,导致以全血细胞减少为主要表现的一组造血衰竭综合征。临床主要表现为骨髓造血功能低下、进行性贫血、感染、出血和外周血液中红细胞、白细胞、血小板3系明显减少等症状。

再生障碍性贫血的分类方法较多。根据病因不同可分为遗传性再生障碍性贫血和获得性再生障碍性贫血。获得性再生障碍性贫血还可按是否有明确诱因分为原发性再生障碍性贫血和继发性再生障碍性贫血两种;我国再生障碍性贫血有50%以上是原发性再生障碍性贫血,而辐射所致再生障碍性贫血属于继发性再生障碍性贫血。按临床表现、血象和骨髓象不同,综合分型,国内学者将再生障碍性贫血分为急性型再生障碍性贫血(AAA)和慢性型再生障碍性贫血(CAA)两种。1986年以后,国外根据患者的病情、血象、骨髓象及预后,将再障分为重型再生障碍性贫血(SAA)和非重型再生障碍性贫血(NSAA)两种;有学者将非重型再生障碍性贫血进一步分为中间型再生障碍性贫血和轻型再生障碍性贫血两种,而从重型中又分出极重型再生障碍性贫血（VSAA）。

1987年，第四届全国再生障碍性贫血学术会议上为了和国际上分类统一，将急性再生障碍性贫血（AAA）改称为重型再生障碍性贫血－Ⅰ型（SAA-Ⅰ），将CAA进展的急性型称为重型再生障碍性贫血－Ⅱ型（SAA-Ⅱ）。

我国再生障碍性贫血的年发病率为7.4/100万，在欧美为4.7～13.7/100万，日本为14.7～24.0/100万；可发生于各年龄段，青壮年和老年人发病率较高，男性发病率略高于女性。

二、护理评估和目标

（一）护理评估

1. **毒物接触史** 询问患者有无明确的职业接触史及接触毒物的时间、方式、浓度、量及个体防护情况。

2. **疾病的评估** 重点评估有无出血及发热，包括有无消化道出血、血尿、眼底出血和颅内出血、皮肤及黏膜出血等症状。出血的主要表现形式、发生的急缓、主要部位与范围、有无内脏出血及其严重程度、有无诱发颅内出血的危险因素和颅内出血的早期表现、出血的主要伴随症状和体征以及出血后患者的心理反应等。

（二）护理目标

1. 知晓毒物病因，避免再次接触。
2. 正确留取各项毒化标本及理解留取标本的目的及意义。
3. 不发生出血、感染或能及时发现、及时处理。

三、护理措施

（一）病情观察

1. **密切观察生命体征** 重点观察有无体温升高等感染征象。

2. **定期观察血象** 了解红细胞、白细胞和血小板数量变化；注意全身皮肤和黏膜有无出血，有无呕血及黑粪，有无内脏出血或颅内出血；观察患者皮肤瘀点和瘀斑的增减情况，有无破损或感染征象，并注意患者生命体征、神志、意识和瞳孔的变化；观察出血的主要表现形式、发生的急缓、主要部位与范围、有无内脏出血及其严重程度、有无诱发颅内出血的危险因素和颅内出血的早期表现、出血的主要伴随症状和体征，以及出血后患者的心理反应等。如患者出现头痛、呕吐、视物模糊和意识障碍等颅内出血征兆，应立即报告医师。

（二）一般护理

1. **祛除病因** 避免接触能引起再生障碍性贫血的化学物质，如苯和三硝基甲苯等化学物质。

2. **病情的监测** 观察患者生命体征及全身出血的情况，有无体温升高等感染征象。一旦出现发热，需进一步寻找感染灶。

3. **正确留取标本** 指导患者正确留取明确病因的毒化标本,配合采集血标本及骨髓标本和血液、尿液、粪便与痰液的细菌培养及药物敏感试验;并告知患者留取标本的目的、意义及注意事项。

4. **休息活动** 轻度贫血患者可下床适当活动;贫血严重时应绝对卧床休息,以免增加组织耗氧量,防止患者突然变换体位引起直立性低血压而跌倒坠床。对卧床不能生活自理的患者,给予生活照顾。

5. **预防感染** 保持皮肤、毛发的清洁,除日常洗漱外,定时洗澡、洗头、剪指(趾)甲、理发、剃须和更衣等。重症卧床者,做床上擦浴、更衣和更换床单位。长期卧床者,制订预防褥疮措施,以温水擦拭,定时翻身、变换体位和变换受压部位,保持床单位平整、清洁、干燥和舒适。尽量不用肌内注射或皮下注射给药法。此外,患者口腔、外阴及肛周的清洁十分重要,为预防感染每日早、晚刷牙,饭后漱口,大便后坐浴,有痔疮者尤需预防肛周感染。

6. **饮食护理** 给予高蛋白、高维生素及易消化的饮食,如鸡肉、猪肉、牛肉、羊肉、蛋、鱼、动物肝及各种果蔬等,烹调食品宜清淡和无刺激性,禁用辛辣、油腻饮食。急性患者,特别是有出血倾向的患者,改用无渣半流食或流食。有严重消化道出血者,应禁食,以静脉补充营养。

7. **心理护理** 注意观察、掌握患者的心理状态,及时疏导不良情绪,使之安心接受治疗。发现患者情绪异常,及时向医师及有关人员报告,并采取积极应对措施。可有针对性地介绍有关疾病的知识及自我护理的方法,使之主动配合医疗、护理措施的实施。病情稳定者,可安排定时看电视。

8. **环境** 保持住院环境的清洁、整齐、舒适和安静,定期彻底清扫、消毒病室,控制探视和陪伴者的人数和时间。保护性隔离期间,医护人员严格无菌操作,每日定时病室消毒,预防感染。室内采取家庭化布置,并接通对讲机,使患者能与家属交谈。

(三) 对症护理

1. **用药护理** 加强对药物不良反应的观察。不可用对造血系统有害的药物,如氯霉素、磺胺类、保泰松、阿司匹林等药物。

(1) 免疫抑制药

1) 抗胸腺细胞球蛋白(ATG)和抗淋巴细胞球蛋白(ALG)是生物制剂,一般用于无人类白血病抗原(HLA)相合供者的重型再生障碍性贫血(SAA-Ⅰ型及SAA-Ⅱ型)的治疗。用药前做过敏试验,备好抢救仪器和药品,持续心电监护;用药期间要密切观察药物不良反应,给予保护性隔离,加强支持疗法,防止出血及感染;静脉滴速不宜过快,每日剂量应维持静脉滴注 12~16 h,用药同时应使用皮质类固醇激素及抗组胺类药物,预防过敏反应;静脉滴注时密切观察患者面色、生命体征的变化,观察有无寒战、高热、心率过快、呕吐、胸闷、气急和血压下降等症候,如有不适,及时通知医师,减慢滴速或间断输入。出现发热、胸闷、心悸等症状时,遵循相应护理常规护理。由于 ATG 对外周血管有强烈的刺激作用,在治疗前应选择深静脉置管。皮肤瘙痒者,给予口服氯雷他定和炉甘石洗剂外涂,避免抓伤皮肤。

2) 环孢素(CSA)也是治疗重型再生障碍性贫血的常用药物,由于应用方便、安全,因

第12章 常见物理化学性血液疾病的护理

此比 ATG 或 ALG 更常用。应用环孢素时应观察有无牙龈增生和消化道反应；增生的牙龈较脆弱，易出血，应进食易消化软食，勿食用带尖、带刺的食物，刷牙时用软毛刷，动作轻柔，避免触碰增生的牙龈，造成出血。血小板较低时，改为漱口液漱口。定期检查血常规、电解质和肝功能、肾功能，为安全用药宜检测血药浓度，记尿量和比重，每日监测血压变化。

3）应用糖皮质激素时可发生医源性肾上腺皮质功能亢进和机体抵抗力下降等并发症，应密切观察有无诱发或加重感染，有无血压上升，有无上腹痛及黑粪等症状。

（2）雄性激素

1）应用雄性激素发生不良反应最常见的为痤疮，女性患者易出现停经和男性化现象，出现水肿和失眠等症状；儿童患者用药后，除男性化之外，可能出现精神兴奋、不能入睡或阴茎勃起等异常表现等。因此，用药前要向患者解释随着药物剂量的减少，不良反应会逐渐消失，消除患者的疑虑。

2）丙酸睾酮为油剂，不易吸收，因此应深部缓慢分层肌内注射，并每日更换注射部位，经常检查局部有无硬结，发现硬结应及时理疗，以促进吸收，防止感染。

3）口服十一酸睾酮（安雄），宜饭后服用，不可咀嚼，口服司坦唑醇和达那唑等药物易引起肝损害，治疗过程中应注意有无黄疸，并定期查肝功能。

4）监测疗效，定期监测血红蛋白、白细胞计数和网织红细胞计数。

5）非格司亭（G-CSF）：①偶有皮疹、低热、转氨酶升高、消化道不适和骨痛等不良反应，一般在停药后消失。轻度骨痛，可做局部按摩，卧床休息；重度骨痛，给予镇痛药。②发热者，低热可不做特殊处理，嘱患者多饮水，体温＞38.5 ℃给予降温治疗。

2．**贫血的护理**　评估患者的贫血程度，了解患者的血红蛋白数值。如患者活动后出现疲乏、无力、心悸和气短等症状，应减少活动，重度贫血时应绝对卧床休息，减少机体耗氧量，防止贫血性心脏病的发生。避免突然变换体位，防止晕厥。具体护理措施详见本篇第11章第二节贫血的护理措施。

3．**感染发热的护理**　对患者实行保护性隔离，详见本篇第11章第二节感染的护理

（1）严格控制探视。向患者和其家属说明减少探视的重要性，防止交叉感染。

（2）医护人员严格无菌操作，为患者做好口腔护理和皮肤护理，患者每日进食前后用生理盐水或口泰等漱口液漱口，每次便后用温水擦洗肛周皮肤，并用 1∶1000 碘伏液坐浴，防止肛周感染的发生。

（3）及时发现感染灶。出现感染时，应协助医师尽快找出感染灶所在部位，行细菌培养和药物敏感试验，有效应用抗菌药物，患者感染引起发热体温＞39 ℃者，可给予物理降温。如果患者出汗多，应协助其擦汗、更换贴身衣服、被单，鼓励患者多饮水，以补充水分的丢失。

（4）注意患者体温、脉搏、呼吸和血压等生命体征的变化，随时警惕感染引起败血症而发生感染性休克或水、电解质丢失而引起低血容量性休克。

（5）有条件的患者住空气层流无菌病房，避免交叉感染。

4．**出血的护理**　详见本篇第11章第二节出血或出血倾向的护理。

四、健康指导

(一) 心理指导和健康教育

1. 心理指导　慢性再生障碍性贫血患者多因病情迁延不愈，时有病情反复而产生失望情绪，宜给予精神鼓励，使之对疾病治疗抱有希望，以安心坚持治疗。急性再生障碍性贫血患者起病急，病情严重，其精神负担重，可因自身疾病痛苦难熬、拖累亲友及医药费用等因素而产生心理危机，发生如自杀、自残等行为。应通过与患者或亲友交谈掌握患者心理，及时劝慰，协助解决患者生活中的难题，指导家属尽量阻断不利于患者疗养的信息，避免各种外来精神刺激。与患者多沟通、交谈，使身体不适及时得到对症处理，减少患者痛苦，消除不良心理。

2. 毒物知识教育　加强毒物相关知识的健康教育，对所接触的毒物有正确的认识和理解，避免对毒物产生恐惧心理。

(二) 疾病指导

1. 病情监测的指导　主要是贫血、出血、感染的症状和药物不良反应的自我监测，具体包括头晕、头痛、心悸和气促等症状。监测生命体征、皮肤黏膜、常见感染灶的症状及内脏出血的表现。

2. 疾病预防的指导　介绍疾病可能的原因、临床表现及主要的诊疗方法。针对职业性接触者，如油漆工、喷漆工、制鞋工、传统印刷与室内装修的工人等，除了要加强生产车间或工厂的室内通风之外，必须严格遵守操作规程，做好个人的防护，定期进行职业健康检查。

3. 检查治疗指导　在确定诊断和观察治疗效果的过程中，患者需要接受各种检查。在检查之前，护士应向患者做必要的说明，如检查的目的、方法和时间等，使之有心理准备，有利于配合。再生障碍性贫血患者对多次抽血和骨髓穿刺易有顾虑，认为抽血和骨髓穿刺会加重贫血，特别需要做耐心的解释，告诉患者这种检查是明确诊断和观察治疗不可少的措施，一般标本采集量极少，不会对身体发生不良影响。

4. 饮食指导　患者应选用高蛋白、高维生素食物。为保证营养摄入，可指导患者制订每日食谱，做到荤素搭配，荤菜以鸡肉、猪肉、牛羊肉、蛋类、鱼类及肝为主，素菜选用新鲜蔬菜制作，尤其以绿叶菜为好。烹调食品尽量适合个人口味，以促进食欲，两餐之间应加新鲜水果或果汁。进食宜清淡，避免用辛辣、过酸、过麻和过热等刺激性和油腻食物。患者高热食欲不振或出现轻度消化道出血时，应调整饮食为半流或无渣流食。

5. 休息与活动指导

(1) 急性再生障碍性贫血或慢性再生障碍性贫血病情恶化者，应绝对卧床休息，病情稳定后逐渐做适当活动。

(2) 慢性贫血严重者，尽量卧床休息，避免活动过多及骤起骤立，起床时必须由陪护人员扶持稍坐片刻，待适应后再下床。入厕排便应用坐式便桶，避免蹲式排便后起立时晕厥。

(3) 病情稳定的慢性再生障碍性贫血患者，可做轻微的活动、适当的娱乐，如看电视、听广播和看书报，也可做些小手工，为住院生活增加乐趣。

6. 预防感染的指导

（1）患者全血细胞减少，抵抗力低下而易并发各种感染，应保持病室环境的洁净，定时通风并行空气消毒，使空气新鲜。床单位及用物简洁，尤其床头柜内不要堆放过多的携带物品，随时清理废弃垃圾。平时，病友之间少走动，避免互串病房和病床位，减少探视，一般病情不必留陪伴人员在院，有利于住院环境的管理。当白细胞数 $< 0.5 \times 10^9/L$ 时，最好进行保护性隔离（住单间或住空气层流无菌病房），室内严格消毒，谢绝探视。

（2）因为发热、出汗，皮脂腺丰富处（毛发密集部位）易发生疖肿而成为感染灶，故保持皮肤的清洁非常重要，但患者因体虚无力和怕受凉常常拒绝洗澡、洗头等躯体清洁措施的实施，应向患者及其家属说明皮肤清洁的必要性，应勤洗澡，及时更换内衣，勤理发和剃须，以免毛囊皮脂腺管发生阻塞致感染发生。洗浴时，注意适合的温度和关好门窗，保持室温，避免拖延时间过久，引起受凉感冒。长期卧床患者，按时翻身和行床上擦浴，对受压处，应注意改善局部血液循环，预防褥疮的发生。

（3）保持口腔清洁，减少口腔感染的机会。口腔无出血者，可用软毛牙刷于晨起、睡前刷牙；每次饭后用盐水或专用漱口液漱口，将口腔内的食物残渣漱洗净为止。口腔血疱、牙龈渗血或形成溃疡，随时进行漱口或餐后由护士进行口腔护理。

（4）注意肛门、外生殖器的清洁，每次便后用温水冲洗，大便后用 1∶1000 碘伏溶液坐浴 15～20 min（女性经期禁止坐浴，尤应注意经期卫生），每日更换内裤。

7. 出血防治的指导

（1）不要用力擤鼻涕和挖鼻。

（2）宜用软毛牙刷刷牙，口腔内如已有出血改用漱口液漱口，防止因刷牙加重出血。

（3）活动时避免损伤，进行各种穿刺检查后要局部施压，增加按压时间。

（4）内衣应柔软、宽大和舒适，避免粗糙、紧束的衣着。勤修剪指（趾）甲，防止搔抓皮肤，造成损伤。

（5）保持大便通畅，预防呼吸道疾病，避免因便秘和剧烈咳嗽而诱发和加重出血。

（6）注意观察大小便颜色、性状，皮肤和黏膜出血征象，出现头痛、视物模糊和喷射性呕吐等情况，立即报告医护人员处理，谨防颅内出血。

8. 出院指导　病情缓解出院的患者，仍要注意休息，避免劳累，及时添加衣被，避免受凉感冒，以防诱发或加重病情。每 1～2 周追踪检查血常规。病情变化则随时回院就诊。

第三节　骨髓增生异常综合征护理

一、疾 病 概 述

骨髓增生异常综合征（myelodysplastic syndromes，MDS）是一组异质性疾病，起源于造血干细胞，以病态造血和高风险性急性白血病转化为其特征，表现为难治性 1 系或多系造血细胞减少的血液病。MDS 发病机制尚未明了，目前认为 DNA 病毒、体细胞基因突变、遗传、电离辐射或环境污染为其启动因素,导致骨髓造血干细胞增殖分化异常,造血细胞发生形态、结构、功能和细胞遗传学的变化而形成病态造血。任何年龄的男、女均可发病,约80%的患者>60岁。50%以上的患者起病隐匿,可无特殊症状,也可因贫血而仅感乏力和虚弱。患者有原因不明的发热,占10%～15%,多数为低热,仅有少数患者起病急骤,有高热。有出血症状者占20%左右。脾大和淋巴结增大者占25%,脾大多为轻度。本病发展为急性白血病后,病程短促,疗效很差。

二、护理评估和目标

(一) 护理评估

1. 毒物接触史　询问患者有无职业接触史及毒物接触的时间、方式、剂量、浓度及个人防护情况。

2. 疾病评估　评估患者的情绪、心理状态和性格特征。有无头晕、乏力、上腹不适和骨关节病;有无出血倾向,如皮肤瘀点、牙龈出血和消化道出血等症状;观察有无局部或全身感染的表现。

3. 其他　了解患者的全身营养状况及饮食、睡眠情况,评估患者能否接受和正视自己的疾病。

(二) 护理目标

1. 知晓毒物病因,避免再次接触。
2. 正确留取各项毒化标本及理解留取标本的目的及意义。
3. 预防感染和出血的重要性,减少或避免感染和出血的发生。

三、护理措施

(一) 病情观察

1. 定期监测患者血象,观察患者生命体征变化。

2. 若患者存在出血倾向,由于血小板计数减少,极易发生各种部位的出血,观察患者皮肤瘀点、瘀斑的增减情况,有无破损或感染征象。

3. 尤应注意内出血,如有无呕血及黑粪的消化道出血征象;并注意患者生命体征、神志、意识和瞳孔的变化,如患者出现头痛、呕吐、视物模糊和意识障碍等颅内出血的危险征象,及早发现、及时通知医师处理,并配合抢救。

(二) 一般护理

1. 休息与活动　严重贫血或出血倾向明显的患者,应卧床休息,提供细致的生活护理。病情缓解、稳定的患者,可进行适当的活动,以不疲劳为度,可根据患者血象估计活动耐受情况。为患者提供良好的休养环境,病室清洁、整齐、安静和舒适。

2. 心理护理 特别要注意对患者实行保护性医疗制度，恰当地解释诊断治疗中的问题，时刻注意给予心理支持，避免不良刺激。护理中尤其要关注患者的情绪反应，有可疑及异常表现，及时与医师联系，并采取有效措施，防止患者因不良心理及情绪反应而发生意外。

3. 营养 给予高蛋白、高热量和富含维生素、易消化的食物。如有消化道出血，应暂禁食，从静脉补充营养。如果患者高热、口腔溃疡严重，应给予半流食或流食。化疗期间，因胃肠道反应影响食欲，给予清淡饮食，并酌情避开化疗时间进食。

（三）对症护理

1. 祛除病因 避免接触能引起该病的化学物质。

2. 正确留取标本 指导患者正确留取明确病因的毒化标本，配合采集血标本及骨髓标本，并告知患者留取标本的目的、意义及注意事项。

3. 贫血的护理 对于轻度贫血和疲乏无力者，可适当活动；中、重度贫血患者，以卧床休息为主，必要时给予氧气吸入，避免突然改变体位后发生晕厥，防止跌倒。具体护理措施详见本篇第11章第二节贫血的护理措施。

4. 出血的护理 做好心理护理，减轻紧张、焦虑情绪，保持情绪稳定。详见本篇第11章第二节出血或出血倾向的护理。

5. 预防感染的护理 限制探视，防止交叉感染，患者可戴口罩做自我保护，避免呼吸道感染。白细胞计数低下时，可采取保护性隔离措施，避免接触花草、新鲜蔬菜等带有活微生物的植物，避免接触传染病患者；对患者及其家属做好预防感染的卫生健康教育工作。有条件者，入空气层流无菌病房。详见本篇第11章第二节感染的护理。

6. 持续发热的护理 多系感染引起，应注意观察寻找感染灶，同时严密观察体温变化。详见本篇第11章第二节发热的护理。

7. 化疗药物不良反应的观察和处理

（1）司坦唑醇（康立龙）：本药口服给药，促进造血，长期服用可能会出现痤疮、多毛、消化系统不良反应、电解质紊乱及皮疹，还有肝功能损害。治疗时，给予相关的护理措施：做好患者的心理护理，注意观察患者皮肤的变化，即水肿及多毛的症状，预防感染，监测肝功能的变化等。

（2）维A酸：诱导分化治疗，其不良反应为皮肤干燥、脱屑、口角皲裂、头痛、恶心、呕吐和肝功能损害。最主要的不良反应是维A酸综合征，表现为用药后出现发热、呼吸困难、体重增加、肢体远端水肿、胸腔积液或心包积液及发作性低血压，应用皮质激素治疗有效。治疗期间，保持皮肤清洁，避免干裂，头痛严重时给予口服镇痛药物，监测体温及体重的变化。

（3）干扰素：本药注射后，有类似流感样症状，如发热、恶心、厌食、嗜睡、乏力和全身肌肉酸痛等。遵医嘱用药前可使用一些非甾体抗炎药，以减轻其不良反应；症状严重者，应停药。治疗期间监测体温的变化，必要时给予口服降温药物，头痛严重时给予镇痛药物口服。

（4）阿糖胞苷：对核酸代谢与酶结合有竞争作用，影响阻断核酸合成，阿糖胞苷主要不良反应为骨髓抑制和胃肠道黏膜损伤；大剂量用药时，可引起淤积性黄疸、角膜炎。治疗期间严格根据医嘱给药，静脉滴注过程中严格控制滴速，预防静脉炎的发生，做好个人防护预防感染，鼓励患者多饮水，并注意饮食卫生。

（5）蒽环类：主要不良反应为心脏毒性、消化道反应、骨髓抑制及尿色改变。鼓励患者多饮水，用药过程应观察患者血管及心率的变化，嘱患者少食多餐，做好个人卫生，预防感染。

四、健康指导

（一）健康教育

1. **毒物知识教育** 加强毒物相关知识的讲解，对所接触的毒物有正确的认识和理解，避免对毒物产生恐惧的心理。

2. **简介疾病知识** 目前已证实，MDS是一类与急性白血病（髓系）密切相关的疾病，主要表现是患者外周血中全细胞减少，但骨髓呈增生活跃状态，伴有程度不同的病态造血及幼稚细胞的增多，但尚未达到急性白血病的诊断标准，相当一部分患者将发展为急性白血病。主要治疗方法是诱导分化剂治疗、刺激造血药物的应用、化疗及骨髓移植等。

（二）疾病指导

1. **疾病预防的指导** 对患者进行MDS疾病知识健康教育，针对职业性接触者，如接触苯等，加强生产车间或工厂的室内通风，严格遵守操作规程，定期检修设备，做好个体的劳动防护，定期进行职业健康检查。女工妊娠期及哺乳期，必须调离苯作业车间。

2. **病情监测的指导** 教会患者自我检查，每日自行检查口腔及皮肤黏膜，注意有无白斑、红肿、湿疹、出血、发热及骨关节疼痛等症状，发现异常及时就诊。

3. **检查治疗指导** 在诊断和治疗过程中，需要检查的项目较多，尤其血常规、骨髓象和骨髓活检等，患者易有顾虑，有时不情愿配合。在检查之前，向患者做好解释，了解检查项目的必要性，使患者明了其目的，主动配合。采血、骨髓穿刺和活检等操作是在有计划进行，尽量减少患者的痛苦。进行治疗之前和治疗过程中，向患者做必要的说明，如药物作用、给药的方法及可能的不良反应，使患者明了，有助于配合治疗。

4. **心理护理** 做好患者心理护理，因为病程长，疗效不明显，一定要鼓励患者树立战胜疾病的信心，保持乐观的心态，保持身心舒畅，建立良好的生活态度。

5. **出院指导** 指导患者学会自我观察，健康教育自我防护，避免接触放射线和化学毒物；根据气候变化，及时增减衣服，防止感冒，避免去人群拥挤的公共场合；适度锻炼，注意劳逸结合，戒烟戒酒，饮食卫生，加强营养；坚持用药，定期强化治疗，巩固和维持疗效，定期复诊，病情变化应及时就诊或电话联系。

第12章 常见物理化学性血液疾病的护理

第四节 淋巴瘤护理

一、疾病概述

淋巴瘤是起源于淋巴结和淋巴组织的免疫系统恶性肿瘤，其发生大多与免疫应答过程中淋巴细胞增殖分化产生的某种免疫细胞恶变有关，是免疫系统的恶性肿瘤。

以无痛性进行性的淋巴结增大和局部肿块为其特征性临床表现，并可有相应的器官压迫症状，可伴有发热、消瘦、盗汗和瘙痒等全身症状，中、晚期常有肝、脾大及各系统受浸润表现，最终出现恶病质。

淋巴瘤可发生在身体的任何部位，其中淋巴结、扁桃体、脾及骨髓是最易受到累及的部位。

二、护理评估和目标

（一）护理评估

1. **毒物接触史** 评估患者的职业史、生活和工作环境、家族史及毒物接触的时间、方式、浓度、剂量及个人防护情况等。
2. **疾病评估** 观察患者的生命体征、意识状态，有无发热、消瘦和盗汗等全身症状，有无全身瘙痒症状。全身淋巴结有无肿大。有无累及结外器官病变，如发生部位在软腭、扁桃体、鼻腔及鼻窦部，临床有吞咽困难、鼻塞、鼻出血及颌下淋巴结增大。胸部以肺门及纵隔受累最多，50% 的患者有肺部浸润和（或）胸腔积液。累及胃肠道部位临床表现有腹痛、腹泻和腹部肿块。

（二）护理目标

1. 知晓毒物病因，避免再次接触。
2. 正确留取各项毒化标本及理解留取标本的目的及意义。
3. 不发生出血、感染或能及时发现、及时处理。

三、护理措施

（一）病情观察

1. **观察患者症状** 观察患者肝、脾、淋巴结增大程度及其出现的相应症状。出现腹痛、腹泻、腹部包块和腹水者，提示腹腔淋巴结增大或肠道受累，应进一步观察有无排气，大便次数、性状，疼痛持续的时间、性质等，防止出现肠梗阻。疼痛出现时，应及时报告医师，切勿自行乱用镇痛药物；纵隔淋巴结增大时，观察患者有无发绀等呼吸道受阻或压迫症状，遵医嘱及时给予患者氧气吸入；咽部淋巴结病变时，鼓励患者进流食；对于严重吞咽困难的患者给予鼻饲饮食；对于鼻塞的患者经口呼吸者，注意保护口腔黏膜，给予口腔护理。
2. **严密观察患者不良反应** 严密观察患者放、化疗期间的不良反应，并注意肿块大小和数量的变化。

（1）监测体温的变化，发热时可采用物理降温，如温水擦浴。高热时，给予解热药，同时嘱患者饮用温开水，及时更换汗湿的病服和床单。

（2）观察患者的营养状况、活动情况和睡眠情况，有无恶心、呕吐、乏力和失眠等情况。

（二）一般护理

1. **起居护理** 注意保暖，避免受凉；适度活动，避免过度疲劳；保持室内空气新鲜、阳光充足；少去人群拥挤的公共场所；嘱患者戒烟酒。护理辐射局部皮肤时，动作应轻柔；保持局部皮肤清洁、干燥；外出活动时避免直接日照。

2. **休息和活动** 可视体力情况鼓励患者活动，以不产生疲劳感为宜；高热患者卧床休息；血小板数 $< 20 \times 10^9 /L$ 时绝对卧床休息；鼓励患者深呼吸，有效咳嗽；保持病室的安静和整洁，温、湿度适宜。

3. **饮食护理** 由于发热和化疗等因素导致患者食欲差、消耗大，故应注意饮食的合理搭配及营养均衡，其营养原则为高热量、高蛋白和高维生素饮食。对于口腔及咽喉部溃疡疼痛患者，进清淡的流质饮食。恶心、呕吐的患者，遵医嘱服用镇吐药，并指导患者进行深呼吸和有意识吞咽，减轻恶心症状。便秘的患者，增加蔬菜、水果等粗纤维食物的摄取。

4. **心理支持** 正确对待疾病，消除紧张、恐惧心理，树立战胜疾病的信心；建立良好的家庭支持系统。

（三）对症护理

1. **发热的护理** 由于淋巴瘤本身和感染因素，都有可能引起发热，患者降温后注意观察有无虚脱的表现。详见本篇第11章第二节发热的护理措施。

2. **活动无耐力的护理** 病情轻者，可进行适当的活动，但不可做剧烈的运动，避免疲劳；重者，应以卧床休息为主，可进行室内、床旁活动，卧床时可进行床上锻炼，如肌肉按摩，下肢伸、屈动作，以防肌肉组织失用性萎缩和下肢静脉血栓。

3. **疼痛的护理** 患者因骨骼受累可出现疼痛，应尽量减少患者活动，防止发生外伤；如有外伤，应警惕病理性骨折的发生。减少一切不良刺激，避免诱发疼痛的因素，如避免身体活动和分散患者注意力等方法，转移疼痛的注意力，遵医嘱给予镇痛药。医护人员进行各项医疗操作时，动作要轻柔，不可用力按压患者骨性部分。

4. **营养失调的护理** 由于放、化疗刺激，患者易引起恶心、呕吐，致使食欲减退，摄入量减少，引起营养失调。因此，应在营养师的指导下，协助患者家属制订饮食计划，经常更换饮食品种，创造良好的就餐环境；出现恶心、呕吐时，指导患者进行缓慢深呼吸，可有效地控制或减轻呕吐。呕吐后，协助患者用温开水或生理盐水漱口，及时将呕吐物清理干净，更换污染衣物，开窗促进室内通风，以减轻呕吐物不良气味的刺激。NHL患者可因咽淋巴环病变引起吞咽困难，应为患者提供半流食、软食，以便于吞咽。严重者，可给予鼻饲或静脉高营养，补充机体需要量。

5. **皮肤的护理** 霍奇金病患者可出现严重而顽固的全身性皮肤瘙痒，嘱患者不要过度搔

第 12 章 常见物理化学性血液疾病的护理

抓，以免皮肤破损而感染；注意皮肤清洁。放疗可能会引起部分患者皮肤损伤。局部皮肤有发红、痒感时，及早涂油膏保护皮肤。如局部皮肤表现为灼痛的干反应，可给予 0.2% 薄荷淀粉或氢化可的松软膏等外涂；若出现皮肤刺痒、渗液和水疱的湿反应，可给予局部换药、包扎、暴露等对症处理；如局部皮肤出现溃疡坏死，应进行全身抗感染治疗，并给予局部外科清创、换药等治疗处理。

6. 预防感染或潜在感染　接受放、化疗后，患者免疫功能处于抑制状态，易并发感染，一旦发生感染，难以控制。如患者出现体温增高，提示可能存在感染，应确定感染的部位，给予相应的护理。

（1）预防呼吸道感染：定期进行病室空气、地面和家具的消毒。严格执行各项无菌操作。天气转凉时，注意保暖。减少探视，避免接触上呼吸道感染者。患者粒细胞绝对值 $\leq 0.5 \times 10^9/L$ 时，给予保护性隔离。

（2）预防口腔感染：加强口腔护理。嘱患者在晨起、餐前、餐后及睡前使用生理盐水及漱口液交替漱口。如已出现口腔黏膜溃疡，局部用维生素 E 或溃疡膜等涂敷，并增加漱口次数。并发真菌感染者，用制霉菌素或碳酸氢钠等针对性漱口液含漱。

（3）预防肛周感染：保持大便通畅，建立良好的排便习惯。睡前、便后用 1∶1000 碘伏溶液坐浴，每次 15～20 min。

（4）预防皮肤感染：注意个人卫生，女性患者尤其注意会阴部清洁。正确处理蚊虫叮咬处，避免抓伤皮肤。进行各种侵入性穿刺，应严格进行局部皮肤消毒。

7. 化疗护理　进行化疗时，应注意瘤块大小及症状减轻程度评估，监测血象。化疗期间，患者体质虚弱，应多休息，减少机体消耗。进食清淡、易消化和高营养饮食，必要时给予静脉高营养支持治疗。恶心、呕吐严重者，可遵医嘱给予镇吐药。化疗期间，应加强个人卫生，保持皮肤、毛发、口腔、会阴及肛周皮肤清洁，做到四勤：勤洗澡、勤漱口、勤洗手、勤换内衣。每日用复方氯己定含漱液、生理盐水或碳酸氢钠漱口，每日用碘伏稀释液坐浴，女性患儿要保持会阴清洁。病室经常开窗通风，每日进行空气消毒。监测体温变化，严密观察皮肤黏膜有无出血点、瘀斑，注意避免皮肤外伤，指导患者自我观察出血的表现，出现异常，及时通知医师。在进行静脉化疗时，应尽量使用中心静脉导管，如 PICC、CVC 和输液港等，做好药物使用观察与护理。

（1）细胞毒素类（烷化剂类）：环磷酰胺和氮芥类药物作用于 DNA 和 RNA、酶、蛋白质，使细胞受损、死亡。其中，特殊不良反应为出血性膀胱炎，遵医嘱按时使用解救药物美司钠。向患者进行健康教育，多饮水，勤排尿，注意观察尿色，环磷酰胺水溶液不稳定，宜在 3～4 h 使用，输注时注意避光保护。

（2）蒽环类：主要不良反应为心脏毒性、消化道反应、骨髓抑制及尿色改变。蒽环类药物对血管内膜刺激性较大，尽量选择中心静脉导管输注。

（3）顺铂（DDP）：本药的特殊不良反应为肾毒性，遵医嘱给予利尿药，正确观察记录液体出入量。

（4）酶类：门冬酰胺酶（L-ASP）通过水解血清中的门冬酰胺，使肿瘤细胞因缺乏门冬酰胺致使蛋白质合成发生障碍而死亡。主要不良反应为发热、过敏等反应，用药前给予皮试，严密观察有无过敏反应，为预防胰腺炎发生，用药期间嘱患者低脂、低蛋白饮食，少食多餐。

（5）美罗华＋CHOP：此方案已成为弥漫大B细胞淋巴瘤的一线治疗方案。美罗华价格昂贵，操作过程中，护理人员要严格遵守操作规程，正确调控好输液速度，以保证药物准确、及时地输入患者体内。美罗华过敏反应一般在用药后0.5～2 h发生。可遵医嘱常规用药前30 min给予抗过敏药物。美罗华可引起心律失常、直立性低血压、支气管痉挛和呼吸困难等症状。输注过程中，应持续给予心电监护，严格控制滴速，注意病情变化，发现异常及时处理。

8. 放疗护理

（1）恶心和呕吐：这种胃肠道放射反应最为多见，一般在放疗前禁食，并给予镇静镇吐药，能减轻症状。如果放疗过程中出现恶心，可指导患者张口"哈气"，减轻症状；呕吐时，将呕吐物收集到口边的污物袋内，严重呕吐者暂停治疗，待症状缓解后再继续治疗。

（2）放射性腮腺炎：全身照射治疗后，大部分患者两侧腮腺肿大、疼痛，一般不做特殊处理，1周后可自行消失。口干不适、张口疼痛时，改为流食或半流食，少量多次饮水。

（3）放射性口腔黏膜炎：为最常见的放疗合并症，多在治疗后2～7d发生，口腔黏膜肿胀、疼痛或出现溃疡。为避免加重口腔内损伤，禁止用牙刷刷牙，饭后给予口腔护理，并经常以生理盐水漱口，保持口腔清洁，改用流食或半流食，食物种类以不含骨、刺及刺激性（辣、酸、过咸、过热等）食物为宜。

（4）放射性肠炎：部分患者继上消化道不良反应之后，发生肠炎，表现为腹泻、水样便，每日可数次，甚至排大便失去控制。轻度腹泻者改为半流食或流食；重度腹泻者应禁食，完全由静脉供给营养和水分；口服片剂时，先研碎后再服用；便后用温水清洗肛周，保持局部清洁、干燥，可用消毒液状石蜡涂抹肛周或涂以皮肤保护产品，防止大便频繁刺激皮肤而发生臀红、皮疹、湿疹、感染。

（5）头晕、头痛和乏力：少数患者放疗后，出现头晕、头痛和全身乏力等症状，一般轻度会自行好转，不必做特殊处理，头痛严重者可按医嘱给予镇静镇痛药。

四、健 康 指 导

（一）健康教育

应详细讲解有关疾病的知识，鼓励患者定期来院，完成治疗方案。

1. 骨髓抑制期 化疗后患者血象下降，需定期观察血象变化，血象偏低者应绝对卧床，加用床档，佩戴口罩，不得自行抠鼻、剔牙等危险动作，积极预防感染，避免发生磕碰、坠床等有害事件。

2. 留置中心静脉导管 根据治疗方案、药物合理选择静脉途径，注意导管维护，导管常规换药每周1次，如患者大量出汗或贴膜破损、卷边，需要随时换药。随时观察针眼处有无异常情况，需及时处理，置管侧肢体勿剧烈活动，给予患者导管维护针对性指导及健康教育。

（二）生活指导

指导患者生活起居应有规律，鼓励适当活动，避免过度疲劳；有发热、明显浸润症状时，应卧床休息,以减少机体的消耗;注意保暖,避免受凉;保持室内空气新鲜、阳光充足;少去人群拥挤的公共场所;嘱患者戒烟酒。

第五节 血小板减少症和血小板功能异常护理

一、疾病概述

(一)血小板减少症

血小板减少症(thrombocytopenia)是指血小板数低于正常范围 14 万～ 40 万 /μl 所引起的病症。血小板减少症可能源于血小板产生不足、脾对血小板的阻留、血小板破坏或利用增加及被稀释等原因,无论何种原因所致的严重血小板减少,都可引起典型的出血:多发性瘀斑,最常见于小腿;或在受轻微外伤的部位出现小的散在性瘀斑;黏膜出血(鼻出血及胃肠道、泌尿生殖道和阴道出血)或手术后大量出血、胃肠道大量出血和中枢神经系统内出血,均可危及生命。

(二)血小板功能异常

血小板功能异常(abnormal platelet function)是一组因血小板黏附、聚集、释放、促凝功能及花生四烯酸代谢缺陷而致的出血性疾病,分为先天性及后天获得性两类,小儿多为先天遗传性。其共同特点是血小板数目多无明显减少,而血小板功能检查异常:如出血时间延长,凝血酶原消耗减低,凝血活酶生成不佳,束臂试验阳性。但凝血时间、凝血酶原时间、凝血酶时间及部分凝血活酶时间则均正常。

在该类疾病中,血小板数量正常,但不能正常地形成血栓,并且出血时间延长。血小板功能的异常,可能是由于内源性的血小板缺陷,也可能是由于外源性因素改变其正常的血小板功能而引起的。血小板的缺陷可能是遗传性的或获得性的。止凝血的凝血阶段试验,如部分凝血活酶时间(PTT)和凝血酶原时间(PT),在大多情况下(但并非全部)是正常的。

血小板具有黏附、聚集和释放等功能。当血管内皮细胞损伤时,血小板反应迅速,首先黏附于损伤之处,继而聚集,形成凝块,并释放出多种促凝素或血管活性物质,使血栓形成,从而达到止血目的。另外,血小板还具有促进纤维蛋白溶解的作用。

血小板功能异常是指血小板黏附、聚集、释放、促凝等功能缺陷而引起的出血性疾病,也就是指血小板质量的异常。临床特征为黏膜出血、血小板计数正常或轻度减少,而出血时间延长,血块收缩不佳,血小板畸形。

常见的疾病有两种:一是先天性血小板缺陷,见于巨血小板综合征、血小板无力症和先天性结缔组织病等;二是获得性血小板缺陷,见于尿毒症、骨髓增生异常综合征、药物引起的血小板功能障碍、异常蛋白症、肝病和弥散性血管内凝血等。

二、护理评估和目标

(一) 护理评估

1. 毒物接触史　询问患者有无明确的职业接触史，毒物接触的时间、方式、量及个人的防护情况。

2. 疾病的评估　重点评估有无与出血相关的症状及体征，包括有无皮肤黏膜瘀点、瘀斑，有无鼻腔黏膜与牙龈出血，有无咯血、呕血、黑粪和血尿等症状；有无诱发颅内出血的危险因素及颅内出血的早期表现，出血的主要伴随症状和体征，出血后患者的心理反应等。

(二) 护理目标

1. 了解导致该病的化学物质，避免再次接触。
2. 正确留取各项毒化标本和理解留取标本的目的及意义。
3. 不发生出血或出血能被及时发现、及时处理。

三、护理措施

(一) 病情观察

要严密观察其出血部位、出血量，警惕重要脏器出血。各种护理操作应动作轻柔，防止对患者造成组织损伤而引起出血。

(二) 一般护理

1. 饮食护理

（1）应根据患者的病情选用流质、半流质或正常饮食，并避免刺激性的食物，防止消化道出血。建议吃高蛋白、高维生素和容易消化的食物；如果伴随有贫血症状，建议吃些含有丰富铁物质的食物等。

（2）有消化道出血者，应暂时禁食，出血停止后给予冷、温流食，逐渐过渡到半流质、软食和普通食物。

（3）不宜食用鱼油、洋葱和大蒜等食物，以免影响血小板功能。

2. 心理护理　因血小板减少症有出血倾向，患者很容易产生紧张、忧虑等心理反应。详细向患者讲解病情，职业中毒是一种慢性疾病，短期内很难治愈，但也并非不治之症，运用成功的案例鼓励患者，树立战胜疾病的信心。

(三) 对症护理

1. 祛除病因　尽可能避免或减少接触能引起血小板减少症的化学物质，如金制剂、狄氏剂和三硝基甲苯等。

2. 正确留取标本　指导患者正确留取明确病因的毒化标本，配合采集血标本及骨髓标本，并告知患者留取标本的目的、意义及注意事项。

3. 用药护理　在使用糖皮质激素和免疫抑制药时，向患者及其家属解释药物可能出现的不良反应,避免患者忧虑。密切观察各种药物的不良反应,加强对患者的血压、血象、肝功能、肾功能及血糖的监测。注意有无电解质紊乱,有无恶心、反酸和黄疸等表现,并观察大、小便的颜色等。

4. 输血护理　输血前必须认真做好查对工作,输血时应注意控制输注速度。输血过程中加强监测,及时发现输血反应。

5. 其他　当患者的皮肤黏膜出现出血症状时,需密切观察出血部位和范围,并做好应急措施,避免内脏出血的发生。对伴有便秘、剧烈咳嗽的血小板减少症患者,应及时处理,以防脑出血的发生。

四、健康指导

(一)毒物知识教育

加强毒物知识的讲解,对所接触的毒物有正确的认识和理解,避免对毒物产生恐惧的心理。

(二)疾病指导

1. 病情监测的指导　指导患者自我监测,一旦发现有瘀斑、瘀点和牙龈出血等症状,应及时就医。

2. 疾病预防的指导　针对涂料、合成树脂、合成染料和制酒工业等职业性接触者,必须严格遵守操作规程,加强生产车间或工厂的室内通风,定期检修设备,做好个体的劳动防护,定期进行职业健康检查。

第六节　血管性紫癜护理

一、疾病概述

血管性紫癜(vascular purpura)是血管壁或血管周围组织有缺陷引起皮肤和黏膜出血的一类疾病,一般无血小板缺陷及凝血功能障碍。紫癜(purpura)是指血细胞从毛细血管向外流出,进入皮肤或皮下组织而引起的损害。从血管内流出血液的量决定皮肤损害的大小及范围。

二、护理评估和目标

(一)护理评估

1. 毒物接触史　询问患者有无明确的职业接触史、毒物接触的时间、方式、浓度、接触的量及有无细菌、病毒感染史。

2. 疾病的评估　重点评估有无与出血相关的体征及特点,包括有无皮肤和黏膜瘀点、瘀斑;有无鼻腔黏膜与牙龈出血;有无咯血、呕血、黑粪和血尿等症状。免疫性血管性紫癜有无腹痛、血尿、蛋白尿及关节肿胀和疼痛。

（二）护理目标

1. 了解导致该病的化学物质，避免再接触。
2. 正确留取各项毒化标本，并了解留取标本的目的及意义。
3. 不发生出血或出血时能及时发现、及时处理。

三、护 理 措 施

（一）病情观察

观察患者有无出血以及出血的进展与变化，有无新发出血、肾损害和关节活动障碍等表现，注意皮肤的瘀点或紫癜的分布、有无增多或消退等变化。

（二）一般护理

1. 饮食护理　注意避免过敏性食物的摄取，宜选择清淡、少刺激、易消化的普食、软食或半流质饮食。若患者有消化道出血，避免过热饮食，必要时禁食。
2. 心理护理　患者多有精神紧张，向其讲解本病相关知识，消除不良心理，树立康复信心。
3. 休息与活动　卧床休息有助于症状的缓解和消失，协助患者采取舒适体位，如腹痛者宜取屈膝平卧位等，关节肿痛者要注意局部关节的制动与保暖。

（三）对症护理

1. 祛除病因　避免再接触能引起血管性紫癜的化学物质，如金制剂和汞化合物等。
2. 正确留取标本　告知患者留取标本的目的、意义及注意事项，指导患者正确留取明确病因的毒化标本，如尿汞、尿砷和发砷等，帮助患者配合采集血标本及骨髓标本。
3. 用药的护理　正确执行医嘱，注意药物不良反应的观察。若使用糖皮质激素，应说明可能出现的不良反应，如胃肠道反应或出血、诱发感染等，采取预防措施。

四、健 康 指 导

（一）毒物知识教育

加强毒物相关知识讲解，对所接触的毒物有正确的认识和理解，避免对毒物产生恐惧心理。

（二）疾病检测和指导

1. 自我病情的监测　指导患者对出血情况及伴随症状进行自我监测，发现新发大量瘀点或紫癜、明显的腹痛和关节疼痛等症状，应及时就医。
2. 疾病预防的指导　在劳动生产过程中，加强个人防护及个人卫生，工作场所应通风排毒，对接触有毒物质的人群实施健康监护，认真做好上岗前和定期健康检查，排除职业禁忌证，发现早期的健康损害，并及时采取有效的预防措施。

第七节 低凝血酶原血症护理

一、疾病概述

低凝血酶原血症（hypoprothrombinemia）是由于凝血酶原缺乏引起的凝血障碍性疾病，主要表现为全身任何部位的出血。常见的有牙龈、胃肠和皮下等部位的出血。新生儿低凝血酶原血症是由于维生素 K 依赖凝血因子显著缺失所引起的一种自限性出血性疾病。

正常人的凝血机制需要凝血酶原的参与，如果缺乏，容易出现难以控制的出血。凝血酶原是血液凝固因子之一，存在于血浆中，亦称第 II 因子，是凝血酶的前身物质，生成于肝，生成时有维生素 K 参与。凝血酶原在凝血机制中起着中心的作用。在激活的因子 V 和由血小板或其他细胞提供的磷脂表面存在的条件下，被激活的因子 X 激活形成凝血酶。凝血酶是一种蛋白水解酶，对多种凝血因子具有水解作用。凝血酶使纤维蛋白原转变成纤维蛋白，另外还具有：①诱导血小板聚集；②激活 XIII 因子；③使纤溶酶原转变成纤溶酶，从而激活纤溶系统；④激活由凝血酶激活的纤溶抑制物；⑤激活因子 V、因子 VIII 和因子 XI，生成更多的凝血酶；⑥激活蛋白 C 系统；⑦刺激伤口愈合。因此，凝血酶原缺乏或结构异常使凝血酶异常，导致凝血机制的异常。

二、护理评估和目标

（一）护理评估

1. **毒物接触史** 询问患者有无明确的毒物接触史，毒物接触的时间、方式、浓度和接触的量。

2. **疾病的评估** 重点评估有无与出血相关的症状及体征，包括有无皮肤黏膜瘀点、瘀斑，有无鼻腔黏膜与牙龈出血及外伤出血不止等现象。

（二）护理目标

1. 知晓毒物病因。
2. 正确留取各项毒化标本和理解留取标本的目的及意义。
3. 不发生出血或出血能被及时发现、及时处理。

三、护理措施

（一）病情观察

血小板功能异常者要严密观察患者鼻出血和牙龈出血情况。各种护理操作应动作轻柔，防止对患者造成组织损伤而引起出血。

（二）一般护理

1. **饮食护理** 患者宜进食高蛋白、高维生素和容易消化的食物，尽量避免食用煎炸、带刺或含骨头的食物、带壳的坚果类食品、硬质的水果等。也不宜食用鱼油、洋葱和大蒜等食物。

2. 心理护理 因凝血机制异常者有鼻出血、牙龈出血和外伤后出血不止等症状，导致患者很容易产生紧张和忧虑等心理反应。应使患者保持心情平静，配合治疗。

（三）对症护理

1. 祛除病因 避免再接触能引起低凝血酶原血症的凝血灭鼠药。
2. 正确留取标本 指导患者正确留取明确病因的毒化标本，配合采集血标本；并告知患者留取标本的目的、意义及注意事项。
3. 用药的护理 在使用凝血酶原复合物静脉滴注时，滴速开始宜慢，在 $0.5 \sim 1\,h$ 滴完。注意观察药物的不良反应。
4. 鼻出血的预防和护理 防止鼻黏膜干燥而出血，房间内保持一定的湿度。指导患者避免用手抠鼻痂和外力撞击鼻部。有少量出血时，可用棉球或明胶海绵填塞，并给予局部冷敷。
5. 口腔和牙龈出血的预防与护理 指导患者用软毛牙刷刷牙，忌用牙签剔牙，进食时要细嚼慢咽，避免口腔黏膜的损伤。牙龈渗血时，可用凝血酶或 0.1% 肾上腺素棉球或明胶海绵片贴敷牙龈或局部压迫止血。

四、健 康 指 导

（一）毒物知识教育

加强毒物相关知识的讲解，对所接触的毒物有正确的认识和理解，避免对毒物产生恐惧心理。

（二）疾病监测和指导

1. 自我病情的监测 指导患者自我检测，一旦发现有瘀斑和牙龈出血等症状，应及时就医。
2. 疾病预防的指导 应指导在劳动生产过程中，加强个人防护及个人卫生，工作场所应通风排毒，对接触有毒物质的人群实施健康监护，认真做好上岗前和定期健康检查，排除职业禁忌证，发现早期的健康损害，并及时采取有效的预防措施。
3. 饮食指导 患者宜进食高蛋白、高维生素和容易消化的食物，勿进食坚硬、刺激性食物。

第八节 白细胞减少症和粒细胞缺乏症护理

一、疾 病 概 述

白细胞减少症（leucocytopenia）是指周围血液白细胞计数 $< 3.5 \times 10^9 /L$；粒细胞减少症是指周围血液中性粒细胞 $< 2.0 \times 10^9 /L$。当粒细胞严重减少，低于 $0.5 \times 10^9 /L$ 时，称粒细胞

缺乏症（agranulocytosis）。

二、护理评估和目标

（一）护理评估

1. 毒物接触史　询问患者有毒物接触史和毒物接触的时间、方式、浓度、量及个人防护情况。
2. 疾病的评估　白细胞减少者重点评估有无乏力、上呼吸道和支气管感染。粒细胞缺乏重点评估有无畏寒、高热、头痛和全身肌肉关节酸痛等症状。

（二）护理目标

1. 知晓毒物病因，了解所致该病的化学物质。
2. 正确留取各项毒化标本和理解留取标本的目的及意义。
3. 不发生感染或感染能及时发现、及时处理。
4. 缓解患者的恐惧心理。

三、护理措施

（一）病情观察

观察患者的生命体征变化及血象有无感染。对于白细胞减少症患者，观察有无乏力以及上呼吸道、支气管、中耳、胆道和泌尿道感染症状。对于粒细胞缺乏症患者，观察有无畏寒、高热、寒战、头痛、全身肌肉关节酸痛和多汗等症状。

（二）一般护理

1. 饮食护理　在饮食方面，要求更加严格，饭菜一定要卫生，必要时还要经过高温消毒。
2. 环境与休息　安排患者入住单人间，严格限制探视和陪护人员，病室保持空气新鲜、清洁和温度适宜，早、晚开窗通风，粒细胞缺乏者应考虑入住空气层流无菌病房，防止交叉感染。
3. 心理护理　患者很容易产生紧张、忧虑的心理反应。让患者对其病情有正确的理解，使其保持心情平静，配合治疗。

（三）对症护理

1. 祛除病因　避免再接触能引起白细胞减少和粒细胞缺乏的化学物质和放射性物质，如苯和三硝基甲苯等。
2. 正确留取标本　指导患者正确留取明确病因的毒化标本，配合采集血标本及骨髓标本；并告知患者留取标本的目的、意义及注意事项。
3. 用药的护理　遵医嘱执行，严密观察药物的不良反应，如有不良反应发生，及时报告医师。对于有可能引起白细胞减少的药物，如氯霉素、磺胺类、抗肿瘤药物及解热镇痛药物，应尽量避免使用。

四、健康指导

(一) 毒物知识教育

加强毒物相关知识的讲解，对所接触的毒物有正确的认识和理解，避免对毒物产生恐惧的心理。

(二) 健康教育和疾病指导

1. **疾病知识健康教育**　告知患者及其家属该病的病因、临床表现及治疗方法，以取得患者及其家属的配合。对于密切接触的作业人员，应加强劳动防护及个人卫生，对接触有毒物质的人群实施健康监护，认真做好上岗前和定期健康检查，发现症状及时就诊。

2. **病情监测的指导**　注意观察有无乏力及呼吸道、支气管、中耳、胆道、泌尿道感染症状或突发畏寒、高热、寒战、头痛、全身肌肉关节酸痛和多汗等症状时，及时就医。

3. **休息与活动的指导**　加强体育锻炼，提高身体素质，增强机体抗病能力，尽量避免去公共场所，以防止呼吸道感染。

第九节　高铁血红蛋白血症和硫化血红蛋白血症护理

一、高铁血红蛋白血症

(一) 疾病概述

在正常生理条件下，人体高铁血红蛋白（methemoglobin，MetHb）占血红蛋白（Hb）总量的 0.5%～2%，如果超过这个数值即为高铁血红蛋白血症（methemoglobinemia）。血红蛋白分子的辅基血红素中的二价铁被氧化成三价铁，即成为高铁血红蛋白（MHb），同时失去带氧功能。正常红细胞能利用还原型辅酶Ⅰ（NADH），在细胞色素 b5 还原酶催化下，使高铁血红蛋白还原成血红蛋白。一旦高铁血红蛋白在血中增高，称为高铁血红蛋白血症。中毒性高铁血红蛋白血症较常见，有接触某些药物或毒物（如亚硝酸盐、非那西汀、普鲁卡因、苯胺等）的病史，婴儿腹泻也是常见的诱因。先天性高铁血红蛋白血症较罕见，主要因细胞色素 b5 还原酶缺乏所致。

(二) 护理评估

1. **毒物接触史**　询问患者有无引起溶血性贫血的物理、机械和化学等因素的接触史，以及接触毒物的时间、方式、浓度、量和个人防护情况。

2. **疾病评估**　高铁血红蛋白血症的主要临床表现为缺氧和发绀。中毒性高铁血红蛋白血症的发病可以急骤，亦可缓慢出现，随着中毒加深，发绀可扩展到鼻尖、耳郭、指尖及颜面等部位，有时伴有头晕、恶心和呕吐等。

（三）护理目标

1. 了解毒物病因，了解高铁血红蛋白血症的治疗方法。
2. 正确留取各项毒化标本和理解留取标本的目的及意义。
3. 不发生循环衰竭和肝功能损害等。

（四）护理措施

1. **病情观察** 观察患者生命体征及神志的变化，注意维持呼吸、循环功能，必要时给予心电监护，氧气吸入。

2. **一般护理**

（1）饮食护理：合理饮食对高铁血红蛋白血症的治疗非常重要，患者应多吃些富含纤维素和维生素以及高蛋白的食物，忌食辛辣、刺激性食物，勿吸烟、饮酒。

（2）心理护理：告知患者疾病的相关知识，解除其紧张、焦虑情绪，积极配合治疗。

3. **对症护理**

（1）现场处置：急性中毒者应立即脱离现场，脱去被污染的衣物，用大量的清水冲洗，保持呼吸道通畅，给予吸氧。避免再接触能引起溶血性贫血的化学物质。

（2）正确留取标本：指导患者正确留取明确病因的毒化标本，配合采集血标本；并告知留取标本的目的、意义及注意事项。

（3）用药护理：遵医嘱正确使用药物亚甲蓝。亚甲蓝 $1\sim 2$ mg/kg 加入 25% 葡萄糖 20 ml 中，缓慢静脉注射。亚甲蓝静脉注射速度过快可引起胸闷、恶心、呕吐和腹痛等症状，甚至出现抽搐、惊厥等症状。因此，在用药的过程中应仔细观察药物的不良反应。

（4）血液净化的护理：严重的病程长的患者可采用血液净化治疗，在治疗中密切监护患者意识、面色、体温、呼吸、脉搏和血压的变化，保持管路的固定畅通；每日检查置管处伤口敷料是否干燥、清洁，各班做好床头交接。

（五）健康指导

1. **毒物知识教育** 加强毒物相关知识的讲解，让接触毒物的人群对毒物有正确的认识和理解，避免产生恐惧心理。

2. **病情监测的指导** 当高铁血红蛋白占血红蛋白总量的 15% 时，可出现明显的发绀，当血中高铁血红蛋白增高至 30% 以上时，可出现头晕、头痛、乏力和恶心、手指麻木及视物模糊等症状。高铁血红蛋白占血红蛋白总量 > 50% 时，可出现心悸、胸闷、呼吸困难、精神恍惚、恶心、呕吐和抽搐等症状。

3. **疾病预防的指导** 针对职业性接触者，除了要加强生产车间或工厂的室内通风之外，必须严格遵守操作规程，定期进行设备检修，做好个体的劳动防护。

二、硫化血红蛋白血症

（一）疾病概述

硫化血红蛋白血症（sulfhemoglobinemia）是由于患者血中含有硫化血红蛋白（sulfmethemoglobin，SHB）所引起，其化学结构现在还不完全清楚。正常人血液中不含有硫化血红蛋白，不存在于红细胞中。血红蛋白被氧化后，还可进一步硫化成硫化血红蛋白，即血红蛋白与可溶性硫化物（如硫化氢等）在氧化剂（通常是过氧化氢）存在的条件下发生作用而产生的。有些人服用磺胺类或非那西丁等药物后，可出现硫化血红蛋白血症，并可能伴有溶血。硫化血红蛋白一经形成，不能逆转为血红蛋白，缺乏有效疗法。只有这种含有异常硫化血红蛋白的红细胞被破坏后，才离开血液循环而遭到破坏、消灭和清除，异常的血红蛋白才能消失。血液中硫化血红蛋白含量达到4%或超过5 g/L，临床便可出现发绀。一般不威胁患者生命。

（二）护理评估

1. **毒物接触史**　询问患者有无引起硫化血红蛋白血症的化学因素接触史，以及接触毒物的时间、方式、浓度、量及个人防护情况。
2. **疾病评估**　重点评估有无以下表现。
（1）轻者发病缓慢，发绀是主要的临床表现。皮肤和面部带有蓝色的发绀，呈蓝灰色，无任何症状或仅有发绀。
（2）重者可有头晕、头痛，甚至气急、晕厥。

（三）护理目标

1. 知晓毒物病因，了解硫化血红蛋白血症的治疗。
2. 正确留取各项毒化标本及理解留取标本的目的及意义。
3. 不发生感染、肺水肿和肺损伤、吸入性肺炎等。

（四）护理措施

1. **病情观察**　注意观察患者生命体征及神志的变化。必要时，给予心电监护、吸氧。
2. **一般护理**　饮食指导：宜进食高蛋白、高维生素和低动物脂肪食物。新鲜清淡饮食，提倡多食富含维生素C的新鲜水果、蔬菜，勿食辛辣、刺激性食物。
3. **心理护理**　告知患者疾病的相关知识，解除其紧张、焦虑心情，积极配合治疗。
4. **对症护理**
（1）现场的处置：急性中毒者立即脱离现场，脱去被污染的衣物，用大量的清水冲洗。避免再次接触能引起硫化血红蛋白血症的有毒物质。
（2）正确留取标本：指导患者正确留取明确病因的毒化标本，配合采集血标本；并告知留取标本的目的、意义及注意事项。

（五）健康指导

1. **毒物知识教育**　加强毒物相关知识的讲解，让接触毒物的人群对所接触的毒物有正确的认识和理解，避免对毒物产生恐惧心理。避免服用磺胺类和非那西丁等药物。

2. 病情监测的指导　指导患者对自我病情的观察，有无发绀、头痛和头晕等症状。怀疑硫化血红蛋白血症时，应及时就医。

3. 疾病预防的指导　给患者讲解疾病相关知识，针对职业性人群加强健康教育，对于生产有毒物质的作业，原则上应尽可能密闭生产，消除毒物逸散于作业环境空气中。在生产过程，如密闭不严或条件不许可，应采用局部通风排毒系统。个人劳动应加强防护，遵守操作规章，不能随意更改工艺流程。

第十节　溶血性贫血护理

一、疾 病 概 述

溶血性贫血（hemolyticanemia）是由于红细胞破坏速率增加（寿命缩短），超过骨髓造血的代偿能力而发生的贫血。骨髓有 6～8 倍的红系造血代偿潜力。如红细胞破坏速率在骨髓的代偿范围内，虽有溶血，但不出现贫血，称为溶血性疾病。正常红细胞的寿命约为 120 d，只有在红细胞的寿命缩短至 15～20 d，才会发生贫血。

二、护理评估和目标

（一）护理评估

1. 毒物接触史　询问患者有无引起溶血性贫血的物理、机械和化学等因素，以及毒物接触的时间、方式、浓度、量和个人防护情况。

2. 疾病评估

（1）急性溶血表现：①轻度，在接触毒物后出现乏力、恶心和腰痛等症状，皮肤、巩膜黄染，尿呈茶色；②重度，可在短时间内出现寒战、高热和乏力等症状，甚至呈半昏迷状态，双肾区剧痛，酱油色尿，尿少，甚至无尿，皮肤黄疸呈古铜色。

（2）慢性溶血表现：起病缓慢，症状较轻，以贫血、黄疸和脾大等为其特征。

（二）护理目标

1. 了解导致该病的化学物质，避免再次接触。
2. 正确留取各项毒化标本和理解留取标本的目的及意义。
3. 溶血得到控制，不发生感染和肾衰竭等严重并发症。

三、护 理 措 施

（一）病情观察

密切观察患者生命体征及神志的变化，必要时给予心电监护，重点观察皮肤黏膜的变化，尿量和尿色有无改变，记录24h出入水量。出现少尿甚至无尿，或尿液颜色的改变，应及时通知医师。

（二）一般护理

1. 饮食护理　避免进食一切可能加重溶血的食物或药物，早期应鼓励患者多饮水、勤排尿。对于已出现消化道出血、急性肾衰竭或进食困难的患者，应静脉或经胃管输入营养物质，以维持患者生命的基本所需。

2. 心理护理　急性溶血的患者病情危重，心理复杂，多有恐惧、焦虑情绪。应多与患者沟通，解释治疗方案和预后，指导其积极配合诊治。

（三）对症护理

1. 现场处置　急性中毒者应立即脱离现场，脱去被污染的衣物，用大量的清水冲洗，保持呼吸道通畅，给予吸氧。避免再次接触能引起溶血性贫血的化学物质，如砷化氢、苯的氨基和硝基化合物及有机磷等。

2. 正确留取标本　告知患者留取标本的目的、意义及注意事项；指导患者正确留取各项毒化标本，如砷化氢导致急性溶血，应立即留取空白尿砷、血砷等毒化标本。

3. 用药护理　如应用糖皮质激素时，应仔细观察有无感染和消化道出血等不良反应。一旦出现，应及时报告医师。

4. 血液净化的护理　严重中毒者，应及早行深静脉置管和血液净化治疗。治疗中密切监护患者的意识、面色、体温、呼吸、脉搏和血压，保持管路的固定畅通。每日检查置管处伤口敷料是否干燥、清洁，各班做好床头交接。

四、健康指导

（一）毒物知识教育

加强毒物相关知识的讲解，让接触毒物的人群对所接触的毒物有正确的认识和理解，避免对毒物产生恐惧心理。

（二）病情监测和指导

1. 病情监测的指导　主要是贫血、溶血及其相关症状或体征和药物不良反应的自我监测，包括头痛、头晕和心悸等症状以及生命体征、皮肤黏膜有无黄染和尿色改变，怀疑病情加重时，应及时就医。

2. 疾病预防的指导　给患者讲解疾病的相关知识，针对职业性人群加强个体劳动防护，遵守操作规章，生产设备应采取密闭、通风等技术措施，对各种毒物的废水、废气和废渣，应给予回收和净化处理。

3. 休息与活动　在溶血发作期间，减少活动或卧床休息，注意保暖，避免受凉，保证充足的休息和睡眠。

第十一节 巨幼细胞贫血护理

一、疾病概述

巨幼细胞贫血（megaloblastic anemia）是由叶酸、维生素 B_{12} 缺乏或其他原因引起的 DNA 合成障碍所致的一种贫血。

二、护理评估和目标

（一）护理评估

1. 毒物接触史　询问患者有无明确的职业接触史和接触毒物的时间、方式、浓度、量及个人防护情况。
2. 疾病的评估　重点评估患者有无乏力、疲倦、心悸、气促、头晕、耳鸣、食欲下降、腹胀、腹泻或便秘等症状，以及有无神经系统表现和精神症状等。

（二）护理目标

1. 知晓毒物病因，了解巨幼细胞贫血的治疗方法。
2. 正确留取各项毒化标本和理解留取标本的目的及意义。
3. 不发生烫伤、摔伤、口腔炎和舌炎等疾病。

三、护理措施

（一）病情观察

观察患者生命体征的变化，注意有无皮肤黏膜的出血及感染的临床表现。贫血可引起组织缺氧，患者活动无耐力，行走需人陪伴，避免受伤。

（二）一般护理

1. 饮食护理
（1）鼓励患者进食富含叶酸或维生素 B_{12} 的食物，如肉类、动物肝、动物肾、禽蛋及海产品；改变不良饮食习惯，不素食、偏食、挑食和酗酒。
（2）在烹调时，不宜温度过高和时间过长，烹煮后不宜久放。
（3）对胃肠道症状明显或吸收不良的患者，可少食多餐、细嚼慢咽。
2. 心理护理　告知患者疾病的相关知识，解除其紧张、焦虑情绪，积极配合治疗。

（三）对症护理

1. 祛除病因　避免接触能引起巨幼细胞贫血的化学物质，如砷化合物和乙醇等。
2. 正确留取标本　告知患者留取标本的目的、意义及注意事项，指导患者正确留取明确病因的毒化标本，如尿砷和发砷，避免标本污染，配合采集血标本及骨髓标本。

3. 用药护理

（1）遵医嘱正确用药，注意药物疗效及不良反应的观察与预防。肌内注射维生素 B_{12} 偶有过敏反应，甚至休克，要密切观察并及时处理。

（2）由于在治疗中大量红细胞生成，使细胞外钾离子内移，而导致血钾突然降低，特别是老年人、有心血管疾病和进食量过少者，需加强观察。

4. 口腔炎和舌炎的预防　加强口腔护理，督促患者养成进餐前后、睡前和晨起用生理盐水、复方氯己定或复方硼砂含漱液交替漱口的习惯。并发真菌感染者，可加用碳酸氢钠液含漱。牙刷宜选择小而软毛牙刷，刷牙动作要轻，以免碰伤牙龈，口腔溃疡者可涂溃疡膜等。

四、健 康 指 导

（一）毒物知识教育

加强毒物相关知识的讲解，让接触毒物的人群对所接触的毒物有正确的认识和理解，避免对毒物产生恐惧心理。

（二）疾病监测和指导

1. 病情监测的指导　指导患者自我监测，贫血症状明显时多注意休息，避免心脏负担过重而诱发心力衰竭。待贫血症状纠正后，可逐渐恢复活动量；注意保暖，加强饮食卫生。注意保持口腔和皮肤清洁，预防损伤和感染。

2. 疾病预防的指导　针对职业性接触者，如砷矿冶炼的工人和农药制造等，除了要加强生产车间或工厂的室内通风之外，必须严格遵守操作规程，做好个人的防护，定期进行职业健康检查。对高危人群，应预防性补充叶酸和维生素 B_{12}。

第十二节　铁幼粒细胞贫血护理

一、疾 病 概 述

铁幼粒细胞贫血（sideroblastic anemia）是由不同病因引起的血红素合成障碍和铁利用不良所致的一组异质性疾病，以骨髓中出现环形铁粒幼细胞为其特征，伴有无效红细胞生成，血清铁和组织铁水平增加，其临床表现为小细胞低色素性贫血。

二、护理评估和目标

（一）护理评估

1. 毒物接触史　询问患者有无引起铁幼粒细胞贫血的毒物接触史和接触毒物的时间、方式、浓度、量和个人防护情况。

2. 疾病的评估　重点评估患者有无皮肤苍白、乏力、疲倦、心悸、气促、头晕和耳鸣等症状，部分患者皮肤暗黑或有肝、脾大。

（二）护理目标

1. 知晓毒物病因，了解铁幼粒细胞贫血的治疗和方法。
2. 正确留取各项毒化标本和理解留取标本的目的及意义。
3. 不发生出血或感染，或能及时发现、及时处理。

三、护 理 措 施

（一）病情观察

观察患者有无头晕、头痛、耳鸣、记忆力减退和食欲缺乏等症状，观察皮肤黏膜苍白及活动无力的程度，了解相关检查的结果。

（二）一般护理

1. 饮食护理　注意指导患者均衡膳食，鼓励患者进食含铁丰富的食物，如动物肝、瘦肉、动物血、海带和木耳等，同时使用含维生素 C 丰富的食物，有助于铁的吸收。
2. 活动与休息　根据贫血程度、发生速度及既往身体状况，帮助患者制订活动计划。如贫血严重或贫血发生速度快者，应绝对卧床休息，以免发生晕厥，导致外伤。轻度贫血患者，根据病情选择健身活动，不宜做剧烈的运动。
3. 心理护理　向患者及其家属详细介绍病因、临床表现和治疗方案。关心体贴患者，耐心做好思想工作，帮助患者树立战胜疾病的信心。

（三）对症护理

1. 避免诱因　避免接触能引起铁幼粒细胞贫血的化学物质，如铅化合物和乙醇等。
2. 正确留取标本　指导患者正确留取明确病因的毒化标本，配合采集血标本及骨髓标本；并告知患者留取标本的目的、意义及注意事项。
3. 用药护理　遵医嘱用药，注意药物不良反应的观察与预防。在使用雄激素类药物时，应向患者及其家属解释雄激素类药物应用的目的和主要不良反应，如毛发增多、声音变粗、女性闭经和乳房缩小等，说明待病情缓解后，随药物剂量的减少，不良反应会逐渐消失。

四、健 康 指 导

（一）毒物知识教育

加强毒物相关知识的讲解，对所接触的毒物有正确的认识和理解，避免对毒物产生恐惧心理。

（二）疾病监测和指导

1. 病情监测的指导　指导患者自我监测，贫血症状明显时多注意休息，避免心脏负担过重而诱发心力衰竭。待贫血症状纠正后，可逐渐恢复活动量；注意保暖，加强饮食卫生。

2. 疾病预防的指导　针对职业性接触者，如铅矿冶炼的工人、制药、杀虫药、汽油防爆剂、蓄电池制造及拆旧船熔割等，加强生产车间或工厂的室内通风，必须严格遵守操作规程，做好个人防护，定期进行职业健康检查。高危人员应加强营养，定期检查血象，有贫血者应调离工作。

（张云花　曾碧霞　梅红霞　赖　燕　陈露莹　袁　娟　游　池　王　雯）

参 考 文 献

[1] 戚晓梅. 白血病大剂量化疗后骨髓抑制的护理对策. 护士进修杂志, 2010, 25(2)：119-120.
[2] 吴惠萍. 白血病化疗期间临床观察及护理. 护理实践与研究, 2009, 6(21)：33-35.
[3] 杨平. 优质护理对白血病患者化疗焦虑抑郁情绪和治疗依从性的影响. 中国肿瘤临床与康复, 2013, 20(5)：542-543.
[4] Gerstner HB. Acute radiation syndrome in man. U S. Armed Forces Med J, 1958, 9（3）：313-354.
[5] Barrington A, Darby SC, Weiss HA, et al. 100 years of observation on British Radiologists：Mortality from cancer and other causes 1897-1997. Br J Radiol, 2001, 74：507-519.
[6] 尤黎明, 吴瑛. 内科护理学. 北京：人民卫生出版社, 2014.
[7] 杨径, 李智民, 章华. 职业病临床护理实践指南. 深圳：海天出版社, 2013.
[8] 陈利芬, 成守珍. 专科护理常规. 广东：广东科技出版社, 2013.
[9] 赵金垣. 临床职业病学. 第 2 版. 北京：北京大学医学出版社, 2010.
[10] 王辰, 王建安. 内科学. 第 3 版. 北京：人民卫生出版社, 2015.
[11] 肖芸, 姚耿东, 张幸. 苯及其代谢物血液毒性机制研究进展. 中国工业医学杂志, 2008, 21(4)：247-249.
[12] 孙贵范. 职业卫生与职业医学. 第 7 版. 北京：人民卫生出版社, 2013.
[13] 秦艳妍. ATG 治疗再生障碍性贫血的护理. 齐齐哈尔医学院学报, 2013, 34(21)：3250-3251.
[14] 崔振珠, 沙琳, 张红云. 重型再生障碍性贫血并发感染的观察与护理 62 例. 实用护理杂志, 2003, 19(9)：14-15.
[15] 崔梅清, 苏海丹, 黄春燕. 重型再生障碍性贫血患者并发症的护理. 护士进修杂志, 2005, 20(7)：603-604.
[16] 逯秀玲, 王昕, 王雯, 等. ALG/ATG 治疗重型再生障碍性贫血后血清病皮疹的观察及护理. 天津护理, 1999, 7(6)：236-237.
[17] 黄金祥. 职业中毒诊断医师培训教程. 北京：化学工业出版社, 2014.
[18] 胡慧, 吕利明. 内科护理学. 长沙：湖南科学技术出版社, 2013.
[19] 韩萍, 段晓明. 46 例老年骨髓增生异常综合征患者的临床观察与护理. 安徽医药, 2011, 15(12)：1609-1610.
[20] 葛永芹, 朱霞明. 自体造血干细胞移植治疗 T 细胞淋巴瘤的护理. 护士进修杂志, 2011, 26(20)：1859-1861.
[21] 黄燕华, 龙凤娇, 陶红梅, 等. 美罗华联合 CHOP 方案治疗非霍奇金淋巴瘤的护理. 中国实用医药, 2009, 4(29)：161-162.
[22] 刘运梅, 肖丁华, 马金秀. 个性化护理干预对恶性淋巴瘤病人化疗后生活质量的影响. 全科护理, 2010, 8(6)：471-472.

[23] 郝祎. 淋巴瘤患者应用美罗华出现不良反应的预防和护理对策. 世界最新医学信息文摘（电子版），2015，15(32)：85.
[24] 中华人民共和国卫生部. GBZ68-2013 职业性苯中毒的诊断. 北京：人民卫生出版社，2013.
[25] 赵凤军，胡晓铃，田瑞芳. 血液科临床护理. 北京：军事医学科学出版社，2013.

第13章

放射性疾病的护理

第一节 外照射急性放射病的护理

一、疾病概述

外照射急性放射病（acute radiation sickness from external exposure，ARS）是指人体一次或短时间（数日）内分次受到大剂量（一般在 1 Gy 以上）外照射引起的全身性疾病。外照射引起的急性放射病根据其临床特点和基本病理改变，分为骨髓型急性放射病、肠型急性放射病和脑型急性放射病 3 种类型，目前只有骨髓型急性放射病属于可治疗的范围。其病程一般分为初期、假愈期、极期和恢复期 4 个阶段。

二、护理措施

（一）骨髓型急性放射病

1. 轻度骨髓型急性放射病的护理　观察病情变化，做好心理护理，让患者处于安静休息状态，必要时住院观察，给予高热量、高蛋白、高维生素和易消化的饮食，做好心理疏导和心理关怀，视病情施行简易保护性隔离措施。

2. 中度和重度骨髓型急性放射病的护理

（1）初期（照射当日至照射后 4 d）：遵医嘱给予抗辐射药物，中度患者可行简易保护性隔离措施，重度患者尽早入住空气层流无菌病房实行全环境保护。有恶心和呕吐等消化道症状者，给予镇吐药物等对症处理，建立静脉通道，静脉滴注右旋糖酐 -40 等药物，改善微循环，预防或减少出血及血栓的形成。保持口腔清洁，饭前、饭后及呕吐后用清水及生理盐水漱口。密切观察病情变化，并做好记录。

（2）假愈期（照射后 5～20 d）：此期应鼓励患者进食营养丰富的饮食，并多饮水。保持口腔清洁，根据口腔情况实施口腔护理。观察全身出血情况，如皮肤黏膜有无瘀点、瘀斑、女性月经出血量；如有出血，应观察并记录出血量，遵医嘱输入经 γ 射线照射后的新鲜全血或血小板，各项护理操作动作宜轻柔。肠道灭菌可先后服用或选用小檗碱、诺氟沙星、链霉素、庆大霉素和甲硝唑等，同时服用制霉菌素。有轻度感染时，遵照医嘱给予口服或静脉抗生素治疗。

(3) 极期(照射后 20～35 d):此期护理重点为实行全环境保护,预防感染和出血。

1) 全环境保护:是本期预防感染的主要措施,即患者经药浴后进入空气层流无菌病房,患者的所有用物需经高压灭菌后方可使用,饮食为无菌饮食,工作人员需经严格消毒隔离措施后方能进入,并严格执行无菌操作,室内空气及患者的体表微生物监测必须达标。

2) 口腔护理:每日口腔清洁护理 3～4 次,三餐后和睡前用生理盐水和两性霉素 B 漱口液(5% 葡萄糖溶液 500 ml 中加入两性霉素 B 25 mg)交替漱口,观察口腔黏膜的变化,口唇干燥或干裂时涂以润滑油;有溃疡或血疱时,给予口腔紫外线照射治疗,并辅以超声雾化吸入,溃疡局部涂以溃疡散等。

3) 皮肤护理:做好全身皮肤的清洁,尤其皮肤皱褶处,如腋窝、腹股沟、会阴部、臀部和乳房下部等,每日用温水擦身,定期修剪指(趾)甲。外周静脉输液结束后,注意局部按压针眼处直至血止。观察有无皮肤瘀点、瘀斑,有出血症状时通知医师给予止血治疗。

4) 五官护理:每天常规进行五官护理 3 次,用抗生素眼药水滴眼和鼻;用 75% 乙醇清洁外耳道,顺序为外耳道、耳郭和耳后。

5) 发热护理:密切观察病情变化,尤其注意体温的变化,高热时做好降温护理,采用物理降温或药物降温;鼓励及协助患者饮水,记录出入水量,监测电解质,遵照医嘱对感染部位做细菌培养,准确、及时地执行医嘱,观察药物反应,有病情变化及时报告医师。当白细胞或中性粒细胞下降至 1×10^9/L 时,或中性粒细胞下降至 0.5×10^9/L 时,遵医嘱选用沙格司亭或非格司亭皮下注射,连用 7～10 d,至中性粒细胞连续 3 d 回升至 1×10^9/L 以上。

6) 饮食护理:选用有抗氧化活性及对放射损伤有防治作用的食物,如牛奶、豆浆、蛋类、动物肝和蔬菜等,宜清淡易消化;所有食物均为无菌食物,即做熟的食物装入餐具盒内套上布套,再放入高压锅蒸 15 min 后食用;或将餐具盒直接放入微波炉(750 W)内高火加温 3 min 后食用。出现恶心和呕吐时,少食多餐,细嚼慢咽;严重呕吐时,给予静脉补充营养。

7) 肛周护理:每次便后及每晚睡前用 1:1000 碘伏稀释液坐浴。观察肛周皮肤状况,有痔疮者涂以痔疮软膏;肛周发红时,清洗后涂以抗生素软膏;肛周皮肤破溃时,用微波治疗仪照射,保持局部清洁、干燥。

8) 出血的护理:观察生命体征及病情的变化。嘱患者绝对卧床休息,详细记录出入量,并注意观察患者的呕吐物及大小便颜色、性状和量的变化,发现问题及时处理。遵医嘱输入经 γ 射线照射后的新鲜全血和血小板,或输入止血药物,根据年龄和病情调节输血或输液速度,并注意观察有无反应。

9) 心理护理:急性放射病患者常出现悲观和焦虑情绪,应耐心地给予安慰、解释,介绍有关疾病知识及已治愈患者的情况,使其正确地面对疾病,树立战胜疾病的信心,以良好的心态接受治疗,顺利度过极期。

(4) 恢复期(照射后 35～60 d):此期继续给予促进造血功能恢复治疗,患者血象虽基本恢复,病情较稳定;但仍有消化道症状,如轻微的恶心、食管有烧灼感、消化不良等,体质仍虚弱,生活不能自理。应帮助患者做好生活护理,同时鼓励患者进食,适当进行床旁活动,增强机体抵抗力,尽早解除全环境保护。

3. 极重度骨髓型急性放射病的护理　此型患者病情复杂，常有多脏器功能衰竭，遵医嘱尽早给予治疗措施，根据病情的发展，可预防性采取止血措施，如输注血小板，使其维持在 20×10^9/L 以上，以减少出血的发生。尽早建立深静脉双腔导管通路，以保证营养支持及各种治疗的顺利进行。对于造血功能衰竭并施行造血干细胞移植的患者，应做好造血干细胞输注的护理，以及并发症的观察。此型患者病情危重，应密切观察生命体征，做好生活护理和皮肤护理，以及细致周到的心理护理。

(二) 肠型急性放射病

护理中，重点是密切观察病情变化，准确记录出入量，严格执行保护性隔离措施，做好造血干细胞移植的护理。

1. 测量生命体征　每天 4～6 次，观察腹胀、腹痛和腹泻的变化，记录呕吐次数、呕吐物的颜色及量；记录腹泻次数和排泄物的量、性状及颜色，及时留取标本送检；若患者出现面色苍白和腹痛加剧，应及时报告医师。

2. 预防肛周感染　此期患者腹泻次数多，每次便后用温开水清洗肛周，用 1：1000 碘伏稀释液坐浴，保持肛周皮肤干燥；若有破溃和糜烂，涂以抗生素软膏，并给予微波照射治疗。

3. 营养支持护理　遵照医嘱禁食禁水，尽早建立中心静脉营养通道，给予静脉高营养，及时观察并调整营养液的浓度及量，观察患者有无伴随症状，如胸痛和腹痛等，遵医嘱给予对症处理，准确记录出入量。

4. 实行全环境保护　严格执行消毒隔离制度及无菌操作。

5. 肠道灭菌　口服庆大霉素和制霉菌素等肠道不易吸收的药物。

(三) 脑型急性放射病

主要采取对症治疗护理，减轻患者痛苦，延长生命。

1. 遵医嘱给予苯巴比妥 100 mg 或氯丙嗪 100 mg 肌内注射，以达到镇静、止惊或抑制抽搐的作用。有精神症状者，做好安全护理。

2. 有颅内高压症时，快速静脉给予 20% 甘露醇 250～500 ml 降颅内压治疗，以保护大脑。

3. 遵医嘱给予抗休克治疗，密切观察生命体征的变化，注意神志、惊厥、抽搐、瞳孔和尿量的变化。体液丢失过多时，宜及时快速补液。

(四) 给予全环境保护

对急性放射病患者采取全环境保护措施，能使总的感染率下降，感染日数缩短。当白细胞为 $(0.2～0.5)\times10^9$/L 时，层流无菌病房中实施全环境保护的患者感染率仅为 3.41%，而普通病房的感染率则高达 100%。出现感染不利于患者病情的恢复，反而会促使病情恶化。因此，对于急性放射病患者早期实施全环境保护措施至关重要。对外照射急性放射病患者应严格按照疾病不同类型、不同分度和分期安排适当的病房，特别是掌握好层流无菌病房的进入适应证，严把入住患者的体表环境处理和体内肠道消毒。

1. 层流无菌病房的准备　各室首先用肥皂水去污、清水清洗，然后用含氯消毒液擦洗。房间包括屋顶墙壁和地面，设施包括室内所有不宜高压灭菌的设备。最后，用过氧化氢（50 mg/m³）溶液进行喷雾消毒，消毒后密闭 1 h。开封后，整个房间内所有设施用浸有 75% 乙醇的无菌毛巾擦拭。然后，开风机通风 24 h，做细菌监测，合格后患者方可入住。

2. 层流无菌病房的维护

（1）患者入住后，每日用 0.5% 含氯消毒液擦拭病房的墙壁、地面、桌面和物品表面 1 次；尽量减少入室人员。

（2）工作人员进入层流无菌病房用消毒凝胶消毒双手，穿无菌衣裤，戴口罩、帽子及更换专用鞋，再套上无菌鞋套，外穿无菌隔离衣、戴无菌手套。

（3）患者所用的一切物品（衣物、床单、被罩、手纸、脸盆、毛巾、痰杯、便器等）均需消毒灭菌后使用。

（4）层流无菌病房的微生物监测：每周做空气培养 1 次，菌落数应为 0 CFU/m³。

3. 人体环境的消毒

（1）体表环境处理：在准备室内进行理发、修剪指甲和趾甲；一般洗浴后再行药浴，然后用无菌毛巾擦干，换上无菌衣裤，用无菌大单包裹，轮椅推入无菌室。

（2）体内环境处理：入无菌室前 1 d，开始无菌饮食，包括水果；服用 2 片肠虫清，口服药片需用紫外线照射 30 min 后再服用。

（3）患者的微生物监测：监测口腔、鼻腔和肛周等部位，每周常规做细菌培养 2 次。有伤口或病灶时，及时做相应部位的细菌培养。

（五）漱口液及食物的准备

1. 两性霉素 B 漱口液的配制　5% 葡萄糖溶液 500 ml 中加入两性霉素 B 25 mg，外用避光纸包裹，48 h 内有效。

2. 口腔紫外线治疗的方法　用探头照射口腔血疱或溃疡处，第 1 天从 2 s 开始，每天增加 1 s，直至 11 s，连续 3 d 为 1 个疗程；若溃疡或血疱未愈，停止 3 s 后，继续第 2 个疗程。照射用的探头每次使用后，用 75% 乙醇溶液浸泡消毒。

3. 食物的准备　宜选用有抗氧化活性及对放射损伤有防治作用的食物，如牛奶、豆浆、蛋类、动物肝、花菜、卷心菜、茄子、扁豆、胡萝卜、苹果和酵母等，所有食物均为无菌食物，即做熟的食物装入餐具盒内，套上布套，再放入高压锅内，蒸 15 min 后，不开盖送到病房用餐窗口；或将餐具盒直接放入高压锅内，蒸 15 min 后，不开盖送到病房用餐窗口；或将餐具盒直接放入微波炉（750 W）内高火加温 3 min 后食用，此微波炉应放在准备室内。

三、远后效应医学随访原则

急性放射病的远后效应是指机体在短时间内受到大剂量辐射照射，且急性放射病临床治愈半年以上或若干年，甚至十几年后，所表现出来的损伤效应。该效应取决于全身受照剂量的大小及局部组织吸收剂量的均匀度。远后效应主要表现在基因谱的改变和常染色体畸变。远后效应可由于造血组织损伤而导致骨髓增生异常综合征（MDS）、白血病、免疫功能低下、实体瘤、白内障、生殖功能异常、内分泌系统和神经系统改变等，甚者肢体致残。当出现在受照者本人身上的效应，称为躯体效应；如果出现在受照者后代的效应，称为遗传效应。远后效应包括上述两个方面的效应。远后效应随访是一系统工程，需要多单位合作，多学科、有组织和分工明确大力协作，共同努力才能完成的任务；需要取得患者的密切配合与长期合作。随访的内容以造血功能和生殖系统改变为主。随访效应是在全面体格检查的基础上，包括内科、外科、五官科、妇科、皮肤科、眼科、心电图、腹部 B 超扫描、胸部 X 射线检查及有关生化检查等。随访对象除受照者外，还应包括其下一代。每一次随访后要有一客观的结论及医学处理意见。

四、预防措施

贯彻预防为主的方针，放射防护要从源头抓起，即新建、扩建和改建工程项目的放射卫生防护设施必须执行"三同时"（同时设计、同时施工、同时投产运行）的审查验收制度，防护合格后方可投产或运行，以防日后留下安全隐患。

由于放射线具有无色、无味、看不见、听不到、摸不着、嗅不出和不易感知的特点，只有用专门仪器才能检测到，因此为了预防辐射危害，所有接触射线的从业人员必须进行岗前放射防护知识及国家有关法律法规的学习和培训，以增强他们的法制观念和掌握放射防护的基本知识及实际技能，确立放射防护安全意识和自我保护意识。

加强日常安全管理工作，防止发生放射性事故。在有辐射的作业场所必须设置放射性危险警示标识。平时应做好射线作业场所的辐射监测，并使作业环境中的辐射水平控制在国家规定的卫生标准以下，并做好经常性的放射卫生监督工作。

放射性工作人员应加强放射防护，避免受到射线的大剂量外照射。严格操作规程，落实管理措施，充分利用防护设施，上班时应佩戴个人防护用品，尽可能降低作业场所的辐射水平及个人受照剂量。

加强放射性职业健康监护，做好放射工作从业人员上岗前和在岗期间每年一次的体检，凡查出职业禁忌证者应禁止或脱离放射性工作。在工作中，必要时需进行应急健康检查，贯彻落实早发现、早处理和早治疗的"三早"方针，防止病情进一步发展。

第二节 外照射亚急性放射病的护理

一、疾病概述

外照射亚急性放射病是指人体在较长时间内（数周至数月）连续或间断受到较低剂量率及较大累积剂量外照射所引起的一种全身性疾病。通常起病隐袭、分期不明显，不伴有无力型神经衰弱综合征，临床上以造血功能障碍为主，根据症状及造血功能损伤程度分为轻、重两度。

二、护 理 措 施

亚急性放射病治疗多采用综合对症治疗,其中促进造血功能恢复是关键性措施。

(一) 一般护理

患者应立即脱离射线的接触,注意休息,加强营养,给予高蛋白、高热量和高维生素易消化饮食,进行对症治疗,并注意心理护理。

(二) 重症患者的护理

轻度患者可在门诊对症治疗,重度患者需住院治疗。

1. 当白细胞计数 $< 1.0 \times 10^9$ /L 时,应住进层流无菌病房进行全环境保护,遵照层流无菌病房护理常规进行护理。

2. 促进造血功能恢复,可联合应用男性蛋白同化激素与山莨菪碱。重度患者可应用造血生长因子(非格司亭或沙格司亭、IL-11、红细胞生成素),但不宜多种长期应用。

3. 对有中度和重度贫血者可输注全血或其有形成分。增强机体免疫功能,可应用人血丙种球蛋白。一般情况下,输入血小板速度宜快,以免其在室温放置时间过长,影响疗效。输入血制品前,测量体温,体温在38 ℃以下时可以输入,给予抗过敏药物,输入过程中观察有无发热、过敏和溶血等输血反应。

三、远后效应医学随访原则

亚急性放射病患者在临床治愈后有可能发生远后效应,也可能病情反复发作。所以,应对亚急性放射病患者进行远后效应医学随访。该病远后效应潜在危险要比其他类型的放射病严重,尤其是今后发生再生障碍性贫血、白血病、骨髓增生异常综合征或恶性肿瘤等可能性比较大,需要长期密切随访,因此对患者随访的主要内容包括骨髓造血功能、机体免疫功能状况及各系统恶性肿瘤的发生等。

四、预 防 措 施

加强安全管理,防止发生放射事故,避免受到事故照射。接触射线时穿防护服,工作时坚持佩戴个人剂量计。放射工作人员上岗前进行体检,在岗期间每1~2年进行一次体检。核电厂操作员在岗期间职业健康检查每年1次,必要时,可适当增加检查次数。凡查出职业禁忌证者,应禁止或脱离放射作业。

第三节 外照射慢性放射病的护理

一、疾 病 概 述

外照射慢性放射病(chronic radiation sickness from external exposure,CRS)是指放射工

作人员在较长时间内连续或间断受到超剂量当量限值的外照射,法定个人剂量记录显示平均年剂量 > 0.15 Gy 或最大年剂量为 0.25 Gy,累积剂量当量 ≥ 1.5 Gy,可发展为外照射慢性放射病。临床表现以造血组织损伤为主,并伴有其他系统改变的全身性疾病。

二、护 理 措 施

(一)预防感染

慢性放射病患者多见呼吸道和泌尿系反复感染。白细胞减少至 $1.0×10^9$/L 时,应用造血刺激因子,如沙格司亭和非格司亭。遵医嘱按时应用抗感染的药物。减少外出,避免去人流多的地方,保持病室环境整洁,空气流通。注意口腔卫生,饭前、饭后、睡前漱口,应用软毛牙刷刷牙。进行各种侵入性操作时注意无菌原则。

(二)对症用药

对头晕、头痛患者可给予镇脑宁和天麻胶囊等中成药。失眠、多梦和睡眠障碍者用镇静、安定、调节自主神经功能的药物,如艾司唑仑、谷维素、吡硫醇和中药用酸枣仁、五味子、茯苓、远志等。疲乏无力用五味子、黄芪、党参、白术、茯苓、熟地黄和当归等。食少、腹胀者,用多种维生素、多酶片和健脾丸药物。

(三)提高免疫力

给予静脉丙种球蛋白,每月 1～2 次,胸腺肽 40 mg 加入 10% 葡萄糖盐水 500 ml 中,静脉滴注,每日 1 次,14 d 为 1 个疗程,应用 3～4 个疗程。可提高免疫力,使疲乏、无力等症状得以改善。

(四)支持治疗

针对慢性放射病患者的临床特点,给予支持和鼓励,及时向患者通报并详细解释各项客观检查结果,使患者充分了解自己的身体状况。帮助患者分析症状产生的原因及机制,使其认识到人的情绪对躯体功能的影响。提供一种使患者能理解的解释,让患者感觉心理上有依靠,从而减轻患者的思想负担,消除疑虑,振作精神,调动积极情绪。鼓励患者适当从事一些力所能及的工作、业余文体活动及家务劳动等,使患者树立自信,重建对美好生活的向往,把注意力逐渐由自身的疾病转移到生活、工作的其他方面,保持乐观、健康的心态。慢性放射病患者往往以自我为中心,只注重自身的感受,通过聊天、谈心使他们重新关心、体贴家人,不再以自我为中心,学会关注他人的感受。

(五)心理护理

慢性放射病由过量外照射引起,随着设备和防护条件的不断改善,其发病率逐年降低。患者多为早年间的放射性工作者,现已步入老年。以往的临床治疗只注重药物,患者的白细胞数升高,但无力型神经衰弱症候群的症状改善并不明显。患者长期处于疲惫、悲观和失望的状态。配合心理治疗后,患者自觉症状明显好转,转变了生活态度,提高了生活质量。但慢性放射病患者自觉症状顽固、易反复，因此，治疗需耐心，持之以恒，充分理解患者的心理，对患者进行科学的心理指导，改变其不良的情绪，以利于疾病的康复。

（六）自我防护

职业性放射病患者就业年代一般比较早，这是因为早年的放射工作设备简陋，防护条件差，放射工作人员也缺乏足够的自我防护意识，导致了从业人员长期受到较大剂量照射。目前的工作与防护条件在正常情况下不会导致超剂量照射，所以不会导致慢性放射病的发生。随着设备和防护条件的改善，职业性放射病的发病越来越少。但是，一些基层单位的工作条件与防护条件还比较差，为保证放射工作人员的健康与安全，一方面应加强放射工作人员的健康管理，严格执行《放射工作人员职业健康管理办法》和《放射工作人员的健康标准》，做好放射工作人员的就业前体检和就业后定期医学检查工作；另一方面，加大放射卫生监督部门的监管力度，认真做好经常性卫生监督工作，提高放射工作人员及防护人员的素质，并将辐射防护纳入单位领导的议事日程，从而杜绝新的职业性放射病的发生。

三、远后效应医学随访原则

根据受照情况和损伤程度进行长期医学随访，观察受照者本人发生的确定性效应、致癌效应和遗传效应，包括造血系统、生殖系统、眼晶状体和皮肤、黏膜等的变化，以及子女健康状况和宫内受照的效应。需诊断时，按照国家有关放射性疾病诊断标准和诊断程序进行。

（一）远期随机效应

1. 致癌效应　致癌效应是最重要的随机性效应，可采取一般临床检查癌症的方法进行检查，注意观察各型急、慢性白血病和有无甲状腺癌、乳腺癌、肺癌等恶性实体瘤，并可按国家有关的法规和诊断标准做相应的病因判断和处理原则操作。

2. 遗传效应　遗传效应主要观察受照者的生育情况及其后所生子女的健康状况（重点是遗传病和先天畸形）。

（二）远期确定效应

造血系统、生殖系统、眼晶状体和皮肤、黏膜的效应：可根据其受照情况和损伤程度进行相应的医学检查，包括内科、外科、眼科、皮肤科和神经科检查；血常规、尿常规、外周血淋巴细胞染色体畸变分析和外周血淋巴细胞微核试验等检查；胸部X射线检查（在留取细胞遗传学检查所需血样和血常规检查后）等。

（三）远期效应医学检查的频度

1. Ⅰ度患者　脱离射线，积极治疗，加强营养，最初2年每年检查1次，以后每2年全面检查1次；在此期间根据健康状况，可参加非放射工作。恢复后再继续观察1年，直至临床确认治愈。

2. Ⅱ度患者　脱离射线，住院积极治疗，停止工作。定期随访，每1～2年全面复查1次。

根据恢复情况可考虑参加轻量非放射性工作。

四、预防措施

对从事放射线的工作人员应严格遵守操作规程，加强防护措施，接触射线时穿防护服，避免身体受到超过剂量限值的照射。工作时，坚持佩戴个人剂量计。对个人剂量监测记录超标的放射工作人员，应脱离射线接触。

放射工作人员上岗前应进行体检，在岗期间每 1～2 年进行 1 次体检。核电厂操作员在岗期间职业健康检查每年 1 次，必要时进行应急健康检查。凡查出职业禁忌者，应禁止或脱离放射作业。

第四节 内照射放射病的护理

一、疾病概述

内照射放射病是指经物理、化学等手段证实有过量放射性核素进入人体，形成放射性核素内污染，其有效累积剂量当量可能 > 1.0 Sv；或者较长有效生物半衰期的放射性核素，一次或多次进入体内，使机体放射性核素摄入量超过相应的年摄入量限值几十倍以上。本病既有电离辐射作用所致的全身性表现，也有该放射性核素靶器官的局部损害。

二、护理措施

1. 减少核素的吸收　过量放射性核素摄入人员要在第一时间进行鼻咽腔含漱、催吐、洗胃和及时服用放射性核素阻吸收药物。怀疑超过放射性核素阈值摄入量的人员，主动征得辐射防护人员的配合，及时留取用于放射性核素摄入量估算的生物样品，并尽快做出内污染放射性核素种类和照射剂量的初步估算，以指导医疗救治工作。

2. 受照射人员的特殊护理　加强营养，注意休息，注意心理护理。注意观察病情，特别要留意受照射人员是否有恶心、呕吐和腹泻的症状和出血时间及出血情况。及时通知医师，给予相应的处理。

3. 雌性激素应用　遵医嘱使用雌性激素，每天应用次数为 2 次，每次剂量为 10 mg。雌性激素有助于患者机体免疫力的提升，减少患者人体当中正常组织对于放射性药物剂量的吸收，对于辐射不良反应在缓解以及减少等方面也有着突出的效果。

4. 促进营养吸收　饮食结构的原则应主要进食高蛋白、高维生素及易消化食物；鼓励患者自行用餐，用餐原则主要是少食多餐，如果有必要的情况下在用餐当中增加诸如木耳、海带和紫菜等含胶类的食物。

5. 健康指导　通过交流，缓解患者的负面紧张情绪，向患者讲解该疾病的相关知识及日常生活中需要注意的问题；注意个人生活卫生；注意多补充水分，如果患者进食存在困难，则应该进行常规的补液,每天的补液量不得＜2000 ml,这样是为了能够更好地进行尿排泄,利于放射性物质的排出。

三、远后效应医学随访原则

1. 登记 对患者建立登记建卡制度,并长期妥善保存。
2. 监测尿核素 定期进行尿中放射性核素的监测,估算累积受照剂量和体内残留活度。
3. 医学随访 对患者(必要时,对核素内污染后所生子女)进行定期医学随访观察,包括致癌效应和遗传效应的随机性效应,以及造血系统、生殖系统、宫内受照效应、对皮肤黏膜和眼晶状体影响等确定性效应。同时,提供必要的医学治疗处理,并对患者进行心理疏导和精神安慰。
4. 远期效应检查的频度 受照后5年内,每年做医学检查1次;受照后5年以上,每2~3年做医学检查1次。

四、预防措施

1. 健全防护制度,增强防护意识 加强内照射的防护,应采取综合措施切断放射性核素进入体内的各条途径。

(1) 改进操作工艺,改善安全防护设备,健全防护制度,防止放射性核素对工作人员的内污染。

(2) 严格遵守操作规程,做好个人防护,养成良好的卫生习惯。

2. 防护措施

(1) 经呼吸道污染的防护:①应避免工作场所空气受到放射性核素污染;②加强通风换气,促使工作场所空气中放射性核素外排,必要时佩戴呼吸道防护器材。

(2) 经消化道污染的防护:①防止食物和饮水受到放射性核素污染;②在开放源工作场所不进食、不饮水和不吸烟,防止放射性核素经手、口途径进入体内。

(3) 经皮肤污染的防护:①核医学工作人员应加强个人防护,穿戴防护服装,避免皮肤直接接触放射性核素;②工作时坚持佩戴个人剂量计。

3. 健康监测 核医学工作人员上岗前应进行体检,在岗期间每1~2年进行1次体检。核电厂操作员在岗期间职业健康检查每年1次。必要时,可适当增加检查次数。凡查出严重心脏病、心血管疾病、白细胞减少症、血小板减少症、红细胞增多症和严重造血系统疾病,严重肝、肾、肺疾病及糖尿病,严重反复发作的皮炎、精神异常和其他职业禁忌证者,应禁止或脱离放射工作。

(王 雯 王 冰 王天航)

参 考 文 献

[1] 许小蓉. 护理干预对宫颈癌外照射加后装治疗的临床研究. 实用医技杂志, 2007, 14(16): 2134-2136.

[2] 逯秀玲,孙菲菲,姜恩海,等.外照射急性放射病的诊治及护理进展.护理研究,2007,21(12):3108-3110.
[3] 王雯,王冰,王媛,等.延续护理在急性放射病患者远期效应随访应用.中国职业医学,2015,42(2):153-155.
[4] 张晓云,张石.急性放射病病人预防感染的护理措施.现代护理,2006,12(15):1422-1423.
[5] 萩原洋子,吴坤,于兰贞.对急性放射病的护理体会.国外医学·护理学分册,2001,20(1):36-37.
[6] 王筱慧,梅芳,李红梅."6.25"辐射事故患者后效应期10年随访护理.解放军护理杂志,2001,18(2):15-16.
[7] 陈爱凤,马海英,庞雪燕,等.3例亚急性骨髓型放射病的远后效应观察及护理.实用护理杂志,1996,12(2):59-61.
[8] 叶根耀.电离辐射对造血系统的影响.中华血液学杂志,1996,17(3):55-56.
[9] 蒋祖军,肖扬,李颂文.^{192}Ir源辐射事故致亚急性放射病一例报告.中华放射医学与防护杂志,2004,24(4):9.
[10] 邢志伟,姜恩海,赵欣然,等.GBZ105《外照射慢性放射病诊断标准》存在问题和修订建议.中华临床医师杂志(电子版),2012,5(12):3452-3453.
[11] 杨珊珊.外照射慢性放射病的临床特点、剂量及诊断.中国城乡企业卫生,2005,(1):19-20.
[12] 姜恩海,邢志伟,白光.深入认识内照射放射病给出科学合理诊治规范——《内照射放射病诊断》标准解读.中国卫生标准管理,2012,3(5):52-57.
[13] 姜恩海,王桂林,龚守良.放射性疾病诊疗手册.北京:中国原子能出版社,2012.
[14] 樊飞跃,姜恩海.放射性疾病诊断标准应用指南.北京:中国标准出版社,2013.
[15] 姜恩海,龚守良,曹永珍,等.电离辐射损伤与临床诊治.北京:人民军医出版社,2012.
[16] 中华人民共和国卫生部.放射工作人员职业健康管理办法.2007.06.03.
[17] 中华人民共和国卫生部.中华人民共和国国家职业卫生标准GBZ 98-2002放射工作人员的健康标准.2002.04.08.

彩 图

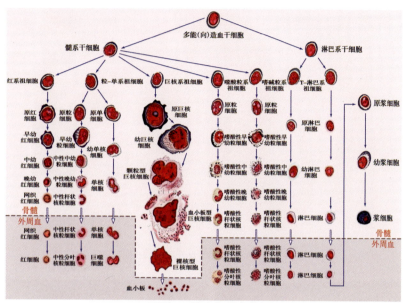

彩图 1　造血细胞分化图

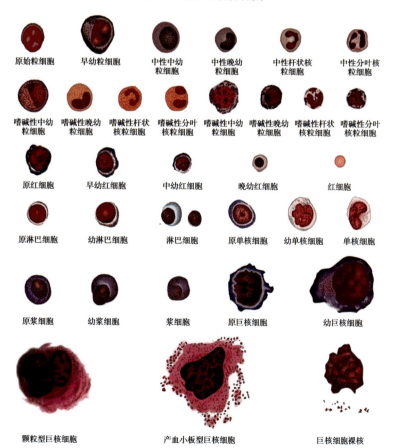

彩图 2　血细胞形态学特征

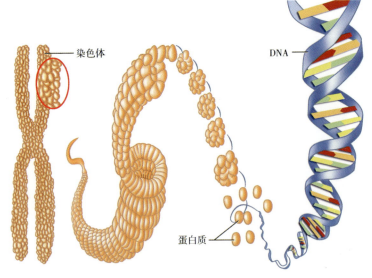

彩图 3　DNA 逐级螺旋压缩成为染色体

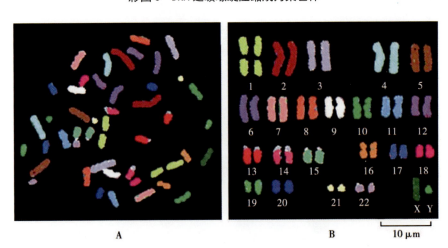

彩图 4　从有丝分裂细胞分离的一套染色体

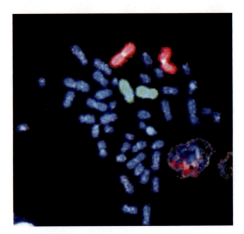

彩图 5　染色体荧光原位杂交